U0390509

道地中药材农药残留
和重金属的检测方法研究

刘 卫 吴 娜 著

科学出版社

北　京

内 容 简 介

本书是国家公益性行业质检科研专项"地道中药材农药残留及重金属检测方法及标准研究"的课题研究成果。本书在项目发表论文及撰写的标准草案基础上，依据欧盟、美国、日本、韩国等国家和地区的农药残留和重金属限量控制标准，对三七、木香、重楼等受试道地中药材中农药残留和重金属的提取、净化、分离、富集等前期处理技术以及农药残留、重金属检测条件等因素进行系统研究，提出了既具有较强的原创性又简便可靠且易于推广使用的系列中药材农药残留及重金属检测方法。本书内容丰富，包含系统的道地中药材农药残留及重金属检测方法、以项目研究成果为主开发建立的农药残留图谱库及重金属含量数据库等多方面内容。

本书是一部新颖性与实用性兼具的成果著作，既可用作食品、药品质量安全相关行业科研人员的参考书，也可作为一线分析检测人员的实践指导书。

图书在版编目（CIP）数据

道地中药材农药残留和重金属的检测方法研究/刘卫，吴娜著. —北京：科学出版社，2017

ISBN 978-7-03-051348-9

Ⅰ．①道… Ⅱ．①刘… ②吴… Ⅲ．①中药材-农药残留-检测 ②中药材-重金属-检测 Ⅳ．①R284.1

中国版本图书馆 CIP 数据核字（2016）第 319262 号

责任编辑：张振华 / 责任校对：王万红
责任印制：吕春珉 / 封面设计：东方人华平面设计部

科学出版社 出版
北京东黄城根北街 16 号
邮政编码：100717
http://www.sciencep.com

北京中科印刷有限公司印刷
科学出版社发行　各地新华书店经销

*

2017 年 12 月第 一 版　　开本：787×1092　1/16
2017 年 12 月第一次印刷　　印张：25 1/4　插页：1
字数：600 000
定价：168.00 元
（如有印装质量问题，我社负责调换〈中科〉）
销售部电话 010-62136230　编辑部电话 010-62135120-2005

作 者 简 介

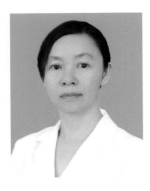

刘卫，女，汉族，二级教授、享受国务院特殊津贴专家，中国科学院感光化学研究所毕业，理学硕士，长期从事农药残留及重金属等污染毒物分析、光化学、功能材料的科学研究工作。

主持国家公益性行业科研项目质检专项、国家自然科学基金、云南省应用基础研究计划等科研课题 8 项，在 *Dyes and Pigments*、*Chemical Engineering Journal*、*Basic & Clinical Pharmacology & Toxicology*、*Materials Science and Engineering C* 等学术刊物发表论文 80 余篇，其中被 SCI、EI、ISTP 检索收录近 60 篇。

先后担任原蒙自师范高等专科学校（2003 年，与云南广播电视大学红河分校合并组建成红河学院）教务处长、红河学院首任教务处长，2005 年至今任红河学院理学院院长并领衔担任红河学院"化学"省级重点学科带头人、云南省高校天然药物与化学生物学重点实验室主任。

获得云岭教学名师、云南省突出贡献专家、省级教学名师等荣誉称号，以及云南省自然科学奖三等奖、云南省高等教育教学成果奖二等奖、云南省优秀科技论文一等奖等成果奖励。多年来，在人才培养及学术研究中坚持耕耘与求索，取得了较好的成绩。

作 者 简 介

吴娜，女，彝族，讲师，云南民族大学分析化学专业毕业，理学硕士，主要从事食品、药品、农产品中农药残留色谱分析方法、重金属元素光谱分析方法及其样品前处理的分离富集、新材料等领域的研究工作。

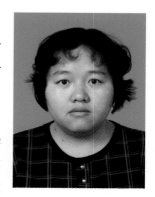

主持云南省科技计划项目 1 项，参与多项国家级、省级项目研究，在 *Basic & Clinical Pharmacology & Toxicology*、*Bangladesh Journal of Botany*、*AER-Advances in Engineering Research*、《药学学报》、《食品工业科技》等学术刊物发表论文 10 余篇，其中被 SCI、EI、ISTP 检索收录 5 篇。

2011 年 8 月至今，在红河学院工作，现任理学院化学系实验室主任。

前　言

　　中药在现代化过程中面临着野生资源枯竭的问题，传统中药材的生产与控制方式已不能适应国际市场的要求。人工种植日渐成为中药材的主要量产方式，由于在种植过程中往往会使用一定的农药维持产量，农药残留问题日益显现，因此使用农药和保证中药材质量就成为一对矛盾。

　　近年来，美国、欧盟及中药材的传统出口地日本、韩国、东南亚地区均对中药材提出了重金属和农药残留限量的指标，并有提高指标要求的趋势。世界卫生组织已对包括中药材在内的植物药制定了有害残留物的检测指南。同时，一些国家开始对我国的中药材出口设置有害残留物检测的技术壁垒。而且，以上标准、检测指南并没有给出具体的中药材农药残留和重金属含量的测定方法，而只是限量标准。

　　目前，农药残留和重金属含量检测方法及标准主要集中在食品及农产品方面，各国大多建立了各自的食品及农产品标准。我国是中药材出口大国，但一直没有相应国家标准指导生产。面对韩国、日本、欧盟等纷纷提高中药材农药残留量和重金属含量限量标准的现状，以及检测方法国家标准的缺失，严重影响了我国中医药国际化的进程。因此，研究并制定道地中药材农药和重金属等主要有害残留物检测方法及国家标准，检测并控制中药材农药和重金属残留，解决制约中药材生产质量的瓶颈已刻不容缓。

　　针对上述问题，著者所主持的团队于 2008 年申报并获得国家公益性行业质检科研专项"地道中药材农药残留及重金属检测方法及标准研究"的重大研究项目，本书就是根据项目研究成果而创作的。全书分为 11 章。第 1、2 章对道地中药材农药残留和重金属分析基础进行总体概述。第 3 章从分析方法学的角度提出中药材农药残留和重金属检测方法的程序及对应原则。第 4～8 章详细介绍了道地中药材中农药残留量的分析方法，主要受试药材有三七、木香、重楼、何首乌、茯苓、黄连、连翘、金银花等，涉及有机磷类、有机氯类、拟除虫菊酯类、氨基甲酸酯类等近 80 种农药，引入了多种灵敏、自动化程度高的提取、净化、检测技术，如离子液体/液膜技术。第 9、10 章集中介绍了受试道地中药材的重金属残留量检测方法，在传统处理方法的基础上，将巯基棉引入重金属分离工作，更好地开发了快速、灵敏的检测方法。在前述章节的基础上，经过筛选分类及发掘整理，第 11 章介绍了项目团队创建的农药残留图谱库和重金属检测数据库的功能组成和使用步骤。该数据库可根据用户提供的分子式、检测仪器、化学名称、化学结构式等方式快速给出道地中药材农药残留和重金属的检测方法。

　　与其他同类书籍相比，本书具有以下鲜明特点：一是依据中药材主要出口国对中药材农药残留和重金属含量限量标准的发展趋势，系统研究检测方法及标准，涉及 10 余种道地中药材和近 80 种残留农药及近 10 种主要重金属，对制定中药材农药残留和重金属检测国家标准具有重要的学术价值，也为《中华人民共和国药典》（简称《中国药典》）

增加中药材农药残留和重金属检测等方面的内容做了重要的基础工作。二是系统描述了基于项目成果的气相色谱、气相色谱-质谱、液相色谱、液相色谱-质谱、液相色谱-质谱-质谱、原子吸收、原子荧光等测定三七、木香、重楼、茯苓、黄连等中药材农药残留和重金属的应用方法。三是开发建立了新的样品前处理方法和农药残留图谱库及重金属含量数据库。四是收集整理并比较了中国与欧盟、日本中药材和食品中农药残留限量标准，汇总了道地中药材及农药种类，农药残留和重金属检测方法的最低检出限、线性关系、回收率等实用信息。五是本书依托研究项目，改革创新了功能化离子液体、巯基纸（棉）、改型纤维素等前处理技术，大大简化了前处理关键环节的方法和手段，且充分体现了节能环保的特点。

国家公益性质检专项"地道中药材农药残留及重金属检测方法及标准研究"的研究工作以多样化的前处理技术研究为关键，以气相色谱、液相色谱、气相色谱-质谱、液相色谱-质谱、液相色谱-质谱-质谱、原子吸收、原子荧光等检测方法研究为主要内容，涉及 10 余种道地中药材、近 80 种残留农药、近 10 种重金属前处理及检测方法研究的浩大系统工程，闵勇、潘青山、张举成、周波、冯绍平等红河学院的 10 余位教师及金宏燕、伏国旗、梁大超、李开伟等数十名学生参与了项目的研究工作，云南省农业环境保护监测站、云南省产品质量监督检验研究院的金玉棋、刘鸣、李军明等在项目研究过程、项目方法验证中给予了帮助，国家质检总局的邓瑞德、齐春晖等在项目管理、标准草案撰写及申报中给予了指导，在此一并致以诚挚的感谢。对于其余没有列举的对项目研究给予帮助的单位及个人，在此也衷心地表示感谢。

由于时间所限，书中疏漏之处在所难免，恳请广大读者批评指正。

著　者

2016 年 10 月

目　　录

1 道地中药材简况

中药材作为药食同源物，其作用在医学界备受关注。但在现代化进程中，野生中药材资源面临枯竭，市场上开始出现人工种植的中药材，由此也就出现了道地中药材的概念。1.1～1.3 节介绍中药材的定义、产地加工及作用，以及中药材的分类。1.4～1.6 节介绍中药材的生产发展现状及特点、生产发展面临的形势，并针对中药材的生产发展提出了对策。1.7 节介绍我国道地中药材的主要产区，并根据各产区的地域特性，着重介绍具有代表性的道地中药材。

1.1 中药材的定义[1]

中药材又称药材，是指经产地加工而未经炮制和制剂的生货原药，是中药饮片和中成药的原料药，一般指中药材原植、动、矿物除去非药用部位的商品药材。中药材未注明炮制要求的，均指生药材，应按照《中华人民共和国药典》（以下简称《中国药典》）附录中药材炮制通则的净制项进行处理。在严格意义上，药品范畴内的中药材仅指经过净制处理后的药材，对于未经依法净制处理的原药材不能列为药品概念下的中药材，只能是农副产品，不能直接入药。因此，药品范畴内的中药材应是严格按照药品标准加工而成的商品，在生产上应严格按照许可管理进行生产，进入药品流通渠道后应完全具备药品的属性。药品经营企业经营的中药材必须完全具备药品的属性（有合法的生产企业及相关的产品标示），这样才能从根本上控制作为药品的中药材质量，保证用药安全有效。

1.2 中药材产地加工[2]

中药材的产地加工又称初加工。适宜的初加工可保持药效，降低一些中药材的毒性，防止药材霉烂变质，便于储运。产地加工不仅影响中药材的药效和质量，还直接影响中药材的下一步加工。药材采收后，要及时进行处理，也就是产地加工。产地加工主要是清洗、除杂和干燥，以纯净药材，防止霉变。中药材的产地加工明显区别于药品定义中药饮片、中药材的生产过程，中药材的产地加工品只是原药材不同的存在形式，并不具备药品的基本属性，其进入药品环节时，必须严格按照药品标准进行生产管理。

中药材产地加工的主要步骤有清洗、除杂、及时干燥。清洗主要有喷淋、刷洗、淘洗等方法。除杂包括挑选、筛选、风选、漂洗等，主要是去除非药用部位。及时干燥是中药材产地加工的关键，方法主要有接触干燥、气流干燥、真空干燥、沸腾干燥、喷雾干燥、微波干燥、冷冻干燥等。刚采收的新鲜药材含水量高，富含营养物质，微生物极易从其伤口、皮孔、气孔等处侵入，滋生繁衍，致使药材霉烂；部分药材虽然没有霉烂，但也会因生热、腐败而变质，失去药用价值。一些药材在干燥过程中必须进行揉搓，如山药、党参、麦冬、玉竹等。有些药材在干燥之前需进行蒸、煮、烫处理，如天麻、地黄、山药、何首乌、黄精等。多数根和根茎类及皮类药材在半干燥时应停止干燥，并密闭堆积使之发热，内部水分向外蒸发时遇堆外低温凝结成水珠附于药材的表面，称为发汗，如玄参、丹参、板蓝根、大黄、黄芪、薄荷、厚朴、杜仲等。

1.3　中药材的分类[3]

由于优越的地理环境，中国是中药材生产大国，产品远销海外。根据来源，中药材可分为三类：一是药用植物；二是药用动物；三是药用矿物。本书研究的是药用植物。根据民族特色，药用植物可分为草药（民间药）、民族药（如藏药、蒙药、维药、傣药）。

中药材可按照六个级进行分类。一级类别根据大类和入药部位分为根及根茎类，茎木类，皮类，花类，果种类，叶类，全草类，树脂类，藻、菌、地衣类，植物类和其他药，动物药和矿物药十二类；为了能够安全、合理、高效地管理中药材市场，一级分类中各类中药材又分为贵细、毒麻和粗药三大类作为二级类别；在二级分类项下根据药材种类的不同进行划分，为三级类别（药材名）；在三级类别项下，每种药材按照多基源品种的不同、药材的产地、采收时间和栽种情况等分类，为四级类别（药材细名）；然后，部分药材按不同的传统加工方法分类作为五级类别；第六步则根据其色泽、外部特征、大小和重量、老嫩程度等分为不同等级作为六级类别。

1.4　中药材生产发展现状与特点[4, 5]

中国是中药材资源极为丰富、产量较大的国家之一。近年来全球掀起了"回归大自然"和"绿色消费"热潮，中药材在国际市场上的需求量急剧上升。目前，世界植物药年交易额超过 200 亿美元，并以 30% 的速度逐年递增。在国内，中药材作为传统医疗保健用品，在医药消费中占有重要地位，对中药材的需求量也以每年 10% 以上的速度增长。因此，国内外中药材市场前景十分广阔，中药材的生产受到了高度重视，也取得了长足发展。我国中药材的生产发展现状主要表现为以下几个方面。

1. 人工种植中药材生产面积扩大化

我国从 1957 年开始对供应紧张的中药材进行人工种养实验，经过几十年的努力，已经获得人工种养成功的中药材有 200 多种，提供的商品量占药用总量的 70% 左右。一些药用量大的品种，如茯苓、白术、白芍、党参、桔梗、黄芪、天麻、杜仲、黄柏、厚朴、山茱萸、黄连、生地、山药、红花、菊花、当归、牛膝、三七、枸杞、白芷、栀子、枳壳、枣仁、玄参、连翘、泽泻、丹皮、川芎、麦冬、元胡、附子、云木香、鹿茸、牛黄等，基本上全是人工种养。目前，全国建有各类药材种植场 5000 多个，其中 65 种主要家种药材的生产基地有 561 个。2002 年以来，随着国家"中药现代化研究与产业化行动"的推进和《中药材生产质量管理规范》（GAP）的实施，我国已先后建立了多处中药材规范化生产基地。据《中国农业统计资料》统计，2003 年全国药材播种面积 $124.82×10^4\,hm^2$。根据《2017—2022 年中国中药材市场运行态势及投资战略研究报告》，2015 年我国中药材种植面积约 $336.4×10^4\,hm^2$。中药材种植在许多地区成为主栽品种，已成为提高农民收入的主要来源，是地方经济的重要产业。

2. 生产布局科学合理化，因地制宜制订发展规划

许多药材主产省份，通过对药材生产情况进行调研，因地制宜地制订了中药材产业发展规划，进一步明确中药材产业发展重点，如《贵州省中药材产业化经营发展规划》《贵州省中药材生产基地建设发展规划》《四川省中药材优势区域发展规划》《陕西省中药材优势区域发展规划》《河北省中药材优势区域发展规划》《山西省太行山、中条山道地药材基地建设实施办法》等。

3. 生产经营产业化

产业化经营是实现中药材规范化生产、保证中药材质量稳定可控的重要措施。近年来，许多省份出台了扶持中药材产业化发展的政策、措施，加大对中药材生产龙头企业的扶持力度，同时大力推进公司加农户、基地带农户、农民合作组织和专业协会等多种产业化发展，促进药材生产集约化、产业化。有些地区还涌现出一些中药材种植经济合作组织，向农民提供种子、技术及销售服务。这些经济合作组织的建立，对促进中药材生产发展起到了积极作用。

4. 加强野生濒危中药材的保护，促进中药材资源的合理利用和中药材生产的可持续发展

据初步统计，几十年来由野生转为家种的药用植物不少于 60 种，引种国外药用植物约 30 种；在 46 种常用珍稀濒危药用植物中，天麻、黄芪、明党参、北沙参等 12 种经过系统的研究，具有成熟的人工栽培技术。这在一定程度上减轻了对野生中药材资源需求的压力。

5. 规范中药材生产，编写中药材生产技术规程

中药材生产的主要特点是对产品质量要求的特殊性。中药材是用于防治疾病的一类特殊商品，对质量要求严格，中药材的品质，其活性或有效成分的含量必须符合《中国

药典》的规定，才能作药用。中药治病的物质基础是中药材中的有效化学成分，但大量研究表明，即使同种中药材，由于产地、栽培管理、加工技术等方面因素的差异，也都会影响中药材有效化学成分的组成和含量，从而使中药质量的稳定性得不到有效的控制。这不仅使中药治病作用机制的研究复杂化，而且造成中药制剂质量的不稳定和不可控。因此，要使中药产品质量稳定，必须确保中药材质量的稳定。我国中药材生产大多为分散种植，真正形成规模化、标准化种植的并不多，产品质量也受到较大的影响。为进一步提高中药材的产量和质量，规范中药材生产，国家制订和实施了《中药材生产质量管理规范》，部分地区中药材生产规范化工作已全面展开，中药材生产的规模化、规范化和产业化经营水平得到提高，呈现出健康、快速的发展势头。

6. 开展技术宣传培训，加快中药材产业化技术的普及推广

近年来中药材种植面积不断扩大，但由于引种、驯化时间较短，栽培技术的研究和推广还比较落后，药农迫切需要掌握与种植品种相配套的先进栽培管理技术。为此，各级农业部门围绕中药材产业发展，举办各种技术培训，特别是在中草药种植的关键时期，对技术人员和农民进行技术指导。

1.5　中药材生产面临的形势[6]

中国是世界生物多样性极丰富的国家，也是中药材资源生物多样性极丰富的国家，中药材资源达 12807 种。目前濒危动植物已达 1400 多种，部分已经灭绝。被列入中国珍稀濒危保护植物名录的药用植物有 168 种，列入国家重点保护野生动物名录的药用动物有 162 种。1 个物种的消失将导致 10～30 个物种的危机。当今部分基因、物种和生态系统的消失使种质基因的收集和保存工作面临严峻挑战。中药材资源的分布有经向地带性、纬向地带性和不同海拔高度的垂直分布规律，并形成了对当地气候和地理条件的依赖性和自身特有的品质。在种类和数量方面，黄河以北地区的中药材资源相对较少，长江以南地区的中药材资源种类相对较多；北方地区的中药材资源蕴藏量相对较大，而东南沿海地区的中药材资源蕴藏量相对较少。

我国中药材生产虽然取得了长足进步，发展势头迅猛，经济效益可观，但是从近期和长远来看，由于对中药材产业的战略意义认识不足，缺乏统一规划和宏观的科学指导，盲目扩大加工、重复布点，呈现研发自成体系、销售各自为战的分散经营、无序竞争状态，药源基地和药品生产的规模化、标准化步履缓慢，中药制药企业规模小，技术水平低，缺乏竞争活力，市场占有率低，发展资金投入严重不足等问题，严重制约着中药材产业的发展。这些现象说明我国的中药材生产与中药材现代化、市场化和标准化的要求尚有很大差距。

属于农业副业范畴内的中药材，在新时期的发展趋势如下：从重视数量转向重视质量，发展绿色中药材；野生向栽培或家养发展；无序化生产向规范化生产发展；资源的单一利用向综合利用转化等。

1.6 中药材生产的发展对策[7, 8]

基于中药材生产现状，张方等提出以下发展对策：全面实行《中药材生产质量管理规范》，走规范化生产的道路；调整和优化中药材产业结构，重点发展以道地药材为主流的产品；积极推进中药材生产产业化经营；中药材资源的广度开发和深度保护；以西部大开发为契机，合理开发利用西部中药材资源；依靠科技进步，提高整体技术水平；优化产品出口结构，提高产品附加值；出口药材实行分类管理制度。本书认为"全面实行《中药材生产质量管理规范》，走规范化生产的道路"与"调整和优化中药材产业结构，重点发展以道地药材为主流的产品"是中药材生产发展的根本。

1. 中药材生产规范化

中药材生产规范化是中药产业现代化发展的基础和关键，中药材的质量已经成为制约中药走向世界的一大瓶颈，根本原因就是不规范的生产和管理。中药材质量要想得到有效提高首先必须实现药材生产的规范化。

（1）加强宏观领导，合理规划生产基地

建议相关部门在中药区划研究成果的基础上，综合评价产地适宜性，因地制宜，合理布局，结合当地的经济结构、生产力发展水平及传统种植制度和经验，建立国家统一的生产基地领导和监督体系，统一规划基地的建设。

（2）制订与实施合理的规范化生产技术

中药材生产基地要走绿色产业建设之路，严格按照《中药材生产质量管理规范》指导原则，制订基地的生产规范，发展无公害绿色药材生产，使产品达到低残留、无污染与低重金属含量等质量要求。

（3）建立健全实施《中药材生产质量管理规范》的各项管理体系

1）建立质量标准体系。中药材规范化生产必须严格按照质量标准体系进行，这些标准包括最根本的《中药材生产质量管理规范》，以及《中药材各项 SOP 制定原则》和《中药材各项 SOP 制定实施细则》。这些标准包括产地环境质量标准：规定规范化生产基地的空气质量、灌溉水质量、养殖水质量、土壤环境质量标准的各项指标和限值、检测和评价方法及规程。

2）执行全程质量控制措施。生产前要对中药材规范化生产基地的环境进行监测和评价，栽培生产过程应由国家药品认证中心定期组织专家组对基地的生产和管理进行检查；按《中药材生产质量管理规范》生产出来的产品，由中国药品生物制品检定所或各省（自治区、直辖市）药品检验所按质量标准进行最终的检测，并发给检验合格报告书。

3）建立组织管理机构。由于按《中药材生产质量管理规范》研究制定各项 SOP 的工作是生物学、农学、药学和法学的结合，是一个复杂的多学科参与的系统工程，国家食品药品监督管理总局应尽快开始各种组织机构的确立：中药材规范化生产基地的环境检测机构，应委托环保局和各省环境监测部门负责；产品质量检验机构，应由中央及地方各级药品检验所负责；中药材品种、种质鉴定和注册管理机构，应由国家中医药管理局、农业部、国家林业局、国家食品药品监督管理总局会同科技部研究制订中药材种子、种苗质量标准和评价规范，由各省（自治区、直辖市）设置的品种评定委员会负责中药材品种的登记及注册的审批和管理工作；规范化生产基地认证机构，应由国家食品药品监督管理总局统一认证。

2. 调整和优化中药材产业结构，重点发展以道地药材为主流的产品

1）在道地药材和大宗药材主产区，建设更多的中药材重点品种生产基地。

2）国家应大力鼓励使用道地药材，利用政府行为，使国家扶持的重点制药企业与其所需的重点道地药材集约化生产基地建立合作关系，使企业的道地中药材需求得到保证。

3）各级政府要对道地药材在政策、价格、税收、出口、基本用药、品种保护、广告、市场等方面给予支持，利用媒体公布道地药材品种名单，大力宣传推广使用道地药材。

4）建立道地药材认定条件和审定办法，采用世界 GNP（Good Natural Practice）规程，使药材质量全面符合现代化要求（高效、无污染、有害有机元素不超标）。其主要从 11 个方面进行认定，包括：品种认定；产地及环境；栽培条件；采集方法；储藏时间；炮制工艺；主要已知成分的含量；重金属含量；农药残留量；天然蕴藏量；人工栽培量。由当地监管部门初审后，报国家食品药品监督管理总局终审，对符合要求的颁发道地药材生产基地经营许可证和道地药材品种合格证书。

5）实行名优道地药材品牌化。中药材品牌化是最能代表中药行业现代化水平的系统工程，其内容可包括品牌认定、品牌规范、品牌保护、品牌实施和品牌监督。可见，农药残留量和重金属含量的检测是必不可少的。

1.7　道地中药材的分布情况

当某一地域或地方生产的某一品种中药材临床疗效优于其他地方所产同品种药材时，该品种中药材即称为该地方的道地药材。其具有地域性明显、产量受限、疗效突出的特点。在我国，中药资源分布区域及道地药材主要有十大产区。

1）关药产区。关药通常指东北地区所出产的道地药材。著名关药有人参、鹿茸、防风、细辛、五味子、关木通、刺五加、黄柏、知母、龙胆、蛤蟆油等。

2）北药产区。北药通常指河北、山东、山西等省和内蒙古自治区中部和东部地区所出产的道地药材，主要有北沙参、山楂、党参、金银花、板蓝根、连翘、酸枣仁、远志、黄芩、赤芍、知母、枸杞子、阿胶、全蝎、五灵脂等。

3）怀药产区。怀药泛指河南境内所产的道地药材。河南地处中原，怀药分南北两

大产区，产常用药材 300 余种，有著名的"四大怀药"（即怀地黄、怀山药、怀牛膝、怀菊花），以及密（县）银花、茯苓、红花、全蝎等。

4）浙药产区。浙药包括浙江及沿海大陆架生产的药材。狭义的浙药是指以"浙八味"为代表的浙江道地药材，如白术、杭白芍、玄参、延胡索、杭菊花、杭麦冬、山茱萸、浙贝母，以及温郁金、温厚朴、天台乌药等。

5）江南药产区。江南药包括湖南、湖北、江苏、安徽、福建、江西等淮河以南省区所产药材。例如，湘鄂地区的安徽亳菊、滁州滁菊、歙县的贡菊、铜陵牡丹皮、霍山石斛、宣州木瓜；江苏的苏薄荷、茅苍术、石斛、太子参、蟾酥等；福建的建泽泻、建厚朴、闽西乌梅（建红梅）、蕲蛇、建曲；江西的清江枳壳、宜春香薷、丰城鸡血藤、泰和乌鸡；湖北的大别山茯苓、鄂北蜈蚣、江汉平原的龟甲、鳖甲、襄阳山麦冬、板桥党参、鄂西味连和紫油厚朴、长阳资丘木瓜、独活、京山半夏；湖南的平江白术、沅江枳壳、湘乡木瓜、邵东湘玉竹、零陵薄荷、零陵香、湘红莲、汝升麻等。

6）川药产区。川药指四川、重庆所产道地药材。川产珍稀名贵药材有麝香、冬虫夏草、川黄连、川贝母、石斛、熊胆、天麻等。大宗川产道地药材有川麦冬、川泽泻、川白芍、川白芷、川牛膝、川郁金、川黄柏、川芎、附子、川木香、川大黄、川枳壳、川杜仲、川厚朴、巴豆、使君子、明党参等。

7）云贵药产区。包括云南、贵州所产的药材。云药包括滇南和滇北所产的道地药材。滇南为我国少有的静风区，出产诃子、槟榔、儿茶等；滇北出产云茯苓、云木香、冬虫夏草等；处于滇南、滇北之间的文山、思茅地区以盛产三七闻名于世，此外尚有云黄连、云当归、云龙胆、天麻等。本地区特产野生药材有穿山甲、蛤蚧、金钱白花蛇、红豆蔻、广防己、木鳖子、鸡血藤、广豆根、巴豆、骨碎补等。贵药是以贵州为主产地的道地药材，著名道地药材有天麻、杜仲、天冬、吴茱萸、雄黄、朱砂等。

8）广药产区。广药又称"南药"，系指广东、广西南部及海南、台湾等地出产的道地药材。槟榔、砂仁、巴戟天、益智仁是我国著名的"四大南药"。桂南一带出产的道地药材有鸡血藤、山豆根、肉桂、石斛、广金钱草、桂莪术、三七、穿山甲等；珠江流域出产著名的广藿香、高良姜、广防己、化橘红等；海南主产槟榔等。

9）西药产区。西药产区是指西安以西的广大地区，包括陕西、甘肃、青海、宁夏、新疆及内蒙古西部所产的道地药材。著名的"秦药"（秦皮、秦归、秦艽等）、名贵的西牛黄等产于此地区。甘肃主产当归、大黄、党参；宁夏主产枸杞子、甘草、黄花；青海盛产麝香、马鹿茸、川贝母、冬虫夏草、肉苁蓉；新疆盛产甘草、紫草、阿魏、麻黄、大黄、肉苁蓉、马鹿茸等；陕西的当归、党参；内蒙古南部的黄芪。

10）藏药产区。藏药指青藏高原所产道地药材。本区野生道地药材有川贝母、冬虫夏草、麝香、鹿茸、熊胆、牛黄、胡黄连、大黄、天麻、秦艽、羌活、雪上一枝蒿、甘松等。

表 1-1 为中国各地的代表性道地中药材。本书研究所涉及的中药材见表 1-2。

表 1-1　中国各地的代表性道地中药材

地区（及当地特产药材名称）	中药材名称	地区（及当地特产药材名称）	中药材名称
四川省、湖北省利川市	黄连	福建省建瓯市	泽泻
四川省灌县	川芎	河南省新县	银杏
四川省大金县、云南省鲁甸县	木香	甘肃省岷县	当归
四川省松潘县	川贝母	宁夏回族自治区中宁县（西枸杞）	枸杞子
浙江省鄞州区（象贝母）	浙贝母	江苏省	苍术
西藏（藏红花）、新疆	红花	河南省怀庆市心阳县、温县	地黄
四川（川断）	续断	河南省怀庆市武陟县（怀牛膝）	牛膝
山西省平顺县、路县	党参	陕西省汉中市	秦艽
吉林省抚松县	人参	河北省永德县	黄芩
广西壮族自治区靖西县（广三七）、云南省文山县（田三七、滇三七）	三七	四川省通江县、贵州省	杜仲
河南省新县、云南省昭通市	天麻	四川省江油市	附子
山东省平邑县、河南省密县	金银花	湖北省蕲春县	蕲蛇、艾叶
山东省平邑县	全蝎	浙江省东阳市	白芍、玄参、延胡索
浙江省桐乡市（杭菊）	白菊花	浙江省余姚市	麦冬、白芷
安徽省滁州市（滁菊）	黄菊花	江西省新干县	车前子
江苏省太仓市	薄荷	安徽省铜陵县	丹皮
四川省通江县	银耳	河南省南召县	辛夷
河南省怀庆市心阳县（怀山药）、山西省平遥县	山药	河南省林州市	山楂
江西省靖皮县	枳壳	河南省嵩县	何首乌
河北省蠡县	知母	广东省阳春市（阳春砂）	砂仁
安徽省宣城市	木瓜	广东省新会市	陈皮
内蒙古自治区武川县	黄芪	山东省蓬莱市	北沙参
内蒙古自治区鄂尔多斯市杭锦旗、宁夏回族自治区盐池县	甘草	江西省德兴市	香薷
山东省东阿县	阿胶	河南省禹州市	天南星
浙江省岱山县	蜈蚣	河南省安阳市	天花粉
湖北省罗田县、云南省（云苓）	茯苓	广东省高要市	香薷、巴戟天、佛手
山西省大同市	麻黄		

表 1-2　代表性道地中药材信息

中药材名称	产地	中药材名称	产地
三七	云南	茯苓	四川、云南
木香	四川、云南	黄连	四川、云南
重楼	湖北	连翘	山东
何首乌	山东、云南	金银花	山东

参 考 文 献

[1] 国家药典委员会. 中华人民共和国药典（2005 年版）一部[M]. 北京：化学工业出版社，2005.

[2] 王二丽，何荣和. 中药材和中药饮片概念之浅见[J]. 海峡医药，2007，19（9）：147-149.

[3] 马飞."中药材分类标准"或破流通困局[N]. 医药经济报，2010-1-20（11）.

[4] 杨世林，高海泉. 中药材生产及其管理规范[J]. 世界科学技术：中医药现代，1999，1（2）：54-55.

[5] 杨弘. 关于推进中药材 GAP 产业化发展的思考[J]. 现代中药研究与实践. 2005，19（1）：11-13.

[6] 王新民，介晓磊，李明，等. 我国中药材的生产现状、发展方向和措施[J]. 安徽农学通报，2007，07：107-110.

[7] 陈英民. 中药材产业发展趋势及其产生的影响与对策[J]. 中国现代中药，2006，8（4）：35-39.

[8] 张方. 我国中药材生产发展对策研究[D]. 沈阳药科大学硕士学位论文，2001.

2 中药材农药及重金属残留量分析基础理论

本章主要介绍中药材农药及重金属残留研究现状，分析残留原因，建立中药材农药残留和重金属检测标准的原则，以及国内外中药材农药残留和重金属检测限量标准等。其中 2.1 节介绍了中药材的发展进程及中药材农药、重金属残留的研究概况；2.2 节分析了出现中药材农药及重金属残留的原因；2.3 节总结了中药材农药及重金属残留的检测标准现状和标准建立的基本原则；2.4 节总结了农业部公布的禁止和限制使用的农药名单；2.5 节总结了国内外中药材农药及重金属检测限量标准。

国际上从 1970 年开始研究中药材农药残留问题。1980 年世界卫生组织将农药残留测定单独列为检测项目，近年来其更成为世界性的研究热点[1]。目前我国对中药农药残留的检测技术、限量标准研究还不够成熟，没有建立完善的中药材农药残留检测数据库。随着国内外对中药材需求的不断增长，野生中药材已不能满足市场需求，然而中药材的规模化种植、化肥和农药的大量使用以及不当的炮制、加工，导致中药材农药残留超过卫生质量控制标准水平，极大地影响中药质量，影响人民群众的用药安全。对此，有关国家不断出台技术性措施，提高农药的限量要求，增加检测农药种类。我国作为中药材资源大国，更应该担负着中药材质量安全的使命。因此，研究中药材农药及重金属残留量检测，制定准确、快速、灵敏、稳定的中药材农药残留检测方法具有重大的意义。

2.1 中药材农药及重金属残留研究现状

2.1.1 我国中药材生产的发展进程[2-5]

新中国成立以后，我国的中药材生产主要经历了两个时期，一个是计划经济时期，另一个是市场经济时期。

在计划经济时期（主要从新中国成立至改革开放初期），国家对中药材实行计划生产。国家药材公司给各省、市、区（县）中药材公司下达任务，各级中药材公司把中药材生产纳入年度工作内容，配备专门机构和人员，实行计划生产，统一调拨，生产面积、药材价格由国家统一制定，中药材生产稳定。产地中药材由当地中药材公司全部收购，不允许私人进行贩运活动。外地运来的中药材要分别处理。各地医疗单位和中成药厂所需的中药材原料，也由当地中药材公司负责供应。各地中药材公司一律不准由外地市场或货栈采购 55 种统管的药材和进口药材。中药材出口外贸由国家统计作价，作价办法以国内市场批发价为基础，并贯彻按质论价、优质优价的原则，进出口药材的盈亏由外贸部统一平衡，药材经营部门保持微利。在这个时期，由于中药材主管部门缺乏长远规划，措施不得力，导致中药材的供求矛盾突出，影响中药材生产的发展。

在市场经济时期（党的十一届三中全会以后），由于农村实行家庭联产承包责任制，中药材生产经营放开，各地中药材公司根据市场供求情况组织生产当地中药材的主流品种。因种植中药材的效益高于种植粮食作物，中药材的种植面积不断扩大，缓解了中药材供不应求的局面，但中药材市场上也出现了"百业经药"的混乱局面。

2.1.2　农药分类概况

中药是我国宝贵的文化遗产，是中华民族防治疾病、康复保健、繁衍后代的一大法宝，为国内患者或体弱者服用，并以食品补充剂的身份出口国外。近年来，世界各国对天然药物尤其对绿色药品的需求日益扩大。现在，世界每年中药贸易额已达400亿美元，而且每年以10%的速度增长。目前我国中药出口额约6亿美元，仅占世界中药贸易额的3%～5%，这与我国中药大国的地位极不相称。

随着人们对中药材认识的加深，人们对中药的安全性要求不断提高，中药材农药残留成为社会关注的焦点。中药材在生产和制剂制备过程中常受到杀虫剂、除草剂、生长调节剂等农药的污染。

农药按药效可分为杀菌剂、杀虫剂、杀螨剂、除草剂和植物生长调节剂等；按化学结构可分为无机农药和有机农药，其中有机农药包括有机氯类、有机磷类、有机氟类、氨基甲酸酯类、拟除虫菊酯类和有机金属类农药[6]。常用有机农药主要为有机氯类、有机磷类、氨基甲酸酯类和拟除虫菊酯类等。其中，有机氯类农药因半衰期长、易在生物体内蓄积，导致残留量大、毒性大、污染性强，因此在农药残留研究中很受重视。中药材有机氯农药的检测，主要涉及六六六（BHC）、滴滴涕（DDT）、五氯硝基苯（PCNB）和艾氏剂（Aldrin）[7]。而有机磷农药的化学结构中多有酯键且不稳定等特点，在中药材中残留较少。有机磷类和氨基甲酸酯类均可抑制体内胆碱酯酶的活性，引起迟发性神经疾病，严重时可诱发癌症，其研究备受关注。拟除虫菊酯类农药是继有机氯类、有机磷类和氨基甲酸酯类农药后出现的一类新型广谱杀虫剂，由于其具有高效、低毒、低残留、易降解等特点而被广泛应用于农业害虫、卫生害虫防治及粮食储藏等领域[8]。近20年其应用日益广泛，在农作物、土壤以及水体中均有大量的残留[9]。大多数拟虫除菊酯类农药的半衰期较短，施用后很快就会在代谢中被降解，但是其中有些残留时间却比较长，如氯氰菊酯，它具有光、热稳定性，很难在自然条件下快速降解。

我国出口的中药材在国际市场上曾多次因农药残留超标等原因被查扣，农药残留污染已成为我国中药材走向世界的障碍，成为当前中药材生产中亟待解决的重要问题[10]。本书将重点阐述中药材中有机氯类、有机磷类、氨基甲酸酯类、拟除虫菊酯类农药的分析方法、残留限量以及检测标准。

2.1.3　重金属概述[11,12]

密度在5.0 g/m³以上的金属统称重金属，其化学性质稳定，不易分解，容易在动物机体沉积。食物链中的低等级生物从环境中摄取的重金属，可通过生物富集和放大作用，在较高等级生物体内成千万倍地富集起来，影响其生长发育、生理生化机能，直至致其死亡。因此，目前重金属污染物已被许多国家列为环境优先污染物。镉、铅、砷、汞、铬、铜、锡等是对人体有害的重金属元素，它们的摄入和吸收情况对人体的营养健康和安全有重要的影响。

《中国药典》和《日本药局方》对重金属定义为在实验条件下能与硫代乙酰胺或硫化钠作用显色的金属杂质；而英国、美国和欧洲药典认为，重金属系指在实验条件下能与硫离子作用显色的金属杂质，代表物是铅（Pb）、汞（Hg）、铋（Bi）、砷（As）、锑（Sb）、锡（Sn）、镉（Cd）、银（Ag）、铜（Cu）和钼（Mo）。

2.1.4 中药材农药残留研究概述[13-32]

近 30 年来，中药产业界和学术界对中药材农药残留的关注度日益提高，并在农药残留检测方法、中药材中残留农药的种类、含残留农药的中药材品种、中药材农药残留标准等方面开展了大量的研究工作。通过对相关文献的统计，我们发现尽管检测重点仍为有机氯类农药，其他类农药的检测相对较少，但是仍可发现中药材受农药残留污染带有一定的普遍性；大部分文献采用了传统的提取、分离手段和传统检测技术，新技术、新方法采用很少；检测的农药品种仍集中于传统用农药。

有机氯类农药在环境中的残留时间长，危害较大。世界范围内六六六、滴滴涕的残留广泛存在，如日本稻田土壤中含有 α-六六六 0.539mg/kg、β-六六六 1.029mg/kg、γ-六六六 0.231mg/kg、δ-六六六 0.220mg/kg、总六六六含量为 2.019mg/kg；目前，我国中药材受到有机氯残留农药成分的污染较严重，中药材除受到六六六、滴滴涕的污染外，还受到其他有机氯农药残留物的污染。相关文献主要利用气相色谱、气相色谱-质谱联用技术等手段进行分析检测，前处理方法有以正己烷作溶剂利用快速溶剂萃取仪进行提取、用正己烷-丙酮作溶剂以索氏提取法进行提取、以水润湿药材后加入丙酮进行超声提取、用混合溶剂进行超声提取和《中国药典》中规定的提取法等，净化方法有弗罗里硅土柱法、磺化法等。

目前，有机磷类农药的使用较为广泛，其在环境中的持效期较有机氯短，但其对乙酰胆碱酯酶有抑制作用，因此容易导致人和动物急性中毒。部分高毒性的有机磷类农药已被禁用或限用，如甲胺磷、甲基对硫磷、对硫磷、久效磷、甲拌磷、甲基异硫磷、特丁硫磷、甲基硫环磷、内吸磷、治螟磷等。有机磷类农药残留的检测方法大多以气相色谱为主，检测器有火焰光度检测器、氮磷检测器，以及联用技术气相色谱-质谱联用仪、气相色谱-质谱-质谱联用仪等。祝贺等分别用三种前处理方法对含水型中药、含糖型中药、干燥型中药进行了提取，通过弗罗里硅土柱净化；潘娟等以乙腈为溶剂，恒温振荡提取，用 PSA 试剂净化；也有学者以丙酮为溶剂，用匀浆法提取，用弗罗里硅土、氧化铝和活性炭柱层析净化；还有学者以二氯甲烷为溶剂，使用索氏提取器提取，用活性炭和助滤剂 Celite 545 混合色谱柱净化。

氨基甲酸酯是在 20 世纪 70 年代发展起来的一类农药，由于有机氯农药的禁用和限

用，昆虫对有机磷农药产生抗药性，因此得到了广泛应用，但是涕灭威、克百威也在禁止使用名单之上。目前研究较多的检测方法有高效液相色谱（HPLC）、高效液相色谱-质谱联用（HPLC-MS）、高效液相色谱-柱后衍生化荧光法（HPLC-FLC）、气相色谱-氮磷检测器（GC-NPD）、气相色谱-质谱联用（GC-MS）技术等。前处理方法有乙腈作溶剂匀浆提取后，用商品化石墨化碳/氨基串联柱净化，以乙腈-甲苯为洗脱剂；或用丙酮为溶剂，进行超声提取，然后用含水 3%的中性氧化铝柱净化，洗脱剂为丙酮-二氯甲烷；还有用丙酮作为溶剂经超声提取后，利用凝胶渗透色谱（GPC）进行纯化的文献报道。

拟除虫菊酯类农药是化学结构和生物活性类似天然除虫菊酯的仿生合成的一类广谱杀虫剂[33]。目前，拟除虫菊酯类农药作为有机氯类农药的替代品而被广泛应用于中药材生产中。近年研究证明，拟除虫菊酯类农药具有内分泌干扰效应[34]以及拟雌激素活性[35]，使用过量会导致人体急性中毒和慢性危害。我国尚未制订中药材中拟除虫菊酯农药残留限量及检测国家标准，国际上（如欧盟）对茶叶等食品中拟除虫菊酯类农药残留规定了严格的限量，对中药材也采用食品标准，不少中药材出口时便因农药残留超标而遭禁。然而拟除虫菊酯类农药存在一定的同分异构体，这就导致了建立其残留测定方法具有困难性，其农药残留量属超痕量范畴，这使农药的提取、分离、净化的难度加大，中药材中拟除虫菊酯类农药检测少有报道[36]。

目前研究中药材有机氯类、有机磷类及氨基甲酸酯类等农药残留检测方法的文献报道逐渐增多，检测技术已有较大提升，主要集中于现代仪器的应用，但中药材农药残留检测方法的国家标准相对较少。另外，对前处理方法中提取、净化影响因素进行系统深入研究的文献也不多。因样品本体基质之间的差异，前处理方法是决定检测方法好坏的关键因素，对分析结果将产生显著影响，成为决定我国检测方法能否满足现行国际通用标准的关键。

2.1.5　中药材重金属含量研究概述[37]

目前，中药材重金属含量的测定方法主要有比色法、紫外分光光度法、冷原子吸收法、火焰原子吸收分光光度法（FAAS）、石墨炉原子吸收分光光度法（GFAAS）、氢化物-原子吸收法、原子荧光光度法（AFS）、电感耦合等离子体-质谱法（ICP-MS）、电感耦合等离子体-发射光谱法（ICP-AES）、高效液相色谱法等。这些方法各有优点和局限性。中药材重金属含量研究文献较多，但是我国在制订中药材重金属含量检测国家标准方面报道相对较少。

《中国药典》（2005 年版）和《药用植物及制剂外经贸绿色行业标准》（WM/T 2—2004）虽对重金属总量和种类（砷、铅、镉、铜）作出了相关限制，但仍存在不足。如在《药用植物及制剂外经贸绿色行业标准》对砷、汞的要求分别为≤2μg/g 和≤0.2μg/g，但该要求达不到国内食品标准和国际砷和汞的限量标准要求。因此，中药材重金属含量检测方法有待进一步研究。

本书从多方面进行标准化建设研究，希望能够获得中药材重金属检测方法或标准草案，为中药材的规范化种植、生产、销售提供参考依据。

2.2 中药材农药及重金属残留原因分析

衡量中药材的质量不仅涉及药材本身的有效成分，还涉及一些外源性的污染物，如农药、重金属、微生物等。目前，在中药材种植过程中由于使用农药和管理不当，使农药残留超标；由于种植环境（土壤、大气等）、加工、运输和储藏的影响，中药材常被重金属污染。农药残留、重金属和非法添加化学品等直接影响了中药材的有效性、安全性以及社会公众健康。随着居民对健康的重视以及中国加入世界贸易组织后与国际贸易的深入发展，中药材农药残留问题日益引起全社会的重视，而中药材也由于农药残留超标，给人民身体健康带来隐患，并使出口受阻。

中药材从种植到最后成为成品的过程极易被外源性有害物质污染，污染途径包括以下几种：第一，环境污染。有机氯类农药（如六六六、滴滴涕等）在外界环境中或生物体内均不易被破坏、分解，长期残留在土壤、水源中，药材植物在生长期中吸收土壤或水中的有机氯类农药，并在体内细胞中蓄积，致使中药材被农药污染。第二，药材在加工、储藏过程中受到污染。为防止中药材生虫变质，使用农药对库存中药材进行熏蒸，或在药材炮制过程中添加辅料引入的污染。第三，在种植过程中不合理地施用农药，或药材植株吸收喷洒在土壤或叶面上的过量农药造成的污染。

在中药材生产中，由于缺乏专用农药，种植户为防治病虫害随意施用农药。某些品种中药材时有残留农药检出，其中检出率较高的是有机氯类农药，有机磷类和氨基甲酸酯类农药检出率较低，这主要与农药本身性质有关。一般而言，野生中药材农药残留检出量较人工种植的中药材低；中成药等经适当加工后农药残留检出量较低，但也有一些中药材在加工过程中引入含有农药残留的辅料致使炮制后的中药农药残留量升高。

中药材重金属污染与地质背景、药材种类及生长环境等因素有关。归纳起来，其来源主要有两个方面：一是与中药材生长的环境条件（如土壤、大气、水、化肥和农药的施用等）有关，二是与中药材本身的遗传特性（即主动吸收功能）和对重金属元素的富集能力有关。除此之外，仓储条件、炮制加工等因素也有可能会导致中药材重金属污染。

2.3 中药材农药残留和重金属检测标准的建立原则

2.3.1 我国中药材农药残留和重金属检测标准现状[38-42]

近年来，我国食品农药残留检测技术发展较快，现行的国家标准采用较先进的气相色谱-质谱和液相色谱-串联质谱法，对水果、蔬菜、粮谷、动物肌肉、蜂蜜、果汁和果酒等食品进行了全面的农药残留控制，涉及农药品种数量达到 644 余种。在《中国药典》

（2015 年版）附录科研项目工作中，建立了质谱法测定部分中药材 229 种农药残留量的方法。根据被测成分的性质，采用液相色谱–串联质谱法测定其中的 155 种农药，采用气相色谱–质谱法测定其中的 74 种农药。但中药材农药残留检测技术发展相对缓慢，我国已编纂出版了 10 版《中国药典》，其中，《中国药典》（2015 年版）规定了 22 种有机氯类农药、12 种有机磷类农药、3 种拟除虫菊酯类农药残留的测定方法。这与有关国家药典有较大差距，如《美国药典》和《英国药典》规定了 26 种有机氯类农药、14 种有机磷类农药、5 种拟除虫菊酯类农药，其他 2 种；《欧洲药典》规定的农药残留化合物有 105 种。另外，我国食品安全国家标准规定的农药残留检测品种达 500 余种，相比之下，我国中药材农药残留的检测品种少，前处理方法落后，灵敏度和专属性有提高但也存在一定的问题，如中药基质复杂问题，导致色谱法易产生假阳性和假阴性的结果。由于农药的不合理使用，同时需扩展检测品种范围。

对于中药材中重金属的检测标准，《中国药典》（2015 年版）在中药材品种和安全性控制方面均有大幅增加，也实现了多种重金属有害元素的同时检测，还针对重金属在不同价态下会表现出不同的药理、毒理作用和特点，也探索和制订了汞和砷等元素不同价态的检测方法，并更加科学合理地放宽了限度，但暂仍不对所有中药材及饮片规定统一的重金属限度，重金属的检查要求只列于部分中药材的检查项目下，且各品种项目下具体规定，要求更加具体化。

目前，国外已发展和建立了可同时检测几百种农药的多残留分析系统，美国食品和药物管理局的多残留检测方法可检测 360 多种农药，德国 DFG 方法可检测 325 种农药、S19 方法可检测 220 种农药，荷兰卫生部多残留检测方法可检测 200 种农药，加拿大多残留检测方法可检测 251 种农药。

与国外中药材农药残留官方检测方法相比，我国检测方法的特点如下：①方法名称和农药残留检测数量相对增加，从主要集中于有机氯类农药（其中以六六六、滴滴涕为主）扩展到多类农药的同时检测，从集中在个别中药材品种的研究到多种中药材多类农药残留的研究，使中药材农药残留分析更全面；②提取方法更具体，改变了传统的提取、分离手段；③净化方法自动化程度高，多种净化方法联合（如拟除虫菊酯类农药的检测方法，将全自动凝胶渗透色谱与全自动固相萃取系统联合）；④检测方法实现色谱–质谱联用。

2.3.2　我国中药材农药残留和重金属检测标准的建立原则

中药材农药残留和重金属检测标准的建立应从整体出发，遵循以下六个原则。

1）认真贯彻国家有关法律法规和方针政策。制订标准首先要维护国家、社会和人民的利益，凡属国家颁布的有关法律法规和方针政策都应贯彻，均不得与现行法律和法规相违背。

2）充分考虑使用要求，并兼顾全社会的综合效益。满足使用要求是制订标准的重要目的，这就要求制订者要充分考虑标准运用的环境条件要求，即如何使标准化的对象适应其所处的不同环境条件，并分别在标准中作出相应规定。在考虑使用要求的同时，也应兼顾全社会的利益。在某些情况下，过分强调满足使用要求，可能会影响其他社会因素，这时就应在不破坏使用要求的同时，尽可能照顾其他社会因素，减少对其影响的程度，使综合性的全局效益最佳。

3）合理利用国家资源，推广先进技术成果，在符合使用要求的情况下，有利于标准对象的简化、选优、通用和互换，做到技术上先进、经济上合理。

4）相关标准要协调配套。制订标准要考虑有利于标准体系的建立和不断完善。一定范围内的标准，都是互相联系、互相衔接、互相补充、互相制约的，要保证相关标准协调配套。

5）有利于保障社会安全和人民身体健康，保护消费者利益，保护环境。

6）积极采用国际先进技术，有利于促进对外经济技术合作和发展对外贸易，有利于我国标准化与国际接轨。

中药材中农药残留和重金属检测标准的建立应考虑简便、快捷、适用、检测限及灵敏度高等原则。

2.4 农业部公布的禁止和限制使用的农药名单[43, 44]

世界粮农组织（Food and Agriculture Organization of the United，FOA）与世界卫生组织（World Health Organization，WHO）联席会议认为：农药残留应包括有毒理学意义的农药衍生物，如降解或转化产物、代谢物、反应物及杂质。自 20 世纪 80 年代起，国内逐渐用高效、低残留、容易降解、低毒性的农药代替高毒、高残留的农药品种。我国规定中药材生产中可以使用的低毒农药种类，但由于中药材种植者没有考虑农药的物理、化学性质对中药材栽培植物群体的作用机制及其对生态环境的影响等因素，使用了一些高毒及高残留农药（有时是几种混用），来防治中药材病虫害以提高产量。由此造成了一些高毒及高残留农药在中药材中残留，严重影响了中药材的质量。以下是我国禁止、限制、推荐使用的农药。

1）国家明令禁止使用的农药（共 18 种）：六六六（HCH），滴滴涕（DDT），毒杀芬（Camphechlor），二溴氯丙烷（Dibromochloropane），杀虫脒（Chlordimeform），二溴乙烷（EDB），除草醚（Nitrofen），艾氏剂（Aldrin），狄氏剂（Dieldrin），汞制剂（Mercury Compounds），砷（Arsenate）、铅（Acetate）制剂类，敌枯双，氟乙酰胺（Fluoroacetamide），甘氟（Glyftor），毒鼠强（Tetramine），氟乙酸钠（Sodium Fluoroacetate），毒鼠硅（Silatrane）。本书研究内容及中药材生产中经常使用的 71 种农药，属于国家明令禁止使用的农药有 α-六六六、β-六六六、γ-六六六（林丹）、δ-六六六、o, p'-滴滴涕、p, p'-滴滴涕共 6 种，占检测总数的 8.45%。

2）不得使用的农药（共 19 种）：甲胺磷（Methamidophos），甲基对硫磷（Parathion-methyl），

对硫磷（Parathion），久效磷（Monocrotophos），磷胺（Phosphamidon），甲拌磷（Phorate），甲基异柳磷（Isofenphos-methyl），特丁硫磷（Terbufos），甲基硫环磷（Phosfolan-methyl），治螟磷（Sulfotep），内吸磷（Demeton），克百威（Carbofuran），涕灭威（Aldicarb），灭线磷（Ethoprophos），硫环磷（Phosfolan），蝇毒磷（Coumaphos），地虫硫磷（Fonofos），氯唑磷（Isazofos），苯线磷（Fenamiphos）。本书研究内容涉及的不得使用的农药分别是磷胺、甲基对硫磷、对硫磷、甲胺磷、久效磷、甲拌磷、克百威、涕灭威共 8 种，占检测总数的 11.27%。

3）限制使用的农药（共 6 种）：三氯杀螨醇（Dicofol）、氰戊菊酯（Fenvalerate）、甲氰菊酯、乙酰甲胺磷、噻嗪酮、哒螨灵（不得用于茶树上）。本书研究内容涉及氰戊菊酯-1、氰戊菊酯-2、甲氰菊酯、乙酰甲胺磷（其中氰戊菊酯-1、氰戊菊酯-2 属于同分异构体），占检测总数的 5.11%。

4）农业部推荐使用的农药种类包括杀虫、杀螨剂，生物制剂（包括井冈霉素、农抗 120、菇类蛋白多糖、春菌霉素、多抗霉素、宁南霉素、木霉菌、农用链霉素），天然物质（包括苏云金杆菌、甜菜夜蛾核多角体病毒、银纹夜蛾核多角体病毒、小菜蛾颗粒体病毒、茶尺蠖核多角体病毒、棉铃虫核多角体病毒、苦参碱、印楝素、烟碱、鱼藤酮、苦皮藤素、阿维菌素、多杀霉素、浏阳霉素、白僵菌、除虫菌素、硫黄悬浮剂），合成制剂（包括溴氰菊酯、氟氯氰菌酯、氯氰菊酯、联苯菊酯、硫双威、丁硫克百威、氟丙菊酯、丁硫克威、抗蚜威、异丙威、速灭威、辛硫磷、毒死蜱、敌百虫、敌敌畏、马拉硫磷、乙酰甲胺磷、乐果、三唑磷、杀螟硫磷、倍硫磷、丙溴磷、二嗪磷、亚胺硫磷、灭幼脲、噻嗪酮、抑食肼、虫酰肼、哒螨灵、四螨嗪、唑螨酯、三唑锡、炔螨特、噻螨酮、苯丁锡、单甲脒、双甲脒、杀虫单、杀虫双、杀螟丹、甲氨基阿维菌素、啶虫脒、吡虫脒、灭蝇胺、氟虫腈、嗅虫腈、丁醚脲），无机杀菌剂（包括碱式硫酸铜、王铜、氢氧化铜、氧化亚铜、石硫合剂），合成杀菌剂（包括代森锌、代森锰锌、福美双、乙磷铝、多菌灵、甲基硫菌灵、噻菌灵、百菌清、三唑酮、三唑醇、己唑醇、腈菌唑、乙霉威、硫菌灵、腐霉利、异菌脲、霜霉威、烯酰吗啉锰锌、霜尿素锰锌、霜脲氰锰锌、邻烯丙基苯酚、嘧霉胺、氟吗啉、盐酸吗啉胍、噁霉灵、噻菌铜、咪鲜胺、咪鲜胺吗啉胍、抑霉唑、氨基寡糖素、甲霜灵锰锌、亚胺唑、噁唑烷酮锰锌、脂肪酸铜、腈嘧菌酯）。这些推荐使用的农药在中药材生产中也不能过量使用，为了避免使用不当，应备有控制依据、监控方法。因此，在中药材生产中，这部分农药的分析方法研究必不可少。本书后续研究涉及的合成制剂有敌百虫、乙酰甲胺磷、杀螟硫磷、毒死蜱、抗蚜威、异丙威、速灭威、辛硫磷、敌敌畏、马拉硫磷、氧化乐果、三唑磷、杀螟硫磷、倍硫磷、丙溴磷、亚胺硫磷、甲氰菊酯、氯氰菊酯-1、氯氰菊酯-2、氯氰菊酯-3、氯氰菊酯-4、联苯菊酯、氟氯氰菊酯-1、氟氯氰菊酯-2、氟氯氰菊酯-3、氟氯氰菊酯-4、溴氰菊酯、炔螨特-1、炔螨特-2、百菌清、三唑酮、腐霉利、异菌脲、甲霜灵、多菌灵、甲基对硫磷共 36 种。

本书研究内容涉及的禁止、不得使用和限制使用的农药占禁用和限用农药总数的近 76%，研究涉及的近 80 种农药残留物的名称、相对分子质量、CAS 号等基本信息见本书附录 2。

2.5　国内外中药材农药残留和重金属检测限量标准[45-47]

　　农药残留问题在 20 世纪 60 年代初就已引起国际社会的重视，国际食品法典委员会（Codex Alimentarius Commission，CAC）下属的国际食品法典农药残留委员会（the Codex Committee on Pesticide Residues，CCPR）制订了食品农药最大残留限量（Maximum Residue Limits，MRLs）和再残留限量（Extraneous Maximum Residue Limits，EMRLs）。《美国药典》《英国药典》《欧洲药典》《日本药局方》《韩国药典》等均对天然药物（植物药）中农药残留规定了限量标准。新版《欧洲药典》制订了 70 项涉及 105 种农药的最大残留限量，其中未规定具体的检测方法。《美国药典》和《英国药典》均制订了 34 项涉及 47 种农药的最大残留限量，《日本药局方》第 15 版制订了滴滴涕和六六六两类共 8 种农药的残留限度标准；2006 年 5 月 29 日，日本正式实施新食品卫生法（肯定列表）制度，规定每种农产品的农药残留水平需符合现行农药的残留标准、暂定标准、一律标准中的一个或几个，其中对草药的最大农药残留限度标准多达 379 项，其中暂定标准 376 项，现行标准 3 项，最严苛的限度如杀鼠酮、杀鼠灵、溴鼠灵的最大残留限度均达到 0.001mg/kg，而三乙膦酸铝的最大残留限度为 100mg/kg。韩国于 2007 年 3 月执行的"中药材中重金属和农药残留限量标准及检测方法"对农药残留限量的规定包括：生药中允许的农药残留有 5 项限量标准涉及 11 种农药；个别生药中允许的农药残留有 27 项限量标准共涉及 27 种农药；对于有检出记录的生药适用的农药残留有 10 项限量标准共涉及 10 种农药；共制订了 42 项涉及 48 种农药的最大残留限量标准。当未涉及的农药被检出的时候，执行《欧洲药典》的农药最大残留限量标准或进行危险性评估。

　　农药残留限量标准的制订是保障农产品安全和消费者健康的基础，也是提高我国农产品国际竞争力的有效手段。我国中药材农药残留的限量标准很少，现在执行的中药材农药残留限量标准来源于《中国药典》（2010 年版），其中对黄芪和甘草的有机氯类农药（六六六、滴滴涕、五氯硝基苯）残留限量进行了规定，其他标准还有《绿色食品 人参和西洋参》（NY/T 1043—2006）、《绿色食品 枸杞及枸杞制品》（NY/T 1051—2014）、《地理标志产品 文山三七》（GB 19086—2008），以及丹参、白芍、金银花以及出口的绿色药材等方面的标准。在 GB 19086—2008 中仅规定了六六六、滴滴涕、五氯硝基苯残留限量标准，六六六残留量≤0.1mg/kg，滴滴涕残留量≤0.1mg/kg，五氯硝基苯残留量≤0.1mg/kg，对其他农药没有规定残留限量标准，也未对检测方法的检出限作出要求。

　　我国中药材农药残留标准与先进国家存在差距，中药材农药残留测定技术起步较晚，发展相对滞后。在我国，现有的中药材绿色行业标准只对少数农药，如滴滴涕、六六六、五氯硝基苯和艾氏试剂制订了最大允许残留标准，而对于目前正在使用的大量农药均未制订针对中药材的最大残留允许量标准。与国际对中药天然药物中农药残留的相关法律法规所规定监测的农药残留品种和有关国家药典中的农药规定有较大差距，和中药天然药物田间种植生产中施用农药的现况难以匹配，离国内外人们对绿色中药天然药物的要求有较大距离。因此，在中药材进出口方面，国外对我国出口的药材有了严格、明确的农药残留标准限定，而我国进口的药材，由于缺少相应的残留限量标准，从而导致我国中药材进口农药残留标准无据可查，无理可依。为此，在当前的形势下，我国应加快农药残留标准修订工作步伐，改变我国在中药材进出口的劣势地位。

我国与欧盟、日本对中药材和食品中部分农药的限量标准比对分析，结果见本书附录1。

鉴于人体内重金属元素含量过量会引起人体不同系统或部位的病变，如神经系统、血液系统等的病变，甚至导致癌症的发生，因此，世界各国、地区组织对重金属进行了严格的控制。随着中药市场的不断扩大、中药贸易的逐渐增长，中药重金属含量超标问题也引起了国际上的广泛关注。由于目前世界各国对中药材中重金属的限量缺乏统一的认识，所以每个国家对于中药材中的重金属含量都有自己的限量标准，且要求参差不齐、侧重点也有所不同。例如，欧洲植物药应用市场最大的德国，规定草药中铅（Pb）≤5mg/kg、汞（Hg）≤0.1mg/kg，镉（Cd）≤0.2mg/kg；韩国规定草药中重金属总量≤30mg/kg，铅（Pb）≤5mg/kg，汞（Hg）≤0.2mg/kg，砷（As）≤3mg/kg，镉（Cd）≤0.3mg/kg；加拿大规定草药中铅（Pb）≤10mg/kg，汞（Hg）≤0.2mg/kg，砷（As）≤5mg/kg，镉（Cd）≤0.3mg/kg，铬（Cr）≤2mg/kg，草药产品中铅（Pb）≤0.02mg/kg，汞（Hg）≤0.2mg/kg，砷（As）≤0.01mg/kg，镉（Cd）≤0.006mg/kg，铬（Cr）≤0.002mg/kg；新加坡规定中药材中重金属含量为铜（Cu）≤150mg/kg，汞（Hg）≤0.5mg/kg，铅（Pb）≤20mg/kg，砷（As）≤5mg/kg。2001年7月1日我国国家对外贸易经济合作部出台和实施的《药用植物及制剂进出口绿色行业标准》规定了药用植物及制剂的绿色品质标准，其目的是对进出口的中药重金属限量实行统一规范，该标准的限量指标为：重金属总量≤20.0mg/kg，铅（Pb）≤5.0mg/kg，镉（Cd）≤0.3mg/kg，汞（Hg）≤0.2mg/kg，铜（Cu）≤20.0 mg/kg，砷（As）≤20.0mg/kg。参照上述标准，《中国药典》中在甘草、黄芪、白芍、金银花、丹参、西洋参六种药材的检查项下增加了重金属及有害元素的限量要求，标志着药品最高法典对中药材安全性的高度重视，其限量要求为铅不得过百万分之五，镉不得过千万分之三，砷不得过百万分之二，汞不得过千万分之二，铜不得过百万分之二十。

参 考 文 献

[1] 高倩，花日茂，汤锋，等. 中药材农药残留研究现状[J]. 安徽农业科学，2008，36（23）：10147.

[2] 邓良平. 我国中药材产地初加工的现状与对策[J]. 农产品加工（上），2013，（9）：8-9.

[3] 卢道会，李敏，吴发明，等. 中药材商品分类标准的研究[A]. 第二届全国中药商品学术大会论文集：255-259.

[4] 王新民，介晓磊，李明，等. 我国中药材的生产现状、发展方向和措施[J]. 安徽农学通报，2007，13（7）：107-110.

[5] 徐国钧. 生药学[M]. 北京：人民卫生出版社，1987：1.

[6] 胡笑形. 我国农药工业的现状与发展方向[J]. 农药，1998，37（6）：7-10.

[7] 王丽丽，夏会龙. 我国中草药中农药残留的特点[J]. 中草药，2007，38（3）：471-474.

[8] 李玲玉，刘艳，颜冬云，等. 拟除虫菊酯类农药的降解与代谢研究进展[J]. 环境科学与技术，2010，33（4）：65-71.

[9] Sanusi A, Guilletv, Montury M. Advanced method using microwaves and solid-phase microextraction coupled with gas chromatography-mass spectrometry for the determination of pyrethroid residues in strawberries [J]. Journal of Chromatography A, 2004, 1046: 35-40.

[10] 王素利，马玉娥，袁光耀. 中药农药残留分析研究进展[J]. 河北北方学院学报（自然科学版），2007，23（1）：24-27，31.

[11] Templeton D M, Ariese F, Cornelis R, et al. Guidelines for terms related to chemical speciation and fractionation of elemens. Definitions, structural aspects, and methodological approaches [J]. Pure Appl. Chem., 2000, 72:1453-1470.

[12] Ullrich S M, Tanton T W, Abdrashitova S A. Mercury in the acquatic environment: a review of factors affecting methylation[J]. Critical Reviews ir. Environmental Science and Technology, 2001. 31:241-293.

[13] 戴树桂. 环境化学[M]. 北京：高等教育出版社，2002.

[14] Babu G S, Farooq M, Ray R S, et al. DDT and HCH residues in Basmati rice cultivated in dehradun (India) [J]. Water, Air, and Soil Pollution, 2003, 144(1): 149-157.

[15] 冯秀芳. 土壤和植物体中六六六的残留研究进展[J]. 广西轻工业，2007，11：80-133.

[16] 张友松，徐烽，杜笑容，等. 珠江三角洲水稻土内农药六六六残留量的初步研究[J]. 农业环境保护，1989，8（1）：4-9.

[17] 吴晓波，薛健，彭峥国. 白术、西洋参等药材中18种有机氯类农药残留的测定[J]. 安徽农业科学，2010，38（25）：13695-13698.

[18] 张泽楷，陈建荣，张明时，等. 恒温-气相色谱法快速测定头花蓼中有机氯农药残留量[J]. 时珍国医国药，2009，20（2）：279-280.

[19] 梁卫青，浦锦宝，郑军献，等. 气相色谱法测定中药材中有机氯农药残留量[J]. 浙江中医杂志，2011，46（5）：376-377.

[20] 焦阳，郑鹏宇，李俊峰. 分散固相萃取-气相色谱法测定桔梗中的多种有机氯农药残留量[J]. 化学分析计量，2010，19（3）：68-70.

[21] 孟辉，刘晨明. 中药材黄芪中农药残留量检测方法研究[J]. 辽东学院学报：自然科学版，2009，16（1）：23-26.

[22] 杨雪梅，钟怀宁，严轶琛，等. 药材中9种有机磷农药残留量的方法研究[J]. 时珍国医国药，2006，17（7）：1156-117.

[23] 王凌，夏晶，季申. 番泻叶中12种有机磷农药残留量的气相色谱测定[J]. 中国药学杂志，2004，39（11）：861-863.

[24] 祝贺，宋爱华，田杨，等. GC-MS法同时测定中药材中29种农药残留量[J]. 沈阳药科大学学报，2007，24（6）：32-347，379.

[25] 吴加伦，占绣萍，邹耀华，等，白术、温郁金、贝母、杭白菊中有机磷农药残留的污染调查[J]. 中国中药杂志，2007，32（9）：798-800.

[26] 向增旭，赵维佳，高山林. 固相萃取法测定金银花中11种有机磷农药的残留量[J]. 中国药科大学学报，2005，36（4）：334-337.

[27] 万益群，李艳霞. 气相色谱-质谱法同时测定中药中有机磷和有机氮农药残留量[J]. 分析测试学报，2005，24（3）：90-94.

[28] 万益群，毛雪金，鄢爱平. 微波辅助提取-气相色谱法同时测定中草药中有机磷和氨基甲酸酯农药残留[J]. 分析科学学报，2009，25（5）：537-541.

[29] 梁祈，颜庆嫦. 中药材黄芪中氨基甲酸酯农药残留量的毛细管气相色谱法测定[J]. 分析测试学报，1999，18（2）：66.

[30] 陈安珍，田金改，杜庆鹏. 中药材中有机磷和氨基甲酸酯农药残留的快速检测方法[J]. 中国药事，2009，11：1063-1064，1155.

[31] 董玲顺，胡家炽，何志坚，等. 中药材中氨基甲酸酯类农药残留量的反相高效液相色谱法[J]. 药物分析杂志，2002，22（3）：178-182.

[32] 毛红秀，郑征伟，苗水，等. 高效液相色谱-柱后衍生-荧光检测器测定中药材中13种氨基甲酸酯类农药残留[J]. 中成药，2010，32（3）：454-459.

[33] 国家药典委员会. 中国药典（2015年版）[M]. 北京：化学工业出版社，2015.

[34] http://www.china.com.cn.

[35] 袁红霞，秦粉菊. 环境激素拟除虫菊酯类农药的内分泌干扰效应[J]. 2007，35（33）：10714-10715.

[36] 郏欣，汝少国. 四种拟除虫菊酯类农药的环境雌激素活性研究[J]. 中国环境科学，2009，29（2）：152-156.

[37] 刘旭，钟怀宁，游文炜，等. 川芎等9种药材中拟除虫菊酯类农药残留的检测[J]. 时珍国医国药，2006，17（2）：154-155.

[38] 陈晋红，刘大伟，汤毅翔，等. 中药材重金属和农药残留的研究进展[J]. 中药新药与临床药理，2009，20（2）：187-190.

[39] 顾利红，郑清瑗. 美、英六个国家和地区标准农药残留测定方法比较[J]. 药学进展（今日药学），2008，18（3）：18-21.

[40] 李丽青. 中药材中农药多残留分析方法研究[D]. 浙江大学硕士学位论文，2005.

[41] 王菲. 中药材中农药及有毒代谢物多残留的快速检测方法的研究[D]. 中国医学科学院硕士学位论文, 2013.

[42] 张育乐. 中药材中生物农药残留分析方法研究[D]. 浙江工业大学硕士学位论文, 2013.

[43] 谢红英. 国家禁止和限用的农药名单[J]. 湖南农业, 2010, 10: 20.

[44] 刘刚. 农业部再次发文明确禁限用农药名单[J]. 农药市场信息, 1999, 12: 10.

[45] 贾薇. 中药材中重金属的分析方法及其吸收富集特征研究[D]. 广州中医药大学博士学位论文, 2009.

[46] 美国药典委员会. 美国药典-国家处方集（USP30-NF25）[M]. 北京: 化学工业出版社, 2007.

[47] 日本药局方编辑委员会. 日本药局方[M]. 15 版. 东京: 广川书店, 2006.

3 中药材农药和重金属残留分析方法学研究

中药材农药残留和重金属分析方法的建立包括样品的前处理、检测和数据处理等，其中，样品前处理技术是中药材农药残留和重金属分析方法建立的基础。一种分析方法的建立必须针对分析对象设计相应的分析步骤以满足分析的目的和要求。3.1 节介绍了中药材农药残留和重金属样品的制备方法，主要从样品采集和制备的原则及样品前处理方法方面进行介绍，特别是离子液的运用；3.2 节介绍了中药材农药残留和重金属样品的检测方法，主要是结合现代的分析仪器进行介绍；3.3 节主要介绍对样品前处理结果和检测结果处理技术，怎样处理数据和通过数据分析评判其前处理方法是否合适以及检测仪器是否处于最佳检测状态，从而提高前处理方法和检测方法的可信度；3.4 节介绍对建立的检测方法进行验证，重点介绍应验证哪些方面的内容及原因分析；在 3.5 节中，结合本书内容，总结概括了本书中的分析方法以及各方法的验证结果。

3.1 中药材农药及重金属残留样品的制备方法

中药材大部分来源于植物，植物源药材又分为花、果、根、茎等不同部位或全株，同时易受环境影响。当样品采集方法或时间、季节、地点不同时，同一类样品的制备方法均有可能不同，分析结果也不同。因此，在建立中药材中农药残留和重金属的分析方法时，必须重视样品的制备方法。

3.1.1 样品采集和制备的原则

1. 样品采集的基本原则

样品采集的基本原则是代表性和均一性。不同类药材样品采收原则不同。

对于根及根茎类药材，其采收期一般以地上部分枯黄后至萌芽前为宜，因为此时植物的有效成分集中于根及根茎上，药材品质好、产量高。因此，根及根茎类药材多于秋季、冬季或早春进行采收。此外，有些药用植物抽薹开花前采收，如当归、川芎、白芷等，因为抽薹开花要消耗大量的营养物质，根或根茎的组织木质化，使其质地松泡，品质变劣，甚至不能入药。也有些药用植物宜在生长盛期采收，如麦冬、附子等。

对于茎木类药材，如藤茎、茎枝、茎髓等一般宜在秋、冬两季采收；但一些大乔木，如苏木、沉香、降香等全年均可采收。

对于皮类药材，包括树皮与根皮，树皮宜在春末夏秋进行采收，因此时植物处于生长旺盛阶段，体内水分、养料较多，形成层细胞分裂快，皮部与木质部易分离，剥皮容易，皮内含液汁多，且此时气温高，易于干燥。但少数药材如肉桂、川楝皮等，宜在秋、冬两季采收，因为此时皮中有效成分含量高。

根皮类药材宜在植物年生育周期的后期采收，多于秋季进行，如牡丹皮、远志、五加等，采收过早根皮积累的有效成分低，产量亦低。

对于叶类药材，一般宜在植物的叶片生长旺盛、叶色浓绿，花蕾未开放前采收，如大青叶、紫苏叶、艾叶等。因为植物进入开花结果时期，叶肉内储藏的营养物质就会向花、果实转移，从而降低药材质量。但少数叶类药材宜在秋后经霜后才采收，如桑叶。此外，有的叶类药材一年四季均可采收，如侧柏叶、枇杷叶等。如果植物的叶仅作为副产品，其采收期则与主产品相同，如参叶、三七叶等。

花类药材的采收期，因植物种类与药用部位的不同而异，大多数在含苞待放的春夏季进行采收，如忍冬、辛夷、玫瑰、槐花、合欢花、厚朴花等；少数在秋季采收，如菊花；有的在冬季采收，如腊梅花、款冬花等。一般而言，以花蕾入药的，应在花蕾饱满而未开放前采收，如辛夷、金银花等；以花朵入药的，应在花初放时采收，如月季花、玫瑰花、洋金花等；以花序、柱头、花粉或其他一部分入药的，宜在花盛开时采收，如菊花、番红花、蒲黄等。

多数果实类药材在果实完全成熟时采收，如栝楼、栀子、薏苡、花椒、木瓜等。但有些种类要求果实成熟后再经霜打后采收，如山茱萸秋霜后变红、川楝子霜后变黄时采收。有的种类要求果实未成熟而绿果不再增长时采收，如青皮、乌梅、枳实等。果实成熟期不一致时，应随熟随采，如山楂、木瓜等。

对种子类药材，一般在果皮褪绿呈完全成熟色泽，种子干物质积累已停止，达到一定硬度，并呈现固有色泽时采收。种子类药材的具体采收期因种类、播种期、气候条件等的差异而不同。一般地，秋播二年收获的常在 5～7 月上旬采收，如葫芦巴、王不留行、续随子、白芥子等；春播和多年收获的常在 8～10 月采收，如芡实、赤小豆、地肤子、决明子等。对种子成熟期不一致，成熟即脱落的药材如补骨脂等，应随熟随采。

全草类药材宜在现蕾或花初期采收，如藿香、荆芥、穿心莲等。但有些种类以开花后采收为好，如马鞭草等。少数植物如茵陈、白头翁等，必须在幼苗期采收，若在现蕾前采收就已成为次品，因此，多在早春季节采收，谚语"三月茵陈四月蒿，五月六月当柴烧"即可说明适时采收的重要性。

树脂和汁液类中药，大多数来源于植物体，存在于植物的不同器官中，一般是植物体的自然分泌物或代谢产物，如血竭（果实中渗出物）、没药（干皮渗出物），有的是人为或机械损伤后的分泌物，如苏合香。树脂类的采收时间和采收方法随不同植物和采收部位而异。采收以凝结成块为准，随时收集。

藻类、菌类、地衣类药材采收时间和方法各异，如麦角在寄主（黑麦等）收割前采收，生物碱含量很高；茯苓在立秋后采收质量较好；马勃应在子实体刚进入成熟期及时采收，过迟则子实体破溃，孢子飞散。

2. 样品制备的基本原则

由于中药材化学组成复杂及现代检测技术的要求，导致对中药材前处理技术要求的苛刻。中药材中化学成分按有效性可分为无效成分和有效成分。无效成分包括纤维素、叶绿素、淀粉、油脂和蜡、树脂、树胶、糖类、蛋白质和酶、鞣质及无机盐等，这些一般认为是无效物质或杂质，需要在制备提取过程中去除。去除杂质的过程称为净化。有效成分主要包括生物碱、苷类、有机酸等，需要提取富集。根据分析目标的不同，杂质和提取富集成分将有所不同。样品前处理过程归纳为提取富集，除杂分离。通常，在制备中药材农药残留及重金属残留样品时，应选用适宜的溶剂和提取方法，尽量设法使杂质不被提取出来，或在处理过程中尽可能除去杂质。最终制备的样品溶液还需考虑测定方法。

在一个样品的分析过程中，样品的前处理是最烦琐的步骤，也是影响分析结果精确度和准确度的关键技术。一个理想的样品前处理方法应该符合以下条件：能够选择性地将目标化合物从样品基质中提取出来，而共提取的干扰物少；通过提取净化得到的目标化合物应该保持原有的基本特征，不能产生降解、分解等现象；方法的重现性好，回收率满足要求；方法简便，易于操作，能够满足快速响应及高通量样品分析的需求；自动化程度高，这也是样品前处理技术发展的趋势之一。中药材样品主要以固体或半固体样品为主，所含的成分复杂，加之不同地区的同一品种药材成分也存在差异，因而对前处理技术提出了更高的要求。应从提取溶剂的选择、提取方式、提取液的浓缩与净化方法等方面全面综合考虑中药材样品的前处理技术。

3.1.2 样品前处理方法

1. 中药材农药残留分析样品的前处理方法

中药材样品的前处理主要包括预处理和前处理两个步骤。预处理主要是粉碎、过筛，主要是为了最大限度地将残留在组织、细胞中的农药和重金属提取或萃取出来，以达到检测完全的目的。中药材前处理方法多种多样，因其基质非常复杂，其中的农药残留是极其痕量的，因此对样品中农药残留物的测定非常困难，所以样品的前处理过程就显得尤为重要。中药材农药残留分析的前处理过程是进行农药残留分析检测的重要环节，一般包括提取和净化过程。传统的提取方法有浸渍法、匀浆捣碎法、索氏提取法、振荡法、超声提取法、微波辅助提取法和消解法等。常见的净化法有液-液分配法、吸附色谱法、固相萃取法、凝胶渗透色谱法、磺化法、凝结剂沉淀法、薄层色谱法、冷冻法、氢氧化钾净化法等。目前，用于农药残留分析的较新前处理技术有固相微萃取技术（SPME）、超临界流体萃取技术（SFE）、加速溶剂萃取技术（ASE）、免疫亲和色谱技术（IAC）、基质固相分散萃取技术（MSPDE）、分子印迹技术（MIT）等。这些新技术在环境样品和食品的农药残留分析中应用广泛，在中药材农药残留分析中应用较少，但其方法在理论上是可以通用借鉴的[1-4]。

对于中药材及其制剂的农药残留分析，多采用传统的萃取和净化方法。但是，传统方法不需要采用昂贵的仪器和特殊的设备，却存在耗时长、干扰杂质多、溶剂使用量大、操作步骤繁杂、引入的人为误差大等弊端。近年来，相继出现了许多公认的标准分析方法，主要包括美国食品和药品监督管理局、美国环保署、美国分析化学协会、联合国粮农组织和世界卫生组织、欧盟委员会等注册和颁布的标准方法[5-7]。与传统的萃取和净化方法相比，这些方法更为前沿、先进。在中药材农药残留分析的前处理方法中，较前沿的辅助手段包括微波辅助萃取、超声波辅助萃取、固相萃取、固相微萃取、超临界萃取、基质固相分散、凝胶渗透法、加速溶剂萃取、液膜萃取、离子液体等，其中凝胶渗透法、加速溶剂萃取、液膜萃取、离子液体四种辅助技术相对前沿。随着绿色化学的提出，这里重点介绍一下离子液体相关知识[8-10]。

离子液体是指全部由阴、阳离子组成的，在室温或近室温状态下呈液态，称为室温离子液体[11]，也称为低温熔融盐。常见的离子液体主要由有机阳离子和有机阴离子或无机阴离子组成。常见的阳离子主要有吡啶类阳离子、咪唑类阳离子、季铵盐类阳离子和季膦盐阳离子。

（1）离子液体的特性

离子液体根据阴阳离子的不同分为不同的种类，阴离子主要有 $AlCl_4^-$、BF_4^-、Cl^-、Br^- 等，阳离子主要有咪唑离子、吡啶离子和季铵离子等不同的种类。利用不同的阴阳离子可以组合得到不同类型的离子液体，如可以分为三氯化铝离子液体、三溴化铝离子液体和烷基咪唑阳离子液体、烷基吡啶阳离子液体等。根据水溶性可以划分为亲水性离子液体和疏水性离子液体。离子液体的阴阳离子组成不同会导致其具有不同的性质，不同类型的离子液体所表现的密度、黏度、热稳定性以及导电性都有很大的差别[12]。

由于离子液体全部由阴、阳离子组成，且在近室温的条件下为液体。因此，离子液体跟其他常规有机溶剂相比，有着良好的物理化学性质，常被用来替代常规有机溶剂。离子液体的主要性质如下：

1）离子液体的热稳定性。离子液体由于蒸气压低不易挥发，它的温度范围大，碳氢与杂原子间键合力的强弱决定了离子液体热稳定性的好坏，大部分离子液体具有好的热稳定性和化学稳定性。

2）离子液体的溶解性。离子液体发展到现在，具有很好的溶剂性，能溶解有机物、无机物、生物分子及各类金属。正是由于离子液体的可设计性和多样性，使离子液体具有很好的溶解性。有研究者研究了用烷基取代咪唑四氟硼酸盐，研究表明，当物质中碳链上的碳原子数在四个以下时，其性质表现为亲水性，当碳原子数大于四时表现为疏水性。在实验中，我们可以利用离子液体的这些特性来选择合适的萃取剂。

3）离子液体的毒性。相关文献报道[13]离子液体的毒性比大多数有机溶剂的毒性要小得多。随着社会的不断发展，离子液体作为新型的绿色溶剂被广泛应用[14]，它已逐步代替传统催化剂应用于化学反应。Rogers[15]用细菌培养的方法，使用线虫的微生物研究了离子液体的毒性，发现随着咪唑环上烷基咪唑链烃的增长，离子液体的毒性增大，而阴离子对离子液体整体毒性的影响较小。

4）离子液体的熔点低。Holbrey[16]对1,3-二烷基咪唑类离子液体中烷基碳原子个数多少对熔点的影响做了研究。碳原子数目在5~9时熔点最低，达到-90℃，如果再增加碳原子的数目熔点反而会提高；对含阴离子的磺酸三氟碳的咪唑类离子液体进行了比较，结果表明，1-甲基-3-乙基咪唑是此类离子液体中熔点最低的化合物。熔点是评价离子液体的关键指标。一般认为离子液体的结构组成及其熔点由有机阳离子的结构决定。离子液体熔点低的主要原因是其对称性差。

5）离子液体的挥发性。离子液体由于具有蒸气压低的特点，从工艺流程上分析，离子液体和产物之间不会形成共沸物，通过蒸馏可以有效地分离产物，作为化学反应溶剂和分离溶剂。

6）离子液体的生物降解性。由于大部分有机溶剂难降解，然而离子液体解决了生物降解性的难题，因此离子液体在绿色化学中的应用具有重要意义。

与一些常规有机溶剂相比，离子液体有着一些独特的性质[17-19]：①离子液体有较好的化学稳定性和热稳定性，在很大的范围内呈液态，有利于动力学控制；②离子液体几乎无蒸气压，在储藏使用的过程中不会蒸发或散失，对环境无污染，并且可以循环使用；③离子液体对无机物和有机化合物都具有良好的溶解能力；④离子液体因为有着与一些有机溶剂不相溶的特性，由此可以提供一个极性可调控的、非水的两相体系；⑤离子液体无着火点，无可燃性，可以减少在使用过程中存在的危险；⑥离子液体的电导率高，可以通过对离子液体的阴阳离子进行调节，从而实现对离子液体的极性、催化活性和亲水、亲脂性的调节。

（2）离子液体的应用

由于离子液体具有各种良好的物理性质和化学性质，以及可设计性，离子液体种类繁多。目前离子液体在催化、分析等方面都有广泛的应用。

1）离子液体在萃取分离有机物中的应用。离子液体种类繁多，由于它们的极性可调，有的可以溶解分离有机物，有的可以分离无机物，因此能够在各种液-液萃取、固-液萃取等条件下得以广泛应用。1989年，化学家Huddleston[20]就利用离子液体代替挥发溶剂作为萃取剂分离一些苯类物质获得了成功；Gu等[21]报道了用离子液体和乙醇组成双相体系，将硫酸钠从牛磺酸的混合体系中分离出来，并且重点研究了离子液体的重复使用问题，取得了良好的效果。离子液体可以较好地应用于苯的分离萃取，能够让分离物与溶剂重复回收利用。离子液体的这些优良特性，使其在萃取分离操作中具有广泛的应用前景，并且克服了有机溶剂不能重复利用的缺点。当然，离子液体自身也存在缺点，如萃取过程中会有离子的损失等。

2）离子液体作为催化溶剂的应用。离子液体作为溶剂协助固载活性中心时，其目的在于解决催化剂和产物难分离的问题。这方面的研究集中在均相过渡金属配合物体系的固载化，由于离子液体呈现了优良的分配系数，且对金属离子具有特殊的溶解性，通过载体表面吸附的离子液体溶解，过渡金属化合物可将均相催化体系负载于固体载体表面，黎汉生等[22]研究了1-丁基-3-甲基咪唑阳离子用于加氢反应，显示了高活性和突出的稳定性；Wei等[23]在离子液体中加入双硫腙，考察了对铜离子等重金属离子的萃取，取得了良好的效果。

3）离子液体在环境污染分析上的应用。由于离子液体能够溶解有机物和无机物，因此被广泛用于有机污染物的分离富集，Pena 等[24] 对污泥中 17 种多环芳烃碳氢化合物进行萃取，用高效液相色谱法进行检测，实验对分散剂、添加剂、净化剂和洗脱剂等条件进行了优化，测定出的检出限远比欧盟标准低很多，回收率高。离子液体液相微萃取技术，因其消耗有机溶剂少，且具有快速、简便、灵敏度高、绿色等优点，被广泛应用于水样环境食品和生物等样品中的痕量、超痕量物质的分析。张翠果等[25] 采用液相微萃取技术，将离子液体成功应用于环境水样中多环芳烃和苯胺类化合物的分析。何丽君等[26] 将[C_4LM]PF_6 作为液相微萃取的萃取剂，直接用于水溶液中农药组分的萃取、富集，其方法具有快速简便、灵敏度高、萃取剂用量少等优点。

虽然使用离子液体具有很多的优势，如难挥发、热稳定性好、对环境友好，但是单独使用离子液体仍然避免不了离子液体的流失。

随着环境污染的不断加剧，离子液体作为优秀的载体在分离富集应用方面受到了广泛的关注。例如，在生物大分子蛋白质的萃取分离中，使用离子液体作为分离介质不仅可以有效地减少或避免有机溶剂的使用，还可以很好地保持组分的活性。因此，设计一种环境友好的、安全的分离富集技术显得极其重要。离子液体作为一种新型的"绿色溶剂"[27-29]广泛应用于许多领域中，其具有很多独特的性能，但是到目前为止，人们对离子液体的认识和研究仍然处于摸索阶段。传统的离子液体黏度大，很难分离，并且在使用的过程中很有可能会因溶解损失而进入水体中，从而导致水体污染。另一方面，在制备离子液体的过程中会使用大量的非绿色的有机溶剂和化工原料，导致离子液体本身成为一种合成成本昂贵的"绿色溶剂"。到目前为止，人们对离子液体的物理化学性质掌握不充分，也致使离子液体在使用过程中面临许多的问题。另外，离子液体很难降解，有潜在毒性，会污染环境，且会对生物体造成严重的危害。迄今为止，研究表明离子液体的毒性与其阳离子的类型和取代基的侧链有关。换言之，离子液体并不是真正的纯绿色溶剂。由于传统离子液体存在这些问题，为了实现相对的绿色，更好地解决这些问题，避免离子液体的二次污染，近年来，离子液体的固载化成为研究的热点之一。

离子液体的阴阳离子有很多不同的种类，我们通过不断地改变阴阳离子的组合和配比，就可以得到不同种类的离子液体[30]。一般首先在 CH_3CCl_3、CH_3CN 等适当的有机溶剂中进行加热回流，通过季铵化反应制备出含有目标阳离子的卤负离子（X 型离子液体），然后以目标阴离子 Y⁻ 的盐通过置换反应置换 X⁻。因为银盐的产物卤化银具有难以除去、价格比较昂贵且种类有限等诸多缺点，因此人们常使用铵盐或者金属盐，铵盐置换以后产生的 NH_3 较容易除去。为了缩短合成时间，提高离子液体的产率，还可以采用超声波或者微波等辅助方法制备离子液体。另外，近年来，人们对功能化离子液体越来越重视，更多的含有不同官能团的功能化离子液体被制备出来以满足各种不同应用的需求。例如，手性离子液体、含质子酸的离子液体、具有配体性质的离子液体都已经有相关的报道。这些功能化离子液体的合成方法都相差不大，基本上都是选用带有特定官能团的原料，再由相似的反应过程制备。

对于农药残留的前处理方法包括测定样品的提取、净化和浓缩[31, 32]，其优缺点及用途见表 3-1。

表 3-1 农药残留前处理方法的优缺点及用途

前处理方法		优缺点及用途
提取方法	振荡法	最常用的提取方法，可用于蔬菜、水果等样品[33]，方法简便、快速、高效和易于净化。韩红新等[34]采用此法提取测得油菜籽样品中的异菌脲农药残留含量
	索氏提取法	提取完全，但干扰物质多[35]
	固相微萃取法	操作简单，节约时间，无需溶剂，使用设备小巧，占用空间小，适用于提取水中污染物
	超临界流体萃取法	此法萃取过程容易调节、萃取效率高、能耗低、产物易与溶剂分离、无溶剂残留
	快速溶剂萃取法	能够调节温度使样品基质对目标物的作用增强，也可以调节压力保持溶剂相不变
净化方法	液-液分配净化法	具有试剂用量大、操作烦琐、不能批次进样等缺点，但是适用性强，容易掌握
	柱层析法	常用弗罗里硅土和氧化铝等活性材料
	磺化法	采用硫酸，具有安全性差的缺点，但它是经典的净化方法
浓缩方法	蒸发浓缩	溶剂可以重复使用，成本低，环境污染少，速度快，操作简便，目标物不易损失[36]
	反渗透浓缩	试剂使用量大，操作难
	K-D 浓缩仪浓缩	目标物损失少，由于受热面积小导致浓缩速度慢[37]
	氮吹法	使用溶剂少，但速度相对较慢[38]
检测方法	气相色谱-质谱联用法	快速、简便、定性准确可靠、灵敏度高、被广泛使用[39, 40]
	荧光分析法	灵敏度高、速度快、操作简便
	酶抑制法	操作简便、快速，易掌握，而且成本低
	免疫分析法	结果准确可靠，应用广泛[41]
	生物传感器检测法	检测范围广、快速、灵敏、性能稳定，主要应用于环境、食品和农产品中农药残留检测[42]
	红外光谱法	需结构分析，操作复杂，但精密度好
	超临界流体色谱法	用于复杂样品分析，打破气相色谱和液相色谱的局限性[43, 44]

2. 中药材重金属残留分析样品的前处理方法

在对中药材重金属元素的含量进行测定之前，先要对样品进行适当的前处理，具体可分为不经有机破坏的前处理方法和经有机破坏的前处理方法。不经有机破坏的前处理方法有水解法（酸碱水解）和还原法。有机破坏的前处理方法有湿法破坏和干法破坏。最终，前处理的关键问题是要保证样品消解完全，如果样品消解不完全，则残留的未氧化的有机物将会干扰测定。在对样品进行前处理时，应控制好消解的温度，若温度过高，会造成汞、砷等挥发性元素的损失；而温度过低，又会使反应速度过慢，样品不能完全被消解，两者均会影响测定结果的准确性。此外，消解体系的选择、混合消解液的配比合理与否也均为影响样品能否被完全消解的重要因素。目前对于中药材重金属样品的前处理方法主要有湿法消解/干法消解（灰化法）、压力消解罐消解法（高压密封溶样法）、微波消解法等。相应的净化方法主要有絮凝法、大孔螯合树脂法、超临界 CO_2 配合萃取（SCCE）、生物吸附、膜分离技术等。中药材中重金属分析比较前沿的前处理方法将结合研究内容在第 9 章、第 10 章中作进一步介绍。

3.2 中药材农药及重金属残留的检测方法

3.2.1 中药材农药残留检测方法

农药残留检测技术是较为复杂的痕量分析技术，主要包括样品前处理和仪器检测两部分。前处理与检测方式是相辅相成的两个方面，提取效率越高，样品净化越彻底，对检测器灵敏度与选择性要求就不那么苛刻。反之，在检测手段灵敏度高及选择性好的情况下，样品前处理则可适当简化。而对多达数百种农药残留测定而言，更需综合考虑前处理方法的高效与通用性，检测手段的专属性与灵敏度，达到前处理与检测手段的合理安排与有机组合。

中药材农药残留量分析过程具有以下特点：一是农药残留含量较低，在进行检测前，需经过农药残留的提取、分离和富集等前处理过程；二是中药材的质地差异大，对于植物根、茎、叶、花等不同质地的样品要采取不同的前处理方法。

对于中药材农药残留污染测定方法的研究，近几年，气相色谱法（GC）、高效液相色谱法（HPLC）、气相色谱-质谱联用法（GC-MS）和液相色谱-质谱联用法（LC-MS）在多种类型农药的多残留分析方法、同类型农药的多残留分析方法以及新的单个农药在多种试样中的分析等研究领域均发挥重要作用，特别是近年来液相色谱串接四极杆质谱检测器的出现，使得液相色谱在残留测定领域的应用越来越广，所起的作用也越来越重要[45]。

国际上发达国家采用先进的检测技术包括气相色谱-质谱联用、液相色谱-质谱联用、毛细管电泳与质谱联用以及气相或液相色谱与多级质谱联用技术等，这些技术的应用大大提高了农药残留检测的定性能力和检测的灵敏度、检测限和检测覆盖范围，这种高通量的检测手段已成为当前国际上农药残留测定的主流方法。

目前中药材农药残留的主要研究方向在于开发简单、快速、有效的样品前处理技术，以及高灵敏度和高选择性的多残留同时检测方法。虽然针对农药残留超标中药材的检测和脱除研究已取得一定进展，但这些在残留农药污染发生后采取的补救措施毕竟是被动的。特别是针对不同受残留农药污染的药材，应加强对中药材残留农药的脱除方法研究。本书中主要采用气相色谱法、高效液相色谱法、气相色谱-质谱联用法和液相色谱-质谱联用法对中药材中 71 种农药进行分析测定。

3.2.2 中药材重金属残留检测方法

近年来，文献报道的有关中药材重金属含量的测定方法主要有比色法、紫外分光光度法、高效液相色谱法、原子吸收光谱法（AAS）（火焰原子化法、非火焰原子化法、低温原子化法、冷原子化法、氢化物原子化法）、原子荧光光谱法（AFS）、电感耦合等离子体原子发射光谱法（ICP-AES）、电感耦合等离子体质谱法（ICP-MS）、极谱催化波法和示差脉冲阳极溶出伏安法等。《中国药典》附录中规定了硫代乙酰胺法、炽灼后硫代乙酰胺法和硫化钠法三种重金属检查方法。本书主要研究采用原子吸收、原子荧光对中药材中重金属的分析测定[46-55]。

3.3 中药材农药及重金属残留检测结果分析方法

对数据结果分析主要分为定性分析和定量分析，定性分析是确定样品中含有的组分，定量分析是明确所含组分的量具体是多少。定性分析方法主要是对照法。定量分析方法可分为滴定分析法（容量分析法）、光谱分析法、色谱分析法、电化学分析法、分子生物学分析法。其共同的定量方法是内标法和外标法、标准工作曲线法等。对农药残留检测结果的数据分析方法主要采用色谱分析法。对于重金属的数据分析方法，大多数常用的就是滴定分析法和光谱分析法。常用定量方法为内标法、外标法、面积归一化法、标准工作曲线法等，但针对检测目的的不同来选用不同的定量分析方法，在中药材农药残留和重金属分析方法中常用外标法进行定量分析。外标法应用相对广泛，如针对检测的化合物，能够找到与之相匹配的内标物，选用内标法进行定量是相对准确的。随着学科之间的交叉运用，计算机学和数学相结合，很多数据处理分析手段得以在化学分析中充分运用，为化学分析缩短了时间、降低了成本。建立中药材农药残留和重金属分析方法，更多的实验是在优化其前处理条件，如果继续使用单因素实验探讨，需要很多的精力、人力和材料。使用正交实验设计辅助，特别是正交设计助手的出现，使得很多样品前处理方法达到事半功倍的效果。

3.4 中药材农药及重金属残留检测方法的验证

中药材农药及重金属残留检测的标准分析方法是需要验证的，验证的目的是证明采用的方法适合于相应检测要求的。验证的内容有准确度、精密度（包括重复性、中间精密度和重现性）、专属性、检测限、定量限、线性范围和耐用性。准确度可以通过做不同水平的加标回收率，并平行做 3 次以上，计算其相对标准偏差（RSD）来判断方法的准确度。从保证方法准确度的角度，其精密度可分为方法精密度和仪器精密度两种。方法精密度需要参照空白样品的前提下，采用优化好的方法平行实验至少 3 次，由结果计算标准偏差。仪器精密度则采用同一样品至少平行测定 6 次结果的相对标准偏差进行衡量。专属性、检测限、定量限、线性范围和耐用性等方面的内容是否需要逐一验证，应根据实际需求而定。本书中介绍的各种检测方法涉及的主要验证内容有准确度、精密度、检测限、定量限、线性范围。

3.5 中药材农药及重金属残留检测方法学的验证实例

本书后续以三七、云茯苓、云木香、云黄连、重楼等道地药材为研究样本，对农药残留物进行了检测方法标准化研究，针对不同类型的药材研究了分别适用的前处理方法，开发了 SPE（固相萃取技术）净化处理方法、全自动固相萃取法、全自动凝胶渗透色谱法、全自动固相萃取-凝胶渗透色谱联合净化法，引入了凝胶渗透色谱净化技术用于中药材的农药残留物的标准化研究。

利用超声波提取磺化法净化，以气相色谱分析有机氯农药残留物，具有可推广性，并且操作简单、成本较低。利用超声波辅助提取结合 SPE 固相自动萃取的前处理技术，以气相色谱-质谱联用技术分析有机磷农药残留物，具有消除基质干扰，净化要求低，在定性、定量方面都有很大的优点。利用超声波辅助提取，以液相色谱分析氨基甲酸酯类农药残留物，具有推广性并且试剂简单，减少了偶然误差。以超声波提取，全自动固相萃取仪净化，气相色谱-质谱联用分析 17 种有机磷类农药残留物。以超声波提取，全自动凝胶渗透色谱净化或 SPE 固相萃取小柱净化，以气相色谱-质谱测定 9 种拟除虫菊酯农药，具有自动化程度高，基质净化完全，偶然误差小等优点。利用离子液体及液膜结合色谱法检测中药材中有机氯、有机磷农药残留物，可以简化前处理方法、缩短检测时间、降低分析成本。采用匀浆法提取样品后，通过固相萃取法净化，以液相色谱-质谱测定涕灭威、涕灭威砜等 11 种农药残留物，具有回收率和稳定性好，检测快速等优点。以匀浆法提取中药材中的农药残留物，以固相萃取小柱对样品净化后，以在线凝胶渗透色谱-气相色谱-质谱联用技术进行分析检测，获得了 57 种不同类型农药残留物的检测方法，具有高效、快速、多残留同时检测等优点。

以三七、云茯苓、云木香、云黄连、重楼等道地药材为研究样本，通过高压消解、巯基棉除杂的前处理技术制备样品，再采用原子吸收、原子荧光等方法进行测定，系统地研究了受试样品的制备方法、仪器检测条件。通过研究开发了三七、云茯苓、云木香、云黄连、重楼等受试药材中砷、铅、镉、汞、铜等重金属的检测方法。方法具有较强的通用性和可推广性。

农药残留和重金属检测方法的检出限、线性方程及相关系数、回收率、相对标准偏差信息见本书附录3。

参 考 文 献

[1] Barriada P M, Concha G E. Microwave-assisted extraction versus Soxhlet extraction in the analysis of 21 organochlorine pesticides in plants [J]. J. Chromatogr. A, 2003, 1008:115-122.

[2] Qing Y, Deng C H. Determination of Camphor and Borneol in Traditional Chinese Medicines by Microwave-assisted Extraction and Gas Chromatography with Flame Ionization Detector[J]. Analytical Letters, 1532-236X, Volume 41, Issue 13, 2008, 41(13): 2387-2401.

[3] Ganzler K, Salgo A, Valko K. Microwave extraction: A novel sample preparation method for chromatography [J]. Journal of Chromatography, 1987, 371:299.

[4] Xue J, Hao L, Peng F. Residues of 18 organochlorine pesticides in 30 traditional Chinese medicines[J]. Chemosphere, 2008:1051-1055.

[5] 孟廷，曹新梅. 浅谈中药中有机氯类农药的残留量问题[J]. 现代中药研究与实践，2003，17（2）：21-22.

[6] 马虹英. 中药中有机氯农药残留提取方法的现状及进展[J]. 中国药学，2006，4（2）：142-144.

[7] 郝丽丽，薛健. 有机氯农药的多残留分析及其在中草药中的应用[J]. 中国中药杂志，2005，30（6）：405-408.

[8] Du B, Li X C, Liu H. Determination of organochlorine pesticide residues in herbs by capillary gas chromatography[J]. Life Science journal, 2007, 4:1.

[9] Hong J, Kima H Y, Kim D J, et al. Rapid determination of chlorinated pesticides in fish by freezing-lipid filtration, solid-phase extraction and gas Chromatography mass spectrometry[J]. J. Chromatogr. A.2004, 1038:27-35.

[10] Guillet V, Fave C, Montury M. Microwave/SPME method to quantify pesticide residues in tomato fruits [J]. Journal of Environmental Science and Health, 2009, 44(5):415-422.

[11] 唐飞. 功能化离子液体的制备及在其分离领域的应用[D]. 湖南大学博士学位论文，2009.

[12] 任瑞冰. 固载离子液体吸附剂在食品中农兽药萃取的应用[D]. 吉林大学博士学位论文，2012.

[13] Jastorff B. Stormann R. Ranke. et al. Green Solvents for Catalysis Meeting[J]. Bruchsal Germany, 2002: 136-142.

[14] 胡德荣，张新位，赵景芝. 离子液体简介[J]. 首都师范大学学报（自然科学版），2005，26（6）：40-45.

[15] Rogers R D, Huddleston J G, Willauer H D. Room temperature ionic liquid as novel media for "clean" liquid-liquid extraction[J]. Chem Commun,1998,16:1765-1766.

[16] Holbrey J D, Rothenbery G, Seddon K R, et al. Desulfurization of oils using ionic liquids：selection of cationic and anionic components to enhance extraction efficiency[J]. Green chem,2008,10(1):87-92.

[17] 蒋伟燕，余文轴. 离子液体的分类、合成及应用[J]. 金属材料与冶金工程，2008，36（4）：51-54.

[18] 刘宝友，刘冬芩. 离子液体在萃取分离环境污染物及环境监测中的应用[J]. 河北工业科技，2008，25（6）：394-398.

[19] 肖小华，刘淑娟，刘霞，等. 离子液体及其在分离分析中的应用进展[J]. 分析化学，2005，33（4）：569-574.

[20] Huddleston J G, Willauer H D, Swatloski R P, et al. Further important fields of application of ionic liquids consists of their use as extraction agents for material sepation[J]. Chemical Communications, 1998, 16(4):1765-1766.

[21] Gu Y L, Shi F, Yang H Z. Leaching separation of taurine and sodium sulfate solid mixture using ionic liquids[J]. Separation and Purification Technology, 2004, 35(9):153-159.

[22] 黎汉生，张亚平，吴芹. 负载离子液体催化剂中离子液体的溶剂效应研究进展[J]. 化工进展，2008，27（11）：1736-1740.

[23] Wei G T, Yang Z S, Chen C J. Room temperature ionic liquid as a novel medium for liquid extraction of metal ions. Analytica Chimica Acta, 2003, 488(2):183-192.

[24] Pena M T, Casais M C, Mejuto M C, et al. Development of a matrix solid-phase dispersion method for the samples[J]. Analytica Chimica Acta, 2008, 625(3):155-165.

[25] 张翠果，张红医，马勇，等. 软件在大学液相色谱分析实验中的初步应用[J]. 广州化工，2011，39（5）：175-179.

[26] 何丽君，谢洪学，伍艳，等. 基于离子液体的液相微萃取法测定水样中农药残留[C]. 海峡两岸分析化学学术会议，2006.

[27] 赵卫星，姜红波，张来新. 离子液体在萃取分离中的研究应用[J]. 应用化工，2010，39（7）：1079-1083.

[28] 张景涛，朴香兰，朱慎林. 离子液体及其在萃取中的应用研究进展[J]. 化工进展，2001，20（12）：16-19.

[29] 段培高，王媛媛，戴立益. 离子液体在分析化学领域中的应用[J]. 化学世界，2006，47（3）：183-187.

[30] 刘宇佳. 离子液体的固定化及其在蛋白质分离中的应用[D]. 东北大学硕士学位论文，2009.

[31] 王兆龙，刘丽花，邵宗泽，等. 农药残留检测新方法研究进展[J]. 化工进展，2008，27（9）：1370-1388.

[32] 罗婧. 噁唑酰草胺在水稻及环境中的残留动态及丙溴磷在土壤中的吸附与迁移研究[D]. 南京农业大学硕士论文, 2010.

[33] 刘春来, 刘照清, 胡昌弟, 等. 小麦及其环境中噻吩磺隆残留的分析方法研究[J]. 湖南农业科学, 2008, 3: 113-115.

[34] 韩红新, 岳勇德, 花日茂, 等. 异菌脲在油菜籽中残留分析方法研究[J]. 粮食品科技, 2007, 15 (6): 60-63.

[35] 岳永德. 农药残留分析[M]. 北京: 中国农业出版社, 2004: 27-43.

[36] 王小丽, 王素利, 陈振山. 黄瓜及其栽培土壤中甲氨基阿维菌素苯甲酸盐的残留动态研究[J]. 农业环境科学学报, 2005, 24 (增刊): 307-310.

[37] 田金改, 杜庆鹏, 高天兵. HPLC 法测定中药中农药灭幼脲残留量的方法研究[J]. 中草药, 2003, 31 (3): 179-181.

[38] 陈莉, 卢发家, 韦军. 3 种浓缩方法对莴笋中 7 种有机磷农药残留量的分析比较[J]. 广西植保, 2008, 21 (3): 18-20.

[39] 赵云峰, 陈建氏, 王绪卿. GC-MS 分析法在人参有机氯农药残留检测中的应用[J]. 卫生研究, 1999, 28 (1): 53-54.

[40] 刘永波, 贾立华, 牛淑妍. 气-质联用快速测蔬菜、水果中农药残留的分析方法[J]. 青岛科技大学学报, 2003, 24 (6): 491-495.

[41] 许艇, 李季. 农药免疫分析技术的发展及应用[J]. 农业环境与发展, 2002, 3: 42-44.

[42] 李颖娇, 张荣金, 叶菲. 生物传感器在农药残留分析的应用[J]. 农药科学与管理, 2003, 24 (8): 11-13.

[43] 付月. 超临界流体技术及其研究进展[J]. 河北农业科学, 2007, 11 (6): 112-115.

[44] 郭亚东. 超临界流体色谱在药物分析中的应用[J]. 天然产物研究与开发, 2001, 13 (3): 61-62.

[45] 刘水波. 气相色谱-质谱联用法 (GC-MS) 测定农药残留的研究[D]. 山东: 青岛科技大学硕士学位论文, 2005.

[46] 周勇义. 微波消解-石墨炉原子吸收分光光度法在中药重金属含量检测中的应用[D]. 首都师范大学硕士学位论文, 2004.

[47] 张晖芬, 赵春杰. 中药材中重金属的控制及其分析方法[J]. 中药研究与信息, 2004, 6 (5): 10-12.

[48] 陆宁照, 龚跃刚. 中约提取物中重金属的研究[J]. 云南中医学院学报, 2001, 24 (1): 1-8.

[49] 陈家春, 贾敏如. 中、美、英、日和欧洲药典中植物药重金属和农药残留量的限域规定及分析[J]. 华西药学杂志, 2005, 20 (6): 525-527.

[50] 陈远航. 枸杞等 6 种中药的重金属检测研究[J]. 中国医药导报, 2007, 4 (20): 144-145.

[51] 孙楠, 金红宇, 薛健. 原子吸收法测定中药材中 6 种重金属及有害元素的残留景药[J]. 药物分析杂志. 2007, 27 (2): 256-259.

[52] Wu H, Jin Y. A simple and sensitive flow injection on line preconcentration coupled with hydride generation atomic fluorescence spectrometry for the determination of ultratrace lead in water, wine, and rice[J]. Analytical Sciences. 2007, 23(9): 1109-1112.

[53] Li X, Wang Z. Determination of mercury by intermittent flow electro chemical cold vapor generation coupled to atomic fluores cence spectrometry[J]. Anal Chim Acta, 2007, 588(2):179-183.

[54] Chen S Z. Determination of arsenic. antimony and bismuthin *DIOSCOREA ZINGIBERENSIS* by hydride generation inductively coupled plasma atomic emission spectrometry[J]. Stud Trace Element Health, 2003, 20(3): 34-36.

[55] 董黎, 沙明. 高效液相色谱法测定独活等药材中重金属含量[J]. 时珍国医国药, 2000, 11 (5): 398-399.

4 气相色谱法在中药材农药残留检测中的应用研究

本章根据中药材的不同品种，介绍气相色谱法在中药材农药残留检测中的应用。4.1 节主要介绍了中药材三七的功效及其残留农药，以及这些残留农药在各国的残留限量标准，重点介绍了我们研究的内容，即三七中有机氯和拟除虫菊酯类农药残留的样品前处理方法和检测方法；4.2 节主要总结了气相色谱法测定木香、重楼、茯苓、黄连农药残留量的相关研究，同时简单介绍了木香、重楼、茯苓、黄连等中药材的功效；4.3 节对本章的内容进行总结，扩展了相关研究的其他检测方法。

4.1 气相色谱法测定三七中农药残留分析方法研究

4.1.1 三七概述

中药材三七，也称为"参三七""田三七""山漆"，属五加科人参属多年生植物，其化学成分分为两大类，即有机化学成分和无机化学成分。有机化学成分主要包括三七皂苷、黄酮、挥发油、氨基酸、多糖、淀粉、蛋白质、三七素等；无机化学成分包括氮、磷、钾等大量元素和钴、钼、铯等多种微量元素。三七是我国特有的传统名贵中药材之一，主要产于云南省文山壮族苗族自治州[1]。三七具有止血、散瘀、消肿、定痛等功效，故有"金不换"和"南国明珠"的美称，现已实现人工种植。三七的种植周期一般是三年，三七在种植过程中还受气候、环境、地理等因素的影响。云南文山三七的种植面积和产量占全国的 98%。据调查，三七在种植过程中易受炭疽病、锈病、立枯病、白粉病、黑斑病、根腐病、火炮叶病、缩叶病以及卷叶虫、介壳虫、造桥虫、种蝇等病虫害影响，人们为了提高产量，广泛施用农药，随之带来中药材三七中农药残留及超标的问题。该问题直接影响三七质量和造成污染环境，导致出口严重受限，逐渐引起了中药材市场和社会的关注。图 4-1 所示为晒干后的三七根。

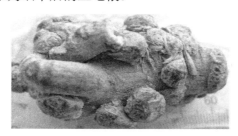

图 4-1 晒干后的三七根

4.1.2 三七中农药残留研究概况

目前，对三七的研究主要集中在化学成分和药效方面，关于三七农药残留的研究鲜见报道。詹雁等[2]用超声波提取、弗罗里硅土-活性炭固相柱净化，用气相色谱-电子捕获检测器（GC-ECD）同时测定了白芷、丹参、三七、金银花中 12 种有机氯和拟除虫菊酯类农药的残留量；史惠娟等[3]采用基质固相分散-气相色谱-质谱联用法测定 3 种基质中 28 种拟除虫菊酯类农药残留；王琪等[4]用石油醚-丙酮混合溶剂超声提取、固相萃取法净化，用 GC-ECD 测定黄芪、浙贝母、党参、甘草、西洋参、人参、白芍、三七、丹参、黄柏等 20 个品种不同产地的中药材中 5 种拟除虫菊酯农药残留量，方法的检测限范围为 0.001～0.005μg/g。《中国药典》（2005 年版）规定了 9 种有机氯类农药的残留限量[5]，但没有拟除虫菊酯类农药的限量要求，仅有 3 种拟除虫菊酯类农药的测定方法，而国外（如日本、韩国）[6] 已对中草药中菊酯类农药制订了限量标准[7]。因此，建立中药材中多种拟除虫菊酯农药残留的前处理方法和检测方法，对控制中药材中的农药使用、提高中药材的质量有着重要的意义，并可为制订相应的农药残留限量标准提供科学的依据，还可以指导三七种植者合理施用农药。近年来，虽有相关文献报道了三七中农药残留量的检测方法研究[8, 9]，但是分析方法研究不够系统，三七的农药使用情况不明确，而且目前有关三七农药残留量的标准检测方法和限量标准仍处于空白。《中国药典》（2000 年版）首次规定了 9 种有机氯农药残留的检测方法，2005 年版除甘草、黄芪等中药材外，对其余中药材均未提出限量的要求。表 4-1 为各国对有机氯农药残留限量的标准。

表 4-1 各国有机氯农药残留限量标准

药品	药品学名	产品	最高限量 /（mg/kg）	国家	备注
六六六	BHC	红人参	0.05	韩国	
六六六	BHC	红人参	0.1	韩国	该条目所涉及食品具体要求为 Extracts
滴滴涕	DDT	山药	0.05	欧盟	
甲氧滴滴涕	METHOXYCHLOR	山药	0.01	欧盟	执行日期：01/01/2001
滴滴涕	DDT	茶	0.2	欧盟	
甲氧滴滴涕	METHOXYCHLOR	茶	0.1	欧盟	执行日期：01/01/2001
滴滴涕	DDT	韩国甘蓝	0.2	韩国	
滴滴涕	DDT	结球甘蓝	0.05	欧盟	
甲氧滴滴涕	METHOXYCHLOR	结球甘蓝	0.01	欧盟	执行日期：01/01/2001
滴滴涕	DDT	欧洲防风草	0.05	欧盟	
甲氧滴滴涕	METHOXYCHLOR	欧洲防风草	0.01	欧盟	执行日期：01/01/2001
滴滴涕	DDT	其他花类芸薹	0.05	欧盟	
甲氧滴滴涕	METHOXYCHLOR	其他花类芸薹	0.01	欧盟	执行日期：01/01/2001
滴滴涕	DDT	其他花类芸薹	0.05	欧盟	
甲氧滴滴涕	METHOXYCHLOR	其他花类芸薹	0.01	欧盟	执行日期：01/01/2001

续表

药品	药品学名	产品	最高限量/（mg/kg）	国家	备注
甲氧滴滴涕	METHOXYCHLOR	禽蛋	0.01	欧盟	执行日期：01/01/2001
滴滴涕	DDT	球芽甘蓝	0.05	欧盟	
甲氧滴滴涕	METHOXYCHLOR	球芽甘蓝	0.01	欧盟	执行日期：01/01/2001
滴滴涕	DDT	人参榨出物	0.1	韩国	
滴滴涕	DDT	山药	0.05	欧盟	
甲氧滴滴涕	METHOXYCHLOR	山药	0.01	欧盟	执行日期：01/01/2001
滴滴涕	DDT	蛇麻草	0.1	韩国	
滴滴涕	DDT	蛇麻草	0.05	欧盟	
滴滴涕	DDT	羽衣甘蓝	0.05	欧盟	
甲氧滴滴涕	METHOXYCHLOR	羽衣甘蓝	14	韩国	
甲氧滴滴涕	METHOXYCHLOR	羽衣甘蓝	0.01	欧盟	执行日期：01/01/2001

4.1.3 气相色谱法检测三七中有机氯类农药残留

有机氯是一类广谱杀虫剂，其化学性质稳定，不易挥发，在环境中降解慢，通过生物链富集在动植物体内，严重影响人们的健康[10]。虽然世界各国已于二十年前禁用此类农药，但是现在仍能在很多食物中检出该类农药[11-13]。目前有机氯农药的标准检测方法和限量标准仅限于油脂、果蔬及其他食品[14-16]，而有关中药材中农药残留的标准检测方法和限量标准还未制订[17]，仅有一些有机氯的检测方法[18-22]。建立三七中有机氯农药残留的检测方法可以给中药材中有机氯检测方法的建立提供借鉴。

1. 技术路线

技术路线包括三七样品前处理技术路线（图4-2）和气相色谱检测方法技术路线（图4-3）。

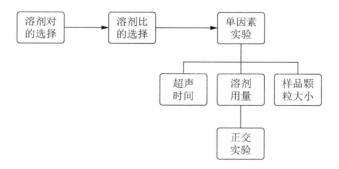

图4-2　样品前处理技术路线

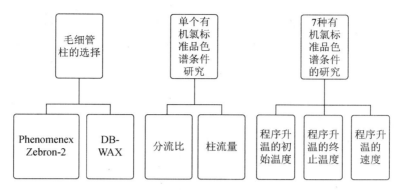

图 4-3　气相色谱检测方法技术路线

2．样品采集与预处理情况

（1）样品采集

样品采集遵照以下原则：采集的样品必须具有代表性；采样方法必须与分析目的保持一致；采样量应满足残留测定的精度要求；取样和样品储存过程中尽可能防止和避免欲测定组分发生化学变化或者丢失；要防止和避免样品受到玷污，尽可能减少无关化合物引入样品；样品的采集过程应保持前后的一致性。

（2）样品预处理

由于初样本量往往较大，需要将初样本用四分法缩分成实际需要的待测样本。首先在包装袋内混合，然后用四分法取样，即将样品堆积成圆锥形，从顶部向下将锥体等分为四份，去除某对角两部分，剩余部分再次混匀成圆锥形，再等分，去除对角部分，剩余部分再混合，如此重复直至剩余合适样品量为止。

云南三七为市售中药材，经粉碎机粉碎，过不同分子筛（80 目、100 目、120 目）制成试样，备用。

椒目、姬菇等试样经粉碎机粉碎，过 100 目分子筛制成试样，备用。

3．农药标准溶液的配制

（1）单一标准储备液

分别准确称取农药标准品 10mg，分别置于 10mL 容量瓶中，用正己烷溶解并定容至刻度（β-六六六需要加入少量的乙腈和丙酮溶解）。密封储存于 4℃ 冰箱中备用。

（2）混合标准储备液

分别移取一定体积（根据浓度需要）的单一标准储备液，置于 100mL 容量瓶中，用正己烷溶解并定容至刻度（需要加入少量的乙腈和丙酮溶解）。密封储存于 4℃ 冰箱中备用。

（3）工作标准溶液

用移液管移取混合标准储备液，用正己烷稀释，定容，配置不同浓度的工作标准溶液。密封储存于 4℃ 冰箱中备用。

4. 样品前处理条件优化

（1）溶剂对及体积比对添加回收率影响的研究

本实验采用超声波提取，利用有机溶剂相似相溶原理把有机氯农药提取出来。以添加回收率为考察指标，且添加回收率在80%～120%为合格。溶剂对：石油醚-正己烷、丙酮-正己烷、丙酮-二氯甲烷、丙酮-石油醚，体积比分别为0∶10、1∶9、2∶8、3∶7、4∶6、5∶5、6∶4、7∶3、8∶2、9∶1、10∶0。添加浓度为0.05mg/kg的混标储备液。实验结果见表4-2～表4-5。

表4-2　正己烷和石油醚不同体积比的回收率

正己烷∶石油醚 （$V:V$）	α-六六六 添加 回收率/%	γ-六六六 添加 回收率/%	β-六六六 添加 回收率/%	七氯添加 回收率/%	δ-六六六 添加 回收率/%	o,p'-DDT 添加 回收率/%	p,p'-DDT 添加 回收率/%
10∶0	13.34	24.29	111.79	177.10	143.89	21.73	121.24
9∶1	65.09	126.82	128.39	129.60	111.44	73.53	144.49
8∶2	108.20	112.07	143.74	184.09	122.80	66.37	139.76
7∶3	106.75	22.43	114.93	100.42	181.85	131.49	105.28
6∶4	28.42	110.48	163.77	98.32	122.24	125.43	111.31
5∶5	64.52	96.78	110.04	71.53	64.08	70.00	106.96
4∶6	64.85	66.36	141.38	129.13	90.92	116.69	104.56
3∶7	165.57	133.26	45.87	31.82	57.46	61.90	97.59
2∶8	59.21	62.65	138.43	110.50	17.67	119.19	131.88
1∶9	50.10	51.05	100.08	101.58	73.91	91.04	99.31
0∶10	10.27	62.37	66.67	70.26	50.03	90.25	88.17

表4-3　丙酮和二氯甲烷不同体积比的回收率

丙酮∶二氯甲烷 （$V:V$）	α-六六六 添加 回收率/%	γ-六六六 添加 回收率/%	β-六六六 添加 回收率/%	七氯添加 回收率/%	δ-六六六 添加 回收率/%	o,p'-DDT 添加 回收率/%	p,p'-DDT 添加 回收率/%
10∶0	98.21	94.61	153.93	134.68	108.88	31.51	113.37
9∶1	94.20	83.84	114.72	122.39	102.10	62.31	100.40
8∶2	75.74	73.10	108.71	108.78	81.38	101.19	110.53
7∶3	63.60	55.63	63.31	89.89	69.34	81.33	87.91
6∶4	71.11	69.36	92.77	99.79	73.78	89.96	92.82
5∶5	78.23	76.37	147.46	94.94	112.41	70.00	110.75
4∶6	81.51	78.30	100.67	85.52	67.98	107.31	105.90
3∶7	78.27	80.49	134.28	114.27	71.38	110.58	75.42
2∶8	73.50	74.06	130.09	90.76	101.21	99.73	104.58
1∶9	85.88	90.64	149.77	144.61	93.88	123.72	115.58
0∶10	84.31	89.07	158.68	132.07	109.16	108.26	103.52

表4-4 丙酮和石油醚不同体积比的回收率

丙酮:石油醚（$V:V$）	α-六六六添加回收率/%	γ-六六六添加回收率/%	β-六六六添加回收率/%	七氯添加回收率/%	δ-六六六添加回收率/%	o,p'-DDT添加回收率/%	p,p'-DDT添加回收率/%
10:0	72.16	82.19	118.41	98.45	83.18	122.88	119.80
9:1	106.71	97.68	141.45	134.11	92.92	146.18	141.17
8:2	90.48	100.93	68.54	141.94	161.07	141.49	143.67
7:3	78.05	99.42	126.89	127.94	109.67	105.70	136.64
6:4	114.17	115.18	136.97	138.40	119.89	118.36	88.52
5:5	110.77	100.00	94.75	106.34	92.54	85.64	97.24
4:6	111.75	135.30	105.82	91.49	137.54	127.53	121.01
3:7	32.27	101.10	117.00	117.88	122.07	129.42	132.10
2:8	139.89	105.70	53.74	137.19	106.88	115.81	126.26
1:9	130.99	130.55	119.39	108.10	132.54	118.86	137.14
0:10	114.22	133.18	81.42	115.31	112.59	141.91	121.68

表4-5 丙酮和正己烷不同体积比的回收率

丙酮:正己烷（$V:V$）	α-六六六添加回收率/%	γ-六六六添加回收率/%	β-六六六添加回收率/%	七氯添加回收率/%	δ-六六六添加回收率/%	o,p'-DDT添加回收率/%	p,p'-DDT添加回收率/%
10:0	68.61	88.62	97.56	104.02	101.06	56.03	125.76
9:1	42.28	58.79	126.84	83.68	108.89	39.20	137.03
8:2	78.57	66.58	61.96	37.90	37.82	103.91	131.93
7:3	46.66	22.85	82.22	135.01	24.62	95.77	110.06
6:4	84.05	106.39	127.96	135.19	113.55	130.28	125.91
5:5	82.00	84.16	128.33	128.27	125.82	90.00	124.53
4:6	134.67	128.99	130.80	113.14	105.56	124.60	105.11
3:7	120.85	131.20	110.67	105.44	119.07	125.73	106.80
2:8	77.99	107.15	105.75	129.91	66.95	123.02	130.17
1:9	124.17	124.34	119.52	104.86	129.49	136.60	101.02
0:10	142.24	156.49	111.71	113.81	66.70	111.23	126.82

由表4-2～表4-5可知，对于每一个不同体积比的正己烷-石油醚、丙酮-二氯甲烷、丙酮-石油醚、丙酮-正己烷，7种有机氯添加回收率不全在80%～120%。由表4-4可知，对于每一个不同体积比丙酮和石油醚，当体积比为5:5时，7种有机氯添加回收率全在80%～120%。所以选择丙酮和石油醚5:5（$V:V$）作为提取溶剂。

（2）单因素实验

将丙酮和石油醚以体积比为5:5混合作为提取溶剂，分别考察溶剂总用量、超声提取总时间和样品颗粒大小对添加回收率的影响。取粒径为 80 目的样品粉末，超声波提取总时间 31min，平行实验三次，考察不同溶剂用量对添加回收率的影响，结果见表 4-6；取粒径为 80 目的样品粉末，溶剂总用量 60mL，平行实验三次，考察超声提取总时间对添加回收率的影响，结果见表 4-7；溶剂总用量 60mL，超声提取总时间 31min，平行实验三次，考察样品颗粒大小对添加回收率的影响，结果见表 4-8。

表 4-6　溶剂总用量的影响结果

溶剂总用量/mL	α-六六六添加回收率/%	γ-六六六添加回收率/%	β-六六六添加回收率/%	七氯添加回收率/%	δ-六六六添加回收率/%	o,p'-DDT添加回收率/%	p,p'-DDT添加回收率/%
20		√	√		√	√	√
30							
40							√
50	√		√	√	√	√	
60	√	√	√	68.82	√	√	
70	√	√			√	√	

注：根据农药残留实验准则，由于杂质干扰、操作误差等诸多因素的影响，实际结果会有很大偏差，多残留分析添加回收率在80%～120%为满意结果。"√"表示添加回收率在80%～120%，表 4-7 和表 4-8 同。

表 4-7　超声提取总时间的影响

超声提取总时间/min	α-六六六添加回收率/%	γ-六六六添加回收率/%	β-六六六添加回收率/%	七氯添加回收率/%	δ-六六六添加回收率/%	o,p'-DDT添加回收率/%	p,p'-DDT添加回收率/%
11							
21							√
31	√	√	√	√	√	52.73	√
41					√		
51			√		√		
61							

表 4-8　样品颗粒大小的影响

颗粒大小/目	α-六六六添加回收率/%	γ-六六六添加回收率/%	β-六六六添加回收率/%	七氯添加回收率/%	δ-六六六添加回收率/%	o,p'-DDT添加回收率/%	p,p'-DDT添加回收率/%
60							
80	√		√		√	√	√
100	√	√	√		√	√	√
120							
140							

由表 4-6 可知，溶剂总用量为 60mL 时，除了七氯的添加回收率为 68.82%，其余 6 种有机氯添加回收率在 80%～120%。有可能浓硫酸对七氯有影响。综合考虑 6 种条件下的回收率情况，本实验选择溶剂总用量为 60mL。由表 4-7 可知，溶剂总用量为 60mL 时，除了 p, p'-DDT 的添加回收率在 52.73%，其余 6 种有机氯添加回收率在 80%～120%。综合考虑 6 种条件下的回收率情况，本实验选择溶剂超声提取总时间为 31min。由表 4-8 可知，实验样品颗粒大小为 100 目时，7 种有机氯添加回收率全在 80%～120%，因此本实验选择样品颗粒为 100 目。

（3）正交实验

为进一步考察因素的交互作用及其主次影响，设计正交实验。选择溶剂总用量、超声总时间和样品颗粒大小为实验因素，设计了因素水平正交实验表，见表 4-9。通过实验，实验结果见表 4-10，正交实验分析记录见表 4-11。

表 4-9　因素水平正交实验表

水平	A 溶剂总用量/mL	B 超声总时间/min	C 样品颗粒大小/目
1	50	21	80
2	60	31	100
3	70	41	120

表 4-10　正交实验结果

实验号	因素			α-六六六添加回收率/%	γ-六六六添加回收率/%	β-六六六添加回收率/%	七氯添加回收率/%	δ-六六六添加回收率/%	o, p'-DDT添加回收率/%	p, p'-DDT添加回收率/%
	A	B	C							
1	1	1	1	13.34	24.30	111.80	177.10	123.90	45.40	13.34
2	1	2	2	65.09	146.80	128.40	129.60	121.40	73.50	65.09
3	1	3	3	108.20	112.10	123.70	124.09	122.80	66.40	108.20
4	2	1	3	106.74	22.40	114.90	100.42	121.80	131.50	106.74
5	2	2	1	28.42	110.50	123.80	98.32	122.20	125.40	28.42
6	2	3	2	64.52	96.80	110.00	71.53	64.10	55.60	64.52
7	3	1	2	64.85	66.40	141.40	129.13	90.90	116.70	64.85
8	3	2	3	124.00	124.90	67.80	31.82	86.80	69.00	124.00
9	3	3	1	79.41	92.60	108.40	120.50	87.70	119.20	79.41

表 4-11　正交试验结果分析

项目	实验结果	A	B	C
α-六六六添加回收率	K_1	1.8663	1.8493	1.2117
	K_2	1.9968	2.2751	1.9446
	K_3	2.7826	2.5213	3.4894
	k_1	0.6221	0.6164	0.4039
	k_2	0.6656	0.7584	0.6482
	k_3	0.9275	0.8404	1.1631

续表

项目	实验结果	A	B	C
α-六六六 添加回收率	极差 R	0.6221	0.6164	0.4039
	因素主→次		ABC	
	最优组合条件		$A_3B_3C_3$	
γ-六六六 添加回收率	K_1	2.8320	1.1310	2.2740
	K_2	2.2970	3.9220	3.1000
	K_3	2.9390	3.0150	2.6940
	k_1	0.9440	0.3770	0.7580
	k_2	0.7657	1.3073	1.0333
	k_3	0.9797	1.0050	0.8980
	极差 R	0.0357	0.9303	0.2753
	因素主→次		BCA	
	最优组合条件		$B_2C_2A_3$	
β-六六六 添加回收率	K_1	4.5390	3.6810	3.8400
	K_2	3.8870	4.1000	4.2980
	K_3	3.1760	3.8210	3.4640
	k_1	1.5130	1.2270	1.2800
	k_2	1.2957	1.3667	1.4327
	k_3	1.0587	1.2737	1.1547
	极差 R	0.4543	0.0930	0.2780
	因素主→次		ACB	
	最优组合条件		$A_2C_2B_2$	
七氯 添加回收率	K_1	5.3079	4.3665	3.9592
	K_2	2.7027	2.9974	4.0026
	K_3	3.1145	3.7612	3.1633
	k_1	1.7693	1.4555	1.3197
	k_2	0.9009	0.9991	1.3342
	k_3	1.0382	1.2537	1.0544
	极差 R	0.7311	0.2018	0.0145
	因素主→次		ABC	
	最优组合条件		$A_1B_1C_2$	
δ-六六六 添加回收率	K_1	4.2810	3.6660	3.6380
	K_2	3.0810	3.6040	3.0640
	K_3	2.6540	2.7460	3.3140
	k_1	1.4270	1.2220	1.2127
	k_2	1.0270	1.2013	1.0213
	k_3	0.8847	0.9153	1.1047
	极差 R	0.5423	0.3067	0.1913
	因素主→次		ABC	
	最优组合条件		$A_1B_1C_1$	

续表

项目	实验结果	A	B	C
o, *p*'-DDT 添加回收率	K_1	1.8530	2.9360	2.9000
	K_2	3.1250	2.6790	2.4580
	K_3	3.0490	2.4120	2.6690
	k_1	0.6177	0.9787	0.9667
	k_2	1.0417	0.8930	0.8193
	k_3	1.0163	0.8040	0.8897
	极差 R	0.4240	0.1747	0.1473
	因素主→次	ABC		
	最优组合条件	$A_2B_1C_1$		
p, *p*'-DDT 添加回收率	K_1	3.9550	2.9110	3.0440
	K_2	3.2360	3.5340	3.5610
	K_3	3.1410	3.8870	3.7270
	k_1	1.3183	0.9703	1.0147
	k_2	1.0787	1.1780	1.1870
	k_3	1.0470	1.2957	1.2423
	极差 R	0.2713	0.3253	0.2277
	因素主→次	BAC		
	最优组合条件	$B_3A_1C_3$		

由表 4-11 可以看出，对于不同的指标而言，因素影响的主次是不一样的，α-六六六、七氯、δ-六六六和 *o*, *p*'-DDT 影响的主次顺序为 ABC。γ-六六六影响的主次顺序为 BCA、β-六六六影响的主次顺序为 ACB，*p*, *p*'-DDT 影响的主次顺序为 BAC，所以综合考虑 3 个因素对 7 个指标影响的主次顺序（主→次）为 ABC。

不同指标所对应的最优化组合条件也是不同的，但是通过综合平衡分析可以得到综合的优化方案。

因素 A：对于七氯、δ-六六六和 *p*, *p*'-DDT 添加回收率则是 A_1 好，而且对于 β-六六六、七氯和 δ-六六六的添加回收率，A 因素是最主要的因素，在确定优先水平的时候也要重点考虑；由 K_i（k_i）可以看出 α-六六六的 A 因素取 A_1、A_2 相差不大，γ-六六六的 A 因素取 A_1、A_3 相差不大，所以根据多数倾向和 A 因素对不同指标的重要程度，选取 A_1。

因素 B：对于七氯和 *o*, *p*'-DDT 添加回收率则是 B_1 的好，δ-六六六添加回收率则是 B_1、B_2 相差不大，对于 γ-六六六和 β-六六六添加回收率取 B_2，α-六六六和 *p*, *p*'-DDT 添加回收率取 B_3；对于 γ-六六六和 *p*, *p*'-DDT 添加回收率，B 因素是最主要的因素，在确定优先水平的时候应重点考虑，取 B_2 或者 B_3。对于 β-六六六的三个因素而言，B 因素处于末位的次要因素。所以根据多数倾向，选取 B_2。

因素 C：对于 γ-六六六、β-六六六和七氯添加回收率取 C_2 好，因为对于 γ-六六六和 β-六六六的三个因素而言，C 因素处于的次要因素；对于 *o*, *p*'-DDT 添加回收率 C_2 和 C_3 相差不大；对于 *p*, *p*'-DDT 添加回收率 C_2 和 C_3 相差不大。所以根据多数倾向，选取 C_2。

综合上述的分析，最优组合条件为 $A_1B_2C_2$，即溶剂总用量为 50mL，超声总时间为 31min，样品颗粒大小为 100 目。

5. 气相色谱检测条件优化

（1）气相色谱柱的优化

分别考察 Phenomenex Zebron-2 弱极性柱和 DB-WAX 极性柱对浓度为 0.2mg/mL 七种有机氯标准品和三七样品色谱分离的影响，均采用 GC-FID 检测。检测结果见图 4-4～图 4-6。

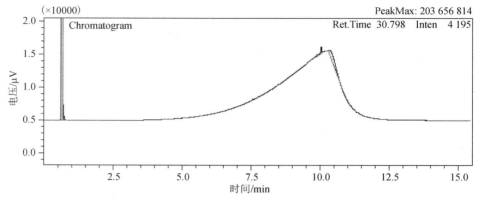

图 4-4 DB-WAX 极性柱分离标准品的色谱图

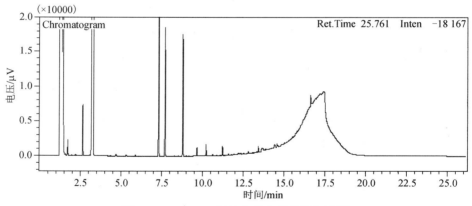

图 4-5 DB-WAX 极性柱分离样品的色谱图

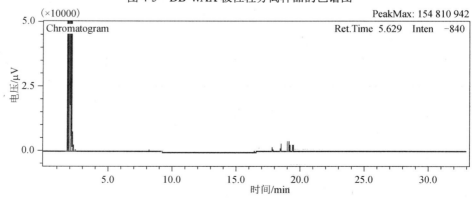

图 4-6 Phenomenex Zebron-2 弱极性柱分离标准品的色谱图

由图 4-4 可见，在 DB-WAX 极性柱中分离七种有机氯的标准品，但完全分不开。由图 4-5 可见，在 DB-WAX 极性柱中分离三七样品，也完全分不开。由图 4-6 可知，用 Phenomenex Zebron-2 弱极性柱分离标准品，七种有机氯完全分开了，说明弱极性的色谱柱分离弱极性的物质，极性的色谱柱分离极性强的物质。

（2）GC-FID 色谱条件优化

校正系数（f）的定义为所测得浓度与实际浓度比。正己烷密度为 660mg/mL，体积为 50mL，所以正己烷质量为 $3.3×10^4$mg。七氯标准的质量是 0.01g。因此，七氯标准的实际浓度为 $3.03×10^{-4}$g/g。在气相色谱的"结果峰值表"，面积的百分比等于质量比。测得的浓度是指对 n-hexane Area%（正己烷峰面积的百分含量）和 heptachlor Area%（七氯峰面积的百分含量）的比例。

1）检测条件为进样量 1μL，进样口温度 280℃；程序升温初始温度 60℃，保持 5min，升温速率 15℃/min，终止温度 280℃，保持 1min；检测器温度 325℃，毛细管柱流量 1mL/min[23]。在此检测条件下，用浓度为 0.2mg/mL 的一种有机氯（七氯），考察分流比（20∶1～200∶1）、柱流量（0.5～2.1mL/min）对色谱响应结果的影响。其结果见图 4-7 和图 4-8。在优化好的分流比与柱流量条件下做七氯的标准曲线，浓度范围为 0.1mg/mL、0.08mg/mL、0.06mg/mL、0.04mg/mL、0.02mg/mL、0.01mg/mL，结果见图 4-9。用分析七氯的较优条件，分析其他浓度为 0.2mg/mL 有机氯农药单一标准品。

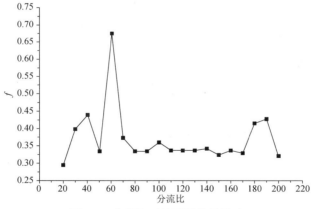

图 4-7　分流比对校正系数的影响

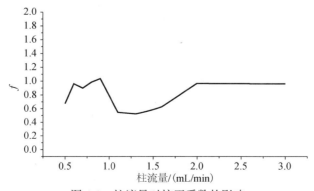

图 4-8　柱流量对校正系数的影响

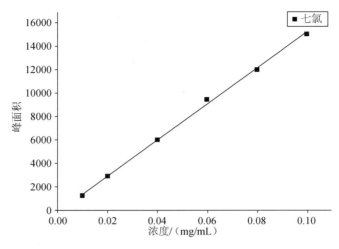

图 4-9　GC-FID 检测的七氯标准曲线图

由图 4-7 可见，最后分流比为 60∶1，校正系数变化明显。发现分流比对校正系数影响比较大。在实际色谱分析中，分析物质最好调节到最优的分流比状态。由图 4-8 可见，毛细管柱流量大于 1.95 mL/min，f=1，效果比较好。流量越大，效果趋于不变，考虑到节约载气，选择毛细管柱流量 1.95 mL/min。据图 4-9 可知，七氯在 0.01～0.1mg/mL 范围内呈良好线性关系，R 值为 0.9993，最低能检测到 0.17ng。当在这种条件下选择浓度为 0.2mg/mL，对其他 6 种单一标准品，出现部分化合物未找到的情况，需寻求其他条件。

2）鉴于 1）中部分化合物未出峰的情况，再考察分流比（20∶1～200∶1），柱流量（0.5～2.1mL/min）对色谱响应结果的影响时，检测条件为：进样量 1μL，进样口温度 250℃，程序升温初始温度 110℃，升温速率 15℃/min，终止温度 320℃，保持 10min，FID 检测器温度 325℃，毛细管柱流量为 1mL/min[24]，检测对象是浓度为 0.2 mg/mL 的 α-六六六。实验结果见图 4-10 和图 4-11。

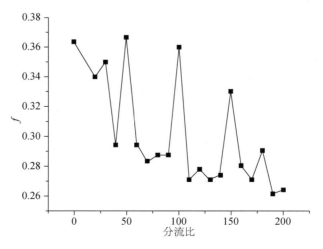

图 4-10　分流比对校正系数的影响

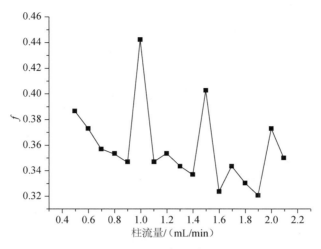

图 4-11　柱流量对校正系数的影响

由图 4-10 可见，α-六六六在分流比为 20：1～200：1 范围内，当分流比为 50：1 时，校正系数最大。分流比越大校正系数就趋于变小，所以选择分流比为 50：1。由图 4-11 可见，α-六六六在毛细管柱流量 0.5～2.1mL/min 范围内，当毛细管柱流量为 1mL/min 时，校正系数最大。所以毛细管柱流量选择 1mL/min。其他检测条件不变，在优化的分流比和柱流量条件下做其他 6 种单一标准品，浓度均为 0.2mg/mL 的 α-六六六、β-六六六、γ-六六六、δ-六六六、p,p'-DDT 和 o,p'-DDT，出峰都比较好。

3）采用浓度为 0.1mg/mL 的七种有机氯农药混标，在 2）检测条件基础上，分别考察程序升温中终止温度（320℃、300℃、280℃、260℃、250℃、240℃、230℃）、初始温度（110℃、200℃、230℃）和程序升温速率（5℃/min、8℃/min、10℃/min、15℃/min、18℃/min、20℃/min）对化合物分离度、峰型、保留时间的影响。实验结果见图 4-12～图 4-14。

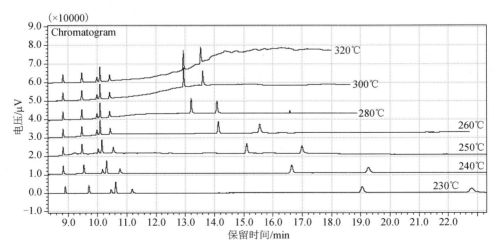

图 4-12　程序升温终止温度对 GC-FID 检测有机氯的影响

7 个峰从左到右分别是 α-六六六、γ-六六六、β-六六六、七氯、δ-六六六、o,p'-DDT、p,p'-DDT

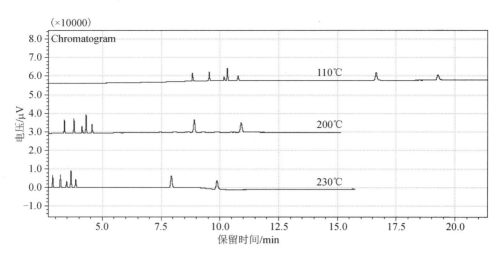

图 4-13　程序升温初始温度对 GC-FID 检测有机氯的影响

7 个峰从左到右分别是 α-六六六、γ-六六六、β-六六六、七氯、δ-六六六、o,p'-DDT、p,p'-DDT

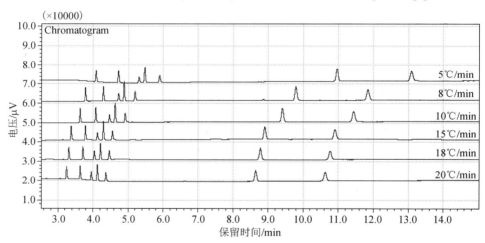

图 4-14　程序升温速率对 GC-FID 检测有机氯的影响

7 个峰从左到右分别是 α-六六六、γ-六六六、β-六六六、七氯、δ-六六六、o,p'-DDT、p,p'-DDT

由图 4-12 可知，当程序升温终止温度大于 250℃ 时，基线就开始漂移，温度越高，漂移和拖尾严重；终止温度为 230℃ 时，保留时间比 240℃ 要长 4min，但 240℃ 时效果相对较好，所以选择终止温度为 240℃。由图 4-13 可知，当程序升温初始温度为 110℃ 时，保留时间长，峰型有漂移现象；当温度为 230℃ 时，化合物分离度差。所以选择程序升温初始温度为 200℃。由图 4-14 可知，随着升温速率的加快，保留时间减少；当升温速率为 5℃/min 和 8℃/min 时，保留时间相对长；升温速率大于 15℃/min 时，基线平稳度不够；升温速率为 10℃/min 时，保留时间不到 12min，且基线很平稳，分离度也高，比较理想。因此，选择升温速率为 10℃/min。

综合以上优化条件，采用 GC-FID 测有机氯的色谱条件为：检测的初始条件为进样量 1μL，进样口温度 250℃，程序升温初始温度 200℃，升温速率 10℃/min，终止温度 240℃，保持 10min，检测器温度 325℃，分流比 50：1，柱流量 1mL/min。在此条件下，测定七种有机氯混合标准品，如图 4-15 所示，12min 内能有效分离七种有机氯，且峰型好、不拖尾、出峰时间较短。

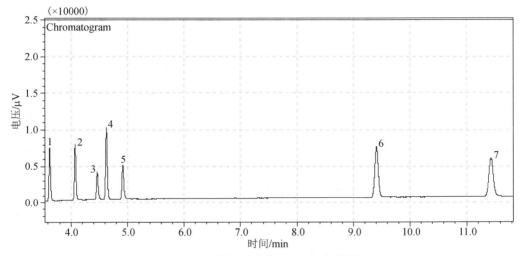

图 4-15　有机氯农药 GC-FID 色谱图

1—α-六六六；2—γ-六六六；3—β-六六六；4—七氯；5—δ-六六六；6—o,p'-DDT；7—p,p'-DDT

（3）GC-ECD 色谱条件优化

在 FID 检测器优化好的条件下，更换为 ECD 检测器，对 0.1μg/mL 有机氯农药混合标准品分析，分析结果见图 4-16，目标化合物可以完全分离，且出峰顺序与采用 FID 检测器出峰的顺序一样。通过 GC-ECD 和 GC-FID 检测条件的优化过程，说明温度对气相色谱出峰条件影响比较大。

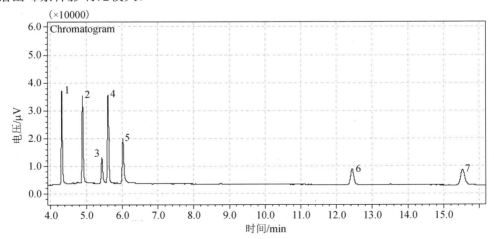

图 4-16　有机氯农药 GC-ECD 色谱图

1—α-六六六；2—γ-六六六；3—β-六六六；4—七氯；5—δ-六六六；6—o,p'-DDT；7—p,p'-DDT

6. 气相色谱法测定三七中有机氯农药残留量方法的建立

（1）仪器和试剂

仪器：岛津 GC2010 型气相色谱仪（带有 FID、ECD 检测器，自动进样装置），Phenomenex Zebron-2 色谱柱（USA，30m×0.25mm×0.2μm）。

农药标准品见表 4-12。

表 4-12 供试的农药标准品浓度及来源

农药名称	纯度	来源
α-六六六（α-HCH）	97.50%	
β-六六六（β-HCH）	98.40%	
γ-六六六（γ-HCH）	98.50%	
δ-六六六（δ-HCH）	99.00%	德国 Dr.Ehrenstorfer 公司
p,p'-滴滴涕（p,p'-DDT）	98.50%	
o,p'-滴滴涕（o,p'-DDT）	98.50%	
七氯	97.50%	

（2）样品前处理

将粉碎过 100 目筛的 2g 三七样品置于 100mL 锥形瓶中，加 30mL 丙酮+石油醚（1∶1），超声 15min（40kHz，90%功率），静置 5min，用吸管吸取上层清液。加 20mL 丙酮+石油醚（1∶1）和 2g NaCl 于残渣中，超声 15min（40kHz，90%功率），静置 5min，用吸管吸取上层清液。加 10mL 丙酮+石油醚（1∶1）于残渣中，超声 1min，静置 5min，用吸管吸取上层清液，合并 3 次上层清液，加 3g 无水硫酸钠，振荡 1min，离心 3000r/min，用吸管吸取上层液，55℃旋蒸至干，加 10mL 正己烷，将提取的样品转移到 2 只离心管中，每只加浓硫酸 2mL，并超声 1min（40kHz，90%功率）、离心 10min（3000r/min），直到加浓硫酸离心后下层为无色即可合并上层正己烷相，55℃旋转蒸至干，用色谱纯正己烷定容至 1mL，进行气相色谱分析。

（3）气相色谱检测条件

Phenomenex Zebron-2(USA)毛细管柱(30m×0.25mm×0.2μm)；ECD 检测器（带 [63]Ni）；进样口温度 250℃；检测器温度 300℃；柱升温程序：初始温度 180℃，保持 1.0min，以 15℃/min 升到 230℃，保持 20min；气体流速：氮气 25mL/min，尾吹：60mL/min；采用分流进样，分流比为 20∶1；进样量为 1μL。外标法定量。

7. 方法学考察

（1）线性范围考察

以进样量为横坐标，以峰面积为纵坐标制作工作曲线，结果表明被测浓度在 0.005～1μg/mL 范围内与其色谱峰面积均呈线性关系（图 4-17）。被测组分的线性回归方程和相关系数见表 4-13。

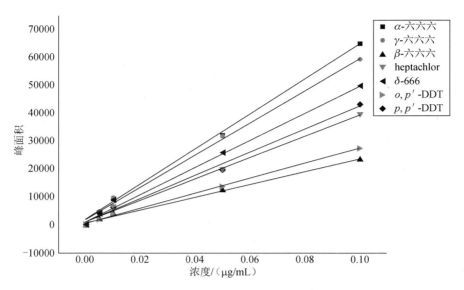

图 4-17 7 种农药标准曲线

表 4-13 保留时间、线性回归方程和相关系数

农药	保留时间/min	回归方程	相关系数（R）
α-六六六	4.357	$Y=7255.1032+10700000X$	0.9982
γ-六六六	4.950	$Y=7524.78779+9570000X$	0.9983
β-六六六	5.514	$Y=2898.81711+6760000X$	0.9989
七氯	5.668	$Y=4310.96313+6760000X$	0.9983
δ-六六六	6.115	$Y=4502.93518+9080000X$	0.9992
o,p'-DDT	12.638	$Y=2376.18248+4750000X$	0.9992
p,p'-DDT	15.822	$Y=5507.69076+6150000X$	0.9979

（2）方法的验证

为考察最优工艺条件下的重现性，在单因素实验时的最好条件下（即样品颗粒 100 目、超声时间 31min、溶剂用量为 60mL）进行验证实验，平行 3 次，其平均结果见表 4-14。测定结果表明，本方法的重现性较好。

表 4-14 验证实验结果

α-六六六 添加 回收率/%	γ-六六六 添加 回收率/%	β-六六六 添加 回收率/%	七氯添加 回收率/%	δ-六六六 添加 回收率/%	o,p'-DDT 添加 回收率/%	p,p'-DDT 添加 回收率/%
112.28	130.39	109.81	120.8	104.73	72.73	114.05

（3）方法的精密度

在优化条件下，通过添加三个水平：25ng/g、50ng/g、250ng/g，重复三次，结果见

表 4-15。测定结果表明，通过本方法测定的 7 种有机氯农药回收率的 RSD 值均较小，所以本方法具有较高的精密度。

表 4-15 精密度实验

农药	添加回收率/%			平均添加回收率/%	RSD/%（n=3）
	I	II	III		
α-六六六	110.6	110	109.8	110.13	4.48
γ-六六六	101.7	102.4	103	102.37	5.37
β-六六六	98	96.54	97.85	97.463	7
七氯	109.6	110.8	108.3	109.57	4
δ-六六六	96.58	95.65	95.30	95.843	3.15
o,p'-DDT	83.45	82.47	84.17	83.363	3.61
p,p'-DDT	98.72	100.45	96.14	98.437	3.38

8. 实际样品的测定及应用

（1）实际样品检测

准确称取一定量的三七粉末，在选定的条件下提取，经净化后，按优化的色谱条件检测，结果见表 4-16。《中国药典》（2005 年版）规定了黄芪和甘草的六六六的最大残留量为 0.2mg/kg，滴滴涕的最大残留量为 0.2mg/kg[24]。由此作为借鉴，测定结果表明，三七样品没有超标。

表 4-16 三七样品检测结果

农药	含量/（mg/kg）	总含量/（mg/kg）
α-六六六	0.0147	
γ-六六六	0.0053	
β-六六六	0.0337	总六六六含量 0.054
δ-六六六	0.0004	
七氯	0.0087	
o,p'-DDT	0.0591	总 DDT 含量 0.1036
p,p'-DDT	0.0445	

（2）方法的应用结果

以椒目和姬菇为测定对象，在建立的测定方法条件下，进行高、中、低三个添加水平的回收率实验，平行实验 5 次，计算 RSD，结果见表 4-17。结果表明，在添加浓度范围内，7 种有机氯农药的平均回收率为 82.56%～109.95%，RSD 小于 10%，说明本方法基本能满足农药残留分析的要求。用本实验建立的方法测定椒目和姬菇中 7 种有机氯农药残留，得到本方法适合椒目和姬菇农药残留分析的结果。

表 4-17　各种农药的添加浓度及平均回收率、RSD

农药名称	添加浓度 /（mg/kg）	椒目		姬菇	
		平均回收率 /%	RSD/% （n=5）	平均回收率 /%	RSD/% （n=5）
α-六六六	0.025	107.23	8.85	89.65	9.5
	0.05	112.74	11.3	84.56	7.45
	0.1	98.63	10.27	93.73	5.78
β-六六六	0.025	105.21	12.26	96.47	0.3
	0.05	99.84	9.52	94.72	0.78
	0.1	102.34	9.53	95.54	5.5
γ-六六六	0.025	109.95	7.93	94.91	6.43
	0.05	92.53	10.58	89.53	1.67
	0.1	95.74	11.27	87.95	5.37
δ-六六六	0.025	99.32	8.16	86.49	7.12
	0.05	96.43	7.95	83.52	1.59
	0.1	102.47	5.93	86.61	0.79
p,p'-DDT	0.025	95.73	8.59	82.61	0.34
	0.05	99.94	10.13	93.74	0.28
	0.1	105.53	7.92	93.18	0.45
o,p'-DDT	0.025	88.67	9.75	89.63	0.27
	0.05	82.56	8.94	86.58	6.85
	0.1	85.39	8.42	83.57	6.28
七氯	0.025	99.83	11.79	83.49	8.59
	0.05	102.46	10.36	84.69	4.68
	0.1	95.91	9.83	86.56	1.22

　　将用三七建立的检测方法应用于椒目和姬菇中有机氯农药的检测，同时将椒目和姬菇送到重庆市出入境检验检疫局检测有机氯农药残留。对两个实验室测定的结果进行比较。《中国药典》（2005 年版）规定，黄芪和甘草的六六六的最大残留量为 0.2mg/kg，滴滴涕的最大残留量为 0.2mg/kg。以此作为借鉴，由表 4-18 和表 4-19 可知，椒目和姬菇均没有超标。实验结果与送检结果检测到的含量相近，所以本实验建立的方法适合椒目和姬菇等的农药残留检测。

表 4-18　样品检测结果

样品	六六六/（μg/kg）	滴滴涕/（μg/kg）
椒目	4.4	3.8
姬菇	5.3	2.6

表 4-19　送检样品检测结果

样品	六六六/（μg/kg）	滴滴涕/（μg/kg）
椒目	<5	<5
姬菇	<5	<5

9. 结论

采用体积比为 5 : 5 且总量为 50mL 的丙酮-石油醚混合溶剂，超声波辅助提取粒径为 100 目的三七样品，提取 31min，采用气相色谱法检测，选用 Phenomenex Zebron-2 (USA) 弹性石英毛细管柱，用 GC-FID 检测，可在 15min 内完成全部分析，能检测到 0.17ng；用 GC-ECD 检测，可在 16min 内完成 7 种有机氯农药的全部分析，且达到基线分离，能检测到 0.238pg。有机氯的添加回收率为 80%～120%，RSD 在 10% 以下，达到农药残留分析的要求。从实际样品测定和应用结果分析，三七中有机氯有不同程度的残留，残留量：α-六六六、γ-六六六、β-六六六和δ-六六六总含量 0.054mg/kg，o, p'-DDT 和 o, p'-DDT 总含量 0.1036mg/kg。7 种农药的平均回收率为 82.56%～109.95%，RSD 小于 10%，可用于三七、椒目和姬菇的有机氯农药残留分析。农药残留分析中分析目标物含量低，在样品中仅以 μg、ng 甚至 pg、fg 量存在，化学结构差异大，样品种类多，干扰物成分各异等特点，要求方法快速、简便、成本低、灵敏、准确、安全，而且对样品的前处理和仪器测试要求也越来越高。为了更好地与国际接轨，应建立严格的分析检测标准，以促进中药和中医走向世界。三七受到有机氯农药的轻微污染，这影响了用药的安全性，因此，如何加速环境中有机氯农药的降解是一个值得研究的课题。

4.1.4 气相色谱法测定三七中有机磷类农药残留

农药残留检测技术可简单归纳为样品提取、净化、浓缩、检测四个方面。提取和净化是必不可少的过程，这两个过程在农药残留分析中起决定作用。鉴于目标物的农药残留提取有各自的特殊性，因此针对不同的目标物须采用不同的提取方法和不同的检测条件。

根据有机磷农药的理化性质，目前已有的有机磷农药提取方法有微波、常浸、超声波法等，其检测方法有紫外、气相色谱法、高效液相色谱法、气相色谱-质谱法、液相色谱-质谱法等。对于三七中有机磷农药的研究，重点在于提取方法和净化方法，比较了超声法、微波萃取法、索氏提取法、振荡法等提取效果及其影响情况，比较了液-液分配净化法、柱层析法、磺化法等净化方法；对于气相色谱法的检测，也做了部分研究。

1. 三七中的有机磷农药的提取富集方法研究

鉴于实验室所具备的条件，有机磷类农药大都含有共轭双键，采用光谱扫描时会有最大吸收峰，因此采用快速的紫外分光光度法进行测定，研究三七中有机磷农药的提取富集工艺条件。不同提取工艺方法如下：

1) 采用标准加入法定量，运用比色法测定三七中敌敌畏的吸光度，探讨了微波辅助提取的时间、功率、料液比对三七中敌敌畏提取效果的影响，运用正交实验对三七中敌敌畏的提取条件进行优化。结果表明：当微波功率为 70W，提取时间为 5min，料液比为 1 : 30 时，可得最大回收率为 98.25%，并把微波辅助提取与常用的热回流法、冷浸法进行对比研究。在三种条件都是最佳提取的前提下，热回流的回收率为 81.68%，冷浸的回收率为 84.02%。因此与传统的热回流、冷浸法提取三七中敌敌畏工艺相比，微波具有快速、节能、提取率高等优点。

2）采用标准加入法定量，运用比色法测定三七中乐果的吸光度，对微波提取和传统的冷浸、热回流法进行对比研究，探讨了微波提取的功率、时间、溶剂量对三七中乐果提取效果的影响，并运用正交实验选择出提取三七中乐果的最佳条件。结果表明：微波功率为 140W，时间为 4min，溶剂量为 15mL 时提取效果最好，回收率达 123.32%，体现了微波提取具有传统的冷浸、热回流法所不具有的省时、节能、高效等优点。

3）超声波法提取三七中乙酰甲胺磷的条件：丙酮为提取溶剂，溶剂量为 15mL，提取时间 6min，功率为 70W。

2. 气相色谱法测定三七中的乙酰甲胺磷

用丙酮作为溶剂，以微波法提取，气相色谱法检测，外标法计算出三七样品中乙酰甲胺磷的含量，建立了气相色谱法测定三七中的乙酰甲胺磷残留量方法。

（1）试剂及净化层析柱的准备

正己烷：二氯甲烷（9:1）：按体积比为 9:1 配制溶液放置于 10mL 容量瓶中。

正己烷：丙酮（6:4）：按体积比为 6:4 配制溶液放置于 10mL 容量瓶中。

丙酮：甲醇（1:1）：按体积比为 1:1 配制溶液放置于 10mL 容量瓶中。

净化层析柱：按自下而上的顺序先装入脱脂棉，接着装入 1cm 高的无水硫酸钠，再装入 3g 弗罗里硅藻土，再装入 1cm 无水硫酸钠，用 20mL 正己烷预先淋洗，保持湿润备用。

（2）样品中乙酰甲胺磷的提取与净化[25]

称量 5g 三七粉末样品，加入 20mL 丙酮，于微波萃取仪提取，功率和时间分别为 300W、4min，静置，将上层清液倒入旋转蒸发仪的圆底烧瓶内，在 45℃下浓缩至 2mL 左右，并将浓缩得到的溶液转入已制备好的层析柱中，将 10mL 体积比为 9:1 的正己烷与二氯甲烷的混合液按少量多次的原则洗涤圆底烧瓶，并将洗涤液转入柱中，再分别用正己烷：丙酮（体积比为 6:4）与丙酮：甲醇（体积比为 1:1）的混合溶剂洗脱，洗脱液转至旋转蒸发仪，在 40℃下浓缩近干，再用丙酮转移稀释定容至 10mL，待气相色谱测定。

（3）标准溶液的配制

准确称量 0.001g 乙酰甲胺磷标准品，取 10mL 丙酮将标准品稀释成 100mg/L 的 1 号标准品样液；取 1 号标准品样液 1mL，再加入 9mL 丙酮（分析纯），得到 10mg/L 的 2 号标准品样液；取 2 号标准品样液 1mL，再加入 9mL 丙酮（分析纯），得到 1.0mg/L 的 3 号标准品样液；取 3 号标准品样液 1mL，再加入 9mL 丙酮（分析纯），得到 0.1mg/L（即 100μg/L）的 4 号标准品样液；取 4 号标准品样液 1mL，再加入 9mL 丙酮（分析纯），得到 0.01mg/L 的 5 号标准品样液。按照上述方法配制得到浓度为 10 倍递减的标准品溶液备用。

取上述配制的标准溶液进行气相色谱检测，在标准品的气相色谱检测的过程中尝试程序升温检测，但是出峰情况不稳定，所以改为固定温度检测。

（4）仪器检测条件

GC122气相色谱，检测器：火焰光度检测器（FPD）。

色谱柱：内径2mm，长3mm的石英毛细管，涂有1μm厚50%三氟丙基-甲基硅酮。采用1μL的取样器注射。色谱柱温度：200℃；进样器温度：220℃；检测器温度：200℃；以氮气作载气，氮气纯度≥99.9%，流量为70mL/min；空气流量62mL/min；氢气流量为65mL/min。乙酰甲胺磷出峰时间4min左右。

（5）方法的建立

将配制好的不同浓度标准溶液进行色谱分析，以峰面积对相应浓度分别进行拟合，得到线性回归方程为 $Y=116.9X+482.4$，R 为0.9904，线性范围为0.01～100.0mg/L。定量方法为外标法。

3. 气相法测三七中的有机磷[26]

（1）仪器及工作条件

HP5890气相色谱仪（配FPD检测器）；N2000色谱工作；PAS-5ECD TES TED弹性石英毛细管柱（25m×0.32mm×0.52μm）；AS20500A超声波清洗器；RE-52A真空旋转蒸发器；DS Y-Ⅱ自动快速浓缩仪。

（2）对照品储备液的制备

取对硫磷、甲基对硫磷、乐果、氧化乐果、甲胺磷、久效磷、二嗪农、乙硫磷（碘依可酯）、马拉硫磷、杀扑磷、敌敌畏、乙酰甲胺磷等12种有机磷农药对照品适量，用乙酸乙酯分别制成约100μg/mL的溶液，备用。

（3）供试品溶液的制备

准确称取中药样品1g左右于50mL试管中，加25mL丙酮-石油醚（1∶2）混合提取液，超声提取30min后，加3g无水硫酸钠，以4000r/min离心2min后，取上层清液到250mL接收瓶中。再用10mL混合提取液超声提取10min后，以同样转速离心2min后取上清液，合并上清液。将提取液在45℃下用真空旋转浓缩器浓缩至2mL左右，并将浓缩液转至已制备好的层析柱中（柱中装填4g弗罗里硅土，2g中性氧化铝），用50mL二氯甲烷-石油醚（3∶7）洗脱液以2mL/min速度洗脱，并用250mL接收瓶收集，在45℃下浓缩至近干，以乙酸乙酯溶解并转移到有刻度的离心试管中，定容至约3mL，在DSY-Ⅱ浓缩仪上以氮气吹到1mL，待测。

（4）测定

氢气流量为70mL/min，空气流量为100mL/min，采用不分流进样，外标法定量。得含不同有机磷标准溶液的色谱图。

（5）结论

该方法分离度高，重现性好，操作方便，不仅可作为三七等中药材的有机磷农药残留量的测定，也可用于农作物及其产品的有机磷农药残留量检测。按本方法检测的结果表明，从三七中检出3种有机磷农药残留，即二嗪农、马拉硫磷和对硫磷。但它们在三七中的含量因产地不同而含量不同。

4.1.5 气相色谱法测定三七中拟除虫菊酯类农药残留

项目研究了一种快速、简便的提取净化的前处理方法，通过全自动固相萃取系统和全自动凝胶色谱净化和在线浓缩系统净化，气相色谱法检测三七中拟除虫菊酯类农药的方法，为制订三七中拟除虫菊酯农药残留的标准检测方法和限量标准提供数据及指导三七种植者在种植过程中合理施用农药。该方法的创新点在于：第一，通过 GPC 净化、SPEi（全自动固相萃取系统）净化及之间的串联净化对比，找到提取净化前处理的最佳工艺条件，初步探索三七中拟除虫菊酯类农药残留量的分析方法；第二，全自动固相萃取和全自动凝胶色谱净化及在线浓缩系统净化实现了样品净化的自动化。

1. 单一标准溶液及混合标准溶液的配制

单一标准溶液的配制：9 种拟除虫菊酯标准品的浓度为 1000mg/L，分别从 8 种拟除虫菊酯中移取出 0.9mL（联苯菊酯移取 0.8mL）标准品于 10mL 的容量瓶中并用甲苯定容，摇匀，此时，各单一标准品的浓度为 90μg/mL，联苯菊酯的浓度为 80μg/mL，即得 9 种单一标准储备液，密封冷藏保存。

混合标准储备溶液配制：用移液枪移取 9 种单一标准储备液 833μL 于 25mL 容量瓶中，用丙酮稀释定容至刻度，摇匀得浓度为 2.999μg/mL 的混合标准液，密封冷藏保存，待用。图 4-18 是 9 种拟除虫菊酯类农药混合标准溶液的气相色谱图。

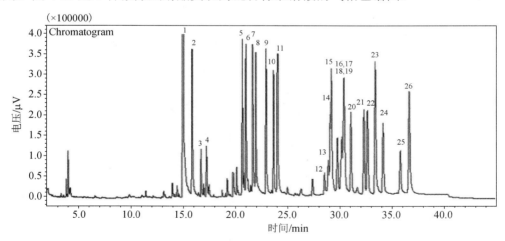

图 4-18 9 种拟除虫菊酯农药混合标准溶液的气相色谱图

1~4—六六六；5~7—DDT；8—联苯菊酯（Bifenthrin）；9—甲氰菊酯（Fenpropathrin）；10—氯氟氰菊酯 1（Cyhalothrin）；11—氯氟氰菊酯 2（Cyhalothrin）；12~15—氟氯氰菊酯（Cyfluthrin）；16—氯氰菊酯 1（Cypermethrin）；17—氯氰菊酯 2（Cypermethrin）；18—氯氰菊酯 3（Cypermethrin）；19—氯氰菊酯 4（Cypermethrin）；20—氟氰戊菊酯；21—氟胺氰菊酯 1（Fluvalinate）；22—氟胺氰菊酯 2（Fluvalinate）；23—氰戊菊酯 1（Fenvalerate）；24—氰戊菊酯 2（Fenvalerate）；25—溴氰菊酯 1（Deltamethrin）；26—溴氰菊酯 2（Deltamethrin）

2. 样品前处理条件的优化

（1）实验设计

本实验考虑了提取溶剂的类型、提取溶剂体积、超声提取次数、超声提取时间，以及在样品中的加水量对加标回收率的影响，设计了单因素实验和正交实验。

1）提取溶剂的选择（单因素实验）。三七中成分复杂，因此，选择好的提取体系对提取三七中的拟除虫菊酯类农药很重要，直接影响提取率和加标回收率的高低。本实验根据有机溶剂的相似相溶原理提取拟除虫菊酯类农药，根据拟除虫菊酯类农药的极性大小，选择了7种提取溶剂进行比较，分别为正己烷、丙酮-正己烷（1∶5，*V/V*）、丙酮-正己烷（1∶4，*V/V*）、丙酮-正己烷（1∶3，*V/V*）、丙酮-正己烷（1∶2，*V/V*）、丙酮-正己烷（1∶1，*V/V*）、丙酮，其极性依次递增。以加标回收率为指标，选出最好的提取溶剂。

2）洗脱剂的选择。根据目标物的极性和固相萃取小柱填料的成分，比较分析了不同极性洗脱剂的洗脱效果，分别选择了正己烷-丙酮（7∶3，*V/V*）、乙酸乙酯-环己烷（1∶1，*V/V*）、乙酸乙酯-石油醚（1∶4，*V/V*）、乙酸乙酯-石油醚（1∶9，*V/V*）、乙酸乙酯-石油醚（1∶14，*V/V*）、正己烷，洗脱剂极性逐渐减小，分别以相同萃取柱、相同体积进行洗脱。

3）超声提取正交实验设计。超声提取过程中超声波的作用是使细胞空化，影响超声提取的单因素有提取溶剂、超声时间、是否加水及加水的量（使细胞胀破）、提取溶剂的体积等，且这几个因素同时影响，只有同时优化这几个因素才能得到理想的提取率。因此，通过先做不同单因素条件对超声波提取效果的影响，在不同单因素条件的基础上确定正交实验的因素来选择最佳提取工艺条件，故设计四因素三水平的正交表 $L_9(4^3)$，主要因素水平见表 4-20，正交实验设计见表 4-21。

表 4-20　超声提取因素水平表

因素＼水平	1	2	3
A（提取溶剂）	正己烷	正己烷-丙酮（5∶1，*V/V*）	正己烷-丙酮（3∶1，*V/V*）
B（提取溶剂体积/mL）	10	20	40
C（加水量/g）	0	0.5	1
D（超声提取时间/min）	20	30	40

表 4-21　正交实验设计表

实验序号	因素			
	A	B	C	D
1	1	1	1	1
2	1	2	2	2

续表

实验序号	因素			
	A	B	C	D
3	1	3	3	3
4	2	1	2	3
5	2	2	3	1
6	2	3	1	2
7	3	1	3	2
8	3	2	1	3
9	3	3	2	1

（2）净化实验设计

1）全自动固相萃取系统（SPEi）净化。样品净化效果的好坏直接取决于净化小柱的填料及用量、洗脱剂的极性大小、配比及用量，因此，选择好的净化因素能有效提高净化效果。方法采用全自动固相萃取系统对三七提取液进行净化，通过设计正交实验表（表4-22），优化固相萃取小柱的种类、洗脱溶剂类型、洗脱体积、洗脱次数四因素及对应水平（表4-23）对三七提取液净化效果的影响，选择得到最佳的净化条件。

表4-22　正交实验设计表

实验序号	因素			
	A	B	C	D
1	1	1	1	1
2	1	2	2	2
3	1	3	3	3
4	2	1	2	3
5	2	2	3	1
6	2	3	1	2
7	3	1	3	2
8	3	2	1	3
9	3	3	2	1

表4-23　样品净化因素水平表

因素 \ 水平	1	2	3
A（洗脱溶剂）	石油醚-乙酸乙酯（14∶1, V/V）	环己烷-乙酸乙酯（1∶1, V/V）	丙酮-正己烷（3∶7, V/V）
B（洗脱溶剂体积）	10mL	15mL	20mL
C（固相萃取小柱种类）	C_{18}柱	NH_2柱	弗罗里硅土柱
D（洗脱次数）	1次	2次	3次

2）全自动凝胶色谱净化及在线浓缩系统（GPC）净化。拟除虫菊酯类农药的极性较小，用传统的过层析柱方法，净化效果差，且不方便，回收率低。本实验采用了全自动凝胶渗透色谱净化与在线浓缩系统（GPC）净化，实现了净化的自动化。本实验采用填装聚苯乙烯凝胶（Bio-Rad Bio-Beads S-X3）的 GPC 柱，用乙酸乙酯–环己烷混合溶液（1∶1，*V/V*）作为洗脱剂，在空白试剂中加入 0.4mL 浓度为 3.0μg/mL 的标准溶液，用洗脱剂定容至 5mL，于 GPC 上净化，通过紫外检测器检测，确定样品净化时洗脱剂和目标物的收集时间（图 4-19）。在此条件下收集样品的气相色谱图如图 4-20 所示。

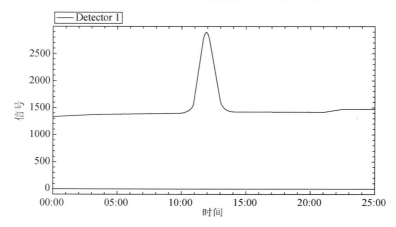

图 4-19　9 种拟除虫菊酯农药标准溶液 GPC 净化收集时间紫外色谱图

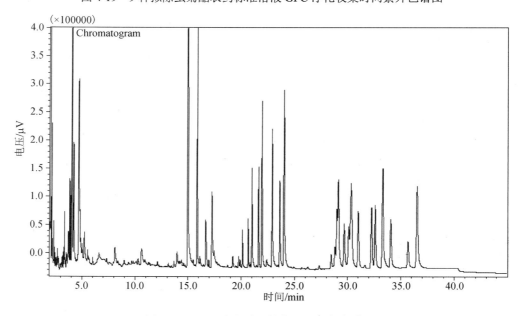

图 4-20　GPC 净化最佳收集时间气相色谱图

（3）柱流失实验

1）SPEi 柱流失实验。通过分析 SPEi 净化的因素及 SPEi 正交实验设计结果，得出 SPEi 净化的最佳净化条件。SPEi 柱流失实验，直接移取 0.4mL 浓度为 3μg/mL 的拟除虫菊酯类农药标准溶液用洗脱剂定容至 5mL，在最佳净化条件下进行净化，同时做试剂空白、试剂加标和样品空白，分别于 GC 上检测，计算柱流失率。

2）GPC 柱流失实验。直接量取 0.4mL 浓度为 3.0μg/mL 的拟除虫菊酯类农药标准溶液用洗脱剂定容至 5mL，过 GPC 柱进行净化，并开启在线浓缩，用丙酮定容至 2mL，转移到 2mL 进样瓶中于 GC 上检测，同时做试剂空白、试剂加标和样品空白，分别于 GC 上检测，计算柱流失率。

3. 样品前处理条件的优化结果

（1）提取溶剂的选择及其色谱图对比

7 种提取溶剂的极性依次递增，对于目标物质的溶解能力依次增强。因此，选用极性较大的丙酮溶剂提取，对于杂质的溶解能力也相应增强，易将杂质提取出，除杂困难；用极性较小的正己烷提取，不易将目标物提取，致使提取率降低。通过对比分析在不同提取溶剂条件下的气相色谱图（图 4-21）可知，采用丙酮提取，提取液中杂质较多，峰型较差；采用正己烷提取，丰度较低。通过表 4-24 的提取率可知，当提取溶剂为正己烷-丙酮（3∶1，*V/V*）混合溶液时，9 种拟除虫菊酯类农药的提取率均在 80% 以上。综合考虑提取效率以及干扰物质的共流，选择正己烷-丙酮（3∶1，*V/V*）混合溶液作为提取溶剂。

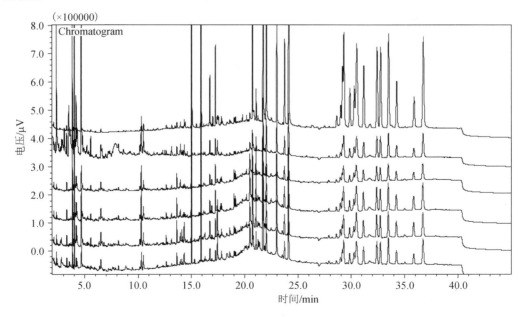

图 4-21　不同提取溶剂的气相色谱对比图

由表 4-24 可知，对于每一种不同的提取溶剂，9 种拟除虫菊酯类农药的提取率在 80%以上的只有提取溶剂为正己烷-丙酮（V/V=3：1），其余有些农药提取率低于 80%。

表 4-24　不同提取溶剂对样品提取率（%）的影响

提取溶剂	联苯菊酯	甲氰菊酯	氯氟氰菊酯	氟氯氰菊酯	氯氰菊酯	氟氰戊菊酯	氟胺氰菊酯	氰戊菊酯	溴氰菊酯
正己烷	105.71	92.01	√	90.96	√	85.06	√	85.10	95.33
正己烷：丙酮（5：1）	84.23	90.11	83.95	114.05	114.74	112.09	√	86.92	87.86
正己烷：丙酮（4：1）	√	√	115.31	√	117.82	√	82.77	82.07	90.52
正己烷：丙酮（3：1）	115.32	130.62	100.65	110.94	109.93	117.20	94.37	155.68	133.28
正己烷：丙酮（2：1）	113.21	√	√	√	√	√	√	√	√
正己烷：丙酮（1：1）	75.12	√	√	√	80.01	√	√	√	√
丙酮	√	√	√	√	√	√	√	√	√

注：由于操作误差和杂质干扰等诸多因素的影响，实际结果会有很大偏差，"√"表示提取率低于 80%。

（2）单因素实验结果

影响三七中拟除虫菊酯类农药提取的单因素有提取溶剂的类型、提取溶剂的体积、超声提取时间以及在样品中是否加水及加水量。

本实验研究了提取溶剂体积分别为 10mL、20mL、30mL、40mL 和 50mL 对提取效果的影响，见表 4-25。为了实现经济、实惠和节约，对溶剂的最大体积进行了对比分析，结果显示，提取溶剂体积为 40mL 和 50mL 的提取效果较好，且提取效果相当，体积太大浪费溶剂，综合考虑，最终选择提取溶剂最大用量为 40mL。

表 4-25　不同提取溶剂体积对样品提取率（%）的影响

提取溶剂体积/mL	联苯菊酯	甲氰菊酯	氯氟氰菊酯	氟氯氰菊酯	氯氰菊酯	氟氰戊菊酯	氟胺氰菊酯	氰戊菊酯	溴氰菊酯
10	82.14	√	√	√	√	√	√	√	√
20	92.35	105.47	√	86.25	85.27	85.94	√	86.24	84.25
30	101.21	85.29		87.12	86.20	85.64	√	85.31	86.34
40	115.32	130.62	100.65	110.94	109.93	117.20	94.37	155.68	133.28
50	115.41	129.36	102.71	109.62	110.52	116.34	100.26	152.31	130.56

注：由于操作误差和杂质干扰等诸多因素的影响，实际结果会有很大偏差，"√"表示提取率低于 80%。

由表 4-25 可知，提取溶剂体积为 10mL、20mL 和 30mL 提取率不全在 80%以上，40mL 和 50mL 提取率全在 80%以上。

实验过程中在样品中加入一定量的蒸馏水，因为加入适量的水可以使三七细胞组织胀破，更有助于把目标物提取出来，加水量过大，除去水分困难，净化也带来麻烦，综合考虑，最终选择最佳加水量为 0.5g。

（3）超声提取率正交实验结果

三七中成分复杂，选用极性较大的丙酮溶剂进行提取，易使杂质随目标物共流出，影响仪器分析结果的准确性；用极性较小的正己烷进行提取，目标物不易提取，提取效率较低。实验按表 4-26 中的正交实验设计考察了提取溶剂、提取溶剂用量、提取时间及加水量四因素对三七中拟除虫菊酯类农药的提取率影响。$L_9(4^3)$ 设计的正交实验提取率结果列于表 4-26，结果表明，4 个因素对提取三七中的 9 种拟除虫菊酯类农药有一定的影响。随着提取剂种类、提取剂用量、超声时间、加水量的变化，提取率也有很大变化，从而选择提取率高的组合为最佳提取工艺条件。

表 4-26　正交实验提取率结果（%）

实验序号	提取溶剂	提取溶剂体积	超声提取时间	加水量	联苯菊酯	甲氰菊酯	氯氟氰菊酯	氟氯氰菊酯	氯氰菊酯
1	1	1	1	1	90.13	81.53	70.02	70.80	74.24
2	1	2	2	2	81.16	76.67	80.14	101.51	60.98
3	1	3	3	3	90.88	126.45	81.11	94.29	108.37
4	2	1	2	3	94.01	85.75	80.35	102.26	60.51
5	2	2	3	1	96.32	118.52	101.73	143.27	80.04
6	2	3	1	2	100.32	124.98	118.24	93.48	104.77
7	3	1	3	2	82.14	121.14	78.56	69.95	76.82
8	3	2	1	3	92.35	105.47	86.25	85.27	85.94
9	3	3	2	1	115.32	130.62	100.65	110.94	109.93
实验序号	提取溶剂	提取溶剂体积	超声提取时间	加水量	氟氰戊菊酯	氟胺氰菊酯	氰戊菊酯	溴氰菊酯	—
1	1	1	1	1	62.10	79.10	65.15	79.37	—
2	1	2	2	2	56.65	63.36	88.91	57.85	—
3	1	3	3	3	92.24	114.55	110.90	111.34	—
4	2	1	2	3	56.37	66.41	50.01	56.40	—
5	2	2	3	1	78.23	82.32	71.83	81.07	—
6	2	3	1	2	87.54	108.86	95.61	109.16	—
7	3	1	3	2	72.61	78.23	69.02	73.36	—
8	3	2	1	3	82.97	91.13	81.63	93.58	—
9	3	3	2	1	117.20	94.37	155.76	133.28	—

注：右侧整列"—"为表格的补充列，其本身无实际内容和意义。增加此列的目的是使表格美观。本书后文有多个此类表，不再一一标注。

采用正交设计助手ⅡV3-1，通过各提取率实验结果的直观分析和极差分析（表 4-27），判断各因素的影响大小。极差数据分析结果表明，对于大多数农药，提取溶剂种类的影响最大（极差大的影响大），其余因素依次为提取溶剂体积、超声提取时间、加水量，即 A>B>D>C。超声提取时间、提取溶剂种类及其用量的选择关系到样品中农药残留完全提取和定量问题，合适的提取溶剂可较好地去除干扰物，同时能够保证目标物质的提取，不会增加背景干扰。由正交实验直观分析和极差分析及提取率的计算可知，超声提取三七中 9 种拟除虫菊酯农药残留最佳的提取工艺条件为 $A_3B_3C_2D_1$，即提取溶剂用正己烷和丙酮体积比为（3∶1，V/V），提取溶剂 40mL，样品加入 0.5g 水，超声提取 20min。在提取过程中影响因素分别是提取溶剂种类、提取溶剂体积、加水量、超声提取时间，其中提取溶剂种类具有显著性影响。

表 4-27　提取率正交实验直观分析表（%）

所在列	1	2	3	4	实验结果
因素	A	B	C	D	
实验 1	1	1	1	1	37.66
实验 2	1	2	2	2	37.85
实验 3	1	3	3	3	52.07
实验 4	2	1	2	3	36.52
实验 5	2	2	3	1	47.79
实验 6	2	3	1	2	52.82
实验 7	3	1	3	2	40.42
实验 8	3	2	1	3	45.31
实验 9	3	3	2	1	59.82
均值 1	38.200	42.527	45.263	48.423	—
均值 2	43.650	45.710	44.730	43.697	—
均值 3	54.903	48.517	46.760	44.633	—
极差	16.703	5.990	2.030	4.726	—

（4）洗脱剂的选择

实验过程中及计算结果发现，极性大的洗脱剂对于目标物质有较强的洗脱能力，仅用较少的溶剂即可洗脱，但也会将更多的杂质洗脱出来，增加净化的压力，检测出大量杂质峰，且基线不稳。因此，通过数据分析可知，选择极性小的乙酸乙酯-石油醚（1∶14，V/V）为洗脱剂对拟除虫菊酯的洗脱及净化效果较好，最终本项目选择了乙酸乙酯-石油醚（1∶14，V/V）为洗脱剂。

（5）超声提取-SPEi 净化正交实验结果

如果要对样品中农药残留量进行准确定量，选择合适的填料种类和洗脱剂是关键。选择填料种类的原则是，能有效去除干扰物，同时对目标物吸附能力弱甚至不吸附，而且洗脱过程能完全洗脱，洗脱液不增加背景干扰。实验结果见表 4-28。

表 4-28　超声提取 SPEi 净化正交实验结果（%）

实验序号	洗脱溶剂	洗脱溶剂体积	固相萃取小柱种类	洗脱次数	联苯菊酯	甲氰菊酯	氯氟氰菊酯	氟氯氰菊酯	氯氰菊酯
1	1	1	1	1	28.85	22.81	12.61	44.08	54.08
2	1	2	2	2	70.49	66.55	62.99	100.47	88.84
3	1	3	3	3	50.63	39.16	62.32	54.17	88.78
4	2	1	1	3	53.93	37.11	35.38	63.95	27.54

续表

实验序号	洗脱溶剂	洗脱溶剂体积	固相萃取小柱种类	洗脱次数	联苯菊酯	甲氰菊酯	氯氟氰菊酯	氟氯氰菊酯	氯氰菊酯
5	2	2	3	1	38.41	29.41	26.26	54.01	24.05
6	2	3	1	2	36.57	30.64	26.72	59.70	41.11
7	3	1	3	2	32.80	69.26	51.08	54.29	38.22
8	3	2	1	3	49.12	38.01	65.80	76.17	46.87
9	3	3	2	1	65.70	81.65	70.30	80.62	61.29

实验序号	洗脱溶剂	洗脱溶剂体积	固相萃取小柱种类	洗脱次数	氟氰戊菊酯	氟胺氰菊酯	氰戊菊酯	溴氰菊酯	—
1	1	1	1	1	32.86	23.71	38.20	37.16	—
2	1	2	2	2	106.91	69.24	100.00	92.94	—
3	1	3	3	3	53.09	54.29	40.82	56.18	—
4	2	1	2	3	38.52	26.68	32.42	44.11	—
5	2	2	3	1	33.34	23.74	27.10	37.21	—
6	2	3	1	2	35.04	25.57	28.98	40.85	—
7	3	1	3	2	32.03	23.88	26.32	37.25	—
8	3	2	1	3	41.52	51.03	34.18	48.34	—
9	3	3	2	1	54.12	33.92	42.34	60.49	—

采用正交设计助手 II V3-1，通过各因素实验结果的直观分析和极差分析（表 4-29），判断各因素的影响大小。极差数据分析结果表明，对于大多数农药，提取溶剂种类的影响最大（极差大的影响大），其余因素依次为提取溶剂体积、超声提取时间、加水量，即 A>B>D>C。超声提取时间、提取溶剂种类及其用量的选择关系到样品中农药残留完全提取和定量问题，合适的提取溶剂可较好地去除干扰物，对目标物质又能提取，保证在洗脱过程中完全提取，不会过多增加背景干扰。根据正交实验直观分析、极差分析及提取率的计算，可超声提取三七中 7 种拟除虫菊酯农药残留的最佳的提取工艺条件为 $A_1B_2C_2D_2$，即固相萃取小柱用 NH_2 柱，洗脱剂用乙酸乙酯-石油醚（1：14，V/V），洗脱两次，每次 15mL 为 SPEi 最佳净化条件。

表 4-29　SPEi 净化正交实验直观分析表（%）

所在列	1	2	3	4	实验结果
因素	A	B	C	D	
实验 1	1	1	1	1	16.45
实验 2	1	1	2	2	42.47
实验 3	1	3	3	3	27.97
实验 4	2	1	2	3	20.12
实验 5	2	2	3	1	16.44
实验 6	2	3	1	2	18.21
实验 7	3	1	3	2	20.45
实验 8	3	2	1	3	25.26

续表

所在列	1	2	3	4	实验结果
因素	A	B	C	D	
实验9	3	3	2	1	30.82
均值1	28.963	19.007	19.973	21.237	—
均值2	18.257	28.057	31.137	27.043	—
均值3	25.510	25.667	21.620	24.450	—
极差	10.706	9.050	11.164	5.806	—

（6）柱流失结果

固相萃取小柱对目标物有一定的吸附，在净化过程中有部分目标物将会损失，也就是柱流失。通过试剂空白、试剂加标和样品空白三组实验分析，以回收率为指标，以 C 表示试剂加标测得量，C_1 表示试剂空白测得量，C_2 表示样品空白测得量，B 表示加标量，V 表示定容体积，L 表示柱流失，其计算公式为

$$L = 100\% - \frac{(C - C_1 - C_2)V}{B} \times 100\%$$

可得，柱流失为 3.98%～23.34%。

GPC 净化过程中，凝胶色谱柱对目标物具有较强的吸附能力，能将提取液中的色素等大分子杂质排除，使干扰因素减少，具有除杂和浓缩的作用；但同时也会出现部分农药被吸附，这部分就是柱流失，柱流失为 2.32%～21.56%。

（7）净化结果

通过 SPEi 净化、GPC 净化以及串联净化的样品加标回收率可知，由于柱流失较大，每种净化的加标回收率都不是很好，其中 GPC 净化、GPC-SPEi 净化和 SPEi-GPC 净化的样品加标回收率都只有一种或两种农药达到农药残留检测要求，而 SPEi 净化只有三种拟除虫菊酯农药没有达到农药残留检测要求，其余 6 种拟除虫菊酯类农药样品加标回收率为 80%～120%。因此，最终选择 SPEi 净化样品。净化气相色谱图见图 4-22 和图 4-23。

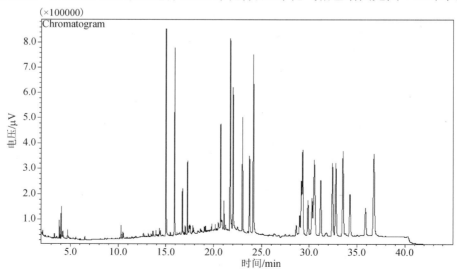

图 4-22　SPEi 净化气相色谱图

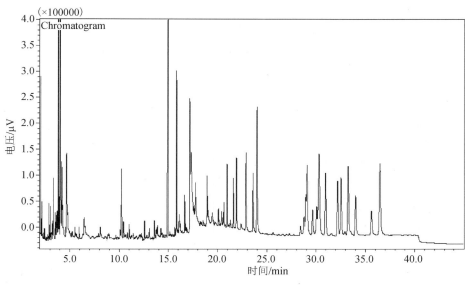

图 4-23　GPC-SPEi 气相色谱图

4. 气相色谱法测定拟除虫菊酯类农药残留量方法的建立

（1）样品提取方法

将市售的中药材三七于 60℃干燥 4h，粉碎（过五号筛）后封存于实验室待用；准确称取 1g 样品于 100mL 具塞锥形瓶中，加入 0.5g 蒸馏水于瓶中放置过夜，经自然晾干；称取 2g 无水硫酸钠于瓶中除去水分，量取 40mL 丙酮-正己烷（1∶3，V/V）混合溶剂倒入锥形瓶中，超声提取 20min，进行常压过滤合并滤液（滤纸中放 2g 氯化钠除杂质），收集滤液于旋转蒸发仪（水浴温度小于 40℃）上浓缩近干。

（2）样品的净化方法

SPEi 净化：提取液浓缩近干后用洗脱剂定容至 5mL，于全自动固相萃取系统上实现自动净化，用 15mL 乙酸乙酯-石油醚混合液（1∶14，V/V）作为洗脱剂，洗脱 2 次，经 NH_2 固相萃取柱（500mg，Waters）净化，收集洗脱液于旋转蒸发仪浓缩近干（水浴温度为 40℃），用丙酮定容至 2mL，待测。

GPC 净化：提取液浓缩近干后用洗脱剂定容到 5mL 于全自动凝胶色谱净化及在线浓缩系统上自动实现净化，用乙酸乙酯-环己烷（1∶1，V/V）做洗脱剂，收集 7～20min 之间的洗脱液，收集 13min 洗脱液于浓缩腔中实现自动浓缩，定容后转移到 2mL 进样瓶中，于气相色谱上检测。

（3）检测条件

GC 条件：进样口温度 280℃；进样方式为分流进样，分流比为 80∶1；进样量 2μL；柱流速 1.46mL/min；载气为 99.999%高纯氮气；ZB-Multi Residue-2 毛细管柱（Zebron，30.0m×0.25mm×0.25μm）；检测器温度为 280℃。程序升温：初温 70℃保持 1min，15℃/min 升至 120℃，保持 2min，10℃/min 升至 260℃，保持 5min，最后 2℃/min 升至

280℃，保持 5min。

GPC 条件：净化柱 360 mm× 25 mm，内装美国伯乐 Bio-Rad Bio-Beads S-X3（聚苯乙烯凝胶填料）/Bio-Beads S-X3 凝胶（200～400 目）；紫外检测波长 254nm；流动相为环己烷-乙酸乙酯混合溶液（1∶1，V/V）；流速为 4.7mL/min；进样量为 5mL；开始收集时间为 7min，收集 7～20min 之间的洗脱液，收集 13min，结束收集时间为 20min。

在线浓缩条件：浓缩终点模式蒸干模式；在线浓缩仪浓缩腔中的三个工作区温度（℃）与真空度（kPa）分别为 40/225、42/220、42/220，终点判定的终点温度（℃）及真空度（kPa）为：40/225、42/220，浓缩 20min。

5. 气相色谱法测定拟除虫菊酯类农药残留量的方法验证

（1）标准曲线方程、线性范围及检出限

将浓度为 0.05μg/mL、0.1μg/mL、0.3μg/mL、0.5μg/mL、1μg/mL、2μg/mL 的拟除虫菊酯混合标准工作溶液依次通过气相色谱检测，以各标准品溶液浓度为横坐标，各标准品峰面积为纵坐标，绘制标准曲线。各标准品线性范围、回归方程与相关系数分别见表 4-30。由表 4-30 可以看出，拟除虫菊酯类农药在 0.05～2.0μg/mL 范围内线性良好，标准曲线线性相关系数均在 0.9965 以上。以仪器信噪比的 3 倍作为检出限，检出限范围为 0.006～0.042mg/kg。

表 4-30　9 种农药标准曲线方程、线性范围及相关性系数

农药	线性方程	相关系数（R）	线性范围/（μg/mL）	保留时间/min	检出限/（mg/kg）
联苯菊酯	$Y=1696744X-196049.8$	0.9982	0.05～2.0	22.063±0.1	0.008
甲氰菊酯	$Y=1800729X-12925.7$	0.9993	0.05～2.0	23.057±0.1	0.006
氯氟氰菊酯	$Y=1773573X+6809.51$	0.9997	0.05～2.0	24.112±0.1	0.006
氟氯氰菊酯	$Y=107329X-72747.94$	0.9982	0.05～2.0	29.128±0.1	0.006
氯氰菊酯	$Y=4889328X-280596.8$	0.9989	0.05～2.0	30.234±0.1	0.029
氟氰戊菊酯	$Y=1565924X-104720.4$	0.9983	0.05～2.0	31.135±0.1	0.042
氟胺氰菊酯	$Y=3642096X-276713.9$	0.9988	0.05～2.0	32.720±0.1	0.006
氰戊菊酯	$Y=2550003X-84485.83$	0.9997	0.05～2.0	34.204±0.1	0.006
溴氰菊酯	$Y=2822405.X-237405.1$	0.9987	0.05～2.0	36.699±0.1	0.030

（2）加标回收率实验结果

1）SPEi 净化方法加标回收率。根据已选择的提取净化最佳条件对三七中拟除虫菊酯农药残留进行方法加标回收率实验，加标样品平行做三组，扣除不加标样品提取净化检测值，回收率为样品加标回收率平行测定 3 次的平均值，精密度以样本数为 3 的相对标准偏差表示，加标回收率与相对标准偏差结果见表 4-31。从结果可以看出加标回收率为 59.14%～96.29%，相对标准偏差为 0.71%～7.10%。

表 4-31　9 种拟除虫菊酯农药 SPEi 净化的方法加标回收率表（n=3）

农药	加标量/μg	测得量/μg	不加标 测得量/μg	回收率/%	平均回收率/%	RSD/%
联苯菊酯	1.2008	1.11716 0.91268 0.92536	0	93.03 76.02 77.06	82.04	7.10
甲氰菊酯	1.1996	0.72212 0.73096 0.67512	0	60.20 60.93 56.28	59.14	2.13
氯氟氰菊酯	1.1996	0.77062 0.7276 0.71832	0	64.24 60.65 59.88	61.59	1.70
氟氯氰菊酯	1.1996	0.953 0.9714 0.9655	0	79.44 80.98 80.49	80.31	0.71
氯氰菊酯	1.1996	0.9953 0.9887 1.06028	0.06112	79.62 78.91 83.04	80.53	2.23
氟氰戊菊酯	1.1996	1.1953 1.2001 1.0701	0	99.64 100.04 89.20	96.29	5.48
氟胺氰菊酯	1.1996	0.86745 0.85134 0.77136	0.07809	64.14 63.47 56.13	61.25	3.87
氰戊菊酯	1.1996	0.9915 0.94546 0.97952	0	84.48 78.81 81.65	81.65	5.83
溴氰菊酯	1.1996	0.99246 1.08068 1.08992	0	82.73 90.09 90.86	87.89	3.87

　　2）GPC 净化方法加标回收率实验。根据已选择的提取最佳条件进行三七中拟除虫菊酯农药残留的方法加标回收率实验，加标样品平行做 3 组，扣除不加标样品提取净化检测出的量，回收率为样品加标回收率平行测定 3 次的平均值，精密度以样本数为 3 的相对标准偏差表示，加标回收率与相对标准偏差结果见表 4-32。从结果可以看出加标回收率为 58.43%～102.53%，相对标准偏差为 3.61%～10.10%。

表 4-32　9 种拟除虫菊酯农药 GPC 净化的方法加标回收率（n=3）

农药	加标量/μg	测得量/μg	不加标测得量/μg	回收率/%	平均回收率/%	RSD/%
联苯菊酯	1.2008	0.91424	0	78.48	84.09	10.10
		0.85566		71.26		
		1.2312		102.53		
甲氰菊酯	1.1996	0.81516	0	67.95	70.55	5.20
		0.8156		67.99		
		0.90822		75.71		
氯氟氰菊酯	1.1996	0.7195	0	59.98	58.43	3.61
		0.63626		53.04		
		0.74507		62.27		
氟氯氰菊酯	1.1996	1.28416	0	107.05	102.53	3.17
		1.21028		100.89		
		1.19527		99.64		
氯氰菊酯	1.1996	0.84434	0.06112	70.39	74.66	9.83
		0.6881		57.36		
		1.1542		96.23		
氟氰戊菊酯	1.1996	0.80564	0	68.16	79.63	6.24
		0.85938		71.64		
		1.18856		99.08		
氟胺氰菊酯	1.1996	1.01544	0.07809	84.65	79.07	6.71
		0.85908		71.61		
		0.97114		80.96		
氰戊菊酯	1.1996	0.80762	0	67.32	73.16	9.43
		0.71752		59.81		
		1.10754		92.34		
溴氰菊酯	1.1996	0.8799	0	73.35	71.38	4.15
		0.85896		71.60		
		0.82994		69.18		

　　3）GPC 和 SPEi 串联净化样品加标回收率。根据已选择的提取净化最佳工艺条件进行三七中拟除虫菊酯农药残留的方法加标回收率实验，样品先通过 GPC 净化，再通过 SPEi 净化，以及先通过 SPEi 净化，再通过 GPC 净化，进行 3 组平行加标实验，扣除不加标样品提取净化检测值，回收率为样品加标回收率平行测定 3 次的平均值，精密度以样本数为 3 的相对标准偏差表示，添加回收率与 RSD 结果见表 4-33 和表 4-34。从结果可以看出 GPC-SPEi 加标回收率为 54.20%～81.64%，相对标准偏差为 1.00%～11.20%；SPEi-GPC 加标回收率为 54.38%～87.05%，相对标准偏差为 1.22%～8.22%。

表 4-33　GPC-SPEi 样品加标回收率（n=3）

农药	加标量/μg	测得量/μg	不加标测得量/μg	回收率/%	平均回收率/%	RSD/%
联苯菊酯	1.2008	0.80826	0	67.31	59.15	7.20
		0.68358		56.93		
		0.63902		53.22		
甲氰菊酯	1.1996	0.73884	0	61.59	54.20	7.40
		0.65262		54.32		
		0.56008		46.69		
氯氟氰菊酯	1.1996	0.77492	0	64.60	54.9	10.00
		0.54792		45.67		
		0.6529		54.43		
氟氯氰菊酯	1.1996	0.88862	0.06149	74.08	81.64	7.10
		0.94872		79.09		
		1.10008		91.76		
氯氰菊酯	1.1996	0.90756	0.07801	75.66	61.76	8.20
		0.6228		51.92		
		0.6922		57.70		
氟氰戊菊酯	1.1996	1.06894	0	89.11	68.55	11.20
		0.70308		58.61		
		0.56314		57.92		
氟胺氰菊酯	1.1996	0.80246	0	70.79	69.96	1.00
		0.84924		70.53		
		0.82156		68.48		
氰戊菊酯	1.1996	0.93504	0	77.95	76.11	3.20
		0.94782		79.01		
		0.85632		71.37		
溴氰菊酯	1.1996	0.97408	0	81.20	78.56	4.50
		0.96056		81.07		
		0.87924		73.29		

表 4-34　SPEi-GPC 样品加标回收率（n=3）

农药	加标量/μg	测得量/μg	不加标测得量/μg	回收率/%	平均回收率/%	RSD/%
联苯菊酯	1.2008	0.6729	0	56.04	56.76	1.83
		0.69558		57.95		
		0.6751		56.28		
甲氰菊酯	1.1996	0.73884	0	61.59	54.38	6.32
		0.6168		51.42		
		0.60132		50.12		

续表

农药	加标量/μg	测得量/μg	不加标测得量/μg	回收率/%	平均回收率/%	RSD/%
氯氟氰菊酯	1.1996	0.87162	0	72.01	70.66	1.22
		0.84366		70.34		
		0.85378		69.64		
氟氯氰菊酯	1.1996	0.88862	0.06149	74.08	70.10	3.44
		0.81768		68.16		
		0.81654		68.07		
氯氰菊酯	1.1996	1.15400	0.07801	96.20	87.05	8.26
		0.96144		80.15		
		1.01856		84.81		
氟氰戊菊酯	1.1996	0.62348	0	51.97	57.03	6.00
		0.66453		55.40		
		0.75231		63.71		
氟胺氰菊酯	1.1996	0.80465	0	67.08	65.97	3.24
		0.81365		67.83		
		0.75592		63.01		
氰戊菊酯	1.1996	0.86521	0	72.12	70.94	2.92
		0.87674		73.08		
		0.81110		67.61		
溴氰菊酯	1.1996	0.97408	0	81.20	80.10	1.37
		0.94235		78.56		
		0.96614		80.54		

6. 实际样品的检测

准确称取中药材三七、木香、茯苓各 1g 于 100mL 具塞锥形瓶中，根据最佳提取净化的工艺条件实验，对 3 种中药材中 7 种拟除虫菊酯农药残留含量进行测定，结果见表 4-35。测定结果表明，三七和木香中检测出几种拟除虫菊酯农药残留，最高检出量为 0.077mg/kg，而茯苓中未检出或低于检出限未检出这种拟除虫菊酯农药中的一种。

表 4-35 3 种中草药中 7 种拟除虫菊酯农药残留量测定

药材名称	农药								
	联苯菊酯	甲氰菊酯	氯氟氰菊酯	氟氯氰菊酯	氯氰菊酯	氟氰戊菊酯	氟胺氰菊酯	氰戊菊酯	溴氰菊酯
三七	—	—	—	—	0.06	—	0.07	—	—
木香	—	—	0.07	0.06	0.08	0.08	—	—	—
茯苓	—	—	—	—	—	—	—	—	—

4.2　气相色谱法在木香、重楼、茯苓、黄连农药残留检测中的应用研究

4.2.1　木香概述

　　木香（图4-24）是菊科植物云木香和川木香的通称。云木香（学名：*Saussurea costus*）又名广木香或青木香，属菊科风毛菊属，分布在中国大陆的四川、云南、西藏等地，多生长在高山草地和灌丛中，为野生植物，已人工引种栽培，主要入药部位是根茎，具有行气止痛、健胃消食的功效，主要用于胸脘胀痛、泻痢后重、食积不消、不思饮食、泻痢腹痛的治疗。由于长期传统云木香栽培中种质退化严重，种植管理不规范，农药施用不合理，导致云木香商品产量和质量下降，逐渐引起社会的关注[27, 28]。

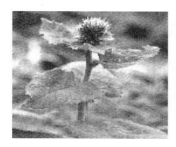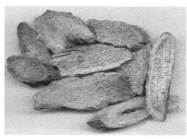

图4-24　木香的花和根茎

4.2.2　重楼概述

　　重楼多以野生资源供药用，它是百合科多年野生草本植物，是云南重楼和七叶一枝花及同属多种植物的根茎。其具有清热解毒、消肿止痛、凉肝定惊的功效，用于疗疮痈肿、咽喉肿痛、毒蛇咬伤、跌扑伤痛和惊风抽搐。由于该品功效卓越，疗效确切，深受用药部门的青睐，近年来，随着科研部门对该品的进一步开发和利用，民间滥挖更为严重，导致野生资源几近枯竭；加之其生长周期很长，人们采用人工种植，在种植过程中常常受到病虫害的侵蚀，为了保障重楼的产量和质量，于是人们就大量施用农药，几乎每周需用药一次，导致大量的农药在重楼中残留，而农药残留已成为全球关注的热点问题。为了提高用药部门和用药人的信誉度，应研究出一个能快速提取和检测的方法，并为云南重楼在市场上的质量认证提供科学依据。因此应建立一个快速提取和检测方法为云南重楼走向更广阔的市场奠定一定的基础[29, 30]。

4.2.3　茯苓概述

　　茯苓［*Poria cocos*（Schw.）Wolf］俗称云苓、松苓、茯灵，为寄生在松树根上的菌类植物，隶属于非褶菌目多孔菌科茯苓属，味甘、淡，性平，产于云南、安徽、湖北、

河南、四川等地。茯苓主要含有三萜类和多糖，它的主要功效是利尿、抗癌、增强免疫力以及镇静作用等。古人称茯苓为"四时神药"，因为它功效非常广泛，不分四季，将它与各种药物配伍，不管寒、温、风、湿诸疾，都能发挥其独特功效。现代医学研究证明，茯苓能增强机体免疫功能，茯苓多糖有明显的抗肿瘤及保肝脏作用[31]。

4.2.4 黄连概述

云黄连为毛茛科黄连属植物云南黄连的根茎，为历版《中国药典》收载品，在国务院 1987 年 10 月 30 日颁布的《野生药材资源保护管理条例》中被列为国家重点保护的 Ⅱ 类药用植物[1]。明代兰茂《滇南本草》载："滇连，一名云连……功效胜川黄连百倍"。"云连"因此得名，历来畅销内地和香港等地区。原植物根茎黄色，较少分枝；叶基生；株高 15～30cm；多歧聚伞花序；长骨突蓇葖果，种子长圆形；花果期 2～6 月。商品呈弯曲的长条形，具"过桥杆"，断面金黄色，味极苦。能泻火燥湿、解毒杀虫，治疗各种热毒及烧烫伤。含多种生物碱，其含量和抗菌消炎药效比川黄连好。与四川的"雅连"并列为黄连中的珍品而享誉国内外，是历代医家非常喜爱的云南名药，主产于福贡、贡山及腾冲[32]。

4.2.5 气相色谱法测定木香、重楼、茯苓、黄连中农药残留分析方法研究

1. 气相色谱法测木香、茯苓、重楼和黄连中的有机氯[33-38]

（1）设备和材料

仪器：Agilent 7890A 气相色谱仪（ECD 检测器），HP-5 毛细管柱（30.0m×250μm×0.25μm），旋转蒸发仪，SY-360 超声波清洗器，TG16-WS 高速离心机，氮吹仪，SFG-02 电热恒温鼓风干燥箱，粉碎机。

农药标准品：五氯硝基苯、p,p'-DDD、p,p'-DDE、p,p'-DDT、o,p'-DDT、α-六六六、β-六六六、γ-六六六、δ-六六六；试剂：石油醚（30～60℃）、无水硫酸钠、浓硫酸。

中药材样品：木香、茯苓、重楼和黄连。

（2）方法

标准储备液的配制：分别精密量取 1mL 9 种有机氯农药标准品至 50mL 的容量瓶中，石油醚（30～60℃）为溶剂，配制成 1mg/L 的混合农药标准储备液，于冰箱中保存，使用时根据实际需要配制成不同浓度的标准使用液。

供试品溶液的制备：样品的提取采用石油醚（30～60℃）一步快速超声提取的方法。取供试品于 SFG-02 电热恒温鼓风干燥箱中，60℃干燥 4h，粉碎成细粉，取约 2g，精密称定，置 100mL 具塞锥形瓶中，加石油醚 30mL 超声处理 45min，加适量无水硫酸钠放置 2h。过滤，滤液于 40℃水浴上减压浓缩至近干，加入少量的石油醚，用石油醚溶解并转移至 10mL 具塞刻度离心管中，加石油醚至 5mL。样品的净化：小心在上述溶液中加入硫酸 1mL，振摇 1min，离心（3000r/min）10min，取上清液，0.45μm 有机系滤膜滤过，滤液作为供试品溶液。

色谱条件：HP-5 毛细管柱（30.0m×250μm×0.25μm）；程序升温：初始 100℃，每分钟 10℃升至 220℃，每分钟 8℃升至 250℃，保持 10min；进样口温度 230℃；检测器温度 300℃；载气为高纯 N_2，流速：1.5 mL/min，尾吹：30mL/min；分流进样（分流比为 2∶1），进样体积 2μL。在该色谱条件下，9 种有机氯类农药峰形较佳，且分离度良好，在样品回收实验中，各峰与其他杂质峰也分离良好，且干扰较少，能满足实际分析需要，适于方法的检测和定量。

（3）GC 图谱解析

选用 HP-5 毛细管色谱柱，采用上述色谱条件对各组分进行分离，在 20min 内能够对 9 种组分实现基线分离，出峰顺序及保留时间：α-六六六（10.825），β-六六六（11.36），γ-六六六（11.500），δ-六六六（11.974），五氯硝基苯（11.598），p,p'-DDE（16.297），p,p'-DDD（17.580），o,p'-DDT（17.685），p,p'-DDT（18.674）。

（4）结论

本实验建立了人工栽培的三七、木香、茯苓、重楼和黄连中 9 种有机氯类农药残留的毛细管气相色谱测定法。该方法分析时间短，各农药分离度良好，从方法的精密度和回收率来看，均能满足实际分析的需要，并制订了快速、简便的样品前处理技术，这对其他中药材有机氯类农药残留测定的研究具有一定的参考价值。从样品的测定结果看，人工栽培的中药材中仍有少量的农药残留，虽然我国早已禁止生产和使用该类农药，这可能与该类农药在环境中存在半衰期长，不易分解有关。

2. 气相法测黄连、重楼中的有机磷农药[39, 40]

（1）仪器及材料

仪器：Agilent 6890N 气相色谱仪配有 NPD 检测器及 Agilent 色谱工作站和自动进样器、KQ5200 型超声波清洗器、Molresearch 1015C 分析型超纯水器、BS224S 型电子天平、RE-2000A 型旋转蒸发器、KL512J 型氮吹仪、CNW 活性炭固相萃取柱、CNW Technologies GmbH12 位固相萃取装置。

试药：乙酸乙酯（AR）、正己烷（AR）、二氯甲烷（AR）、丙酮（AR）。

标准品：久效磷（Monocrotophos）、氧化乐果（Omethoate）、甲胺磷（Methamidophos）、乙硫磷（Ethion）、杀扑磷（Methidathion）、马拉硫磷（Malathion）、二嗪农（Diazinon）、对硫磷（Parathion）、甲基对硫磷（Parathion-methyl）、乙酰甲胺磷（Acephate）、乐果（Di-methoate）、敌敌畏（Dichlorovos）。

样品：黄连、重楼。

（2）方法

色谱条件及系统适应性实验：Agilent HP-5（19091J-433）弹性石英毛细管柱（30m×0.25mm×0.25μm；SN：US9500517H），NPD 氮磷检测器，进样口温度 220℃；检测器温度 300℃，不分流进样。程序升温：初始 120℃，每分钟 5℃升至 240℃，保持 2min，每分钟 20℃升至 270℃，保持 2.5min。H_2 流速：3mL/min，空气流速：60mL/min。理论塔板数按敌敌畏峰计算应不低于 6000，两个相邻色谱峰的分离度应大于 1.5。

混合标准品溶液的制备：取久效磷、氧化乐果、甲胺磷、乙硫磷、杀扑磷、马拉硫磷、二嗪农、对硫磷、甲基对硫磷、乙酰甲胺磷、乐果、敌敌畏共 12 种有机磷类农药标准品，用乙酸乙酯配成每毫升分别含 0μg、0.1μg、0.5μg、1μg、2μg、4μg 的混合标准品溶液。

供试品溶液的制备：各取药材粉末（过 2 号筛）约 5g，精密称定，加无水硫酸钠 5g，加乙酸乙酯 75mL，冰浴超声处理 3min，放置，取上层液滤过，药渣加乙酸乙酯 40mL 冰浴超声处理 2min，放置，过滤，合并两次滤液，用少量乙酸乙酯洗涤滤纸及残渣，与上述滤液合并。取滤液于 40℃下减压浓缩至近干，用乙酸乙酯转移至 5mL 量瓶中，并稀释至刻度。精密量取 1mL，置 CNW 活性炭固相萃取柱（120～400 目，0.25g，内径 0.9cm，用乙酸乙酯 5mL 预洗），置固相萃取仪上，用正己烷-乙酸乙酯（1∶1）混合溶液 5mL 洗脱，收集洗脱液，置氮吹仪上浓缩至近干，精密加入乙酸乙酯 1mL 使溶解即得。

定性定量方法：根据标准色谱图各组分的保留时间定性，外标法定量。

（3）结论

农药残留一般与施肥方式、农药性质、施肥部位、天气条件、环境条件相关，各地黄连、重楼的农药残留有明显的差异。大部分中药材在栽培过程中均需施用大量农药，但农药残留在药材中的监管很少，这是个普遍问题，因此，不仅是黄连、重楼，所有栽培中药材农药残留监管均需重视并制订相应控制标准。

3. 气相色谱法测定云木香中乐果残留量研究

采用超声波提取，自制硅藻土层析柱进行净化，采用气相色谱进行检测，建立云木香中乐果残留量分析方法。

（1）仪器、试剂、材料

超声提取仪：GC9790Ⅱ型气相色谱仪（配 FPD 氢火焰离子检测器）。

标品：乐果（Dimethoate）农药标准对照品（97.5%，德国 DR 公司）。

试剂：正己烷、丙酮。

硅藻土、无水硫酸钠（于 450℃马弗炉中烘烤 4h）。

云木香（购买于云南丽江）。

正己烷∶丙酮（9∶1）的混合溶剂：按体积比为 9∶1 配制于 100mL 容量瓶中。

正己烷∶丙酮（5∶1）的混合溶剂：按体积比为 5∶1 配制于 100mL 容量瓶中。

正己烷∶丙酮（4∶1）的混合溶剂：按体积比为 4∶1 配制于 100mL 容量瓶中。

正己烷∶丙酮（1∶1）的混合溶剂：按体积比为 1∶1 配制于 100mL 容量瓶中。

层析柱（15cm×10mm）自下而上装填：脱脂棉、3g 无水硫酸钠、4g 硅藻土、3g 无水硫酸钠。

（2）标准溶液的配制

准确称取 0.0093g（精确到 0.0001g）的农药乐果标准品，至 10mL 容量瓶中，用丙酮定容，得到 0.93mg/mL 标准溶液，采用逐级稀释法，配制浓度为 0.62mg/mL、

0.45mg/mL、0.30mg/mL、0.06mg/mL 的工作溶液，待测。

（3）气相色谱条件

毛细管色谱柱：3m×2mm×1.0μm，50%三氟丙基–甲基硅酮。

色谱柱温度：200℃。

进样器温度：230℃。

检测器温度：230℃。

氮气纯度及流量：纯度≥99.9%，70mL/min。

空气流量：62mL/min。

氢气流量：65mL/min。

（4）样品提取净化工艺优化

采用标准加入法，通过单因素实验，优化云木香中乐果的提取净化工艺条件，分别考察了提取溶剂体积（10mL、15mL、20mL）、提取时间（20min、25min、30min）、洗脱液比例（正己烷：丙酮=9：1，正己烷：丙酮=5：1，正己烷：丙酮=4：1，正己烷：丙酮=1：1）的最佳条件。在优化过程中，提取液以 3000r/min 离心 5min，再经过层析柱净化，按少量多次的原则，采用正己烷：丙酮=5：1 的混合溶剂 30mL 洗脱，洗脱液在水浴温度为 40℃的旋转蒸发仪上浓缩至 2mL，于气相色谱仪上检测。

（5）提取净化工艺优化结果

实验结果表明，采用 15mL 丙酮溶剂提取云木香中的乐果，加标回收率相对稳定；超声提取 30min，加标回收率达 93%；当洗脱液正己烷与丙酮体积比为 5：1 时，加标回收率相对较高。

（6）分析方法的建立

称取云木香粉 1.5g 于离心管中，加入 15mL 丙酮为提取溶剂，于超声波提取 30min，并以 3000r/min 离心 5min，通过层析柱净化，洗脱液在旋转蒸发仪上（水浴温度为 40℃）浓缩至 2mL，在气相色谱条件下检测。

（7）线性回归方程

将工作溶液的检测结果，以浓度为横坐标，以峰面积为纵坐标，用 Origin 7.5 制作标准曲线，得到乐果线性回归方程为 $Y=1507830X-2882$，$R=0.9999$。采用外标法进行定量。

4. 气相色谱法测定云木香中甲基对硫磷和乙酰甲胺磷残留量研究

以丙酮为提取溶剂，采用超声波法提取，自制弗罗里硅藻土层析柱净化，气相色谱仪检测，采用外标法定量，探讨并建立一种快速高效分离、检测云木香中甲基对硫磷和乙酰甲胺磷含量的方法。

（1）仪器与试剂

仪器：超声提取仪，GC9790Ⅱ型气相色谱仪（配 FPD 氢火焰离子检测器）。

试剂：丙酮（分析纯），二氯甲烷（分析纯），正己烷（分析纯），甲醇（分析纯），无水硫酸钠（分析纯），弗罗里硅藻土。

甲基对硫磷标准品（纯度 99.5%），乙酰甲胺磷标准品（纯度 99%）。

中药样品：经粉碎处理过的木香粉。

将正己烷、二氯甲烷按体积比为 9：1 配制溶液放置于 10mL 容量瓶中。

将正己烷、丙酮按体积比为 6：4 配制溶液放置于 10mL 容量瓶中。

将丙酮、甲醇按体积比为 1：1 配制溶液放置于 10mL 容量瓶中。

层析柱（15cm×10mm）自下而上装填脱脂棉、3g 无水硫酸钠、4g 弗罗里硅藻土、3g 无水硫酸钠。

（2）气相色谱操作条件

毛细管色谱柱：2mm×3mm×1.0μm，50%三氟丙基-甲基硅酮。

色谱柱温度：200℃。

进样器温度：220℃。

检测器温度：230℃。

氮气纯度及流量：纯度≥99.9%，70mL/min。

空气流量：62 mL/min。

氢气流量：65 mL/min。

进样量：1.0μL。

（3）标准溶液的配制及线性方程

单一标准溶液的配制：称取甲基对硫磷标准品 0.01569g 放于 100mL 容量瓶中，用丙酮稀释定容，配制浓度为 0.1558mg/mL 的甲基对硫磷标准溶液；称取乙酰甲胺磷标准品 0.0017g 放于 10mL 容量瓶中，用丙酮稀释定容，配制浓度为 0.1700mg/mL 的乙酰甲胺磷标准溶液。

混合标准溶液的配制：分别取甲基对硫磷和乙酰甲胺磷单一标准溶液各 1mL 于 10mL 容量瓶中，采用丙酮稀释定容，得到甲基对硫磷和乙酰甲胺磷浓度分别为 15.58μg/mL 和 17.00μg/mL 的混合标准溶液。

工作溶液的配制：采用逐级稀释法，配制甲基对硫磷和乙酰甲胺磷的工作溶液浓度分别为 7.79μg/mL、5.19μg/mL、3.90μg/mL、3.12μg/mL、2.60μg/mL、2.26μg/mL 和 8.50μg/mL、5.67μg/mL、4.25μg/mL、3.40μg/mL、2.83μg/mL、2.43μg/mL。

对甲基对硫磷和乙酰甲胺磷工作溶液进行仪器检测，以浓度为横坐标，以峰面积为纵坐标，用作图工具 Origin 8.1 作图，得到甲基对硫磷和乙酰甲胺磷线性回归方程，分别为 $Y=11074.7490X+6606.8358$ 和 $Y=1030.03761X+947.1198$，R 分别为 0.9968 和 0.9963，在线性范围内呈良好的线性关系。甲基对硫磷的保留时间为 13.3014min，乙酰甲胺磷的保留时间为 4.7325min。图 4-25 为甲基对硫磷和乙酰甲胺磷混合标准溶液的色谱图。

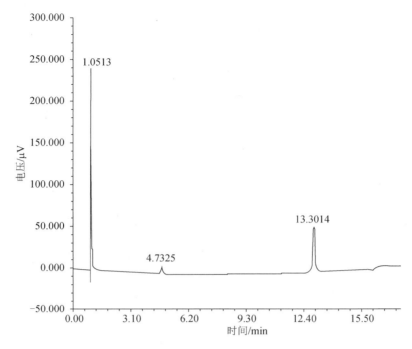

图 4-25　甲基对硫磷和乙酰甲胺磷混合标准溶液的色谱图

（4）分析方法的确立

准确称量 3.7821g 云木香药粉，加入 15mL 丙酮，于超声波提取仪中提取 20min，静置，将上层清液倒入旋转蒸发仪的圆底烧瓶内，在水浴温度为 45℃的条件下浓缩至 2mL，并将浓缩液转入已制备好的层析柱中，以 10mL 正己烷：二氯甲烷=9：1（$V:V$）的混合溶剂洗涤圆底烧瓶，并将洗涤液转入柱中；再用 10mL 丙酮：甲醇=1：1（$V:V$）的混合溶剂洗涤圆底烧瓶，并将洗涤液转入柱中，在旋转蒸发仪上浓缩近干，用丙酮稀释定容至 10mL 容量瓶中，待测。

4.3　本 章 小 结

本章主要以三七为研究对象，因此对三七中农药残留量检测方法研究较多，相对全面。对于木香、重楼、茯苓、黄连中农药残留分析方法研究，主要是在三七中农药残留检测方法的基础上进行推广，因此 4.1.5 节建立的分析方法也适用于木香、茯苓中拟除虫菊酯农药残留分析。在相关文献报道中，采用气相色谱法检测农药残留，主要是针对有机氯类、有机磷类和拟除虫菊酯类农药，对于氨基甲酸酯类农药采用气相色谱法检测，不稳定，灵敏度、重现性差，一般不建议采用。气相色谱法检测农药残留分析方法的建立，主要还是在样品前处理部分，如提取、富集、净化等，为了加快这部分的分析，在研究过程中结合了紫外分光光度法检测分析，可以达到快速简便。结合着紫外分光光度检测法，还研究了重楼中乐果、敌敌畏残留量提取工艺条件。对微波辅助提取、热回流提取和冷浸法提取进行对比研究，微波辅助提取相对较好，并探讨了微波辅助提取的时间、功率、溶剂量、溶剂的类型对重楼中乐果、敌敌畏提取效果的影响，应用正交实验对重楼中乐果、敌敌畏的提取条件进行优化，结果表明，在常温、常压下，当微波功率为140W，时间为5min，样液比为1∶15时，建立的重楼中乐果、敌敌畏残留量分析方法的加标回收率高于97%。该方法具有快速、准确、简单、回收率高的优点。

参 考 文 献

[1] http://jky.qzedu.cn.

[2] 詹雁，谭镭，肖锦，等. GC法测定中药材中有机氯及拟除虫菊酯类农药的残留[J]. 华西药效杂志，2010，25（3）：323-325.

[3] 史惠娟，薛平，林勤保，等. 基质固相分散-气质联用测定3种基质中28种拟除虫菊酯类农药残留[J]. 分析科学学报，2011，27（3）：307-309.

[4] 王琪，杨彬，刘庆. 中药材中5种拟除虫菊酯农药残留量的测定[J]. 分析试验室，2006，（12）：99-102.

[5] 国家药典委员会. 中华人民共和国药典[M]. 北京：化学工业出版社，2005：59，212，附录IXQ.

[6] 日本药局方编辑委员会，日本药局方[M]. 15版. 东京：广川书店，2006：97-99.

[7] Korea food and drug administration.The Korea pharmacopoia[S].8th revision .Seoul Yakup Daily, 2002.

[8] 张玉婷，郭永泽，刘磊，等. 中草药中农药残留限量标准国内外对比分析[J]. 世界标准信息，2008，4：22-25.

[9] 薛健，刘东静，陈士林，等. 中药外源污染物研究现状与分析[J]. 世界科学技术：中医药现代化，2008，10（1）：91-95.

[10] Wen K C, Huang C Y, Lu F.L. Determination of baicalin and puerarin in traditional chinese medicinal preparations by high-performance liquid chromatography[J]. J. Chromatogr, 1993, 631: 241-250.

[11] 俞敏倩，刘慧灵，陈建民. 半枝莲中有机氯农药残留量检测[J]. 中药材，2002,25(5):308-309.

[12] Basheer C, Lee H K, Obbard J P. Determination of organochlorine pesticides in seawater using liquid-phase hollow fibre membrane microextraction and gas chromatography-mass spectrometry[J]. J. Chromatogr. A, 2002,968(1-2):191-199.

[13] Barriada P M, Concha G E. Microwave-assisted extraction versus Soxhlet extraction in the analysis of 21 organochlorine pesticides in plants [J]. J. Chromatogr. A, 2003,1008:115-122.

[14] 中华人民共和国卫生部，中国国家标准化管理委员会. 植物性食品中有机氯和拟除虫菊酯类农药多种残留的测定[S]. 北京：中国标准出版社，2003.

[15] 中华人民共和国卫生部，中国国家标准化管理委员会. 食品中六六六、滴滴涕残留量的测定[S]. 北京：中国标准出版社，2003.

[16] 中华人民共和国卫生部，中国国家标准化管理委员会. 动物性食品中有机氯农药和拟除虫菊酯农药多组分残留量的测定[S]. 北京：中国标准出版社，2003.

[17] 李艳霞，皱图德，万益群. 气相色谱法测定中药材中有机氯农药的残留量[J]. 2005，29（6）：514-517.

[18] 张曙明，郭怀忠，陈建民. 黄芪、三七和西洋参中多种有机氯农药残留量分析[J]. 中国中药杂志，2000，25（7）：402-405.

[19] 张文斌，冯光泉，曾鸿起，等. 市售三七中五氯硝基苯的残留情况调查[J]. 人参研究，2008：14-16.

[20] Xue J, Hao L, Peng F. Residues of 18 organochlorine pesticides in 30 traditional Chinese medicines[J]. Chemosphere. 2008,71(6):1051-1055.

[21] Ye Q, Deng C. Determination of camphor and borneol in traditional Chinese medicines by microwave-assisted extraction and gas chromatography with flame ionization detector[J]. Analytical Letters, 1532-236X, 2008, 13(41): 2387- 2401.

[22] Vagi M C, Petsas A S, Kostopoulou M N, et al. Determination of organochlorine pesticides in marine sediments samples using ultrasonic solvent extraction followed by GC/ECD [J]. Desalination, 2007, 210 (1-3):146-156.

[23] Dr.Ehrenstorfer公司七氯标准样品说明书.

[24] Dr.Ehrenstorfer公司α-六六六标准样品说明书.

[25] 中华人民共和国卫生部，中国国家标准化管理委员会. 植物性食品中甲胺磷和乙酰甲胺磷农药残留量的测定[S]. 北京：中国标准出版社，2004.

[26] 罗莉，陈荣洁，丁艳芬，等. 三七有机磷农药残留的气相分析[J]. 云南中医学院学报，2012，8：4.

[27] 张婷，王洪庆，杜冠华，等. 云木香化学成分研究[J]. 中国中药杂质，2009，34（10）：1233.

[28] 张兰胜，杨志勇，董光平，等．云木香挥发油成分的研究[J]．大理学学报，2007，6（12）：9．

[29] 陈修园．神农本草经读[M]．福州：福建科学技术出版社，1982．

[30] 颜世铭，熊丽萍．微量元素的生理作用和体内平衡[J]．广东微量元素科学，2002，9（9）：1-45．

[31] 胡光万，雷立公．出自深山的良药：茯苓[J]．植物杂志，2002，（3）：16．

[32] 杨海燕，贾贵汝，李保国．超声萃取植物香料的试验研究[J]．包装与食品机械，1999，17（1）：4-7．

[33] 杨立新，张永欣，张启伟，等．毛细管气相色谱法测定中药材中 19 种有机氯类农药残留[J]．中国实验方剂学杂志，2013，19（4）：96-99．

[34] 梁卫青，浦锦宝，郑军献，等．气相色谱法测定中药材中有机氯农药残留量[J]．浙江中医志，2011，46（5）：376-377．

[35] 陈静，房新宇，沈菊芳，等．蔬菜中 20 种有机氯类农药残留气相色谱分析方法的研究[J]．化学世界，2010，51（7）：408-411．

[36] 郭汉文，侯峰，王怡君，等．毛细管气相色谱法测定天麻、玉竹等中药材中 12 种有机氯农药的残留量[J]．辽宁中医杂志，2011，38（4）：702-704．

[37] 郏征伟，毛秀红，苗水，等．气相色谱双塔双柱法同时测定中药材中 56 种有机氯类及拟除虫菊酯类农药残留[J]．药学学报，2010，45（3）：353-358．

[38] 陈景国，姚莉，等．中药材中有机氯类农药残留量检测的样品前处理及方法研究[J]．安徽医药，2013，17（10）：1678-1680．

[39] 王江，贾建章，刘辰，等．GC-FPD 快速分析法测定蔬菜水果中 25 种有机磷农药残留量[J]．中国卫生检验杂志，2009，（10）：2251-2253．

[40] 冯秀琼．中草药中有机磷农药多残留的同时测定[J]．农药科学与管理，2002，23（2）：17-20．

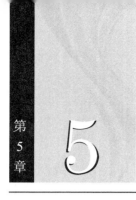

第 5 章

气相色谱－质谱法在中药材农药残留检测中的应用研究

目前，气相色谱－谱法应用研究比较多，采用气相色谱－质谱法测定中药材农药残留方法研究报道也较多，但每种分析方法都有各自的出发点、特点和局限性。本章主要介绍采用气相色谱－质谱法在中药材农药残留检测中的相关研究方法。5.1 节简单地对气相色谱－质谱法在三七、木香、重楼、黄连、茯苓农药残留检测中的应用进行概述；5.2 节介绍气相色谱－质谱法测定三七中有机氯类农药残留，重点介绍了全自动固相萃取和凝胶渗透色谱技术及其在本章中的应用；5.3 节具体介绍了气相色谱－质谱法测定三七中有机氯和拟除虫菊酯类农药残留方法；5.4 节介绍了气相色谱－质谱法测定三七、云木香中有机磷类农药残留；5.5 节介绍气相色谱－质谱法在木香农药残留检测中的应用；5.6 节介绍气相色谱－质谱法测定三七、云木香、茯苓中 8 种有机磷类农药残留量的具体方法内容；5.7 节介绍中药材三七中农药多残留分析的样品前处理方法；5.8 节介绍在线凝胶渗透色谱－气相色谱－质谱法检测 8 种中药材中 57 种农药残留的方法。

5.1 气相色谱–质谱法在三七、木香、重楼、黄连、茯苓农药残留检测中的应用概述

随着毛细管柱和进样系统的不断完善，高灵敏度和高选择性检测器的出现使得农药残留检出限大大降低，毛细管气相色谱的应用更加广泛，出现了气相色谱－质谱联用技术（GC-MS）。有人用 GC-MS 法检测河口沉积物中的 11 种有机氯农药残留，并与凝胶渗透色谱技术（GPC）的检测结果相比较，GC 测得的检出限为 0.01～0.26μg/g，而 GC-MS 法的检出限为 0.005～0.11μg/g，线性范围可达 5～6 个数量级（最高 1000μg/g），更适合有机氯农药残留的常规检测。该方法兼具气相色谱高分离效能和质谱准确鉴定化合物结构的特点，克服了气相色谱定性的局限性，可达到同时定性定量检测的目的，而且质谱的多种扫描方式和质量分析技术可选择性地检测所需目标化合物的特征离子，具有选择性高、干扰少等优点，在农药残留分析中应用甚广[1-5]。气相色谱－质谱联用技术特别适用于分析背景干扰严重、定性困难、样品组分含量低的情况，因此气相色谱－质谱检测方法是中药材中农药多残留检测技术发展的必然趋势。随着该技术日臻成熟，其必将为我国中药材农药多残留检测标准方法的建立，提高我国中药材农药残留检测水平提供必要的技术支持[5]。气相色谱－质谱检测方法可应用于测定有机氯、有机磷、拟除虫菊酯类农药、氨基甲酸酯类农药，其中氨基甲酸酯类农药检测的化合物相对少些，适用性稍差。

气相色谱－质谱法在三七、木香、重楼、黄连、茯苓农药残留量的研究中采用相对

较少，特别是同时测定这几种药材中农药残留（包括有机氯、有机磷、氨基甲酸酯、拟除虫菊酯类农药）的一套完整的检测方法研究更是少之又少，因此，本书起到了汇总的作用，阅读便可熟悉三七、木香、重楼、黄连、茯苓中农药残留分析方法的基本步骤或扩展思路。

本章介绍的方法主要运用了全自动固相萃取技术和凝胶渗透色谱技术。

固相萃取技术（SPE）发展于 20 世纪 70 年代，是一种相对成熟的前处理技术。其原理就是利用固体吸附剂将液体样品中的目标化合物吸附，使其与样品的基体和干扰化合物分离，然后再利用洗脱液洗脱或加热解吸附，从而达到分离目标化合物的目的。固相萃取与液-液萃取相比，具有以下优点：可以针对不同种类的农药性质而选择不同性质的吸附剂和洗脱剂进行处理，可以避免产生乳化现象，从而提高分离的效率；在实验过程中使用的有机溶剂量少，节约溶剂，如果是有毒有机溶剂，减少其使用量的同时可减少对环境的污染，是一种对环境友好的分离方法。全自动固相萃取技术（SPEi）是由 SPE 发展而来的，其原理与 SPE 技术相同，与 SPE 技术相比具有自动化程度高，样品处理简便，减少人为误差等优点。SPEi 是在 SPE 基础上实现的自动化技术，因此本实验将 SPEi 技术应用于农药残留净化分析，节省劳动力。

目前国际上（如欧盟）对茶叶中拟除虫菊酯类农药残留规定了严格的限量，对我国出口的中药材虽然没有明确规定限量标准，但我国中药材出口时因农药残留超标受到限制的情况常有发生。针对此类事件，我国也尚未制订出中药材中有机氯和拟除虫菊酯类农药残留限量标准和国家检测标准。根据中药材成分复杂（其中一些成分的化学结构、理化性质等与拟除虫菊酯类农药相似），严重干扰拟除虫菊酯类农药残留量的测定，以及有机氯农药多存在手性中心和顺反异构体带来检测难度增大等问题，将匀浆辅助提取、SPEi 净化、GC-MS 检测等技术和方法应用于检测三七中残留的有机氯和拟除虫菊酯类农药含量，旨在初步探索匀浆法提取、超声波法提取、SPEi 净化、GC-MS 检测的最佳条件，建立匀浆法提取/超声波法提取、GC-MS 检测三七中有机氯和拟除虫菊酯类农药残留的方法。

样品前处理技术是整个分析方法中的重要环节，一般包括两部分，即提取与净化，有的目标化合物还需要进行衍生化。如果样品前处理过程处理不当，就会直接影响实验成本、分析效率，以及检测的准确性。对于中药材中所含物质的微量、痕量分析，由于过去所采用的传统萃取和净化方法中很少使用大型的仪器和设备，故存在耗时费力、杂质干扰多、操作步骤繁杂、溶剂使用量大、引入人为误差大等弊端。为了避免这些问题，我们将 GPC 应用于云木香中农药残留的分析检测过程中。

GPC 是一种快速而又简单的分离分析技术，是近年来推广较快的一种样品净化方法，具有设备简单、操作方便、可重复使用的特点，特别适合分离高分子物质，可以分离相对分子质量从 400 到 1010 的分子[6]。其原理是试样组分按分子大小受到不同阻滞而先后流出色谱柱的一种分离色谱技术[7]。即让被测量的（高聚物）样品溶液通过一根内装不同孔径凝胶的色谱柱时，大分子被排除在粒子的小孔之外，只能从粒子间的间隙通过，速率较快；而较小的分子进入粒子中的小孔中，通过的速率要慢得多。经过一定长度的色谱柱之后，相对分子质量大的淋洗时间短，最先被淋洗出来，中等分子随后流出，相对分子质量小的淋洗时间长，最后流出。这样，样品根据相对分子质量不同而被分开，达到分离净化的目的。与常规的液-液萃取、索氏提取、活性炭吸附、固相萃取等净化方法相比，GPC 技术具有以下特点：

1）GPC 技术的柱填料和被分离试样没有任何相互作用，完全靠分子自身的大小进行分离，即依据多孔凝胶的分子筛作用（分子筛效应）进行分离，这种按体积大小的分离方式决定了 GPC 技术可在温和条件下进行。

2）GPC 技术不仅可用于小分子物质的分离和鉴定，而且可以用来分析化学性质相同、分子体积不同的高分子同系物，可以分离相对分子质量从 400 到 1010 的分子。

3）GPC 系统中的凝胶再生能力很强，且无可逆吸附，所以凝胶性能保持较长时间，能够反复使用。

4）GPC 技术主要利用凝胶多孔物质，依据组分的分子大小和形状不同进行分离、萃取和净化，能使每个样品完全洗脱且所测结果准确可靠[8]。

5）GPC 技术具有自动化程度高、重现性好[9]，能去除大分子干扰物的特点，适用于分离复杂基质[10]。它在农药残留等前处理分离、净化方面，尤其是对富含脂肪、色素等大分子的样品前处理方面具有明显的优势。

6）GPC 技术分离的样品范围比较广泛，且分离效果基本不受样品分子的其他性质影响，是一种适应各种样品基体的最全能、最便捷的样品净化技术。

凝胶渗透色谱能有效去除色素等大分子，省时、方便，是近年来农药残留分析中一种有效的净化方法。而我国有关中药材中农药残留检测的报道不多，检测标准还处于空白阶段，特别是有关云木香中有机磷类农药的检测方法还未见报道。实验以云南木香作为研究材料，采用凝胶色谱净化-气相色谱-质谱法对木香中残留的有机磷类农药进行检测。初步探索一种快速、简单、有效的检测云木香中有机磷类农药残留量的方法。为中草药的质量控制、木香中有机磷类农药检测方法的标准化以及云木香的安全性评价提供参考。

本章的研究可为我国中药材农药残留检测标准申报做前期研究准备，填补我国中药材农药残留检测标准的空白。

5.2 气相色谱-质谱法测定三七中有机氯类农药残留

项目组建立了全自动凝胶净化系统净化-GC-MS法测定三七中有机氯类农药的分析方法。将超声和匀浆提取法与全自动凝胶渗透色谱净化与在线浓缩系统（GPC）联合，采用气相色谱-质谱联用仪，建立了一种高效、快速的能够实现自动化的三七中有机氯农药残留含量的检测方法。通过对超声提取条件和匀浆提取条件进行优化并比较，最佳条件为 20mL 二氯甲烷溶剂超声三七样品 30min，经全自动凝胶渗透色谱净化与在线浓缩系统净化浓缩，收集浓缩液于 GC-MS 检测。优化条件下，超声提取法优于匀浆提取法，且方法回收率在 65.78%～83.23%，相对标准偏差范围在 3.38%～4.96%，满足中药材中有机氯农药残留含量的检测要求。

5.2.1 气相色谱–质谱仪器检测条件

进样口温度：250℃；不分流进样；柱流量：每分钟 1.2mL；总流量：每分钟 28.2mL；吹扫流量：每分钟 3mL；载气：纯度，He≥99.999%；毛细管柱：Rtx-5MS，30m×0.25μm×0.25mm；程序升温：70℃（持续 1min），以每分钟 8℃升温至 250℃（持续 2min），以每分钟 5℃升温至 300℃（持续 10min）；总运行时间：45.50min；离子源温度：230℃；接口温度：280℃；检测器电压：0.89kV；溶剂延迟 3.5min。

5.2.2 样品前处理方法

将市售的三七药材于 60℃干燥 4h，粉碎，过 5 号筛，精密称取 1g 样品于具塞锥形瓶中，用移液管加入 20mL 二氯甲烷溶剂进行超声 30min，提取 1 次，将提取液在装有无水硫酸钠和氯化钠（约 1g）的漏斗中过滤，滤液用浓缩瓶接收于旋转蒸发仪上浓缩至近干，用丙酮定容至 1mL。转移至 10mL 进样瓶中，在最佳的 GPC 条件和浓缩条件下，置于全自动凝胶色谱净化及浓缩系统净化浓缩，收集净化浓缩液，平行做 3 组实验，进行 GC-MS 检测。

5.2.3 标准曲线的制作

精密称取六六六、滴滴涕（DDT）农药标准对照品 0.005g，以甲苯溶解定容配制成 500μg/mL 的农药单体储备液，分别移取单体储备液于 10mL 容量瓶中，采用丙酮稀释定容，得到 6.5μg/mL 混合标准溶液，再采用逐级稀释法，用丙酮稀释定容配制系列混合标准曲线浓度，溶液浓度分别为 0.015μg/mL、0.06μg/mL、0.12μg/mL、0.25μg/mL、0.5μg/mL、1μg/mL、2μg/mL，绘制标准曲线。

5.2.4 实验条件的选择

（1）超声提取

提取溶剂、提取溶剂体积、提取次数、超声时间是影响前处理的几个最主要因素，实验采用正交设计优化了以上参数（正交因素水平和正交表见表 5-1 和表 5-2），得到最佳的实验结果。（注：下列影响因素的水平是由参考文献中的单因素实验来确定的。）

表 5-1　因素水平表（一）

因素	1	2	3
A（提取溶剂）	甲醇	乙腈	二氯甲烷
B（提取溶剂体积）/mL	20	40	60
C（超声次数）/次	1	2	3
D（超声时间）/min	15	30	45

表 5-2　正交设计表（一）

序号＼因素	A	B	C	D
1	1	1	1	1
2	1	2	2	2
3	1	3	3	3
4	2	1	2	3
5	2	2	3	1
6	2	3	1	2
7	3	1	3	2
8	3	2	1	3
9	3	3	2	1

（2）匀浆提取

提取溶剂、提取溶剂体积、匀浆时间、匀浆机转速是影响前处理的几个最主要因素，实验采用正交设计，同时筛选各因素对提取率的影响，得到最佳的实验条件，实验结果见表 5-3 和表 5-4。

表 5-3　因素水平表（二）

因素	1	2	3
A（提取溶剂）	甲醇	乙腈	二氯甲烷
B（提取溶剂体积）/mL	30	40	60
C（匀浆机转速）/（r/min）	15000	20000	10000
D（匀浆时间）/min	2	3	5

表 5-4　正交设计表（二）

序号＼因素	A	B	C	D
1	1	1	1	1
2	1	2	2	2
3	1	3	3	3
4	2	1	2	3
5	2	2	3	1
6	2	3	1	2
7	3	1	3	2
8	3	2	1	3
9	3	3	2	1

5.2.5　实验结果

（1）目标化合物的定量离子、定性离子

采用选择离子模式（SIM），仅对农药的定量、定性离子扫描，从而提高了灵敏度，降低了干扰。而利用定量离子与定性离子的比例关系，既可定性，又可定量。实验结果如表 5-5 所示。

表 5-5　农药定性定量离子

农药名称	定性离子	定量离子
六六六-1	183.00，219.00，217.00	181
六六六-2	183.00，219.00，217.00	181
六六六-3	183.00，219.00，217.00	181
六六六-4	183.00，219.00，217.00	181
DDT-1	237.00，165.00，199.00，176.00	235
DDT-2	237.00，165.00，199.00，176.00	235

（2）线性范围和检出限

采用气相色谱–质谱联用仪检测甲苯配制的 2 种农药混合标准工作液，然后以进样浓度（μg/mL）为横坐标，峰面积为纵坐标，得到 2 种农药的标准曲线和标准品色谱图，如图 5-1 所示。

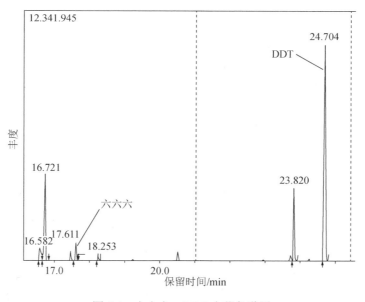

图 5-1　六六六、DDT 农药色谱图

以仪器噪声的 3 倍测定检出限，检出限范围为 0.00003～0.002μg/mL，可以满足农药残留分析的要求。两种有机氯类农药在 0.015～2.0μg/mL 内取七个点做标准曲线，线性良好，工作曲线相关性系数均在 0.99 以上，如表 5-6 所示。

表 5-6   农药标准曲线方程、相关性系数和最低检出限

农药名称	回归方程	相关系数（R）	保留时间/min	检出限/（$\times 10^{-4} \mu g/mL$）
六六六	$Y = 52060X - 968.77$	0.998 6	17.611	7.00
DDT	$Y = 25840X + 433.63$	0.998 7	24.704	8.00

（3）正交实验结果

通过正交实验分析超声和匀浆提取条件对提取率的影响，并确定最佳的提取条件。表格中数据表明提取溶剂、提取剂体积等因素对三七中提取农药残留有很大的影响。实验结果见表 5-7 和表 5-8。

表 5-7   超声正交实验提取率实验

实验序号	提取溶剂	提取剂体积	超声次数	超声时间	六六六-1	六六六-2	六六六-3	六六六-4	DDT-1	DDT-2
1	1	1	1	1	28.27	45.11	90.75	27.14	27.10	32.25
2	1	2	2	2	4.82	7.01	16.58	14.15	6.58	7.98
3	1	3	3	3	4.49	6.71	10.32	5.69	5.92	7.23
4	2	1	2	3	33.41	72.70	124.17	74.99	53.68	64.38
5	2	2	3	1	15.48	34.79	55.75	19.85	22.80	26.04
6	2	3	1	2	34.16	85.82	74.77	55.98	63.40	74.66
7	3	1	3	2	54.55	56.74	41.05	68.65	45.48	52.27
8	3	2	1	3	52.66	67.57	62.66	97.17	54.82	62.76
9	3	3	2	1	55.75	72.36	68.87	93.69	44.55	48.65

表 5-8   匀浆正交实验提取率实验

实验序号	提取溶剂	提取剂体积	匀浆转速	匀浆时间	六六六-1	六六六-2	六六六-3	六六六-4	DDT-1	DDT-2
1	1	1	1	1	41.32	49.03	95.07	31.26	22.89	24.35
2	1	2	2	2	17.77	18.52	19.53	16.05	12.18	14.40
3	1	3	3	3	20.42	20.54	51.72	24.61	14.18	16.13
4	2	1	2	3	16.53	2.71	27.20	37.60	1.09	1.66
5	2	2	3	1	46.43	101.18	21.82	92.42	60.76	66.92
6	2	3	1	2	56.05	124.28	30.78	121.89	75.98	83.83
7	3	1	3	2	38.67	89.70	12.07	98.75	52.64	56.78
8	3	2	1	3	42.11	97.04	13.09	99.07	56.55	60.08
9	3	3	2	1	43.52	99.93	14.15	58.83	58.91	60.83

由直观分析，结果得出超声实验下影响提取率的因素顺序为提取溶剂（A）影响最大，其余是超声次数（C）、提取剂体积（B）、超声时间（D），即 A>C>B>D，综合考虑得出最佳的提取条件组合为 $A_3B_1C_1D_2$。方差分析显示提取溶剂对提取结果具有显著性

影响，而提取剂体积、超声次数和超声时间无显著性影响，分析结果如表 5-9 和表 5-11 所示。

表 5-9　超声正交实验结果分析

序号 \ 因素	A	B	C	D	实验结果
1	1	1	1	1	30.5099
2	1	2	2	2	8.5829
3	1	3	3	3	6.4947
4	2	1	2	3	58.7942
5	2	2	3	1	24.9327
6	2	3	1	2	72.5786
7	3	1	3	2	53.5518
8	3	2	1	3	67.4066
9	3	3	2	1	57.8401
均值 1	15.196	47.619	56.832	37.761	—
均值 2	52.102	33.641	41.739	44.904	—
均值 3	59.600	45.638	28.326	44.232	—
极差	44.404	13.978	28.506	7.143	

注："—"表示未进行检测项或空白项。

由直观分析，结果得出匀浆实验下影响提取率的因素顺序为提取溶剂（A）影响最大，其余是匀浆机转速（C）、提取剂体积（B）、匀浆时间（D），即 A>C>B>D，综合考虑得出提取条件最佳的组合为 $A_3B_3C_1D_1$。方差分析显示各影响因素对提取结果无显著性影响，分析结果如表 5-10 和表 5-12 所示。

表 5-10　匀浆正交实验结果分析

序号 \ 因素	A	B	C	D	实验结果
1	1	1	1	1	32.7974
2	1	2	2	2	13.8500
3	1	3	3	3	18.8223
4	2	1	2	3	4.0959
5	2	2	3	1	76.1613
6	2	3	1	2	102.4241
7	3	1	3	2	69.8418
8	3	2	1	3	78.4418
9	3	3	2	1	80.2859
均值 1	21.823	35.578	71.221	63.082	—
均值 2	60.894	56.151	32.744	62.039	—
均值 3	76.190	67.177	54.942	33.787	—
极差	54.367	31.599	38.477	29.295	

注："—"表示未进行检测项或空白项。

表 5-11　超声正交实验方差分析

因素	偏差平方和	自由度	F 比	F 临界值	显著性
A	3389.951	2	36.312	19.000	*
B	343.234	2	3.677	19.000	
C	1220.243	2	13.071	19.000	
D	93.356	2	1.000	19.000	
误差	93.36	2	—	—	

注："—"表示未进行检测项或空白项,"*"表示有显著性,空白表示无显著性。

表 5-12　匀浆正交实验方差分析

因素	偏差平方和	自由度	F 比	F 临界值	显著性
A	4716.205	2	2.845	19.000	
B	1543.315	2	0.931	19.000	
C	2238.252	2	1.350	19.000	
D	1657.449	2	1.000	19.000	
误差	1657.45	2	—	—	

注："—"表示未进行检测项或空白项,空白表示无显著性。

　　超声提取正交实验通过方差分析、直观分析、提取率分析,判断各因素的影响大小、影响因素的显著性,综合分析得最佳的超声提取条件为 $A_3B_1C_1D_2$,即提取溶剂为二氯甲烷,提取剂用量为 20mL,超声 1 次,超声时间 30min。

　　匀浆提取正交实验通过方差分析、直观分析、提取率分析,判断各因素的影响大小、影响因素的显著性,综合分析得最佳的匀浆提取条件为 $A_3B_3C_1D_1$,即提取溶剂为二氯甲烷,加入量为 60mL,匀浆机转速为 15000r/min,匀浆 2min。

　　(4) 柱流失检查

　　两种提取条件下,净化过程都是 GPC 净化,色谱柱有很强的吸附能力,能将提取液中的杂质排除,使干扰因素减少,具有除杂和浓缩的作用;但同时也会出现部分农药被吸附,使得最终加标回收率偏低,所以进行柱流失分析。实验按照 1 个空白、3 组样品进行检测,最后将净化液检测,得到柱流失,最终得出柱流失率小于 10%。

5.2.6　回收率和精密度

　　在正交实验确定的最佳提取条件下,2 种农药按 1.3mg/kg 的添加水平,采用三七样品中进行加标回收率实验。平行测定 3 组以及 1 个空白实验,平均回收率为样品加标回收率平行测定 3 次的平均值,精密度以样本数为 3 的相对标准偏差表示,添加回收率与精密度结果见表 5-13 和表 5-14。从结果可以看出超声提取法和匀浆提取法的样品加标回收率为 65.78%～83.23%,相对标准偏差为 3.38%～4.96%,证明该方法能够满足农药残留分析的要求。

表 5-13 超声提取条件下回收率和精密度

名称	添加浓度/（mg/kg）	回收率/%	RSD/%
六六六	1.3	83.23	3.45
DDT	1.3	65.78	4.17

表 5-14 匀浆提取条件下回收率和精密度

名称	添加浓度/（mg/kg）	回收率/%	RSD/%
六六六	1.3	80.60	3.38
DDT	1.3	67.14	4.96

5.2.7 方法比较

从提取溶剂用量、提取率、方法回收率、精密度等方面对实验建立的超声提取 GPC 净化 GC-MS 法检测三七中有机氯农药和匀浆提取 GPC 净化 GC-MS 法检测三七中有机氯农药两种方法进行比较，比较结果如表 5-15 所示。由表 5-15 中数据可得出超声提取 GPC 净化 GC-MS 检测方法较好。所以本实验建立了超声提取 GPC 净化 GC-MS 法测定三七中有机氯农药残留的方法。

表 5-15 超声提取和匀浆提取检测结果比较

项目 \ 检测方法	超声提取下检测方法	匀浆提取下检测方法
溶剂用量/mL	20	60
回收率范围/%	65.78～83.23	67.14～80.60
精密度范围/%	3.45～4.17	3.38～4.96

5.2.8 样品检测

准确称取购买于某一中药市场的三七样品 1g，按上述得出的最佳提取条件进行整个分析过程的实验，按照最佳的提取工艺提取，将提取液过滤（滤纸中装有 1g 左右的无水硫酸钠和氯化钠），提取液经旋转蒸发仪浓缩至近干，用 GPC 溶液（乙酸乙酯：环己烷=1∶1 混合溶液）溶解，GPC 净化浓缩，浓缩液用气相色谱-质谱联用仪定量检测。测定市售三七中六六六、滴滴涕的含量，最终测定结果为市售三七中的六六六、滴滴涕是极其微量的。（注：三七样品购于某中药市场。）

5.3 气相色谱-质谱法测定三七中有机氯和拟除虫菊酯类农药残留方法研究

实验采用丙酮-正己烷混合溶剂对三七样品进行匀浆提取及超声波提取对比研究，

之后通过全自动固相萃取系统（SPEi）净化，采用 GC-MS 对有机氯和拟除虫菊酯类农药残留量进行测定。研究表明，超声提取优于匀浆提取，匀浆提取溶剂为正己烷-丙酮（V/V=5：1）60mL、加水体积为 0.5mL、匀浆提取转速为 10000r/min，超声波提取时间为 20min、提取溶剂以正己烷-丙酮（V/V=3：1）40mL；全自动固相萃取系统（SPEi）净化条件为洗脱溶剂以乙酸乙酯-石油醚（V/V=1：9）、通过氨基柱净化、洗脱体积 20mL、洗脱 2 次。11 种农药的方法加标回收率为 46.84%～123%，相对标准偏差为 2.83%～20.04%，检出限为 0.000105～0.848223μg/mL。此方法试剂用量少、操作简便、重现性好、回收率高、分析准确快速，适用于中药材中有机氯及拟除虫菊酯类农药的残留分析。

5.3.1　主要实验仪器及药品

实验中涉及的仪器、试剂、原料及标准品见表 5-16～表 5-18。

表 5-16　主要实验仪器

仪器名称	型号	生产厂家
真空干燥箱	GD30/14-2	南京实验仪器厂
电子天平	CP224C	奥豪斯仪器（上海）有限公司
超声波清洗器	SK3300LHC	上海科导超声仪器有限公司
可调高速均浆器	FSH-2	江苏大地自动化仪器厂
旋转蒸发仪	EYELA	上海爱朗仪器有限公司
循环水多用真空泵	SHZ-D（III）	天津体鑫仪器厂
全自动固相萃取净化系统	AS4-1175-1.3	美国 J2 公司
气相色谱-质谱联用仪/GC-MS	GC-MS-QP2010	日本岛津公司

表 5-17　主要实验试剂及原料

试剂名称	级别	生产厂家
丙酮	分析纯	天津市风船化学试剂科技有限公司
正己烷	分析纯	天津市风船化学试剂科技有限公司
石油醚	分析纯	天津市风船化学试剂科技有限公司
乙酸乙酯	工业纯	天津市天大化工实验厂
环己烷	分析纯	天津市风船化学试剂科技有限公司
氯化钠	分析纯	天津市风船化学试剂科技有限公司
无水硫酸钠	分析纯	天津市风船化学试剂科技有限公司
固相萃取小柱（C_{18}、NH_2、弗罗里硅土）		J2SGIENIFIG；北京常流科学仪器公司
三七药材	市售	

表 5-18　农药标准品

农药中文名称	英文名称	浓度	来源
六六六	Benzene hexachloride	固体	农业部农业环境质量监督检验测试中心
滴滴涕	Dichloro-diphenyl-trichloro-ethane	固体	农业部农业环境质量监督检验测试中心
联苯菊酯	Bifenthrin	1000μg/mL	农业部农业环境质量监督检验测试中心
甲氰菊酯	Fenpropathrin	1000μg/mL	农业部农业环境质量监督检验测试中心
氯氟氰菊酯	Cyhalothrin	1000μg/mL	农业部农业环境质量监督检验测试中心
氟氰戊菊酯	Flucythrinate	1000μg/mL	农业部农业环境质量监督检验测试中心
氟氯氰菊酯	Cyfluthrin	1000μg/mL	农业部农业环境质量监督检验测试中心
氯氰菊酯	Cypermethrin	1000μg/mL	农业部农业环境质量监督检验测试中心
氰戊菊酯	Fenvalerate	1000μg/mL	农业部农业环境质量监督检验测试中心
氟胺氰菊酯	Fluvalinate	1000μg/mL	农业部农业环境质量监督检验测试中心
溴氰菊酯	Deltamethrin	1000μg/mL	农业部农业环境质量监督检验测试中心

5.3.2　标准溶液的配制

（1）单一标准溶液的配制

分别精密移取 0.9mL 的标准溶液于对应的 10mL 容量瓶中，用甲苯稀释定容至刻度，摇匀，便得到 90μg/mL 的 11 种农药的单一标准溶液，并密封于冰箱中冷藏保存待用。

（2）混合标准溶液的配制

分别精密移取 11 种单一标准溶液于同一 25mL 容量瓶中，用丙酮稀释定容至刻度，摇匀得浓度为 3μg/mL 的混合标准溶液，并密封冷藏保存待用。

（3）工作溶液的配制

精密移取 3μg/mL 的混合标准溶液于 10mL 的容量瓶中，采用逐级稀释的方法，并用丙酮稀释定容，分别配制得到浓度为 2μg/mL、1μg/mL、0.5μg/mL、0.3μg/mL、0.1μg/mL、0.05μg/mL 的混合标准工作溶液。

5.3.3　GC-MS 检测条件

进样口温度：250℃；柱箱温度：70℃；进样方式：不分流进样；进样时间：1min；流量控制方式：线速度；压力（P）：77kPa；柱流量（F）：1.20mL/min；总流量（T）：28.2mL/min；吹扫流量：3.0mL/min；载气：纯度，He≥99.999%；毛细管柱：Rtx-5MS，30.0m×0.25μm×0.25mm；程序升温：70℃（保持 1min）以 8℃/min 的速度升至 250℃（保持 2min）再以 5℃/min 的速度升至 280℃（保持 10min）；总运行时间为 41.5min。离子源温度：230℃；接口温度：280℃；检测器电压：0.89kV；电源：EI 电源；溶剂延迟 3.5min。

5.3.4　实验方法

将市售的三七药材于 60℃干燥 4h，粉碎（过五号筛），密封保存待用。用电子天平准确称取 1g 样品于 100mL 具塞锥形瓶中，分别进行匀浆法提取及超声提取。提取液用滤纸在玻璃漏斗内进行常压过滤，过滤时先在滤纸中放入 1g 的氯化钠固体，滤液收集于圆底烧瓶内并于旋转蒸发仪（水浴温度小于 40℃）浓缩至近干，然后定容至 5mL，于 SPEi 上实现自动化净化。SPEi 中洗脱溶剂为乙酸乙酯-石油醚（V/V=1：9）的混合溶液，洗脱剂用量为 20mL，洗脱 2 次，经氨基固相萃取小柱净化，收集的洗脱液于旋转蒸发仪浓缩近干（水浴温度小于 40℃），用丙酮定容至 1mL 于 GC-MS 上检测。

5.3.5 实验设计

（1）匀浆法提取实验设计

匀浆提取是对样品的组织进行破坏，方法简单快速，是一种高效率的提取方法，本实验选择的匀浆时间为 2min。在用匀浆提取器提取三七中农药残留量的过程中，影响其提取效果的最主要的几个因素分别是提取溶剂、提取溶剂的体积、加水量以及匀浆提取器的转速。有机氯和拟除虫菊酯类农药的极性中等偏弱，正己烷的极性小，所以用正己烷作为提取溶剂比较理想，但在其中加入一定量的丙酮对药材有一定的渗透作用，能够提高提取效果，所以选用正己烷与丙酮以一定比例的混合溶剂为提取剂进行提取会比较理想。本实验提取溶剂选用正己烷-丙酮（V/V=1：0、V/V=5：1、V/V=3：1），转速选择 10000r/min、15000r/min、20000r/min，提取体积选用 20mL、40mL、60mL 进行提取。在提取过程中这些因素会影响提取效果，同时这些因素之间又会相互影响，为了避免其相互之间的影响便同时对这些因素进行优化，多因素同时优化比单因素实验的结果更理想。因此，实验采用四因素三水平正交实验设计，具体因素水平内容详见表 5-19，正交实验设计见表 5-20，同时筛选各因素对提取三七中 11 种有机氯和拟除虫菊酯类农药提取率的影响（参照空白样品）。

表 5-19　匀浆提取因素水平表

因素	水平		
	1	2	3
A（提取溶剂）	正己烷	正己烷-丙酮=（V/V=5：1）	正己烷-丙酮=（V/V=3：1）
B（溶剂体积）/mL	20	40	60
C（加水量）/mL	0	0.5	1
D（转速）/（10^4r/min）	1	1.5	2

表 5-20　正交实验设计表

实验序号	因素			
	A	B	C	D
1	1	1	1	1
2	1	2	2	2
3	1	3	3	3
4	2	1	2	3

实验序号	因素			
	A	B	C	D
5	2	2	3	1
6	2	3	1	2
7	3	1	3	2
8	3	2	1	3
9	3	3	2	1

（2）超声波法提取实验设计

超声提取是一种快速、高效的农药残留物提取方法，单一溶剂和混合溶剂均可以作为提取剂。本实验考虑了三七本身的性质、有机氯及拟除虫菊酯类农药的性质并参看了匀浆提取法中的提取条件。在超声提取过程中，提取溶剂、提取溶剂体积、加水量以及超声提取时间是影响其提取效果的几个主要因素，而且这几个因素之间又相互影响，所有只有同时优化了这些参数才能得到比较理想的提取率。此提取方法实验设计提取溶剂和加水体积参看匀浆提取实验设计，提取溶剂体积选用 10mL、20mL、40mL，提取时间选用 20min、30min、40min（在实验过程中每超声提取 10min 时停止超声，然后换水，之后继续超声提取）进行实验。实验采取正交设计，同时筛选各因素对于提取率的影响（提取率的计算以空白样品计算），设计四因素三水平的正交表 $L_9(4^3)$，具体因素水平内容见表 5-21。

表 5-21　超声提取因素水平表

因素	水平		
	1	2	3
A（提取溶剂）	正己烷	正己烷-丙酮=（V/V=5：1）	正己烷-丙酮=（V/V=3：1）
B（溶剂体积）/mL	10	20	40
C（加水量）/mL	0	0.5	1
D（超声时间）/min	20	30	40

（3）SPE 净化实验设计

用 SPE 进行净化时，其影响因素多，柱的填料、洗脱剂、洗脱体积以及洗脱次数等几个因素是影响净化效果的最主要的因素，直接决定净化的效果，以及检测结果的准确性。目前常用的柱填料有中性氧化铝、石墨化炭黑、活性炭、弗罗里硅土、硅胶等，本实验用了 C_{18} 柱、氨基柱、弗罗里硅土柱进行实验。洗脱剂也是影响其净化效果的最主要的因素，考虑到三七本身的性质及目标物的性质，本实验选用石油醚-乙酸乙酯（V/V=9：1）、环己烷-乙酸乙酯（V/V=1：1）、丙酮-正己烷（V/V=3：7）等不同极性的混合液为洗脱液进行实验。洗脱剂的体积也是影响实验加标回收率的主要因素，洗脱剂收集的体积决定了目标物是否收集完成，所以本实验选择了 10mL、15mL、20mL 为收集体积，并将洗脱次数设计为 1 次、2 次、3 次。于是根据这些因素设计四因素三水平正交实验表，将正交因素列于表 5-22，根据正交实验表选择相应的组合进行净化，找到最佳的组合得到匀浆提取的最佳的 SPE 净化条件。

表 5-22　SPE 净化正交实验因素水平表

因素	水平		
	1	2	3
A（洗脱溶剂）	石油醚-乙酸乙酯（V/V=9∶1）	环己烷-乙酸乙酯（V/V=1∶1）	丙酮-正己烷（V/V=3∶7）
B（洗脱体积）/mL	10	15	20
C（固相萃取小柱）	C_{18} 柱	NH_2 柱	弗罗里硅土柱
D（洗脱次数）	1	2	3

5.3.6　标准曲线方程、线性范围、检出限

采用 GC/MS 检测配制的工作溶液，图 5-2 为 2μg/mL 的 11 种农药标准溶液总离子流程图，图中横坐标为各标准品溶液浓度，纵坐标为各标准品峰面积。各标准品回归方程、线性范围和相关系数见表 5-23。由表 5-23 中相关数据可以看出，这 11 种农药标准品在 0.05～2.0μg/mL 范围内线性良好，工作曲线的相关性系数均在 0.98 以上。将 2μg/mL 的标准溶液在 5.3.3 节的 GC-MS 条件下检测，得到各标准品的保留时间，以仪器噪声的 3 倍测定检出限，检出限范围为 0.000105～0.848223μg/mL。各标准品的保留时间、定性离子及检出限见表 5-24。

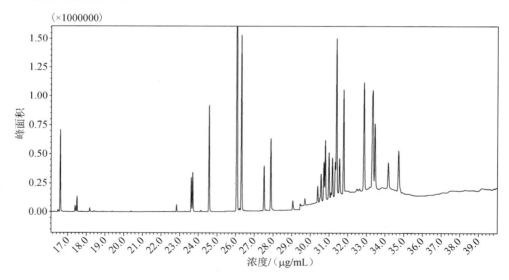

图 5-2　2μg/mL 的 11 种标准溶液总离子流程图

表 5-23　标准曲线、线性范围、检出限

农药名称	标准曲线	相关系数（R）	线性范围/（μg/mL）
六六六-1	$Y=228830X-3367.4$	0.9995	0.05～2
六六六-2	$Y=42179.2X-90.148$	0.9972	0.05～2
滴滴涕-1	$Y=149920X-5192.9$	0.9990	0.05～2
滴滴涕-2	$Y=453574X-25895.0$	0.9976	0.05～2
联苯菊酯	$Y=2505617X-20507$	0.9998	0.05～2
甲氰菊酯	$Y=760804X-17247.2$	0.9997	0.05～2
氯氟氰菊酯	$Y=283588X-19546.8$	0.9965	0.05～2
氟氯氰菊酯-1	$Y=42674.9X+460.57$	1.0000	0.05～2
氟氯氰菊酯-2	$Y=84202.3-1671.96$	0.9972	0.05～2
氟氯氰菊酯-3	$Y=106581X+595.03$	0.9933	0.05～2
氟氯氰菊酯-4	$Y=187628X-6435.2$	0.9982	0.05～2
氯氰菊酯-1	$Y=134793X-3802.9$	0.9991	0.05～2
氯氰菊酯-2	$Y=127818X-3415.3$	0.9985	0.05～2
氯氰菊酯-3	$Y=106018X-1447.9$	1.0000	0.05～2
氟氰戊菊酯-1	$Y=414915X-15970.7$	0.9994	0.05～2
氟氰戊菊酯-2	$Y=353749X-17592.6$	0.9989	0.05～2
氰戊菊酯	$Y=371994X-15245.1$	0.9989	0.05～2
氟胺氰菊酯	$Y=495437X-42697.4$	0.9959	0.05～2
溴氰菊酯	$Y=1590701X-7931.2$	0.9888	0.05～2

表 5-24　保留时间、定性离子及检出限

农药名称	保留时间	定性离子	检出限/（μg/mL）
六六六-1	16.595±0.1	181*、219、183、217	0.000947
六六六-2	17.490±0.1	181*、219、183、217	0.005215
滴滴涕-1	23.695±0.1	235*、237、165、199、176	0.001644
滴滴涕-2	24.570±0.1	235*、237、165、199、176	0.000621
联苯菊酯	26.065±0.1	181*、166、165	0.000105
甲氰菊酯	26.310±0.1	265*、181、249	0.001307
氯氟氰菊酯	27.875±0.1	181*、197、208、209	0.0002195
氟氯氰菊酯-1	30.390±0.1	206*、199、226	0.049927
氟氯氰菊酯-2	30.570±0.1	206*、199、226	0.036976
氟氯氰菊酯-3	30.725±0.1	206*、199、226	0.848223
氟氯氰菊酯-4	30.795±0.1	206*、199、226	0.486079
氯氰菊酯-1	30.990±0.1	181*、152、180	0.009777
氯氰菊酯-2	31.175±0.1	181*、152、180	0.097022
氯氰菊酯-3	31.325±0.1	181*、152、180	0.07251
氟氰戊菊酯-1	31.390±0.1	199*、157、451	0.005271
氟氰戊菊酯-2	31.770±0.1	199*、157、451	0.007482

续表

农药名称	保留时间	定性离子	检出限/（μg/mL）
氰戊菊酯	32.860±0.1	167*、225、419、181	0.027741
氟胺氰菊酯	33.450±0.1	250*、252、181	0.004211
溴氰菊酯	34.175±0.1	181*、172、174	0.02081

* 表示定量离子。

5.3.7 正交实验结果

（1）匀浆法提取实验正交结果

将匀浆提取因素水平表的内容根据正交实验设计表进行实验，正交实验结果见表 5-25。从表 5-25 中的数据可以看出其数据的变化范围大，不同的条件组合效果不一样。表 5-25 中数据值较大，说明这种提取方法提取出的杂质较多，三七本身的基质成分也一并被提取出来了，其对目标物的检测峰有很大的干扰。

表 5-25 匀浆提取正交实验提取率结果（%）

实验序号	提取溶剂	溶剂体积/mL	加水量/mL	超声时间/min	联苯菊酯	甲氰菊酯	氯氟氰菊酯	氟氯氰菊酯-1	氟氯氰菊酯-2	氟氯氰菊酯-3	—
1	1	1	1	1	180.13	170.20	226.05	122.50	92.31	151.82	—
2	1	2	2	2	174.68	167.66	219.41	127.52	94.96	146.66	—
3	1	3	3	3	150.26	157.47	197.80	121.82	92.01	138.02	—
4	2	1	2	3	175.71	176.61	248.76	166.76	123.14	168.52	—
5	2	2	3	1	166.60	169.49	229.48	130.30	109.58	155.06	—
6	2	3	1	2	189.12	186.28	251.86	164.91	112.84	166.62	—
7	3	1	3	2	165.05	164.15	220.97	126.60	104.13	151.31	—
8	3	2	1	3	181.54	180.37	238.65	139.80	99.18	164.90	—
9	3	3	2	1	184.59	183.14	281.38	173.24	121.18	177.84	—

实验序号	提取溶剂	溶剂体积/mL	加水量/mL	超声时间/min	氟氯氰菊酯-4	氯氰菊酯-1	氯氰菊酯-2	氯氰菊酯-3	氟氰戊菊酯-1	氟氰戊菊酯-2	—
1	1	1	1	1	60.25	209.73	213.39	110.93	174.87	174.34	—
2	1	2	2	2	27.53	213.62	208.97	113.73	174.32	172.70	—
3	1	3	3	3	198.84	186.58	198.24	105.00	162.19	161.58	—
4	2	1	2	3	146.35	232.26	239.85	127.80	199.70	200.05	—
5	2	2	3	1	236.49	200.80	221.50	121.64	185.95	185.17	—
6	2	3	1	2	313.04	235.68	249.80	132.22	199.34	201.10	—
7	3	1	3	2	217.16	193.98	212.12	115.19	178.35	177.44	—
8	3	2	1	3	30.68	209.27	228.99	119.05	185.03	185.52	—
9	3	3	2	1	298.19	232.05	255.02	135.80	205.73	200.01	—

续表

实验序号	提取溶剂	溶剂体积/mL	加水量/mL	超声时间/min	氰戊菊酯	氟胺氰菊酯	溴氰菊酯	六六六-1	六六六-2	滴滴涕-1	滴滴涕-2
1	1	1	1	1	191.60	176.21	206.20	142.34	160.99	179.40	196.60
2	1	2	2	2	189.76	179.62	218.72	156.36	177.55	169.94	181.15
3	1	3	3	3	175.33	170.64	199.91	148.74	172.58	131.89	136.34
4	2	1	2	3	213.11	202.90	245.64	175.17	216.73	154.29	157.44
5	2	2	3	1	197.94	187.97	226.88	157.71	170.45	154.88	161.86
6	2	3	1	2	216.85	210.30	249.84	172.04	198.56	158.75	164.57
7	3	1	3	2	193.37	186.22	221.94	153.00	163.09	125.90	125.27
8	3	2	1	3	203.07	197.57	234.02	156.99	181.70	115.78	161.15
9	3	3	2	1	251.86	219.01	256.54	177.68	217.89	202.37	213.97

对匀浆提取法实验数据进行直观分析，分析结果见表 5-26。通过表 5-26 直观分析数据可以分析出如下结果：极差数据表明在匀浆提取方法中提取溶剂的类型对提取效果影响最大（其极差为 25.433），其次是加水的体积影响较大（其极差为 19.414），再次是溶剂的提取体积的影响（其极差为 18.810），影响最小的是匀浆的转速（其极差为 12.357）。通过分析可以得出匀浆提取方法的最佳的提取条件是 $A_2B_3C_2D_1$，即提取溶剂为正己烷–丙酮（V/V =5：1）、提取溶剂的体积为 60mL、加水体积为 0.5mL、匀浆提取转速为 10000r/min。

表 5-26　正交实验直观分析表

所在列	1	2	3	4	实验结果
因素	A	B	C	D	
实验 1	1	1	1	1	165.26
实验 2	1	2	2	2	163.94
实验 3	1	3	3	3	158.17
实验 4	2	1	2	3	187.93
实验 5	2	2	3	1	177.16
实验 6	2	3	1	2	198.61
实验 7	3	1	3	2	168.17
实验 8	3	2	1	3	169.12
实验 9	3	3	2	1	209.87
均值 1	162.457	173.787	177.663	184.097	—
均值 2	187.900	170.073	187.247	176.907	—
均值 3	182.387	188.883	167.833	171.740	—
极差	25.443	18.810	19.414	12.357	

（2）超声波法提取实验正交结果

将超声提取因素水平表的内容根据正交实验设计表进行正交实验，采用 GC-MS 检测提取液，实验结果见表 5-27。由表 5-27 中的数据可以看出随着条件的变化提取的效果会随着变化，不同因素组合提取效果有着明显的差异，有的条件组合效果明显，有的组合提取出的目标物很少，有的组合将三七本身的基质成分也一并提取出来了，所以实验采用正交实验对各因素同时进行优化。

表 5-27　超声波提取正交实验提取率结果（%）

实验序号	提取溶剂	溶剂体积/mL	加水量/mL	超声时间/min	联苯菊酯	甲氰菊酯	氯氟氰菊酯	氟氯氰菊酯-1	氟氯氰菊酯-2	氟氯氰菊酯-3	—
1	1	1	1	1	132.90	123.48	170.34	103.95	84.09	118.68	—
2	1	2	2	2	92.11	94.03	126.07	97.50	64.36	90.83	—
3	1	3	3	3	112.96	113.05	159.94	133.59	84.44	110.47	—
4	2	1	2	3	87.12	88.05	120.96	102.33	69.82	77.64	—
5	2	2	3	1	118.29	127.18	166.76	146.62	103.81	114.62	—
6	2	3	1	2	140.51	132.07	193.69	150.06	101.85	125.28	—
7	3	1	3	2	119.55	122.05	166.72	122.58	91.77	111.89	—
8	3	2	1	3	136.21	130.00	183.42	119.92	88.65	116.90	—
9	3	3	2	1	148.50	150.71	203.00	163.89	113.70	141.14	—

实验序号	提取溶剂	溶剂体积/mL	加水量/mL	超声时间/min	氟氯氰菊酯-4	氯氰菊酯-1	氯氰菊酯-2	氯氰菊酯-3	氟氰戊菊酯-1	氟氰戊菊酯-2	—
1	1	1	1	1	229.06	150.16	159.29	92.06	134.34	135.00	—
2	1	2	2	2	179.41	114.01	122.61	67.10	100.65	100.39	—
3	1	3	3	3	210.59	139.10	149.86	85.28	127.83	127.46	—
4	2	1	2	3	153.18	104.88	110.87	65.22	97.57	96.16	—
5	2	2	3	1	257.34	146.86	153.28	92.91	138.95	139.02	—
6	2	3	1	2	239.48	164.51	177.21	101.91	151.59	151.27	—
7	3	1	3	2	216.78	138.48	144.81	90.78	130.86	129.68	—
8	3	2	1	3	233.56	155.91	167.61	93.93	139.20	138.68	—
9	3	3	2	1	260.34	175.36	181.96	108.94	160.90	160.47	—

实验序号	提取溶剂	溶剂体积/mL	加水量/mL	超声时间/min	氰戊菊酯	氟胺氰菊酯	溴氰菊酯	六六六-1	六六六-2	滴滴涕-1	滴滴涕-2
1	1	1	1	1	134.61	119.63	142.98	110.70	124.06	338.39	364.18
2	1	2	2	2	102.97	93.30	117.74	114.07	130.96	262.79	286.44
3	1	3	3	3	127.70	118.47	146.99	127.50	147.98	320.18	344.46
4	2	1	2	3	95.95	88.83	107.49	67.00	86.05	231.90	254.22
5	2	2	3	1	134.62	123.04	148.07	139.23	161.52	339.15	347.78
6	2	3	1	2	149.99	144.59	172.70	125.24	143.02	360.48	390.59
7	3	1	3	2	127.66	119.82	145.73	129.81	147.33	320.82	327.22
8	3	2	1	3	142.39	136.39	160.54	127.82	144.68	332.18	361.44
9	3	3	2	1	162.55	156.17	189.05	158.75	182.32	379.45	378.10

采用正交设计助手ⅡV3-1对超声提取液进行直观分析，通过直观分析和极差分析，判断各因素对提取效果的影响，直观分析结果见表 5-28。对表 5-28 的数据进行分析得

出的结果：极差数据结果说明提取溶剂的体积对提取效果的影响最大（极差为 31.606），加水量的多少对提取效果影响最小（极差为 23.784）；本方法的最佳提取条件为 $A_3B_3C_1D_1$，即提取溶剂为正己烷–丙酮（V/V=3：1）、提取溶剂体积为 40mL、不加水、超声提取时间为 20min（超声两次，每次 10min，10min 时停止超声然后换水再超声 10min）。其影响因素大小依次分别是提取溶剂体积、超声时间、提取溶剂种类和加水的体积。

表 5-28   正交实验直观分析表

所在列	1	2	3	4	实验结果
因素	A	B	C	D	
实验 1	1	1	1	1	156.21
实验 2	1	2	2	2	124.07
实验 3	1	3	3	3	151.99
实验 4	2	1	2	3	110.8
实验 5	2	2	3	1	163.11
实验 6	2	3	1	2	174.53
实验 7	3	1	3	2	152.86
实验 8	3	2	1	3	163.65
实验 9	3	3	2	1	188.17
均值 1	144.090	139.957	164.797	169.163	—
均值 2	149.480	150.277	141.013	150.487	—
均值 3	168.227	171.563	155.987	142.147	—
极差	24.137	31.606	23.784	27.016	—

（3）SPEi 净化正交实验结果

将提取液根据正交表进行 SPEi 净化正交实验，在 5.3.3 节条件下，采用 GC-MS 检测净化液，其正交实验数据结果见表 5-29。从表 5-29 中的数据就说明了不同的净化条件组合对净化结果的影响很大，有的条件组合几乎不能将目标物洗脱下来，但是有的条件组合净化效果明显。

表 5-29   提取液 SPEi 净化正交实验回收率（%）

实验序号	提取溶剂	溶剂体积/mL	加水量/mL	超声时间/min	联苯菊酯	甲氰菊酯	氯氟氰菊酯	氟氯氰菊酯-1	氟氯氰菊酯-2	氟氯氰菊酯-3	—
1	1	1	1	1	35.52	37.45	71.51	23.07	20.67	29.84	—
2	1	2	2	2	48.35	57.99	90.26	63.57	61.98	67.16	—
3	1	3	3	3	43.14	41.80	67.29	35.15	27.11	44.55	—
4	2	1	2	3	44.10	36.77	62.92	31.55	27.91	40.94	—
5	2	2	3	1	36.58	30.58	52.45	24.43	21.93	36.83	—
6	2	3	1	2	46.28	43.89	63.15	32.28	27.08	41.19	—
7	3	1	3	2	34.61	31.36	50.34	30.52	28.83	41.00	—
8	3	2	1	3	45.20	43.16	60.64	34.39	24.99	41.28	—
9	3	3	2	1	57.72	57.55	84.32	50.02	37.00	55.05	—

续表

实验序号	提取溶剂	溶剂体积/mL	加水量/mL	超声时间/min	氟氯氰菊酯-4	氯氰菊酯-1	氯氰菊酯-2	氯氰菊酯-3	氟氰戊菊酯-1	氟氰戊菊酯-2	—
1	1	1	1	1	60.81	41.91	47.14	28.06	33.30	37.59	—
2	1	2	2	2	98.11	71.28	82.02	60.94	97.29	99.58	—
3	1	3	3	3	70.82	55.53	65.24	38.22	53.47	56.85	—
4	2	1	2	3	75.40	54.15	57.82	36.37	46.62	49.73	—
5	2	2	3	1	56.51	43.43	47.24	31.04	35.29	39.79	—
6	2	3	1	2	80.35	54.59	59.89	37.59	44.84	48.12	—
7	3	1	3	2	53.08	41.74	46.85	29.92	35.17	39.22	—
8	3	2	1	3	63.60	52.49	58.69	35.73	41.91	45.94	—
9	3	3	2	1	103.80	73.55	79.90	48.83	68.00	68.29	—

实验序号	提取溶剂	溶剂体积/mL	加水量/mL	超声时间/mim	氰戊菊酯	氟胺氰菊酯	溴氰菊酯	六六六-1	六六六-2	滴滴涕-1	滴滴涕-2
1	1	1	1	1	50.05	40.75	42.13	31.21	42.73	38.83	41.01
2	1	2	2	2	75.66	80.54	80.11	41.18	63.06	42.43	42.60
3	1	3	3	3	54.38	57.68	59.50	32.23	51.10	21.22	19.98
4	2	1	2	3	53.06	53.16	54.95	36.54	45.70	16.85	14.50
5	2	2	3	1	42.13	42.89	42.17	27.54	34.77	16.13	13.94
6	2	3	1	2	53.66	53.13	52.32	36.57	50.41	24.24	22.14
7	3	1	3	2	42.16	46.21	46.63	26.79	36.18	14.58	12.05
8	3	2	1	3	50.90	50.32	51.47	40.28	52.34	22.81	20.21
9	3	3	2	1	71.80	69.49	74.40	44.00	53.75	31.53	31.60

对表 5-29 中净化的数据结果进行直观分析，将直观分析的结果列于表 5-30，由表 5-30 正交直观分析和极差分析结果表明提取液用 SPEi 净化的最佳净化条件为 $A_1B_3C_2D_2$，即洗脱溶剂为乙酸乙酯-石油醚（V/V=1：9）、洗脱体积为 20mL、经氨基固相萃取小柱净化、洗脱 2 次。柱填料对净化结果的影响最大，其极差为 18.693；洗脱剂的体积对结果的影响也很大，极差为 11.363；其次是洗脱溶剂的性质对其影响较大，极差为 10.290；洗脱次数对净化结果影响最小，其极差为 5.480。其结果说明了净化效果的好坏受多因素的影响，各因素之间又相互影响，只有同时优化了这些因素才能找到一种较好的净化方法。

表 5-30　提取液 SPEi 净化直观分析表

所在列	1	2	3	4	实验结果
因素	A	B	C	D	
实验 1	1	1	1	1	39.66
实验 2	1	2	2	2	69.69
实验 3	1	3	3	3	47.12
实验 4	2	1	2	3	44.16
实验 5	2	2	3	1	35.56

续表

所在列	1	2	3	4	实验结果
因素	A	B	C	D	
实验 6	2	3	1	2	45.88
实验 7	3	1	3	2	36.17
实验 8	3	2	1	3	44.02
实验 9	3	3	2	1	61.08
均值 1	52.157	39.997	43.187	45.433	—
均值 2	41.867	49.757	58.310	50.580	—
均值 3	47.090	51.360	39.617	45.100	—
极差	10.290	11.363	18.693	5.480	—

5.3.8 方法加标回收率

（1）匀浆提取方法回收率

通过正交实验找到匀浆法提取的最佳前处理方法，11 种农药添加了不同的加标量，以三七作为实验材料进行样品加标回收率实验，添加一个水平，重复测定 3 次，同时做样品空白作为对照[11]。样品加标回收率平行测定 3 次的平均值为样品回收率，以样品数为 3 的相对标准偏差表示精密度，样品加标回收率结果与 RSD 结果见表 5-31。从表 5-31 中的结果可以看出样品平均回收率为 45.25%～99.48%，相对标准偏差为 3.45%～12.27%，实验结果能够满足农药残留分析的要求。

表 5-31　匀浆提取 SPE 净化法的加标回收率及 RSD

农药	加标量/μg	测得量/μg	回收率/%	平均回收率/%	RSD/%
联苯菊酯	1.1952	0.6484	54.25	51.12	5.45
		0.5866	49.08		
		0.5978	50.02		
甲氰菊酯	1.1952	0.7568	63.32	58.32	9.68
		0.6321	52.89		
		0.7021	58.74		
氯氟氰菊酯	1.1952	1.1650	97.47	92.69	6.17
		1.0890	91.03		
		1.0707	89.58		
氟氯氰菊酯-1	1.1952	0.7911	66.19	63.90	5.02
		0.7257	60.72		
		0.7743	64.78		
氟氯氰菊酯-2	1.1952	0.7457	62.39	63.04	4.37
		0.7288	60.98		
		0.7860	65.76		

续表

农药	加标量/μg	测得量/μg	回收率/%	平均回收率/%	RSD/%
氟氯氰菊酯-3	1.1952	0.8286	69.33	66.13	8.09
		0.7266	60.79		
		0.8158	68.26		
氟氯氰菊酯-4	1.1952	1.2355	103.37	98.55	6.52
		1.1266	94.26		
		1.1714	98.01		
氯氰菊酯-1	1.1952	0.9165	76.68	72.80	5.99
		0.8310	69.53		
		0.8629	72.20		
氯氰菊酯-2	1.1952	1.0254	85.79	82.68	6.35
		1.0062	84.19		
		0.9329	78.05		
氯氰菊酯-3	1.1952	0.7876	65.90	62.24	5.72
		0.7264	60.78		
		0.7176	60.04		
氟氰戊菊酯-1	1.1952	1.1954	100.02	96.68	4.54
		1.1205	93.75		
		1.1507	96.28		
氟氰戊菊酯-2	1.1952	1.2204	102.11	99.48	4.42
		1.1988	100.30		
		1.1479	96.04		
氰戊菊酯	1.1952	0.9116	76.27	75.25	7.71
		0.9487	79.38		
		0.8377	70.09		
氟胺氰菊酯	1.1952	0.9268	77.54	82.99	7.62
		1.0083	84.36		
		1.0407	87.07		
溴氰菊酯	1.1952	0.9642	80.35	80.22	3.45
		0.9356	77.97		
		0.9881	82.34		
六六六-1	1.2	0.5804	48.37	49.17	12.27
		0.5224	43.53		
		0.6674	55.62		
六六六-2	1.2	0.7963	66.36	62.84	5.45
		0.7362	61.35		
		0.7298	60.82		
滴滴涕-1	1.2	0.5858	48.82	45.25	7.73
		0.5455	45.46		
		0.4976	41.47		

续表

农药	加标量/μg	测得量/μg	回收率/%	平均回收率/%	RSD/%
滴滴涕-2	1.2	0.5589	46.58	45.65	3.79
		0.5617	46.81		
		0.5227	43.56		

（2）超声提取方法回收率

在正交实验确定的最佳前处理条件和 GC-MS 检测条件下，将 11 种农药按添加不同的加标量，选择成分较多的三七作为实验材料进行加标回收率实验，平行测定 3 次，同时做空白实验作对比，平均回收率为样品回收率平行测定 3 次的平均值，精密度以样品数为 3 的相对标准偏差表示，回收率与精密度结果见表 5-32。从表 5-32 的结果可以看出平均回收率为 46.84%～123.01%，相对标准偏差为 2.83%～20.04%，实验结果能够满足农药残留分析的要求。

表 5-32 超声波提取 SPE 净化加标回收率

农药	加标量/μg	测得量/μg	回收率/%	平均回收率/%	RSD/%
联苯菊酯	1.1952	0.7070	59.15	59.19	9.16
		0.6482	54.23		
		0.7673	64.20		
甲氰菊酯	1.1952	0.7928	66.33	66.18	10.02
		0.7213	60.35		
		0.8590	71.87		
氯氟氰菊酯	1.1952	1.1432	95.65	94.87	10.22
		1.0456	87.48		
		1.2131	101.50		
氟氯氰菊酯-1	1.1952	0.8704	72.83	71.61	6.25
		0.8057	67.41		
		0.8915	74.59		
氟氯氰菊酯-2	1.1952	0.7919	66.26	66.67	7.75
		0.7460	62.42		
		0.8527	71.34		
氟氯氰菊酯-3	1.1952	0.8077	67.58	67.06	8.74
		0.7382	61.76		
		0.8586	71.84		
氟氯氰菊酯-4	1.1952	1.4034	117.42	116.03	4.56
		1.3396	112.08		
		1.4174	118.59		
氯氰菊酯-1	1.1952	0.9444	79.02	77.68	10.06
		0.8468	70.85		
		0.9940	83.17		

续表

农药	加标量/μg	测得量/μg	回收率/%	平均回收率/%	RSD/%
氯氰菊酯-2	1.1952	1.1249	94.12	93.43	12.39
		1.0116	84.64		
		1.2134	101.53		
氯氰菊酯-3	1.1952	0.6568	54.95	55.21	2.83
		0.6439	53.87		
		0.6790	56.81		
氟氰戊菊酯-1	1.1952	1.3644	114.16	113.73	7.51
		1.2893	107.87		
		1.4243	119.17		
氟氰戊菊酯-2	1.1952	1.4754	123.44	123.01	6.86
		1.4035	117.43		
		1.5318	128.16		
氰戊菊酯	1.1952	1.0098	84.49	82.98	9.90
		0.9082	75.99		
		1.057	88.48		
氟胺氰菊酯	1.1952	0.9476	79.28	78.25	9.53
		0.8586	71.84		
		0.9995	83.63		
溴氰菊酯	1.2	1.2894	107.45	105.49	10.80
		1.1622	96.85		
		1.3460	112.17		
六六六-1	1.2	0.5795	48.29	46.84	11.12
		0.4907	40.89		
		0.6163	51.36		
六六六-2	1.2	0.822	68.50	68.10	4.27
		0.7853	65.44		
		0.8446	70.38		
滴滴涕-1	1.2	1.1792	68.27	71.35	20.04
		0.5826	48.55		
		0.8069	67.24		
滴滴涕-2	1.2	1.1666	57.22	66.68	20.03
		0.4996	41.63		
		0.7344	61.20		

5.3.9 方法比较与样品分析结果

对优化条件下的匀浆提取与超声提取的试剂及用量、提取率、方法精密度等方面进行比较，匀浆提取以 60mL 的正己烷-丙酮（V/V=5∶1）作为提取溶剂，其回收率范围为 45.25%～99.48%，相对标准偏差为 3.45%～12.27%；超声提取法以 40mL 正己烷-丙酮（$V/V=3:1$）作为提取溶剂，其回收率范围为 46.84%～123.01%，相对标准偏差为 2.83%～20.04%。由表 5-31 和表 5-32 可知，用超声辅助提取法的样品加标回收率相对稳定，精密度偏差小，本研究选择超声提取法对三七中 11 种有机氯及拟除虫菊酯类农药进行提取，最终建立超声辅助提取 SPEi 净化 GC-MS 检测法测定三七中有机氯及拟除虫菊酯类农药残留量的含量。

用本方法测定市售三七中 11 种有机氯及拟除虫菊酯类农药的残留量，未检测到 11 种有机氯及拟除虫菊酯类农药的含量，说明本次购买的三七中无这类农药残留。

5.4 气相色谱–质谱法测定三七、云木香中有机磷类农药残留

以三七粉作为实验材料，对超声波和匀浆两种提取方式测得的结果进行计算，实验结果为超声提取过程中加入 20mL 二氯甲烷超声 1 次，时间为 30min；提取溶剂种类影响效果较为显著，回收率为 43.37%～85.63%。匀浆提取时实验数据和计算表明，加入二氯甲烷 60mL，在条件为 10000r/min 下匀浆 2min，影响因素中提取剂影响最大。使用该方法达到了 67.94%～96.78%的回收率，表明匀浆提取效果较为理想，采用全自动固相萃取系统对三七提取液进行净化，通过设计正交实验表，优化固相萃取小柱的种类、洗脱溶剂类型、洗脱体积、洗脱次数四因素及对应水平对三七提取液净化效果的影响，得到最佳的净化条件为甲苯：乙腈（1:3）作为洗脱溶剂，在乙腈为 5mL 的提取过程中，通过弗罗里硅土柱洗脱三次效果较好。有机磷类农药在 0.05～2.0μg/mL 范围内线性良好，工作曲线相关性系数均在 0.98 以上，以仪器噪声的 3 倍测定检出限，检出限范围为 0.12～0.52μg/mL。

5.4.1 实验仪器与试剂、标准品

主要仪器、试剂、原料及标准品见表 5-33～表 5-35。

表 5-33 主要仪器

仪器	型号	生产厂家
旋转蒸发仪	EYELA	上海爱朗仪器有限公司
分析天平	CP224C	奥豪斯仪器（上海）有限公司
真空干燥箱	GD30/14-2	南京实验仪器厂
超声清洗器	SK3300LHC	上海科导超声仪器有限公司
涡旋混匀器	FSH-2	江苏大地自动化仪器厂
匀浆机	FSH-2	金坛市环保仪器厂
全自动固相萃取系统	AS4-1175-1.3	美国 J2 公司
气相色谱–质谱联用仪	GC-MS-QP2010	日本岛津公司

表 5-34　主要试剂及原料

试剂名称	纯度及用途	生产厂家	备注
丙酮	分析纯	天津市风船化学试剂科技有限公司	
正己烷	分析纯	天津市风船化学试剂有限公司	
甲醇	分析纯	天津市风船化学试剂有限公司	
二氯甲烷	分析纯	天津市风船化学试剂有限公司	
乙腈	分析纯	天津市风船化学试剂有限公司	
氯化钠	分析纯	天津市风船化学试剂有限公司	
无水硫酸钠	分析纯	天津市风船化学试剂科技有限公司	用前于120℃的烘箱中加热4~5h，冷却至室温后取出，置于干燥箱中备用，至多储存一周
固相萃取小柱		北京常流科学仪器公司	
三七药材	市售		人工种植药材

表 5-35　农药标准品

农药中文名称	英文名称	浓度/（mg/L）	来源
甲胺磷	Methamidophos	1000	农业部农业环境质量监督检验测试中心
敌敌畏	Dichlorvos	1000	农业部农业环境质量监督检验测试中心
乙酰甲胺磷	Acephate	1000	农业部农业环境质量监督检验测试中心
氧乐果	Omethoate	1000	农业部农业环境质量监督检验测试中心
久效磷	Monocrotophos	1000	农业部农业环境质量监督检验测试中心
甲拌磷	Phorate	1000	农业部农业环境质量监督检验测试中心
磷胺	Phosphamidon	1000	农业部农业环境质量监督检验测试中心
甲基对硫磷	Methyl parathion	1000	农业部农业环境质量监督检验测试中心
杀螟硫磷	Fenitrothion	1000	农业部农业环境质量监督检验测试中心
马拉硫磷	Malathion	1000	农业部农业环境质量监督检验测试中心
倍硫磷	Fenthion	1000	农业部农业环境质量监督检验测试中心
毒死蜱	Chlorpyrifos	1000	农业部农业环境质量监督检验测试中心
对硫磷	Parathion	1000	农业部农业环境质量监督检验测试中心
丙溴磷	Profenofos	1000	农业部农业环境质量监督检验测试中心
三唑磷	Triazophos	1000	农业部农业环境质量监督检验测试中心
亚胺硫磷	Imidan	1000	农业部农业环境质量监督检验测试中心
伏杀硫磷	Phosalone	1000	农业部农业环境质量监督检验测试中心

5.4.2　标准溶液的配制

单一标准储备液：分别精密移取 0.9mL 的 17 种标准溶液，各置于 10mL 容量瓶中，采用甲苯稀释定容至刻度，摇匀，即得 17 种单一标准储备液，密封冷藏保存。

混合标准储备溶液：精密移取 17 种单一标准储备液于同一 10mL 容量瓶中，用丙酮稀释定容至刻度，摇匀得浓度为 4.5μg/mL 的混合标准液，密封冷藏保存。

工作溶液的配制：精密移取三七药材空白提取基质溶液 1mL 分别等量置于 6 个 10mL 容量瓶中，依次精密加入 17 种农药混合标准品溶液，采用逐级稀释法，加丙酮稀释定容至刻度、摇匀，得到三七药材基质标准工作溶液浓度为 2μg/mL、1μg/mL、0.5μg/mL、0.25μg/mL、0.1μg/mL、0.05μg/mL 的混合标准工作溶液。

5.4.3　色谱条件

（1）GC 条件

进样口温度：250℃；不分流进样；柱流量：1.20mL/min；总流量：28.2mL/min；吹扫流量：3.0mL/min；载气：纯度，He≥99.999%（*V/V*），四川梅塞尔气体产品有限公司；毛细管柱：Rtx-5MS，30.0m×0.25μm×0.25mm；程序升温：70℃/min、8℃/min、250℃/2min、5℃/min、300℃/10min；总运行时间：45.50min。

（2）MS 条件

离子源温度：230℃；接口温度：280℃；检测器电压：0.89kV；溶剂延迟时间：3.5min；定性定量离子（*表示定量离子）：甲胺磷，94*、141、47、64；敌敌畏，109*、79、185、145；乙酰甲胺磷，136*、94、47、125；氧乐果，156*、110、79、126；久效磷，127*、97、67、192；甲拌磷，75*、121、260、231；磷胺，127*、264、15、205；甲基对硫磷，109*、125、263、79；杀螟硫磷，125*、109、260、277；马拉硫磷，173*、127、93、185；倍硫磷，278*、125、169、245；毒死蜱，314*、197、28、268；对硫磷，291*、109、137、97；丙溴磷，139*、208、337、269；三唑磷，161*、257、285、172；亚胺硫磷，160*、317、133、77；伏杀硫磷，182*、121、154、367。

5.4.4　实验方法

将市售的三七药材于 60℃下干燥 4h，粉碎（过五号筛）待用，准确称取 1g 样品于 250mL 具塞锥形瓶中，量取 60mL 二氯甲烷匀浆提取，转速为 10000r/min，提取 2min，进行常压过滤，滤纸中装有 1g 的无水硫酸钠和 1g 的氯化钠，收集滤液于旋转蒸发仪（水浴温度小于 40℃）上浓缩到 5mL，于全自动固相萃取系统上实现自动化净化，全自动固相萃取系统中洗脱溶剂为 5mL 甲苯与乙腈（1∶3，*V/V*）的混合溶液洗脱 3 次，经弗罗里硅土固相萃取柱（J2SGIENIFIG；北京长流科学仪器公司）净化，收集洗脱液于旋转蒸发仪浓缩近干（水浴温度为 38℃），用丙酮定容至 1mL，经 0.45μm 的过滤头过滤到进样口中，于气相色谱-质谱联用仪上检测。

5.4.5　实验设计

（1）超声提取实验设计

在超声提取过程中，提取溶剂、提取溶剂体积、提取次数、超声提取时间是影响前处理效果的几个最主要因素，而这几个因素又相互影响，只有同时优化了这些参数才能得到最佳的提取率。因此实验采用正交设计，同时筛选各因素对于提取率的影响（提取率的计算以空白样品计算），设计四因素三水平的正交表 $L_9(4^3)$，主要因素水平表见

表 5-36，正交设计表见表 5-37。

表 5-36　超声提取因素水平表

因素＼水平	1	2	3
A（提取溶剂）	甲醇	乙腈	二氯甲烷
B（提取溶剂体积）/mL	20	40	60
C（提取次数）	1	2	3
D（超声提取时间）/min	15	30	45

表 5-37　正交实验设计表

实验序号	因素			
	A	B	C	D
1	1	1	1	1
2	1	2	2	2
3	1	3	3	3
4	2	1	2	3
5	2	2	3	1
6	2	3	1	2
7	3	1	3	2
8	3	2	1	3
9	3	3	2	1

（2）匀浆提取实验设计

在匀浆提取过程中，影响前处理效果的几个最主要因素是浸泡溶剂、浸泡溶剂体积、匀浆时间、功率，同时优化了这些因素才能避免相互影响，比单因素实验的结果更理想。因此实验采用四因素三水平正交实验设计表（表 5-37），筛选各因素各水平对于提取三七中 17 种有机磷农药提取率的影响（参照空白样品），设计表选择 $L_9(4^3)$，具体因素水平内容详见表 5-38。

表 5-38　匀浆提取因素水平表

因素＼水平	1	2	3
A（浸泡溶剂）	甲醇	乙腈	二氯甲烷
B（浸泡溶剂体积）/mL	30	40	60
C（转速）/（r/min）	10000	15000	20000
D（匀浆时间）/min	2	3	5

（3）净化提取液实验设计

净化小柱的填料和洗脱剂的选择直接关系到检测结果的准确性，选择正确的洗脱剂和固相萃取材料的组合，能有效提高检测方法的准确性。合适的固相萃取小柱填料可以把目标农药有效提取出来，而较少提取油脂、蛋白、色素等杂质；合适的洗脱剂能将目标农药从净化柱上彻底洗脱下来，而将油脂、蛋白和色素等杂质保留在净化柱上，因此合适的固相萃取小柱和洗脱剂及其用量对于三七中残留农药提取、分离净化至关重要。方法采用全自动固相萃取系统对三七提取液进行净化，通过设计正交实验表（表5-37），优化固相萃取小柱的种类、洗脱溶剂类型、洗脱体积、洗脱次数四因素及对应水平（表5-39）对三七提取液净化效果的影响，得到最佳的净化条件。

表 5-39　净化提取液因素水平表

水平 因素	1	2	3
A（洗脱溶剂）	丙酮-正己烷（V/V=1∶1）	甲苯-乙腈（V/V=1∶3）	环己烷-乙酸乙酯（V/V=1∶1）
B（洗脱体积）/mL	5	10	20
C（固相萃取小柱种类）	C_{18}柱	NH_2柱	弗罗里硅土小柱
D（洗脱次数）	1	2	3

5.4.6　正交实验结果

（1）超声实验正交结果

三七中成分复杂，选用极性较大的丙酮溶剂提取，易将杂质提取出，用极性较小的正己烷提取，不易将目标物提取，致使检出限、定量限和提取率降低。再者，提取剂的用量和超声时间、次数也在一定程度上受影响，实验按表5-37中的正交实验设计表考察了提取剂用量为20mL、40 mL、60 mL 时不同的甲醇、乙腈、二氯甲烷三种提取剂在超声仪上分别提取不同时间（15min、30min、45min）不同提取次数（1 次、2 次、3 次）的提取效果，$L_9(4^3)$设计的正交实验提取率结果列于表5-40，由表5-40 中的数据说明实验设计的 4 个因素对提取三七中的 17 种有机磷农药有一定的影响。随着提取剂种类、提取剂用量、超声提取次数、超声时间的变化，提取率也有很大变化。有些因素组合的提取率较低，而有些组合提取率很高，较低的提取率有可能是提取不完全引起的。

表 5-40　正交实验提取率结果（%）

实验序号	提取溶剂	提取溶剂体积/mL	提取次数	超声提取时间/min	甲胺磷	敌敌畏	乙酰甲胺磷	氧乐果	久效磷	—	—
1	1	1	1	1	67.95	77.32	75.59	68.27	64.52	—	—
2	1	2	2	2	67.89	76.70	75.45	67.88	63.98	—	—
3	1	3	3	3	59.72	74.43	75.14	67.42	61.66	—	—
4	2	1	2	3	62.95	62.90	65.65	64.26	78.27	—	—
5	2	2	3	1	67.96	63.71	66.84	65.50	81.51	—	—
6	2	3	1	2	61.37	61.31	70.96	66.18	70.89	—	—
7	3	1	3	2	67.68	76.72	75.56	67.63	63.32	—	—

续表

实验序号	提取溶剂	提取溶剂体积/mL	提取次数	超声提取时间/min	甲胺磷	敌敌畏	乙酰甲胺磷	氧乐果	久效磷	—	—
8	3	2	1	3	64.31	62.85	72.56	63.98	81.52	—	—
9	3	3	2	1	65.13	61.58	73.82	65.86	80.44	—	—

实验序号	提取溶剂	提取溶剂体积/mL	提取次数	超声提取时间/min	甲拌磷	磷胺	甲基对硫磷	杀螟硫磷	马拉硫磷	—	—
1	1	1	1	1	73.27	69.66	93.43	68.96	65.78	—	—
2	1	2	2	2	72.90	69.39	91.36	68.55	65.20	—	—
3	1	3	3	3	70.51	67.99	58.99	66.35	62.46	—	—
4	2	1	2	2	79.55	71.33	75.83	84.54	83.55	—	—
5	2	2	3	1	76.62	72.30	76.83	83.18	85.15	—	—
6	2	3	1	2	65.36	63.99	86.66	71.28	71.68	—	—
7	3	1	3	2	72.32	69.23	95.43	67.94	64.76	—	—
8	3	2	1	3	65.29	69.54	85.13	75.60	80.81	—	—
9	3	3	2	1	62.48	69.56	86.84	74.72	79.16	—	—

实验序号	提取溶剂	提取溶剂体积/mL	提取次数	超声提取时间/min	倍硫磷	毒死蜱	对硫磷	丙溴磷	三唑磷	亚胺硫磷	伏杀硫磷
1	1	1	1	1	63.49	61.01	67.43	67.40	76.02	61.84	66.20
2	1	2	2	2	63.25	61.37	67.50	66.90	75.91	61.95	65.88
3	1	3	3	3	60.24	63.69	64.36	65.02	74.42	62.24	63.99
4	2	1	2	2	94.05	101.10	59.87	60.41	62.89	63.11	64.94
5	2	2	3	1	92.11	101.22	51.04	60.40	63.71	62.79	64.47
6	2	3	1	2	79.14	85.30	60.00	67.39	61.31	62.85	61.15
7	3	1	3	2	62.54	62.08	68.00	52.43	67.72	50.25	49.33
8	3	2	1	3	86.96	98.35	62.17	67.23	62.85	61.82	66.39
9	3	3	2	1	84.76	95.43	68.41	66.39	61.58	61.82	66.39

采用正交设计助手ⅡV3-1，通过直观分析和极差分析（表 5-41），判断各因素的影响大小。极差数据分析结果表明，对于大多数农药，提取溶剂种类的影响最大（极差为44.404），其余因素依次为超声提取次数（28.506）、提取溶剂体积（13.978）、超声提取时间（7.143），即 A>C>B>D。超声提取时间、提取溶剂种类及其用量的选择关系到样品中农药残留完全提取和定量问题，合适的提取溶剂可较好地去除部分干扰物，对目标物质又能提取，保证在洗脱过程中完全提取，不会过多增加背景干扰。由正交实验直观分析和极差分析可知，超声提取三七中 17 种有机磷农药残留最佳的工艺提取条件为 $A_3B_1C_1D_2$，即二氯甲烷提取，提取剂用量 20mL，提取超声 1 次，提取为时间为 30min；在提取过程中影响因素分别是提取溶剂种类、提取溶剂体积、超声提取次数、超声提取时间，其中提取溶剂种类具有显著性影响。

表 5-41　正交实验直观分析表

所在列	1	2	3	4	实验结果
因素	A	B	C	D	
实验 1	1	1	1	1	30.5099
实验 2	1	2	2	2	8.5829
实验 3	1	3	3	3	6.4947
实验 4	2	1	2	3	58.7942
实验 5	2	2	3	1	24.9327
实验 6	2	3	1	2	72.5786
实验 7	3	1	3	2	53.5518
实验 8	3	2	1	3	67.4066
实验 9	3	3	2	1	57.8401
均值 1	15.196	47.619	56.832	37.761	—
均值 2	52.102	33.641	41.739	44.904	—
均值 3	59.600	45.638	28.326	44.232	—
极差	44.404	13.978	28.506	7.143	—

（2）匀浆实验正交结果

使用不同溶剂匀浆提取过程中，极性较大的提取溶剂都容易将三七杂质提取出来，溶剂的种类对提取率具有显著的影响。实验按表 5-37 中的正交实验设计表考察了提取剂用量为 30mL、40mL、60mL 时，不同的甲醇、乙腈、二氯甲烷三种提取剂在匀浆提取时，分别提取不同时间（2min、3min、5min），不同提取功率（10000r/min、15000r/min、20000r/min）的提取效果，$L_9(4^3)$ 设计的正交实验提取率结果列于表 5-42。表 5-42 中的数据说明实验设计的 4 个因素对提取三七中的 17 种有机磷农药都有一定的影响，随着浸泡溶剂种类、浸泡溶剂体积、功率和匀浆提取时间的变化，提取率也有显著变化。部分因素组合的提取率较低，说明提取液在转移过程中少数残液已损失或是浓缩时水浴温度相对较高而受影响；但有些组合的提取率相对较高，原因之一在于提取时三七的复杂成分已被提取出来了。

表 5-42　正交实验提取率结果（%）

实验序号	浸泡溶剂	浸泡溶剂体积/mL	功率/(r/min)	匀浆时间/min	甲胺磷	敌敌畏	乙酰甲胺磷	氧乐果	久效磷	—	—
1	1	1	1	1	69.06	75.21	75.97	74.75	66.23	—	—
2	1	2	2	2	45.94	76.28	75.99	75.28	67.09	—	—
3	1	3	3	3	55.78	75.61	75.97	75.25	67.34	—	—
4	2	1	2	3	59.45	63.01	73.03	74.42	66.03	—	—
5	2	2	3	1	67.96	65.08	71.84	73.85	62.35	—	—
6	2	3	1	2	62.96	73.71	71.62	73.34	60.63	—	—
7	3	1	1	3	64.78	79.96	67.62	73.12	61.98	—	—
8	3	2	1	3	65.76	72.06	71.95	7346	63.33	—	—
9	3	3	2	1	66.99	62.22	74.38	73.93	65.03	—	—

实验序号	浸泡溶剂	浸泡溶剂体积/mL	功率/(r/min)	匀浆时间/min	甲拌磷	磷胺	甲基对硫磷	杀螟硫磷	马拉硫磷	—	—
1	1	1	1	1	62.58	71.23	68.91	27.00	67.20	—	—
2	1	2	2	2	63.49	71.91	69.76	43.98	67.94	—	—
3	1	3	3	3	62.57	71.73	69.70	45.66	67.44	—	—
4	2	1	2	3	85.53	78.11	71.91	74.25	91.53	—	—
5	2	2	3	1	91.91	81.76	69.72	66.94	94.66	—	—
6	2	3	1	2	96.29	92.89	69.68	64.85	100.25	—	—
7	3	1	3	2	95.95	97.03	80.35	70.70	88.31	—	—
8	3	2	1	3	97.32	80.52	72.88	70.23	93.24	—	—
9	3	3	2	1	80.88	67.52	65.04	81.83	79.52	—	—

实验序号	浸泡溶剂	浸泡溶剂体积/mL	功率/(r/min)	匀浆时间/min	倍硫磷	毒死蜱	对硫磷	丙溴磷	三唑磷	亚胺硫磷	伏杀硫磷
1	1	1	1	1	64.34	60.04	63.66	68.33	48.78	61.87	66.38
2	1	2	2	2	65.06	61.63	62.54	67.59	60.87	61.91	66.41
3	1	3	3	3	64.12	61.08	63.14	67.19	67.38	61.85	66.42
4	2	1	2	3	90.27	100.74	117.98	46.72	67.37	34.77	60.38
5	2	2	3	1	101.50	107.36	131.25	68.35	56.89	59.19	45.67
6	2	3	1	2	103.16	110.81	135.37	68.38	67.37	57.94	65.76
7	3	1	3	2	85.18	101.53	128.93	68.27	67.37	49.57	48.77
8	3	2	1	3	97.05	103.67	125.92	68.37	67.35	49.76	54.32
9	3	3	2	1	97.98	89.73	105.79	68.41	67.36	61.82	61.54

通过表 5-43 分析得出极差为 54.367（浸泡溶剂为二氯甲烷）较大，其次的极差为 38.477（功率），最佳的提取条件为 $A_3B_3C_1D_1$；影响因素：A>C>B>D。结果是加入二氯甲烷 60mL，在条件为 10000r/min 下匀浆 2min，浸泡溶剂种类影响效果较为显著。

表 5-43　匀浆实验直观分析表

所在列	1	2	3	4	实验结果
因素	A	B	C	D	
实验1	1	1	1	1	32.7974
实验2	1	2	2	2	13.8500
实验3	1	3	3	3	18.8223
实验4	2	1	2	3	4.0959
实验5	2	2	3	1	76.1613
实验6	2	3	1	2	102.4241
实验7	3	1	3	2	69.8418
实验8	3	2	1	3	78.4418

续表

所在列	1	2	3	4	实验结果
因素	A	B	C	D	
实验9	3	3	2	1	80.2859
均值1	21.823	35.578	71.221	63.082	—
均值2	60.894	56.151	32.744	62.039	—
均值3	76.190	67.177	54.942	33.787	—
极差	54.367	31.599	38.477	29.295	—

（3）净化提取液正交实验结果

通过正交实验所得的数据并进行极差分析和显著性分析，判断各因素的影响情况。通过采用正交设计助手 II V3-1 分析，结果表明 17 种农药中大多数农药受洗脱溶剂的种类影响最大，洗脱溶剂用量、洗脱次数、柱的类型影响情况依次降低，即 A>B>D>C。样品中农药残留量要进行准确定量，选择合适的填料种类是关键，选择填料种类的原则是，能有效去除干扰物同时对目标物吸附能力弱甚至不吸附，而且洗脱过程能完全洗脱，洗脱液不增加背景干扰。实验数据表明，弗罗里硅土柱可以有效去除干扰，且保证目标物质的回收。

净化条件结果：选用不同洗脱溶剂的洗脱效果来进行比较，该实验分别选择了丙酮：正己烷（1:1）、甲苯：乙腈（1:3）、环己烷：乙酸乙酯（1:1）。以相同体积进行洗脱。表 5-44 和表 5-45 表明洗脱溶剂为甲苯：乙腈（1:3）（均值为 110.326）为最大，更多的杂质被洗脱，而对于目标物质的洗脱能力也会随之加大，故对提取效果影响明显，其次为洗脱体积（110.285），则净化过程选择条件为 $A_2B_1C_3D_3$，即通过以 5mL 甲苯：乙腈（1:3）为洗脱剂通过弗罗里硅土柱洗脱三次为该实验最佳净化方法。

表 5-44　正交实验 17 种农药提取率（%）

实验序号	洗脱溶剂	洗脱体积/mL	固相萃取小柱	洗脱次数	甲胺磷	敌敌畏	乙酰甲胺磷	氧乐果	久效磷	—	—
1	1	1	1	1	55.99	65.76	62.46	64.34	54.51	—	—
2	1	2	2	2	51.77	63.56	73.44	61.17	51.79	—	—
3	1	3	3	3	62.49	65.95	63.49	73.91	52.06	—	—
4	2	1	2	3	56.39	66.31	58.79	60.14	150.58	—	—
5	2	2	3	1	50.91	66.48	63.25	53.36	88.13	—	—
6	2	3	1	2	55.11	51.99	55.65	63.04	65.29	—	—
7	3	1	3	2	51.18	63.02	50.80	54.65	63.48	—	—
8	3	2	1	3	56.66	67.46	65.34	64.26	55.13	—	—
9	3	3	2	1	57.62	67.07	65.06	62.75	54.55	—	—

续表

实验序号	洗脱溶剂	洗脱体积/mL	固相萃取小柱	洗脱次数	甲拌磷	磷胺	甲基对硫磷	杀螟硫磷	马拉硫磷	—	—
1	1	1	1	1	53.54	57.99	58.47	59.34	57.59	—	—
2	1	2	2	2	50.77	54.93	56.54	51.29	53.49	—	—
3	1	3	3	3	54.38	54.24	59.41	75.46	58.56	—	—
4	2	1	2	3	53.71	88.13	54.17	79.81	54.86	—	—
5	2	2	3	1	54.52	96.50	55.42	71.84	52.56	—	—
6	2	3	1	2	53.79	69.44	51.95	70.51	53.82	—	—
7	3	1	3	2	54.36	74.60	76.11	97.41	56.22	—	—
8	3	2	1	3	54.78	73.59	57.47	62.31	57.61	—	—
9	3	3	2	1	54.67	52.88	57.78	81.35	58.05	—	—

实验序号	洗脱溶剂	洗脱体积/mL	固相萃取小柱	洗脱次数	倍硫磷	毒死蜱	对硫磷	丙溴磷	三唑磷	亚胺硫磷	伏杀硫磷
1	1	1	1	1	54.43	51.41	52.05	53.84	55.65	52.78	54.15
2	1	2	2	2	50.25	51.02	54.46	50.52	50.62	54.57	50.31
3	1	3	3	3	55.44	52.83	51.31	56.61	55.09	52.17	55.47
4	2	1	2	3	55.74	108.09	51.69	50.89	58.53	52.34	53.79
5	2	2	3	1	55.80	51.77	51.61	54.71	55.72	52.33	54.82
6	2	3	1	2	55.91	136.44	52.31	56.58	53.31	52.25	54.01
7	3	1	3	2	54.64	60.13	50.87	64.04	60.66	55.63	52.50
8	3	2	1	3	55.97	53.58	51.20	55.74	56.39	52.32	54.78
9	3	3	2	1	55.94	53.67	50.96	57.56	56.57	51.97	55.66

表5-45 有机磷SPE净化正交实验直观分析表

所在列	1	2	3	4	实验结果
因素	A	B	C	D	
实验1	1	1	1	1	104.7890
实验2	1	2	2	2	104.7031
实验3	1	3	3	3	106.3391
实验4	2	1	2	3	114.3657
实验5	2	2	3	1	108.2106
实验6	2	3	1	2	108.4004
实验7	3	1	3	2	111.6991
实验8	3	2	1	3	106.3132
实验9	3	3	2	1	105.2920
均值1	105.277	110.285	106.501	106.097	—
均值2	110.326	106.409	108.120	108.268	—
均值3	107.767	106.676	108.750	109.006	—
极差	5.049	3.876	2.249	2.909	—

5.4.7 标准曲线方程、线性范围及检出限

以进样量为 1μL，按色谱条件进行测定，图 5-3 为 17 种标准溶液总离子流程图。以各标准品溶液浓度为横坐标，各标准品峰面积为纵坐标，绘制标准曲线。各标准品线性范围、回归方程与相关系数分别见表 5-46。由表 5-46 可以看出，有机磷类农药在 0.005～2μg/mL 范围内线性良好，工作曲线相关性系数均在 0.98 以上。以仪器噪声的 3 倍测定检出限，检出限范围为 0.12～0.52μg/mL，与日本"肯定列表"农药残留限量的"一律标准"（0.01ppm）相比，本研究的检出限相对较高，造成这样的原因有可能是采用带基质的标准溶液测定检出限，杂质干扰强。在 GC-MS 上的各农药的保留时间见表 5-47。

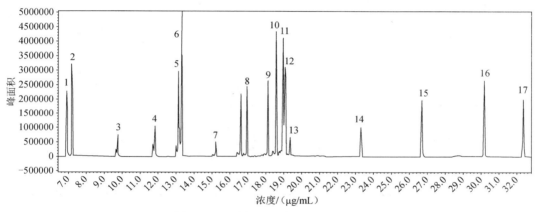

图 5-3 17 种标准溶液总离子流程图

表 5-46 17 种农药标准曲线方程、线性范围及相关性系数

农药	标准曲线	相关性系数（R）	线性范围/（μg/mL）
甲胺磷	$Y=1578831X+125793.7$	0.9940	0.005～2
敌敌畏	$Y=2852786X+455151.9$	0.9945	0.005～2
乙酰甲胺磷	$Y=662784.3X+104183.2$	0.9986	0.005～2
氧乐果	$Y=585230.1X+82190.18$	0.9928	0.005～2
久效磷	$Y=1810437X+138459.1$	0.9947	0.005～2
甲拌磷	$Y=3379836X+149327.7$	0.9980	0.005～2
磷胺	$Y=296661.7X+36655.06$	0.9909	0.005～2
甲基对硫磷	$Y=1037505X+100506.8$	0.9973	0.005～2
杀螟硫磷	$Y=906542.2X+315367.7$	0.9954	0.005～2
马拉硫磷	$Y=1514504X+128704.2$	0.9967	0.005～2
倍硫磷	$Y=2456014X+139159.0$	0.9973	0.005～2
毒死蜱	$Y=661122.3X+28795.83$	0.9971	0.005～2
对硫磷	$Y=661122.3X+28795.83$	0.9971	0.005～2
丙溴磷	$Y=635449.9X-4061.267$	0.9999	0.005～2
三唑磷	$Y=1102994X+73458.66$	0.9974	0.005～2
亚胺硫磷	$Y=6699876X-109404.20$	0.9987	0.005～2
伏杀硫磷	$Y=1403894X+81005.27$	0.9969	0.005～2

表 5-47　17 种农药出峰顺序、保留时间及检出限

峰号	农药名称	保留时间/min	检出限/（μg/mL）	日本肯定列表一律标准/ppm
1	甲胺磷	6.983	0.12	0.01
2	敌敌畏	7.241	0.17	0.01
3	乙酰甲胺磷	9.795	0.20	0.01
4	氧乐果	11.817	0.31	0.01
5	久效磷	13.164	0.26	0.01
6	甲拌磷	13.330	0.38	0.01
7	磷胺	15.417	0.21	0.01
8	甲基对硫磷	16.965	0.46	0.01
9	杀螟硫磷	18.228	0.52	0.01
10	马拉硫磷	18.712	0.32	0.01
11	倍硫磷	19.111	0.45	0.01
12	毒死蜱	19.146	0.13	0.01
13	对硫磷	19.259	0.37	0.01
14	丙溴磷	23.330	0.42	0.01
15	三唑磷	26.695	0.18	0.01
16	亚胺硫磷	30.185	0.41	0.01
17	伏杀硫磷	32.368	0.22	0.01

5.4.8　方法加标回收率

（1）超声提取方法回收率

在正交实验确定的最佳条件下，17 种农药按添加不同的加标量，选择成分较多的三七作为实验材料进行加标回收率实验，每个浓度水平平行测定 3 次，每批样品做一个空白，回收率为样品加标回收平行测定 3 次的平均值，精密度以样本数为 3 的相对标准偏差表示，添加回收率与 RSD 结果见表 5-48。从结果可以看出添加回收率为 43.37%～85.63%，相对标准偏差为 8.97%～18.89%，能够满足农药残留分析的要求。

表 5-48　17 种农药三次平行实验加标回收率

农药	加标量/μg	测得量/μg	回收率/%	平均回收率/%	RSD/%
甲胺磷	1	0.87	87.14	75.25	10.61
		0.66	66.29		
		0.72	72.26		
敌敌畏	0.9	0.49	54.43	43.37	10.84
		0.38	42.68		
		0.30	33.11		

续表

农药	加标量/μg	测得量/μg	回收率/%	平均回收率/%	RSD/%
乙酰甲胺磷	0.98	0.85	86.75	84.44	15.13
		0.72	73.53		
		0.91	92.98		
氧乐果	0.9	0.54	60.06	53.36	9.32
		0.43	47.83		
		0.47	52.25		
久效磷	0.9	0.83	92.28	85.27	12.12
		0.78	86.74		
		0.69	76.73		
甲拌磷	0.9	0.75	83.33	85.63	17.37
		0.68	75.62		
		0.88	97.83		
磷胺	0.9	0.76	84.48	80.08	9.57
		0.74	82.28		
		0.66	73.37		
甲基对硫磷	0.988	0.54	54.76	53.73	13.88
		0.58	58.78		
		0.47	47.65		
杀螟硫磷	0.9	0.55	61.18	62.69	10.57
		0.62	68.93		
		0.52	57.85		
马拉硫磷	0.9	0.74	82.24	72.28	11.47
		0.66	73.38		
		0.55	61.13		
倍硫磷	0.9	0.75	69.43	63.97	10.36
		0.63	58.38		
		0.69	63.95		
毒死蜱	1.08	0.51	56.76	60.46	12.12
		0.47	52.25		
		0.65	72.22		
对硫磷	0.9	0.84	93.35	84.44	11.41
		0.73	81.16		
		0.71	78.95		
丙溴磷	0.9	0.58	64.42	59.67	12.13
		0.40	44.41		
		0.63	70.05		
三唑磷	0.9	0.71	78.93	67.08	18.89
		0.56	62.28		
		0.54	60.06		

续表

农药	加标量/μg	测得量/μg	回收率/%	平均回收率/%	RSD/%
亚胺硫磷	0.9	0.62	68.96	74.95	8.97
		0.71	78.95		
		0.69	76.72		
伏杀硫磷	0.9	0.73	81.15	82.65	12.56
		0.68	75.63		
		0.82	91.15		

（2）匀浆提取方法回收率

通过正交实验可找到匀浆提取方法的最佳提取条件。17 种农药按添加了不同的加标量，以三七作为实验材料进行样品加标回收率实验，添加一个水平，重复测定 3 次，同时做样品空白作为对照。样品加标回收平行测定 3 次的平均值为平均样品回收率，以样本数为 3 的相对标准偏差表示精密度，样品加标回收率结果与 RSD 结果见表 5-49。从表 5-49 中的结果可以看出样品加标回收率为 67.94%～96.78%，相对标准偏差为 2.42%～20.88%，实验结果能够满足农药残留分析的要求。

表 5-49　17 种农药三次平行实验加标回收率

农药	加标量/μg	测得量/μg	回收率/%	平均回收率/%	RSD/%
甲胺磷	1.0	0.80	80.14	82.65	10.52
		0.74	74.07		
		0.94	94.03		
敌敌畏	0.9	0.76	84.42	83.73	2.42
		0.69	76.72		
		0.79	87.85		
乙酰甲胺磷	0.98	0.89	90.84	86.76	15.73
		0.92	94.93		
		0.73	74.55		
氧乐果	0.9	0.77	85.54	83.17	12.53
		0.67	74.42		
		0.81	90.06		
久效磷	0.9	0.76	84.43	85.96	6.94
		0.82	91.16		
		0.74	82.25		
甲拌磷	0.9	0.87	96.73	96.78	9.23
		0.93	103.32		
		0.81	90.03		
磷胺	0.9	0.85	94.45	95.57	6.92
		0.91	101.15		
		0.82	91.13		

续表

农药	加标量/μg	测得量/μg	回收率/%	平均回收率/%	RSD/%
甲基对硫磷	0.988	0.68	68.92	67.94	20.88
		0.57	57.75		
		0.76	76.98		
杀螟硫磷	0.9	0.69	76.78	82.65	9.77
		0.73	81.13		
		0.81	90.05		
马拉硫磷	0.9	0.90	100.02	94.43	8.64
		0.81	90.02		
		0.84	93.32		
倍硫磷	0.9	0.74	77.81	72.58	10.73
		0.80	74.14		
		0.71	65.72		
毒死蜱	1.08	0.77	85.63	80.47	8.31
		0.68	75.65		
		0.72	80.02		
对硫磷	0.9	0.76	84.42	78.12	9.62
		0.70	77.84		
		0.65	72.21		
丙溴磷	0.9	0.85	94.43	86.38	8.89
		0.77	85.64		
		0.71	78.98		
三唑磷	0.9	0.93	103.34	96.75	8.66
		0.82	91.15		
		0.86	95.61		
亚胺硫磷	0.9	0.76	84.49	90.36	7.47
		0.83	92.22		
		0.85	94.44		
伏杀硫磷	0.9	0.79	87.89	88.15	9.23
		0.74	82.24		
		0.85	94.46		

5.4.9 样品检测

该方法也对云木香中 17 种有机磷类农药残留量的检测有效。云木香中 17 种有机磷类农药组分的添加量和回收率数据见表 5-50。

表 5-50　云木香药材中有机磷类农药组分的添加量及平均回收率

农药	加标量/μg	云木香	
		平均回收率/%	RSD/%
甲胺磷	1	75.01	6.28
敌敌畏	0.9	85.64	3.21
乙酰甲胺磷	0.98	77.31	0.19
氧乐果	0.9	79.31	0.71
久效磷	0.9	84.43	0.12
甲拌磷	0.9	48.82	0.37
磷胺	0.9	80.16	0.2
甲基对硫磷	0.988	64.57	0.02
杀螟硫磷	0.9	76.81	0.18
马拉硫磷	0.9	38.44	0.04
倍硫磷	0.9	132.68	2.07
毒死蜱	1.08	84.24	0.03
对硫磷	0.9	73.68	0.28
丙溴磷	0.9	68.4	0.36
三唑磷	0.9	64.03	0.04
亚胺硫磷	0.9	80.24	1.58
伏杀硫磷	0.9	69.89	3.78

5.5　气相色谱–质谱法在木香农药残留检测中的应用

将市售云木香作为研究材料，通过正交设计实验对超声提取法和匀浆提取法的提取条件进行优化并比较这两种提取方法，同时优化了全自动凝胶净化与在线浓缩系统的条件。实验结果表明，超声提取法优于匀浆提取法，且最佳提取条件为：40mL 二氯甲烷提取，超声提取 3 次，每次 15min。在最佳提取、净化条件下，采用气相色谱-质谱联用仪对 15 种有机磷类农药进行定性、定量分析，以及样品加标回收率实验。15 种有机磷类农药在 0.05～2.00μg/mL 范围内线性良好，线性相关性系数均在 0.98 以上，检出限为 0.12～0.52μg/mL。样品加标回收率除甲拌磷（48.77%）和马拉硫磷（38.25%）外，均为 67.93%～119.30%，相对标准偏差小于 7.95%，该法简便、快速、灵敏度高，检出限、精密度及准确度令人满意，完全能够满足分析要求。

5.5.1　仪器与试剂

（1）主要仪器

气相色谱-质谱联用仪（GC-MS-QP2010，日本岛津公司），超声波清洗器（SK3300LHC，上海科导超声仪器有限公司），旋转蒸发仪（EYELA，上海爱朗仪器有限公司），电子天平［CP224C，奥豪斯仪器（上海）有限公司］，全自动凝胶净化在线浓缩系统（美国 J2 公司），匀浆机（FSH-2，江苏大地自动化仪器厂）。

（2）主要试剂

主要试剂有丙酮（AR）、二氯甲烷（AR）、甲醇（AR）、环己烷（AR）、乙酸乙酯（AR）、乙腈（AR）。无水硫酸钠与氯化钠（均为分析纯，使用前应在 120℃的烘箱内至少烘 4h，多余的可放入干燥容器内保存备用，避免与空气接触吸收水分）。

（3）标准品

甲胺磷、敌敌畏、乙酰甲胺磷、氧乐果、久效磷、甲拌磷、磷胺、甲基对硫磷、杀螟硫磷、马拉硫磷、倍硫磷、毒死蜱、对硫磷、丙溴磷、三唑磷、亚胺硫磷、伏杀硫磷，均购买于北京振翔工贸有限责任公司和农业部农业环境质量监督检验测试中心（浓度为 1000mg/L，1mL）。

5.5.2 实验步骤

（1）混合标准溶液的配制

单一标准储备液：分别移取 0.9mL 标准溶液于 10mL 容量瓶中，采用甲苯稀释至刻度。

混合标准储备溶液：分别移取单一标准储备液至 10mL 容量瓶中，用丙酮稀释定容，配成质量浓度为 4.5μg/mL 的混合标准储备液。

混合标准工作溶液：移取混合标准储备液至 10mL 容量瓶中，用丙酮采用逐级稀释法定容，得到浓度为 0.05μg/mL、0.1μg/mL、0.25μg/mL、0.5μg/mL、1μg/mL、2μg/mL 的混合标准工作溶液，冷藏保存，待测。

（2）样品前处理

将购于市场的云木香于 60℃烘箱中烘烤 6h，经小型万能机粉碎，置于干燥箱中备用。

称取 1g 云木香干粉置于具塞锥形瓶内，加入 40mL 的二氯甲烷，置于超声波仪器上超声提取 3 次，每次 15min（每 15min 换 1 次水），过滤（过滤前在滤纸里加入 1g 的无水硫酸钠和氯化钠的混合物）后在旋转蒸发仪上浓缩至近干，用环己烷与乙酸乙酯（1:1）的混合溶液定容至 5mL，通过全自动凝胶净化在线浓缩系统进行净化浓缩，最后将样品送入 GC-MS 检测仪进行定量检测。

（3）GC-MS 分析条件

进样口温度：250℃；不分流进样；柱流量：1.2mL/min；总流量：28.2mL/min；吹扫流量：3mL/min；载气：纯度，He≥99.999%（V/V）；毛细管柱：Rtx-5MS，30m×0.25μm×0.25mm；程序升温：70℃（持续 1min），以每分钟 8℃升温至 250℃（持续 2min），以每分钟升温至 300℃（持续 10min）；总运行时间：45.5min；离子源温度：230℃；接口温度：280℃；检测器电压：0.89 kV；溶剂延迟 3.5min。

（4）凝胶渗透色谱净化与在线浓缩仪的条件

洗脱剂：乙酸乙酯与环己烷（体积比为 1:1）的混合溶液。

净化条件：进样量 5mL，总净化时间为 15min，弃掉前 8min 的洗脱剂，收集 9～15min 之间的洗脱液，收集 7min。

浓缩条件：收集的洗脱液于完全蒸干模式下在线浓缩，浓缩腔中的三个工作区温度与真空度分别为 35℃、38℃、40℃、200kPa、220kPa、230kPa，终点判别的终点温度及真空度为 35℃、200kPa、38℃、200kPa，浓缩 10min，用丙酮定容至 2mL，收集于 GC-MS 检测仪上进样分析。

5.5.3 定性及定量离子

15 种农药标准的色谱图如图 5-4 所示。采用选择离子模式（SIM）与单一标准溶液进样相结合对 15 种农药定性，在选择离子扫描的基础上采用提取单一离子的方法进行定量，以提高分析灵敏度及降低干扰。本书所选的离子如表 5-51 所示。

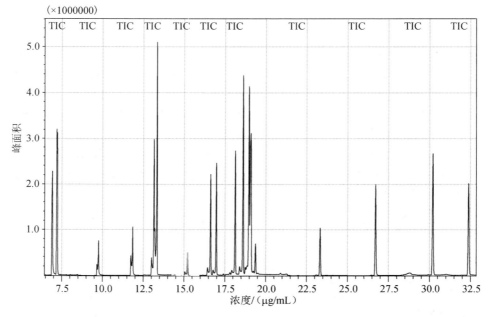

图 5-4 15 种农药标准溶液总离子流程

表 5-51 15 种有机磷类农药的定性定量离子

峰号	农药名称	保留时间/min	定性定量离子
1	甲胺磷	6.983±0.10	94*，141，47，64
2	敌敌畏	7.241±0.10	109*，79，185，145
3	乙酰甲胺磷	9.795±0.10	136*，94，47，125
4	氧乐果	11.817±0.10	156*，110，79，126
5	久效磷	13.164±0.10	127*，97，67，192
6	甲拌磷	13.330±0.10	75*，121，260，231
7	磷胺	15.417±0.10	127*，264，72，138
8	甲基对硫磷	16.965±0.10	109*，125，263，79

续表

峰号	农药名称	保留时间/min	定性定量离子
9	杀螟硫磷	18.228±0.10	125*，109，260，277
10	马拉硫磷	18.712±0.10	173*，127，93，158
11	倍硫磷	19.111±0.10	278*，125，109，169
12	丙溴磷	23.330±0.10	139*，208，337，269
13	三唑磷	26.695±0.10	161*，257，285，172
14	亚胺硫磷	30.185±0.10	160*，317，133，77
15	伏杀硫磷	32.368±0.10	182*，121，154，367

* 表示定量离子。

5.5.4 匀浆提取条件的优化

通过设计正交实验（表 5-52 和表 5-53）考察了提取溶剂、提取溶剂体积、匀浆提取时间、匀浆机功率对云木香中有机磷农药的匀浆提取效果，通过在样品中加入标准品溶液试验了正交设计表中 9 组实验（实验方法见 5.5.2 节），并对实验结果进行提取率的计算和数据的直观分析、方差分析。结果发现：在匀浆提取过程中，提取溶剂、提取溶剂体积、匀浆提取时间、匀浆机功率都对提取效果有一定的影响，但不显著。由表 5-54 中的数据可知，四个因素的极差为 A>C>B>D，即四因素的影响顺序为匀浆提取溶剂>匀浆提取时间>提取溶剂体积>匀浆机功率，匀浆提取溶剂种类的选择是对有机磷农药是否完全提取的关键因素。结合 9 组实验的提取率，匀浆提取的最佳提取条件为 $A_2B_2C_3D_2$，即采用乙腈提取，提取溶剂体积为 40mL，在功率为 20000r/min 时匀浆 5min。

表 5-52　匀浆提取因素水平表

因素	1	2	3
A（提取溶剂）	甲醇	乙腈	二氯甲烷
B（提取溶剂体积）/mL	30	40	60
C（匀浆时间）/min	2	3	5
D（匀浆机功率）/（r/min）	15000	20000	10000

表 5-53　正交实验设计表

实验序号	因素			
	A	B	C	D
1	1	1	1	1
2	1	2	2	2
3	1	3	3	3
4	2	1	2	3
5	2	2	3	1
6	2	3	1	2
7	3	1	3	2
8	3	2	1	3
9	3	3	2	1

表 5-54　匀浆提取正交实验直观分析表

因素	A	B	C	D	实验结果
实验 1	1	1	1	1	7.8733
实验 2	1	2	2	2	8.2629
实验 3	1	3	3	3	6.9672
实验 4	2	1	2	3	16.2644
实验 5	2	2	3	1	51.0622
实验 6	2	3	1	2	42.4897
实验 7	3	1	3	2	38.7144
实验 8	3	2	1	3	38.8475
实验 9	3	3	2	1	6.7680
均值 1	7.701	20.951	29.737	21.901	—
均值 2	36.605	32.724	10.432	29.822	—
均值 3	28.110	18.742	32.248	20.693	—
极差	28.904	13.982	21.816	9.129	—

注：“—”表示未检测项。

5.5.5　超声提取条件的优化

在超声提取过程中，单因素条件的优化已不能满足对提取效果的要求，本书在影响超声提取效果的几个主要因素及水平的基础上，设计正交实验，优化超声提取条件。正交实验的因素水平参见表 5-55，经正交辅助设计手段分析和极差分析（分析结果见表 5-56），结果表明，超声提取正交实验四个因素极差为 A>D>B>C，即四因素的影响顺序为：提取溶剂>超声提取时间>提取溶剂体积>提取次数。结合提取率，超声提取的最佳条件为 $A_3B_2C_3D_1$，即提取溶剂为二氯甲烷，提取溶剂体积为 40mL，提取次数为 3次，超声提取时间为 15min。

表 5-55　超声提取因素水平表

因素	1	2	3
A（提取溶剂）	甲醇	乙腈	二氯甲烷
B（提取溶剂体积）/mL	20	40	60
C（提取次数）	1	2	3
D（超声提取时间）/min	15	30	45

表 5-56　超声提取正交实验直观分析表

因素	A	B	C	D	实验结果
实验 1	1	1	1	1	6.7695
实验 2	1	2	2	2	6.3082
实验 3	1	3	3	3	4.3190

续表

因素	A	B	C	D	实验结果
实验 4	2	1	2	3	9.2031
实验 5	2	2	3	1	18.2998
实验 6	2	3	1	2	14.2239
实验 7	3	1	3	2	16.1971
实验 8	3	2	1	3	13.5203
实验 9	3	3	2	1	17.5169
均值 1	5.799	10.723	11.505	14.195	—
均值 2	13.909	12.709	11.009	12.243	—
均值 3	15.745	12.020	12.939	9.014	—
极差	9.946	1.986	1.930	5.181	—

注："—"表示未检测项。

5.5.6 净化条件的选择

有机磷农药的极性均较强，用传统的过层析柱方法，净化效果差，回收率低。本实验采用了新的净化技术凝胶渗透色谱净化与在线浓缩仪（GPC）用以去除样品中的大分子干扰。在实验中发现 GPC 的净化效率受上样量影响，上样量多，油脂、色素在 GPC 柱上的脱尾严重，净化效果差。本实验采用添装聚苯乙烯凝胶（Bio-Rad Bio-Beads S-X3）的 GPC 柱，在空白试剂中加入浓度为 4.5μg/mL 的标准溶液，定容至 5mL 上样，通过紫外检测，确定样品净化时洗脱剂的收集时间，见图 5-5。

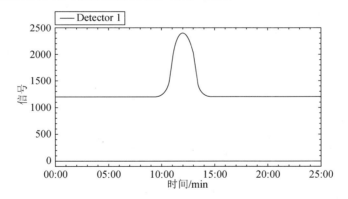

图 5-5　15 种有机磷标准溶液净化收集时间紫外色谱图

直接量取 0.2mL 浓度为 4.5μg/mL 的有机磷类农药标准溶液用流动相作为溶剂定容至 5mL，进样进行净化，同时做试剂空白和样品空白对照实验，分别于 GC-MS 上检测，计算柱流失率。发现油脂、色素的净化效率为 60%，标准品溶液的柱损失率为 1.63%～15.83%。GPC 净化过程中，凝胶渗透色谱柱具有较强的吸附能力，能将提取液中的色素等大分子杂质排除，使干扰因素减少，具有除杂和浓缩的作用；但同时也会出现部分农药被吸附，使得最终加标回收率偏低。在实验中还发现，在有基质干扰时，目标农药会提前流出，导致回收率降低；另外，淋洗速率对净化效果有直接的影响，淋洗速率过快，较多的色素会随着农药同时淋洗下来，速率保持在每秒一滴时净化效果较为理想。

5.5.7 标准曲线方程、线性相关系数及检出限

按优化的色谱条件，对系列浓度的混合标准工作溶液进行测定分析，用农药标样峰面积对其相应浓度进行回归分析，得到线性范围为 0.05～2.00μg/mL 的标准曲线、相关系数及检测限（表 5-57）。

表 5-57　15 种有机磷农药回归方程、线性相关系数及检出限

农药	回归方程	相关系数（R）	检出限/（μg/mL）
甲胺磷	$Y=1578831X+125793.7$	0.9941	0.12
敌敌畏	$Y=2852786X+455151.9$	0.9945	0.17
乙酰甲胺磷	$Y=662784.3X+104183.2$	0.9986	0.20
氧乐果	$Y=585230.1X+82190.18$	0.9928	0.31
久效磷	$Y=1810437X+138459.1$	0.9947	0.26
甲拌磷	$Y=3379836X+149327.7$	0.9980	0.38
磷胺	$Y=296661.7X+36655.06$	0.9909	0.21
甲基对硫磷	$Y=1037505X+100506.8$	0.9973	0.46
杀螟硫磷	$Y=906542.2X+315367.7$	0.9954	0.52
马拉硫磷	$Y=1514504X+128704.2$	0.9968	0.32
倍硫磷	$Y=2456014X+139159.0$	0.9973	0.45
丙溴磷	$Y=563660.6X+42824.2$	0.9965	0.42
三唑磷	$Y=1102994X+73458.66$	0.9974	0.18
亚胺硫磷	$Y=6699876X-109404.2$	0.9987	0.41
伏杀硫磷	$Y=1403894X+81005.27$	0.9969	0.22

5.5.8 方法准确性

（1）匀浆提取法的样品加标回收率

于 1g 云木香样品中添加 15 种有机磷类农药的混合标准溶液（添加量见表 5-58），静置 30min 让其自然挥干，在最佳匀浆提取条件下提取，提取液经装有 0.5g 无水硫酸钠和 0.5g 氯化钠的滤纸过滤，滤液浓缩并净化、检测，平行测 3 次。空白样品对照分析后按照常规方法计算出测定 15 种有机磷类农药的回收率，回收率实验结果见表 5-58。

表 5-58　匀浆提取的加标回收率

农药	加标量/μg	测得量/μg	回收率/%	平均回收率/%	RSD/%
甲胺磷	1.00	0.6794	67.94	75.01	6.28
		0.7910	79.10		
		0.7798	77.98		
敌敌畏	0.90	0.7583	84.26	85.64	3.21
		0.7759	86.21		
		0.7780	86.44		

续表

农药	加标量/μg	测得量/μg	回收率/%	平均回收率/%	RSD/%
乙酰甲胺磷	0.98	0.7598	77.53	77.31	0.19
		0.7565	77.19		
		0.7566	77.20		
氧乐果	0.90	0.7166	79.62	79.31	0.71
		0.7186	79.84		
		0.7061	78.46		
久效磷	0.90	0.7603	84.48	84.43	0.12
		0.7608	84.53		
		0.7585	84.28		
甲拌磷	0.90	0.4377	48.63	48.82	0.37
		0.4387	48.74		
		0.4418	49.09		
磷胺	0.90	0.7223	80.26	80.16	0.20
		0.7226	80.29		
		0.7193	79.92		
甲基对硫磷	0.99	0.6380	64.57	64.57	0.02
		0.6381	64.59		
		0.6378	64.55		
杀螟硫磷	0.90	0.6925	76.94	76.81	0.18
		0.6920	76.89		
		0.6894	76.60		
马拉硫磷	0.90	0.3460	38.44	38.44	0.04
		0.3461	38.46		
		0.3457	38.41		
倍硫磷	0.90	1.1186	124.29	132.68	12.07
		1.0534	117.04		
		1.4103	156.70		
丙溴磷	0.90	0.7584	84.27	84.24	0.03
		0.7581	84.23		
		0.7579	84.21		
三唑磷	0.90	0.6617	73.52	73.68	0.28
		0.6618	73.53		
		0.6658	73.98		
亚胺硫磷	0.90	0.6123	68.03	68.40	0.36
		0.6181	68.68		
		0.6163	68.48		
伏杀硫磷	0.90	0.5761	64.01	64.03	0.04
		0.5766	64.07		
		0.5761	64.01		

（2）超声提取法的样品加标回收率

按实验步骤进行样品加标回收率实验，平行做 3 次，同时做一个样品空白，平均回收率为样品加标回收平行测定 3 次的平均值，精密度以样品数为 3 的相对标准偏差表示，添加回收率与精密度结果见表 5-59。

表 5-59 超声提取的加标回收率

农药	加标量/μg	测得量/μg	回收率/%	平均回收率/%	RSD/%
甲胺磷	1.00	0.7940	79.40	78.89	0.19
		0.7795	77.95		
		0.7933	79.33		
敌敌畏	0.90	0.7584	84.27	84.28	0.00
		0.7586	84.29		
		0.7585	84.28		
乙酰甲胺磷	0.98	0.7566	77.20	77.10	0.09
		0.7553	77.07		
		0.7549	77.03		
氧乐果	0.90	0.7105	78.94	79.17	0.47
		0.7175	79.72		
		0.7096	78.84		
久效磷	0.90	0.7601	84.46	84.25	0.33
		0.7541	83.79		
		0.7606	84.51		
甲拌磷	0.90	0.4369	48.54	48.77	0.42
		0.4383	48.70		
		0.4417	49.08		
磷胺	0.90	0.7217	80.19	80.19	0.12
		0.7226	80.29		
		0.7207	80.08		
甲基对硫磷	0.99	0.6380	64.57	67.93	6.63
		0.6377	64.54		
		0.7379	74.69		
杀螟硫磷	0.90	0.6910	76.78	76.88	0.09
		0.6928	76.98		
		0.6919	76.88		
马拉硫磷	0.90	0.3462	38.47	38.25	0.39
		0.3435	38.17		
		0.3429	38.10		
倍硫磷	0.90	1.2018	133.53	119.30	7.95
		1.0602	117.80		
		0.9591	106.57		

续表

农药	加标量/μg	测得量/μg	回收率/%	平均回收率/%	RSD/%
丙溴磷	0.90	0.7587	84.30	83.78	0.41
		0.7527	83.63		
		0.7507	83.41		
三唑磷	0.90	0.6598	73.31	73.72	0.37
		0.6649	73.88		
		0.6657	73.97		
亚胺硫磷	0.90	0.6163	68.48	68.48	0.01
		0.6161	68.46		
		0.6164	68.49		
伏杀硫磷	0.90	0.6575	73.06	73.02	0.04
		0.6570	73.00		
		0.6569	72.99		

5.5.9 方法比较与样品分析结果

对优化条件下的匀浆提取与超声提取的试剂及用量、提取率、方法精密度等方面进行比较，匀浆提取以 40mL 的乙腈作为提取溶剂，其回收率范围为 38.44%～132.68%，相对标准偏差为 0.02%～12.07%；超声提取法以 40mL 二氯甲烷作为提取溶剂，其回收率范围为 38.25%～119.30%，相对标准偏差为 0.00%～7.95%。由表 5-58 和表 5-59 可知，用超声辅助提取法的样品加标回收率相对稳定，精密度偏差小，本研究选择超声提取法对云木香中 15 种有机磷农药进行提取，最终建立超声辅助提取 GPC 净化 GC-MS 法测定云木香中有机磷类农药的含量。

用本方法测定市售云木香中 15 种有机磷农药的残留量，结果未检测到 15 种有机磷农药的含量，说明本次购买的云木香中无此类农药残留。

5.5.10 结论

通过正交设计实验对云木香的提取条件进行优化，利用全自动凝胶渗透色谱净化在线浓缩系统对其进行净化浓缩，采用 GC-MS 法进行测定。对云木香中有机磷农药残留检测方法进行较为系统的初步探索，通过正交实验分析，匀浆提取的最佳条件为采用乙腈作为提取溶剂，溶剂体积为 40mL，在功率为 20000r/min 条件下匀浆 5min；超声提取的最佳条件为 40mL 二氯甲烷作为提取溶剂，超声提取 3 次（15min/次）；通过加标回收率实验，对超声提取和匀浆提取进行方法比较，确定超声提取为最佳提取方法，其回收率范围为 38.25%～119.30%，相对标准偏差为 0.00%～7.95%；利用全自动凝胶渗透色谱净化与在线浓缩系统仪进行净化浓缩，通过实验发现 GPC 净化过程中，凝胶色谱柱具有较强的吸附能力，能将提取液中的色素等大分子杂质排除，使干扰因素减少，具有除杂和浓缩的作用，省时、方便；采用 GC-MS 法对云木香中 15 种有机磷农药进行定性、定量分析，结果表明 15 种有机磷类农药在 0.05～2.00μg/mL 范围内线性良好，工作曲线相关性系数均在 0.98 以上。以仪器噪声的 3 倍测定检出限，检出限范围为 0.12～0.52μg/mL，符合农药残留检测标准；实验最终建立了一条超声辅助提取 GPC 净化 GC-MS 法测定云木香中有机磷类农药含量的检测方法。

5.6 气相色谱–质谱法测定三七、木香、茯苓中 8 种有机磷类农药残留量研究

本研究采用气相色谱-质谱（GC-MS）建立三七、云木香、茯苓中的 8 种有机磷类农药（甲胺磷、敌敌畏、乙酰甲胺磷、敌百虫、乐果、乙拌磷、甲基对硫磷和毒死蜱）残留量的快速检测方法。样品经过丙酮超声提取，提取液经过 C_{18} 固相萃取小柱净化，乙酸乙酯和正己烷（体积比为 5∶5）的混合溶液为洗脱液洗脱，洗脱液浓缩近干后用乙腈定容，采用 GC-MS 法检测。对样品前处理条件进行了优化，采用选择离子扫描（SIM）方式，外标法定量。8 种有机磷类农药在 0.05～5μg/mL 范围内线性良好，相关系数为 0.9910～0.9994，平均加标回收率为 71.03%～115.57%，相对标准偏差（RSD，n=3）为 0.54%～9.36%，检出限（S/N=3）为 2.8×10^{-6}～4.0×10^{-5}μg。结果表明，该方法简便、快速，能满足三七、云木香、茯苓中 8 种有机磷类农药残留量同时测定的要求。

5.6.1 材料与方法

1. 材料与仪器

材料：三七、云木香、茯苓原生药购买于当地中药市场，先用自来水冲洗 2～3 次，再用去离子水洗净，于 60℃烘箱中干燥 5h，用粉碎机粉碎后过 40 目筛，将 40 目粉末状的原药置于干燥器内保存备用。乙腈为色谱纯；丙酮、乙酸乙酯、正己烷、无水硫酸钠、氯化钠，均为分析纯；无水硫酸钠：经 120℃干燥 4h，置于干燥器中备用；氯化钠：经 120℃干燥 4h，置于干燥器中备用；甲胺磷（纯度：98.5%）、敌敌畏（纯度：97.0%）、乙酰甲胺磷（纯度：99.0%）、敌百虫（纯度：99.0%）、乐果（纯度：98.0%）、乙拌磷（纯度：95.3%）、甲基对硫磷（纯度：98.5%）和毒死蜱（纯度：98.5%）标准品，德国 Dr. Ehrenstorfer 公司。

仪器：超声波清洗器 HS3120(天津市恒奥科技发展有限公司)；旋转蒸发仪 N-1200A（上海爱朗仪器有限公司）；电子天平 CP224C［奥豪斯仪器（上海）有限公司］；固相萃取装置 HSE-12D（天津市恒奥科技发展有限公司）；电热鼓风干燥箱 HG202-2（郑州宏朗仪器设备有限公司）；C_{18} 固相萃取小柱（6mL，300mg）（Waters 公司）；Rtx-5ms（30.0m×0.25mm×0.25μm）弹性石英毛细管柱（RESTEK）（日本岛津公司）；GC-MS—QP2010（日本岛津公司）。

2. 农药标准溶液的配制

标准储备液：称取 0.01g 标准品（精确至 1mg）于 10mL 容量瓶中，用丙酮定容至

刻度，配制浓度为 1mg/mL（1000μg/mL）的标准储备液，于 4℃下避光保存。

混合标准中间液：分别移取 0.5mL 标准储备液于 50mL 容量瓶中，用丙酮定容至刻度，得到浓度为 10μg/mL 的混合标准储备液，于 4℃下避光保存。

基质标准液的配制：移取 5mL 混合标准中间液至 10mL 的容量瓶中，采用三七经提取净化的无检测目标化合物溶液稀释定容，得到 5μg/mL 的工作溶液，用逐级稀释的方法，配制浓度为 0.05μg/mL、0.1μg/mL、0.25μg/mL、0.5μg/mL、1μg/mL、2μg/mL、5μg/mL 的基质工作溶液。

3. 仪器条件

进样口温度：200℃；分流比为 20∶1；柱流量：1.80mL/min；程序升温：70℃（持续 1min），以每分钟 12℃升温至 200℃（持续 2min），以每分钟 1℃升温至 210℃（持续 2min）；离子源温度：200℃；接口温度：250℃；检测电压：1.27kV；溶剂延迟：5min；质量扫描范围（m/z）：50～500。

4. 定性及定量离子

采用选择离子模式（SIM）与单一标准溶液进样相结合对 8 种农药定性，在选择离子扫描的基础上采用提取单一离子的方法进行定量，以提高分析灵敏度及降低干扰。本研究所选的定量定性离子，如表 5-60 所示。

表 5-60　8 种有机磷农药名称、保留时间及定量定性离子

序号	农药名称	保留时间/min	定性定量离子（m/z）
1	甲胺磷	7.156	94*，47，141，187
2	敌敌畏	7.435	79*，109，185，220
3	乙酰甲胺磷	9.642	136*，183，142，94
4	敌百虫	10.004	145*，79，109，221
5	乐果	12.998	125，87，143，229
6	乙拌磷	14.041	88*，60，186，274
7	甲基对硫磷	15.424	263*，109，125
8	毒死蜱	17.335	314*，197，258，286

*　表示定量离子。

5. 实验步骤

（1）提取

分别称取 1g 的样品于 100mL 的具塞三角瓶中，加入 20mL 丙酮溶剂后放入超声波清洗器中超声提取 30 min，提取液经 5g 无水硫酸钠和氯化钠按质量比为 1∶1 混合的混合固体试剂干燥，干燥后于旋转蒸发仪上浓缩近干（水浴温度低于 40℃），用乙酸乙酯和正己烷溶液（体积比为 5∶5）定容至 2mL，待净化。

（2）净化

将 C_{18} 固相萃取小柱置于固相萃取装置上，用 2mL 乙酸乙酯和正己烷溶液（体积比

为 5∶5）活化[9]，再将待净化的样品试液转移至 C_{18} 固相萃取小柱内，用 2mL 乙酸乙酯和正己烷（体积比为 5∶5）的混合溶剂重复 5 次进行洗脱，速率不超过 5.0mL/min 为宜；收集洗脱液，于旋转蒸发仪上浓缩，用乙腈定容至 1mL，待测。

5.6.2 结果与讨论

1. 提取溶剂的选择

有机磷农药的品种多，极性较强，不同农药品种选取的提取溶剂极性强弱不同，中等极性和强极性的有机溶剂有二氯甲烷、氯仿、乙腈、甲醇、丙酮及苯等，这些溶剂均能将各种有机磷农药提取出来。鉴于氯仿、苯的毒性相对较大，本研究考察了甲醇、乙腈、丙酮、二氯甲烷四种溶剂对三七、云木香、茯苓中残留有机磷农药的提取效果，结果见表 5-61。由表 5-61 可知，丙酮提取的样品加标回收率相对高（加标回收率均高于90%），所以实验选用丙酮为提取溶剂。

表 5-61　不同溶剂提取实验的回收率测定结果

农药名称	加标量 /μg	加标回收率/%											
		甲醇			乙腈			丙酮			二氯甲烷		
		三七	云木香	茯苓	三七	云木香	茯苓	三七	云木香	茯苓	三七	云木香	茯苓
甲胺磷	2.1216	50.63	63.24	65.48	86.79	79.85	80.77	99.67	101.34	109.78	78.93	83.44	78.95
敌敌畏	1.8528	60.96	45.97	67.40	68.73	74.43	68.55	91.24	96.70	112.59	80.56	69.70	73.60
乙酰甲胺磷	1.9760	55.33	58.72	59.89	78.65	76.97	75.24	99.49	92.39	106.78	78.96	66.96	50.41
敌百虫	2.0480	62.45	60.89	69.01	62.90	80.24	79.38	92.90	94.76	106.49	84.76	86.90	95.91
乐果	2.0460	45.97	57.34	74.56	65.87	60.49	64.67	95.76	103.70	99.81	69.65	95.50	90.37
乙拌磷	2.0000	61.66	59.78	62.43	67.98	79.19	82.13	101.43	109.42	95.24	74.80	56.72	81.34
甲基对硫磷	2.0160	72.56	69.90	59.72	72.65	73.21	85.36	108.97	95.87	98.67	69.88	80.54	80.97
毒死蜱	2.0480	69.76	66.73	71.67	80.30	84.53	79.49	97.40	97.59	93.95	74.75	79.46	87.52

2. 洗脱剂用量的选取

固相萃取柱中填料不同，对检测农药或有机溶剂提取出来的化合物均有不同的吸附效应。为了考察检测农药经过 C_{18} 固相萃取小柱后，C_{18} 固相萃取小柱对检测农药的吸附情况及洗脱剂用量的影响。实验以云木香提取液作为研究基质，原因是三七、云木香、茯苓三种中药材中，云木香提取液基质相对复杂。实验称取 5g 云木香粉末于锥形瓶中，加入 50mL 的丙酮，超声波提取 30min，提取液经 5g 无水硫酸钠和氯化钠（按质量比为1∶1）混合物过滤，滤液浓缩至干，用正己烷与乙酸乙酯的混合溶剂（体积比为 5∶5）转移稀释定容至 10mL 容量瓶中，分别取出 2mL 四份的提取液，其中三份加入混合标准品，一份为参照溶液，均进行净化处理，加入混合标准品的三份样品的洗脱溶剂用量分别为 6mL、10mL、12mL，参照溶液的洗脱剂用量为 12mL，净化液均于 GC-MS 上检测，结果见表 5-62。由表 5-62 可知，洗脱剂的用量影响检测结果，洗脱剂用量少，目标化合物洗脱效果差，柱上的损失率相对增加。但是随着洗脱剂用量的增加，出现部分农药的回收率降低或相当，如甲胺磷、敌敌畏、乙酰甲胺磷、乐果、甲基对硫磷、毒死蜱，仅有少部分农药的回收率出现上升趋势。所以，采用 2mL 乙酸乙酯和正己烷（5∶5）的混合溶剂重复 5 次进行洗脱，洗脱剂用量为 10mL 不仅可以达到洗脱效果佳，而且节省试剂。

表 5-62　洗脱剂用量对 8 种有机磷类农药回收率和柱损失率的影响

农药名称	加标量/µg	洗脱剂用量/mL	回收率/%	柱损失率/%
甲胺磷	2.1216	6	70.67	29.33
		10	95.89	4.11
		12	95.34	4.66
敌敌畏	1.8528	6	74.31	25.69
		10	98.97	1.03
		12	96.87	3.13
乙酰甲胺磷	1.9760	6	66.45	33.55
		10	89.76	10.24
		12	89.81	10.19
敌百虫	2.0480	6	69.45	30.55
		10	96.43	3.57
		12	94.56	5.44
乐果	2.0460	6	65.42	34.58
		10	88.75	11.25
		12	90.23	9.77
乙拌磷	2.0000	6	77.21	22.79
		10	97.33	2.67
		12	99.49	0.51
甲基对硫磷	2.0160	6	80.24	19.76
		10	93.00	7.00
		12	92.09	7.91
毒死蜱	2.0480	6	85.12	14.88
		10	97.36	2.64
		12	96.78	3.22

3. 回归方程、线性相关系数、检出限

按优化的色谱条件，对系列浓度的标准工作溶液进行测定，以峰面积为纵坐标，以浓度为横坐标，绘制标准曲线，得线性回归方程、相关系数（表 5-63），并且结合浓度为 0.05µg/mL 的混合标准溶液检测谱图，根据检出限浓度为信噪比 S/N=3 计算出最低检出浓度（表 5-63）。同时 8 种有机磷农药在线性范围为 0.05～5µg/mL 的仪器响应值与质量浓度呈良好线性关系。浓度为 5μg/mL 8 种有机磷农药混合标准溶液的全扫描总离子流色谱图见图 5-6。

表 5-63 8 种有机磷农药回归方程、线性相关系数、检出限

农药名称	线性方程	相关系数（R）	检出限（LOD）/μg
甲胺磷	$Y=285788.7X-26560.82$	0.9980	6.0×10^{-6}
敌敌畏	$Y=357780.3X-10219.8$	0.9955	2.8×10^{-6}
乙酰甲胺磷	$Y=152211.5X-544.3728$	0.9997	4.0×10^{-5}
敌百虫	$Y=14883.73-2199.624$	0.9971	8.2×10^{-6}
乐果	$Y=375854.7X-35431.46$	0.9982	6.1×10^{-6}
乙拌磷	$Y=61360.4X-80365.65$	0.9965	7.4×10^{-6}
甲基对硫磷	$Y=39213.34X-2786.101$	0.9985	5.3×10^{-6}
毒死蜱	$Y=130539.1X-14803.37$	0.9977	6.1×10^{-6}

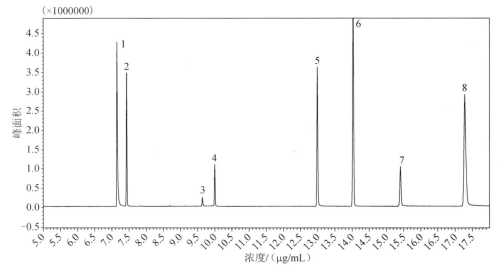

图 5-6 浓度为 5.0μg/mL 8 种有机磷农药混合标准溶液的全扫描总离子流色谱图

1—甲胺磷；2—敌敌畏；3—乙酰甲胺磷；4—敌百虫；5—乐果；6—乙拌磷；7—甲基对硫磷；8—毒死蜱

4. 加标回收率与精密度

分别称取 1g 无目标物残留的三七、云木香、茯苓样品各三份，分别加入同一水平的混合标准溶液，各平行重复 3 次。按照 5.6.1 节实验步骤分别进行 8 种有机磷农药的回收率及精密度实验，实验结果见表 5-64。结果显示，平均加标回收率为 71.03%～115.57%，相对标准偏差（RSD，$n=3$）为 0.54%～9.36%，表明该方法具有良好的准确性和精密度。

表 5-64　3 种药材中有机磷类农药组分的添加量、平均回收率和相对标准偏差

农药名称	加标量/μg	平均回收率/%			RSD/%		
		三七	云木香	茯苓	三七	云木香	茯苓
甲胺磷	2.1216	71.27	87.32	80.33	5.52	7.87	3.45
敌敌畏	1.8528	77.01	71.03	76.64	5.60	6.76	2.76
乙酰甲胺磷	1.9760	94.47	82.29	85.53	8.21	5.34	0.78
敌百虫	2.0480	80.20	107.60	97.09	5.59	7.65	0.54
乐果	2.0460	73.26	72.57	89.65	2.28	6.89	1.25
乙拌磷	2.0000	74.95	93.26	110.72	2.28	3.41	1.47
甲基对硫磷	2.0160	87.22	113.59	115.57	9.36	2.39	2.04
毒死蜱	2.0480	88.46	83.71	88.59	0.67	3.97	1.32

5. 样品检测

准确称取购买于某一中药市场的三七、云木香、茯苓样品,采用本方法测定其中 8 种有机磷农药的残留量,结果见表 5-65。由测定结果可知 3 种药材中检出了部分有机磷农药的存在,其含量相对较低;敌敌畏和乐果在 3 种中药材中都有残留,敌百虫未检测到。

表 5-65　3 种药材(三七、云木香、茯苓)中 8 种有机磷农药的残留量

单位:μg/g

样品	甲胺磷	敌敌畏	乙酰甲胺磷	敌百虫	乐果	乙拌磷	甲基对硫磷	毒死蜱
三七	0.160	0.030	—	—	0.021	0.050	0.016	0.024
云木香	0.080	0.0112	0.023	—	0.034	—	—	0.009
茯苓	—	0.007	—	—	0.002	—	—	—

5.6.3　结论

将固相萃取技术与气相色谱-质谱技术联用,建立测定中药材三七、云木香、茯苓中 8 种有机磷农药的残留量,方法快速简便,回收率均高于 71.03%,相对平均偏差(RSD)均低于 10%,能够满足农药残留的测定要求,结果令人满意。

5.7　中药材三七中农药残留分析的样品前处理方法研究

本研究建立了中药材三七中农药残留分析的两种样品前处理方法,在样品前处理方法 I 中,样品经正己烷与二氯甲烷(体积比为 6:4)混合溶剂超声提取,提取液经 Envi-carb/NH$_2$ SPE 小柱净化;在样品前处理方法 II 中,采用基质固相分散萃取净化法对样品进行提取净化。两种方法所得到的洗脱液,于旋转蒸发仪上浓缩近干,二氯甲烷定容后用气相色谱-质谱(GC-MS)检测。采用 GC-MS 的选择离子监测(SIM)方式和外标法定量。在优化的样品前处理条件和 GC-MS 分析条件下,方法简便、快速,添加水

平为 0.01mg/kg、0.5mg/kg、2mg/kg 进行加标回收率实验时，采用方法 I 时的回收率为 81.90%～100.49%，相对标准偏差（RSD）为 3.60%～6.31%；采用方法 II 时的回收率为 96.33%～104.20%，相对标准偏差（RSD）为 3.83%～7.94%；检出限为 0.48～1.34ng/g。两种前处理方法的各项技术指标满足农药残留检测要求，适合三七样品中痕量农药残留的分析。

5.7.1　材料与方法

（1）药品与材料

艾氏剂，仲丁灵，七氯，2,4'-滴滴涕，4,4'-滴滴涕，α-六六六，β-六六六，γ-六六六，氰戊菊酯，溴氰菊酯，乐果，毒死蜱，久效威，抗蚜威，克百威，甲萘威，甲霜灵，异菌脲，百菌清，三唑酮，杀毒矾，氟节胺，菌核净，腐霉利（纯度≥99.0%，均购买于德国 Dr. Ehrenstorfer 公司）。

分别准确称取适量的每种农药标准品 0.004g 于 25mL 容量瓶中，用二氯甲烷分别配制成 160μg/mL 的标准储备液；混合标准溶液：根据需要再用二氯甲烷逐级稀释成浓度分别为 0.1μg/mL、0.5μg/mL、1μg/mL、2μg/mL、5μg/mL、10μg/mL 的系列混合标准工作溶液。Envi-carb/NH₂ SPE 小柱（500mg/500mg/6mL，Supelco 公司），三七粉（将购买于云南文山三七药材于 60℃干燥 4h，粉碎过 40 目筛制成粉末状试样，置于干燥器中储存备用）。

（2）仪器

气相色谱-质谱联用仪（Perkin Elmer-Clarus 500 GC-MS），超声波清洗器（SK5200H），SPEM 萃取装置（TALBOY7×7CERHOT/STIR）；涡旋混匀器（HYQ-2110）。

（3）GC-MS 条件

气相色谱条件：色谱柱：HP-5MS（30m×0.25mm×0.25μm）石英毛细管柱；载气：氮气，纯度≥99.999%，流速 1.2mL/min；进样口温度：280℃；进样量，0.5μL；进样方式：不分流进样，1.5min 后打开分流阀和隔垫吹扫阀；柱升温程序：初始温度 40℃（保持 1.0min），以每分钟 30℃升温至 130℃，以每分钟 2℃升温至 220℃（保持 1.0min），以每分钟 15℃升温至 300℃（保持 5min），总运行 59.5min；质谱条件：EI 源，电离能量：70eV；离子源温度：230℃；GC-MS 接口温度：280℃；全扫描（Scan）测定方式的扫描范围：45～500amu；溶剂延迟 5min。

（4）超声提取-固相萃取小柱净化法

称取 2g 样品置于 100mL 的具塞三角瓶中，正己烷与二氯甲烷（6∶4）混合溶剂超声提取 30min，经装有 2g 氯化钠与 2g 无水硫酸钠的滤纸直径漏斗过滤，浓缩近干，用 2mL 甲苯与乙腈（1∶3）混合溶液溶解，采用 Envi-carb/NH₂ SPE 小柱净化，净化洗脱液在 40℃水浴中旋转浓缩近干，采用二氯甲烷定容至 1mL，GC-MS 检测。

（5）基质固相分散萃取净化法

准确称取 1g 样品于研钵中，依次加入 0.5mL 水、1.5g 硅镁型吸附剂、1.5g 中性氧化铝，以研杵研磨 5min 左右，至固体呈良好流动性，装入已填好下层填料的玻璃柱中（从下至上依次为脱脂棉、2g 无水硫酸钠、2g 中性氧化铝、0.1g 活性炭，并以正己烷预淋洗），100mL 丙酮-正己烷（3∶7）洗脱，收集全部洗脱液，并在 40℃水浴中旋转浓缩近干，采用二氯甲烷定容至 1mL，GC-MS 检测。

5.7.2 结果与讨论

1. 定性及定量离子的选择

采用选择离子模式（SIM）与单一标准溶液进样相结合对 24 种农药（包括有机磷、有机氯、拟除虫菊酯、氨基甲酸酯等）定性，在选择离子扫描的基础上采用提取单一离子的方法进行定量，以提高分析灵敏度及降低干扰。本研究所选的定性定量离子及各农药的保留时间见表 5-66 所示，其中克百威、甲萘威、氰戊菊酯各有 2 个同分异构体。24 种农药混合标准样品（10μg/mL）的选择离子扫描及全扫描的色谱图见图 5-7。该图显示，24 种农药在 GC-MS 中的分析时间约为 55min。

表 5-66 24 种农药的名称、保留时间及定性定量离子

农药名称	保留时间/min	定性定量离子及其相对丰度
久效威	6.95	54（84），83，115*（100），161
克百威	7.24，20.18	122（91），131（63），164*（100），221（17）
甲萘威	11.87，26.61	89（79），116（40），144*（100），201（24）
α-六六六	17.94	219*（100），183（98），221（47），254（6）
乐果	19.60	125（86），143（24），229（21），87*（100）
β-六六六	20.47	219*（100），217（78），181（94），254（12）
γ-六六六	22.64	109*（100），181（74），219（93），221（40）
百菌清	23.00	266*（100），264（72），268（49），109（12）
抗蚜威	24.81	166*（100），238（23），72（15），138（6）
七氯	25.96	272*（100），237（40），337（27）
甲霜灵	27.41	206*（100），249（53），234（38）
艾氏剂	28.64	263*（100），265（65），293（40），329（8）
毒死蜱	30.16	314*（100），258（57），286（42），197（23）
三唑酮	30.59	208*（100），210（50），181（74）
菌核净	31.03	243*（100），187（84），124（56），247（38）
仲丁灵	31.82	266*（100），224（16），295（60）
速克灵	34.42	283*（100），285（70），255（15）
氟节胺	36.88	143*（100），157（34），404（19）
2,4'-滴滴涕	41.57	235*（100），237（63），165（37），199（14）
杀毒矾	42.23	163*（100），233（58），278（81）
4,4'-滴滴涕	44.54	235*（100），237（65），246（7），163（84）
扑海因	48.80	314*（100），187（47），345（73），124（19）
氰戊菊酯	54.08，54.29	167*（100），225（53），419（37），181（41）
溴氰菊酯	54.87	181*（100），172（25），174（25）

* 表示为定量离子。

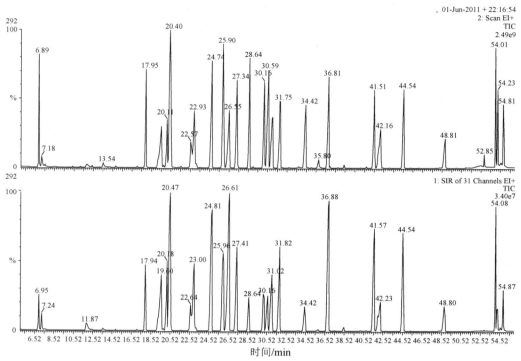

图 5-7　24 种农药混合标准样品（10μg/mL）的选择离子扫描及全扫描的色谱图

2.　线性关系、相关系数和检出限

在仪器最佳检测条件下对系列浓度的 24 种农药的混合标准工作溶液进行测定，用农药标样峰面积对其相应农药浓度进行回归分析，得到线性范围为 0.1～10μg/mL 的线性方程、相关系数。通过进行低水平回收率实验，以 3 倍信噪比（S/N）计算得各种农药的检出限，加标量是 0.01mg/kg。结果见表 5-67。

表 5-67　24 种农药的线性方程、相关系数及检测限

农药名称	线性回归方程	相关系数（R）	检出限 LOD/（ng/g）
久效威	$Y=378.785X±276.708$	0.9970	1.01
$α$-六六六	$Y=853.442X±149.239$	0.9995	0.77
乐果	$Y=327.290X±790.323$	1.0000	0.85
克百威	$Y=2232.53X±1882.75$	0.9993	1.15
$β$-六六六	$Y=942.816X±2472.49$	1.0000	1.34
$γ$-六六六	$Y=2840.40X±517.401$	0.9998	0.51
百菌清	$Y=1584.57X±3608.83$	1.0000	1.30
抗蚜威	$Y=4495.91X±2265.03$	0.9996	0.84
七氯	$Y=547.874X±182.57$	1.0000	1.04
甲萘威	$Y=2052.92X±5396.54$	1.0000	1.52
甲霜灵	$Y=1152.46X±348.591$	0.9998	0.99
艾氏剂	$Y=750.686X±65.7262$	0.9997	0.48

续表

农药名称	线性回归方程	相关系数（R）	检出限 LOD/（ng/g）
毒死蜱	$Y=353.128X\pm278.766$	0.9973	0.69
三唑酮	$Y=1215.65X\pm692.313$	0.9991	0.84
菌核净	$Y=705.119X\pm1238.20$	0.9986	0.96
仲丁灵	$Y=1315.09X\pm968.376$	0.9964	0.75
速克灵	$Y=574.754X\pm428.550$	0.9969	0.90
氟节胺	$Y=4348.68X\pm1210.04$	0.9973	0.22
2,4'-滴滴涕	$Y=2125.30X\pm525.686$	0.9990	0.39
杀毒矾	$Y=962.912X\pm703.643$	0.9964	0.73
4,4'-滴滴涕	$Y=1613.89X\pm918.237$	0.9984	0.67
扑海因	$Y=366.887X\pm844.608$	0.9970	0.78
氰戊菊酯	$Y=865.142X\pm107.421$	0.9987	0.24
溴氰菊酯	$Y=256.545X\pm555.511$	0.9958	0.13

3. 方法回收率、精密度

称取三七样品，每份 1g，分别采用超声提取-固相萃取小柱净化法（SPE）和基质固相分散萃取净化法（MSPD）进行添加水平 0.01mg/kg、0.5mg/kg、2mg/kg 的样品加标回收率实验，每个浓度水平平行测定 3 次，每批样品做一个空白，回收率为样品加标回收平行测定 3 次的平均值，精密度以样本数为 3 计算相对标准偏差。表 5-68 为三个浓度水平平均回收率的平均值以及相对标准偏差的平均值。由表 5-68 可知，所测定的 24 种农药采用超声提取-固相萃取小柱净化法的平均回收率为 81.90%～102.10%，相对标准偏差为 3.60%～6.79%；基质固相分散萃取净化法的平均回收率为 96.26%～104.20%，相对标准偏差为 3.52%～7.94%，两种方法均能符合农药残留量测定要求。

表 5-68　24 种农药的平均回收率及相对标准偏差（n=3）

农药名称	MSPD		SPE	
	平均回收率/%	RSD/%	平均回收率/%	RSD/%
久效威	100.26	5.06	97.08	4.33
α-六六六	97.37	6.16	86.83	3.60
乐果	101.05	7.58	91.53	5.29
克百威	97.78	7.75	99.53	5.46
β-六六六	99.03	6.37	87.98	5.45
γ-六六六	99.29	5.52	91.52	5.68
百菌清	104.20	4.30	100.49	4.64
抗蚜威	97.95	5.37	85.74	3.78
七氯	96.26	5.05	87.11	4.35
甲萘威	99.25	3.83	92.42	6.03

农药名称	MSPD		SPE	
	平均回收率/%	RSD/%	平均回收率/%	RSD/%
甲霜灵	96.58	4.79	84.49	4.66
艾氏剂	102.24	4.12	96.54	5.20
毒死蜱	98.91	5.38	88.18	5.21
三唑酮	100.94	4.12	92.98	5.10
菌核净	100.95	4.98	97.91	5.45
仲丁灵	98.50	7.94	81.90	4.16
速克灵	99.53	6.03	98.72	6.31
氟节胺	98.42	4.55	91.62	5.92
2,4'-滴滴涕	96.33	6.12	85.46	5.04
杀毒矾	100.69	4.68	102.10	6.79
4,4'-滴滴涕	99.19	5.07	94.05	5.09
扑海因	100.16	4.65	89.71	7.1
氰戊菊酯	99.92	5.61	85.11	4.74
溴氰菊酯	101.43	3.52	96.52	5.24

5.7.3 讨论

本研究建立了气相色谱-质谱联用技术分析测定三七中多种残留农药的两种样品前处理方法，样品前处理方法 I（样品经正己烷与二氯甲烷的体积比为 6：4 混合溶剂超声提取，提取液经 Envi-carb/NH$_2$ SPE 小柱净化）主要的影响因数是提取溶剂和洗脱溶剂。采用正己烷与二氯甲烷（体积比为 6：4）混合溶剂作为提取溶剂提取效果较好，对全部农药回收率都比较高，回收率均高于 80%。采用乙腈提取时，虽部分农药的提取效果更好，但是不能将全部农药完全提取，如 β-六六六、艾氏剂及七氯，其回收率仅达到 50%左右。采用甲苯与乙腈（体积比为 1：3）混合的混合洗脱剂洗脱效果佳，回收率达 90%以上。样品前处理方法 II（采用基质固相分散萃取净化法对样品进行提取净化）需考虑基质和洗脱剂用量，通过三七样品与空白样品的加标回收率实验（添加量为 0.5mg/kg，平行 3 次），空白样品加标回收率为 91.62%~103.45%，相对标准偏差为 0.77%~4.89%；三七样品加标回收率为 95.76%~115.44%，相对标准偏差为 1.25%~7.10%，说明三七样品基质对检测目标物干扰较小。为了进一步考察目标物的提取效率及填料的吸附效率，在最佳条件基础上对提取完一次后的样品研磨继续洗脱检测目标物，检测结果表明均还含有一定的目标物残留，对提取完两次后的样品继续洗脱检测，发现仅有部分目标物检出，对经三次提取后的样品研磨洗脱检测，均未检测到目标物，均做空白对照实验。如果增加研磨次数，时间长、操作烦琐，实验通过增加洗脱剂用量（60mL、70mL、80mL、90mL、100mL），增加至 100mL 时，检测目标物均被提取出，样品加标回收率得到改善。因此，基质固相分散萃取净化法洗脱溶剂体积为 100mL。

实验结果显示两种前处理方法的各项技术指标满足农药残留检测要求，适合三七样品中痕量农药残留的分析。

5.8 在线凝胶渗透色谱–气相色谱–质谱法检测 8 种中药材中 57 种农药残留

5.8.1 实验部分

1. 仪器和主要试剂

（1）仪器

在线凝胶渗透色谱–气相色谱–质谱仪（日本岛津公司 GPC-GC-MS，QP 2010 Plus），配有电子轰击（EI）离子源；高速离心机（飞鸽，Anke GL-20G-Ⅱ）；氮气吹干仪（美国 Organomation Associates，Jnc OA-SYS）；涡旋混匀器（上海精密科学仪器有限公司）；超声波清洗仪（美国 Branson 公司，1210 型）；固相萃取装置（德国 CNW 公司）；微量可调移液枪（200μL，德国 Eppendorf 公司）。

（2）主要试剂

57 种农药、环氧七氯（购自 Laboratories of Dr. Ehrenstorfer，Augsburg Germany；纯度≥95%）；乙腈、丙酮、环己烷、甲苯均为色谱纯（Fisher Scientific）；无水硫酸钠为分析纯（购自光复试剂厂），用前在 650℃下灼烧 4h，贮于干燥器中，冷却后备用；ENVI-carb 石墨化炭黑固相萃取柱（250mg，3mL，Supelco）。

农药标准储备溶液的配制：准确称取 5.0～10.0mg（精确到 0.1mg）各农药标准品，分别置于 10mL 容量瓶中，用甲苯溶解并定容至刻度，于-18℃条件下储存。

混合农药标准溶液的配制：根据每种农药在仪器上的响应灵敏度，确定其在混合标准溶液中的浓度。依据每种农药混合标准溶液的浓度及其标准储备液的浓度，移取一定量的单个农药标准储备溶液于 100mL 容量瓶，用丙酮–环己烷（体积比为 3∶7）定容至刻度。

内标溶液的配制：准确称取 10mg 环氧七氯于 50mL 容量瓶中，用甲苯定容至刻度，配制成浓度为 200mg/L 的内标储备溶液；再吸取 0.5mL 内标储备溶液至 100mL 容量瓶，用甲苯定容至刻度，配制成浓度为 1mg/L 的内标使用溶液。

2. 色谱条件

（1）凝胶渗透色谱（GPC）测定条件

凝胶渗透色谱柱：Shodex CLNpak EV-200，150mm×2.0mm；流动相为丙酮–环己烷（体积比为 3∶7）；流速：0.1mL/min；柱温：40℃；进样量：20μL；检测波长 210nm；农药残留截取时间段：4.65～6.65min。

（2）气相色谱–质谱（GC-MS）测定条件

GC 条件：色谱柱为惰性石英毛细管（5m×0.53mm）+预柱 DB-5MS 柱（5m×0.25mm×0.25μm）+分析柱 DB-5MS 柱（25m×0.25mm×0.25μm）；色谱柱升温程序：起始温度 82℃，

保持 5min，以每分钟 8℃升温至 300℃，保持 5.75min；载气为氦气，纯度≥99.999%，流速 1.75mL/min；进样方式：不分流进样，PTV 进样模式；进样口升温程序：起始温度 120℃，保持 5min，以每分钟 100℃升温至 250℃，保持 35min。

MS 条件：EI 离子源温度：230℃，接口温度：280℃，扫描时间：A 组为 6.8～32.4min，B 组为 7.1～34.7min；选择离子监测模式，每组农药所有需要检测的离子按照出峰顺序，分时段分别检测。

3. 样品的提取

称取磨碎的中药材试样 5g（精确至 0.01g）于 50mL 离心管中，加入 10mL 乙腈和 100μL 内标溶液，用涡旋混匀器混匀 1min，超声提取 15min，以 4500r/min 转速离心 3min，取上清液 2.0mL 待净化。

4. 样品的固相萃取净化

在 ENVI-carb 萃取柱中加入 1cm 高的无水硫酸钠，用 5mL 丙酮-甲苯（体积比为 3∶1）溶液预淋洗萃取柱，当液面到达无水硫酸钠顶部时，迅速将得到的待净化溶液倒入萃取柱中，用 8mL 丙酮-甲苯（体积比为 3∶1）溶液洗脱，收集流出液于 10mL 比色管中，在 40℃水浴条件下氮吹浓缩至约 0.5mL，加入 2mL 丙酮-环己烷（体积比为 3∶7）溶液进行溶剂交换，涡旋混匀器混匀，在 40℃水浴条件下氮吹至近干，用丙酮-环己烷（体积比为 3∶7）溶液溶解并定容至 1mL，用于在线凝胶渗透色谱-气相色谱-质谱测定。

5.8.2 结果与讨论

1. 提取溶剂的选择

有些中药材（如黄连）含有大量色素，且同时检测的农药品种数量较多，极性差异较大，因而对样品提取溶剂的选择要求较高。本实验选择丙酮-正己烷（体积比为 1∶2）、丙酮-乙腈（体积比为 1∶2）、乙腈、乙腈-水（体积比为 4∶1）作为提取溶剂，进行添加回收率对比实验，实验发现正己烷-丙酮、乙腈-丙酮、乙腈作为提取溶剂时，添加回收率均能满足要求，而乙腈-水作为提取溶剂的回收率偏低，且水溶性物质提取的较多，增加了净化步骤和难度。丙酮-正己烷、丙酮-乙腈提取的杂质较多，颜色较深，相比之下以乙腈作为提取溶剂效果较好。因此，本实验采用乙腈作为提取溶剂，其后续净化步骤相对简单，基质干扰小，回收率理想。

2. 固相萃取条件的选择

本研究比较了常用于农药残留检测的几种固相萃取柱：ENVI-carb 柱、ENVI-carb+NH$_2$柱、ENVI-carb+PSA 柱、ENVI-carb+C$_{18}$柱，用 11 种具有代表性的农药对黄连进行添加回收率对比实验，回收率结果见图 5-8。从实验结果看，只通过 ENVI-carb 固相萃取柱的回收率总体评价最为理想，且操作简单，本方法采用 ENVI-carb 固相萃取柱作为固相萃取净化方法。在洗脱溶剂选择方面，通过加标回收实验比较了丙酮–甲苯（体积比为 3∶1）、丙酮–正己烷（体积比为 1∶2）、丙酮–乙酸乙酯–正己烷（体积比为 1∶2∶1）、乙腈–甲苯（体积比为 3∶1）四种洗脱液的洗脱效果，结果表明丙酮–甲苯（体积比为 3∶1）作为洗脱溶剂时回收率最为理想。

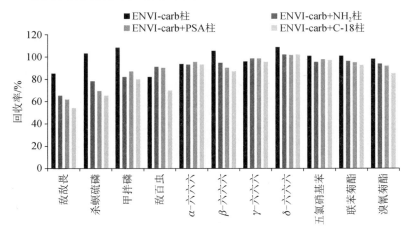

图 5-8　不同固相萃取柱对 11 种农药回收率的影响

3. 分组及离子监测的选择

将 57 种农药在本研究确定的 GC-MS 条件下进行全扫描，得到每种农药的扫描质谱图和保留时间。为便于分析计算，我们将保留时间接近的农药分成 A、B 两个组（表 5-69）进行检测，在空白黄连试样中分别添加 A、B 两组农药标准品的选择离子色谱图见图 5-9 和图 5-10。对每组农药均进行分段监测，这样可以减少不同农药之间、农药与基质之间的相互干扰。不同的样品可能存在不同的基质离子干扰，若基质离子影响到目标物的定性和定量，则需重新选择该目标物的特征离子。

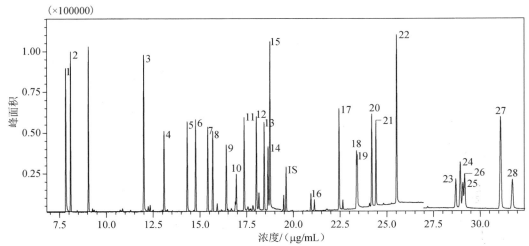

图 5-9　添加在空白黄连中的 A 组农药标准物质的选择离子色谱图

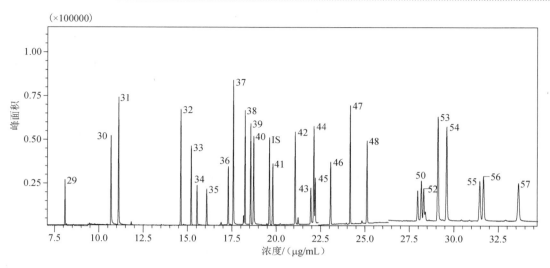

图 5-10　添加在空白黄连中的 B 组农药标准物质的选择离子色谱图

4. 线性关系和检测限

将混合农药标准储备液配制成相应质量浓度的系列标准工作液，以峰面积（Y）对质量浓度（X）做标准曲线。将每种农药信噪比≥3 时的添加浓度确定为本方法的最小检出限（LOD），信噪比≥10 时的添加浓度确定为本方法的最低定量限（LOQ）。被测农药的保留时间、选择离子参数、线性范围、线性相关系数、LOD 和 LOQ 列于表 5-69。从表 5-69 可以看出，在相应的质量浓度范围内，各农药的响应值与其质量浓度均呈良好的线性关系，相关系数均高于 0.99，本方法的 LOD 范围为 0.0003～0.006mg/kg，LOQ 范围为 0.001～0.05mg/kg。

5. 回收率和精密度

本研究选择木香、重楼、何首乌、茯苓、黄连、连翘、金银花、三七 8 种中药材作为代表性样品 10 倍定量限（LOQ）添加水平进行回收率实验。此 8 种样品在 10 倍 LOQ 添加水平的平均实验结果列于表 5-69。从表 5-69 可以看出，57 种农药的平均回收率范围为 80.42%～112.26%，相对标准偏差范围为 2.84%～8.57%，结果比较理想。

5.8.3　结论

本研究采用在线凝胶渗透色谱-气相色谱-质谱（GPC-GC-MS）建立了中药材中 57 种农药残留量的分析方法，获得了满意的分离效果和检测灵敏度、回收率、精密度和定量限，满足农药多残留分析的要求。

表 5-69　57 种农药的保留时间、定量离子、定性离子、线性范围、线性方程、线性相关系数、检出限、定量限以及 10 倍定量限添加水平下 8 种样品中的平均回收率和相对标准偏差

序号	农药	保留时间/min	定量离子(m/z)	定性离子(m/z)	线性范围/(mg/L)	线性回归方程	R	LOD①/(mg/kg)	LOQ②/(mg/kg)	平均回收率③/%	RSD④/%
IS	Heptachlor-epoxide（环氧七氯）	19.612	353	355, 351							
					Group A						
1	Methamidophos（甲胺磷）	7.826	94	95, 141	0.002~0.4	$Y=0.1468X-6.1763\times10^{-2}$	0.9987	0.0006	0.002	99.92	8.40
2	Dichlorvos（敌敌畏）	8.086	109	185, 187	0.002~0.4	$Y=1.2436X-9.1472\times10^{-2}$	0.9964	0.0006	0.002	81.82	6.78
3	Carbaryl（西维因）	11.992	115	144, 116	0.002~0.4	$Y=1.6742X-0.1345$	0.9998	0.0006	0.002	84.04	6.94
4	Omethoate（氧化乐果）	13.082	110	156, 141	0.005~1.0	$Y=1.3479X-0.1352$	0.9986	0.0015	0.005	90.47	3.42
5	Monocrotophos（久效磷）	14.318	127	192, 164	0.005~1.0	$Y=6.0367X-0.4764$	0.9999	0.0015	0.005	100.49	3.71
6	Alpha-HCH（α-六六六）	14.768	183	181, 219	0.002~0.4	$Y=0.4126X+4.4311\times10^{-2}$	0.9956	0.0006	0.002	99.93	6.45
7	Beta-HCH（β-六六六）	15.413	181	183, 219	0.001~0.2	$Y=0.8162X+2.1342\times10^{-2}$	0.9955	0.0003	0.001	105.33	7.39
8	Lindane（林丹）	15.680	183	181, 219	0.002~0.4	$Y=1.1427X+1.8763\times10^{-2}$	0.9966	0.0006	0.002	98.28	4.52
9	Delta-HCH（δ-六六六）	16.413	181	183, 219	0.002~0.4	$Y=1.0358X+3.7652\times10^{-2}$	0.9971	0.0006	0.002	103.74	5.45
10	Phosphamidon（磷胺）	16.946	127	264, 138	0.002~0.4	$Y=1.6758X-0.2136$	0.9958	0.0006	0.002	90.79	6.74
11	Parathion-methyl（甲基对硫磷）	17.364	109	125, 263	0.005~1.0	$Y=1.2147X-3.1254\times10^{-2}$	0.9963	0.0015	0.005	83.63	4.69
12	Fenitrothion（杀螟硫磷）	18.015	125	277, 260	0.002~0.4	$Y=0.3728X-1.2956\times10^{-2}$	0.9996	0.0006	0.002	104.31	5.26
13	Chlorpyrifos（毒死蜱）	18.431	197	199, 314	0.002~0.4	$Y=1.5216X+0.1268\times10^{-2}$	0.9983	0.0006	0.002	106.69	7.88
14	Parathion-ethyl（对硫磷）	18.635	109	137, 139	0.002~0.4	$Y=0.2461X-3.2159\times10^{-2}$	0.9997	0.0006	0.002	92.28	6.66
15	Isocarbophos（水胺硫磷）	18.744	120	136, 121	0.005~1.0	$Y=0.3614X+1.2863\times10^{-2}$	0.9963	0.0015	0.005	80.86	3.19
16	Profenofos（丙溴磷）	20.936	139	208, 206	0.005~1.0	$Y=0.1696X+1.6041\times10^{-2}$	0.9971	0.0015	0.005	104.94	3.27
17	Triazophos（三唑磷）	22.440	161	162, 172	0.002~0.4	$Y=2.0123X+0.5329\times10^{-2}$	0.9976	0.0006	0.002	107.59	5.76

续表

序号	农药	保留时间/min	定量离子(m/z)	定性离子(m/z)	线性范围/(mg/L)	线性回归方程	R	LOD[①]/(mg/kg)	LOQ[②]/(mg/kg)	平均回收率[③]/%	RSD[④]/%
IS	Heptachlor-epoxide (环氧七氯)	19.612	353	355, 351							
						Group A					
18	Propargite-1 (炔螨特-1)	23.384	135	173, 150	0.005~1.0	$Y=0.1325X-0.0463\times10^{-2}$	0.9982	0.0015	0.005	88.18	4.01
19	Propargite-1 (炔螨特-1)	23.421	135	173, 150	0.005~1.0	$Y=0.1431X+0.0346\times10^{-2}$	0.9994	0.0015	0.005	97.05	5.08
20	Phosmet (亚胺硫磷)	24.197	160	104, 161	0.005~1.0	$Y=1.3532X+0.1102$	0.9974	0.0015	0.005	104.58	3.61
21	Fenpropathrin (甲氰菊酯)	24.420	97	181, 125	0.005~1.0	$Y=0.1672X+0.2148\times10^{-2}$	0.9958	0.0015	0.005	90.34	4.47
22	Cyhalothrin (氯氟氰菊酯)	25.525	181	197, 208	0.005~1.0	$Y=0.2874X-0.1673\times10^{-2}$	0.9988	0.0015	0.005	102.63	5.02
23	Cypermethrin-1 (氯氰菊酯-1)	28.695	163	181, 165	0.005~1.0	$Y=0.3027X-0.2752\times10^{-2}$	0.9960	0.0015	0.005	101.66	4.77
24	Cypermethrin-2 (氯氰菊酯-2)	28.932	163	181, 165	0.005~1.0	$Y=0.2341X-0.6368\times10^{-2}$	0.9988	0.0015	0.005	101.24	5.42
25	Cypermethrin-3 (氯氰菊酯-3)	29.065	163	181, 165	0.005~1.0	$Y=0.3041X+0.1104\times10^{-2}$	0.9969	0.0015	0.005	97.97	4.67
26	Cypermethrin-4 (氯氰菊酯-4)	29.167	163	181, 165	0.005~1.0	$Y=0.1703X-1.1085\times10^{-2}$	0.9991	0.0015	0.005	94.75	5.03
27	Fenvalerate-1 (氰戊菊酯-1)	31.099	125	167, 225	0.0025~0.5	$Y=0.5102X-2.0187\times10^{-2}$	0.9989	0.00075	0.0025	104.44	3.90
28	Fenvalerate-2 (氰戊菊酯-2)	31.730	125	167, 225	0.0025~0.5	$Y=0.2274X-1.0341\times10^{-2}$	0.9987	0.00075	0.0025	103.87	6.09
						Group B					
29	Dipterex (敌百虫)	8.089	109	185, 187	0.005~1.0	$Y=0.2306X-1.0743\times10^{-2}$	0.9962	0.0015	0.005	80.80	4.61
30	Acephate (乙酰甲胺磷)	10.676	136	94, 95	0.004~0.8	$Y=0.5482X-0.1073$	0.9973	0.0012	0.004	99.70	4.32
31	3-Hydroxycarbofuran (3-羟基克百威)	11.115	137	180, 147	0.005~1.0	$Y=1.0725X+0.7429\times10^{-2}$	0.9963	0.0015	0.005	80.42	5.11

续表

序号	农药	保留时间 /min	定量离子 (m/z)	定性离子 (m/z)	线性范围 /(mg/L)	线性回归方程	R	LOD[①] /(mg/kg)	LOQ[②] /(mg/kg)	平均回收率[③]/%	RSD[④]/%
IS	Heptachlor-epoxide（环氧七氯）	19.612	353	355, 351							
					Group B						
32	Phorate（甲拌磷）	14.617	75	121, 260	0.005~1.0	$Y=0.4127X-4.2746\times10^{-2}$	0.9974	0.0015	0.005	107.79	3.29
33	Carbofuran（克百威）	15.211	164	149, 131	0.001~0.2	$Y=0.2847X+1.2376\times10^{-2}$	0.9982	0.0003	0.001	112.26	6.43
34	Quintozene（五氯硝基苯）	15.541	237	265, 249	0.002~0.4	$Y=0.1832X+0.3729\times10^{-2}$	0.9958	0.0006	0.002	101.17	6.70
35	Chlorothalonil（百菌清）	16.088	266	264, 268	0.002~0.4	$Y=0.9217X-0.9261\times10^{-2}$	0.9991	0.0006	0.002	101.28	5.19
36	Vinclozolin（乙烯菌核利）	17.296	212	178, 198	0.005~1.0	$Y=0.8937X+1.2643\times10^{-2}$	0.9958	0.0015	0.005	91.11	4.24
37	Metalaxyl（甲霜灵）	17.580	160	206, 132	0.002~0.4	$Y=0.2643X+3.1927\times10^{-2}$	0.9963	0.0006	0.002	83.50	6.79
38	Malathion（马拉硫磷）	18.239	125	127, 173	0.002~0.4	$Y=0.6372X+2.1347\times10^{-2}$	0.9976	0.0006	0.002	95.65	6.12
39	Fenthion（倍硫磷）	18.558	278	169, 153	0.005~1.0	$Y=3.4017X+7.9287\times10^{-2}$	0.9983	0.0015	0.005	102.13	3.76
40	Triadimefon（三唑酮）	18.727	208	128, 110	0.01~2.0	$Y=1.3729X+5.2014\times10^{-2}$	0.9976	0.003	0.01	93.24	3.38
41	Procymidone（腐霉利）	19.809	96	283, 285	0.002~0.4	$Y=0.5429X+9.2834\times10^{-2}$	0.9952	0.0006	0.002	85.21	8.57
42	p,p'-DDE（p,p'-滴滴伊）	21.064	246	248, 176	0.001~0.2	$Y=0.7842X+0.2134\times10^{-2}$	0.9993	0.0003	0.001	108.06	7.31
43	Iprodione（异菌脲）	21.948	314	316, 245	0.01~2.0	$Y=0.2827X-0.8246\times10^{-2}$	0.9982	0.003	0.01	108.04	5.56
44	p,p'-DDD（p,p'-滴滴滴）	22.118	165	235, 237	0.001~0.2	$Y=8.9362X+6.3827\times10^{-2}$	0.9966	0.0003	0.001	103.30	6.04
45	o,p'-DDT（o,p'-滴滴涕）	22.198	235	165, 237	0.001~0.2	$Y=1.1827X+2.3418\times10^{-2}$	0.9993	0.0003	0.001	106.74	5.65
46	p,p'-DDT（p,p'-滴滴涕）	23.069	235	165, 237	0.002~0.4	$Y=4.1329X-3.2718\times10^{-2}$	0.9982	0.0006	0.002	102.67	3.39
47	Bifenthrin（联苯菊酯）	24.168	181	166, 165	0.01~2.0	$Y=0.5212X-1.7835\times10^{-2}$	0.9963	0.003	0.01	104.60	4.50
48	Phosalone（伏杀硫磷）	25.115	182	121, 111	0.005~1.0	$Y=0.5317X+2.1273\times10^{-2}$	0.9986	0.0015	0.005	81.34	4.47
49	Cyfluthrin-1（氟氯氰菊酯-1）	27.971	163	206, 199	0.0025~0.5	$Y=1.3257X-1.2374\times10^{-2}$	0.9964	0.00075	0.0025	100.54	4.44

续表

序号	农药	保留时间/min	定量离子(m/z)	定性离子(m/z)	线性范围/(mg/L)	线性回归方程	R	LOD①/(mg/kg)	LOQ②/(mg/kg)	平均回收率③/%	RSD④/%
IS	Heptachlor-epoxide（环氧七氯）	19.612	353	355, 351							
	Group B										
50	Cyfluthrin-2（氟氯氰菊酯-2）	28.175	163	206, 199	0.0025~0.5	$Y=1.2812X-3.2793\times10^{-2}$	0.9958	0.00075	0.0025	98.17	3.34
51	Cyfluthrin-3（氟氯氰菊酯-3）	28.308	163	206, 199	0.0025~0.5	$Y=1.0237X-1.2836\times10^{-2}$	0.9986	0.00075	0.0025	105.14	4.57
52	Cyfluthrin-4（氟氯氰菊酯-4）	28.410	163	206, 199	0.0025~0.5	$Y=0.1827X-1.2364\times10^{-2}$	0.9980	0.00075	0.0025	107.81	4.09
53	Flucythrinate-1（氟氰戊菊酯-1）	29.105	157	199, 181	0.005~1.0	$Y=0.1234X-7.3349\times10^{-2}$	0.9959	0.0015	0.005	103.73	3.41
54	Flucythrinate-2（氟氰戊菊酯-2）	29.599	157	199, 181	0.005~1.0	$Y=0.0742X-4.2317\times10^{-2}$	0.9971	0.0015	0.005	107.97	4.51
55	Fluvalinate-1（氟胺氰菊酯-1）	31.464	250	209, 252	0.005~1.0	$Y=1.3255X+1.2195\times10^{-2}$	0.9963	0.0003	0.001	90.28	4.65
56	Fluvalinate-1（氟胺氰菊酯-2）	31.671	250	209, 252	0.005~1.0	$Y=1.0283X+0.9374\times10^{-2}$	0.9958	0.0003	0.001	90.25	3.21
57	Deltamethrin（溴氰菊酯）	33.632	181	209, 253	0.02~4.0	$Y=0.2342X-9.3571\times10^{-2}$	0.9959	0.006	0.02	96.56	2.84

① LOD: 检出限，S/N≥3。
② LOQ: 定量限，S/N≥10。
③ 回收率: 10倍定量限添加水平下普洱茶、绿茶、红茶与乌龙茶等8种样品平行测定6次的平均回收率，n=6。
④ RSD: 每种基质的相对标准偏差，n=6。

参 考 文 献

[1] 王慧琛，汤凤强，吕伟，等. 中草药有机氯农药残留研究概况[J]. 天津药学，2006，18（2）：66-67.

[2] 齐寅. 中药材农药残留量检测方法的研究进展[J]. 求医问药，2011，9（7）：184.

[3] 刘东静，薛健，吴晓波. 中药中农药多残留气质检测方法研究进展[J]. 中国中药杂志，2011，36（4）：396-400.

[4] 刘永波，贾立华，薛瑞芳，等. GC-MS 法测定拟除虫菊酯类农药残留[J]. 工作简报，2006，（42）：637-638.

[5] 王兆守，刘丽花，邵宗泽，等. 农药残留检测新方法研究进展[J]. 化工进展，2008，27（9）：1370-1374.

[6] 施良和. 凝胶色谱的新进展[J]. 化学通报，1980，（12）：3-8.

[7] 周相娟，李伟，许华，等. 凝胶渗透色谱技术及其在食品安全检测方面的应用[J]. 综述与专论，2009，（1）：1-3.

[8] 何智慧，练文柳，蒋腊梅，等. GPC-气相色谱质谱法测定卷烟主流烟气中的苯并芘[J]. 湖南文理学院学报，2009，21（1）：42-46.

[9] 佟玲，周瑞泽，吴淑琪，等. 加速溶剂提取凝胶渗透色谱净化气相色谱质谱快速测定玉米中多环芳烃[J]. 分析化学（FENXI HUAXUE）研究报告，2009，3（37）：357-362.

[10] 王连生. 致癌有机物[M]. 北京：中国环境科学出版社，1993.

[11] 马海波. 有机蒙脱土工程去除人参提取物中的农药残留[D]. 天津大学硕士学位论文，2007.

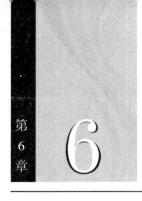

第 6 章

液相色谱法在中药材农药残留检测中的应用

中药材农药残留检测方法有很多，氨基甲酸酯类农药主要采用液相色谱法进行研究。但是相对于食品方面的研究，液相色谱法在中药材中的应用相对较少。本章主要介绍采用液相色谱法检测中药材农药残留量的具体方法。6.1 节主要介绍高效液相色谱测定三七、重楼中 6 种氨基甲酸酯类农药残留；6.2 节主要介绍中药茯苓、三七中克百威和抗蚜威的测定；6.3 节主要对中药材中农药残留分析方法进行总结。

6.1 高效液相色谱测定三七、重楼中 6 种氨基甲酸酯类农药残留

以超声波辅助提取样品，通过弗罗里硅土净化后，用反相高效液相色谱进行检测，建立三七和重楼中甲萘威、克百威、灭多威、速灭威、涕灭威、异丙威的同时检测方法。在获得的色谱条件下 6 种氨基甲酸酯类农药能实现完全分离；在 20min 内 6 种农药残留均能出峰，且线性良好、重现性好，因此该方法能够满足企业日常检测的需要。

6.1.1 实验部分

1. 仪器与试剂

对照品：异丙威（含量 97.5%）、克百威（含量 98.5%）、灭多威（含量 99.5%）、涕灭威（含量 99.5%）、速灭威（含量 98.0%）、甲萘威（含量 99%）农药标准对照品（德国 Dr. Ehrenstorfer 公司）；重楼（市售），三七（市售）；弗罗里硅土（百灵威科技有限公司）、丙酮、甲醇、无水硫酸钠。所用试剂均为分析纯，未做进一步纯化，乙腈（色谱纯，美国 TEDIA 公司），水为超纯水。

仪器：旋转蒸发仪（东京理化器械株式会社），高效液相色谱（安捷伦 1100，美国安捷伦科技公司），摩尔超纯水器（元素型 1820d，上海摩勒科学仪器有限公司）。

2. 实验方法

（1）标准对照溶液的配制

准确称取灭多威、涕灭威、速灭威、克百威、甲萘威、异丙威标准对照品各 10mg 于 6 个小烧杯中，用甲醇溶解，分别定容至 100mL 容量瓶中，得 10×10^{-2}g/L 标准对照储备溶液。

分别准确移取 1mL $10×10^{-2}$g/L 的标准对照液于 10mL 容量瓶中，用甲醇定容，分别获得 $10×10^{-3}$g/L 的标准对照溶液。再分别取各单一农药残留标准溶液 5mL 于 50mL 容量瓶中，用甲醇定容，配制成 $1×10^{-3}$g/L 标准溶液。

（2）样品的提取

准确称取 0.5g 中药粉末，加入 10mL 丙酮，在锥形瓶中超声 10min，离心 10min，取上层清液，旋转蒸发至干，备上柱净化。

（3）样品的净化

取内径 1.5cm 的色谱柱，依次装入 0.5g 无水硫酸钠、1g 弗罗里硅土、0.5g 无水硫酸钠后以 10mL 甲醇-二氯甲烷（体积比为 1∶99）淋洗色谱柱后，上样，用 10mL 洗脱剂洗脱，收集洗脱液，旋转蒸发浓缩至干，以甲醇定容至 10mL，待测。

（4）农药残留样品的紫外光谱测定

分别用紫外光谱仪测定甲萘威、克百威、灭多威、速灭威、涕灭威、异丙威标准对照品的甲醇溶液，样品质量浓度均为 $1×10^{-3}$ g/L。

（5）色谱条件的优化

以安捷伦 SDB C_{18}（4.6mm×150mm，5μm）色谱柱，改变柱温、流动相组成及比例、流速、检测波长等条件，获得 6 种农药残留的最佳色谱条件。

（6）色谱测定条件

安捷伦 SDB C_{18}（4.6mm×150mm，5μm）色谱柱，柱温 30℃，流速 0.9mL/min，检测波长 210nm，流动相：水-乙腈（体积比为 62.5∶37.5）。

（7）样品提取率实验

分别在药材粉末和原药提取液中添加农药标准品，净化操作完全相同，制备成相同体积的待测样品，以相同方法进行检测，计算提取率，实验平行 3 次。

6.1.2 实验结果

1. 紫外光谱结果

分别对甲萘威、克百威、灭多威、速灭威、涕灭威、异丙威标准对照品的甲醇溶液进行测定，样品质量浓度为 $1×10^{-3}$ g/L，结果见图 6-1。

从图 6-1 得出，6 种农药残留的吸收峰均在 300nm 以下，为了能获得更大的响应值，液相色谱条件研究时，检测波长在 200～230nm 内寻找。

2. 工作曲线的绘制

分别进样 0.1μL、0.2μL、0.4μL、0.6μL、0.8μL、1μL、1.2μL 进行测定，以进样量对峰面积作图绘制工作曲线，甲萘威、克百威、灭多威、速灭威、涕灭威、异丙威的线性方程及线性范围见表 6-1，对照品的色谱图见图 6-2。

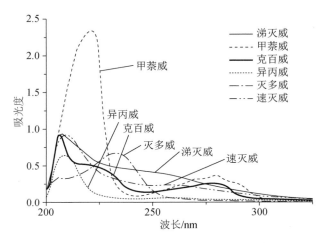

图 6-1　6 种农药残留标准品的紫外光谱

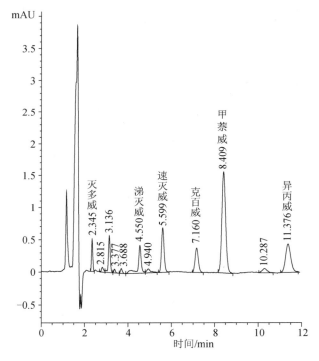

图 6-2　对照品的色谱图

表 6-1　6 种农药的工作曲线

药物名称	保留时间/min	线性方程	线性相关系数（R）	线性范围/μg
灭多威	2.345	$Y=1.6527X- 0.0456$	0.9971	$9.95 \times 10^{-5} \sim 1.194 \times 10^{-3}$
涕灭威	4.550	$Y=1.8744X + 0.0248$	0.9979	$9.95 \times 10^{-5} \sim 1.194 \times 10^{-3}$
速灭威	5.599	$Y=4.6467X- 0.2590$	0.9968	$9.80 \times 10^{-5} \sim 1.176 \times 10^{-3}$

续表

药物名称	保留时间/min	线性方程	线性相关系数（R）	线性范围/μg
克百威	7.160	$Y=3.2778X-0.1628$	0.9967	$9.85×10^{-5}～1.182×10^{-3}$
甲萘威	8.409	$Y=15.377X-0.5242$	0.9985	$9.90×10^{-5}～1.188×10^{-3}$
异丙威	11.376	$Y=5.6731X-0.2968$	0.9927	$9.75×10^{-5}～1.170×10^{-3}$

3. 重现性实验

将三七、重楼各平行制备的 3 份样品，按仪器条件进行测定，分别计算 RSD 值，见表 6-2。

表 6-2　重现性实验

药物名称	RSD/%	
	三七	重楼
灭多威	5.9	7.8
涕灭威	5.3	5
速灭威	4.7	2.7
克百威	2.9	4.2
甲萘威	6.6	9.3
异丙威	3.8	1.9

从表 6-2 得出，实验的 6 种农药残留中，以甲萘威的重现性最差，在三七中为 6.6%，在重楼中为 9.3%。其他 5 种农药残留的重现性良好。

4. 回收率

将标准对照品混合溶液，加进中药粉末中，搅拌均匀，在避光室温晾干，然后准确称取 0.5g 样品，按照前文"2. 工作曲线的绘制"中的方法提取农药残留，净化后制备获得样品，测定后计算获得回收率，见表 6-3。

表 6-3　回收率实验

药物名称	回收率/%	
	三七	重楼
灭多威	56.27	56.25
涕灭威	95.50	103.60
速灭威	193.39	251.80
克百威	132.90	132.27
甲萘威	65.60	82.07
异丙威	109.80	108.36

从表 6-3 得出，灭多威的回收率偏低，速灭威和克百威的回收率偏高，其他几种农药残留回收率较理想。

5. 检出限的测定

取 6 种农药残留物的混合对照液在仪器条件下测定，以 S/N=3 计算，获得最低检出限量，见表 6-4。

表 6-4　各组分检出限量

药物名称	灭多威	涕灭威	速灭威	克百威	甲萘威	异丙威
最低检出量/（mg/kg）	2.4×10^{-2}	1.2×10^{-2}	1.2×10^{-2}	2.4×10^{-2}	8×10^{-3}	2.4×10^{-2}

通过表 6-4 得出，本实验的检出限除异丙威外其余（灭多威和涕灭威在该标准中未检测）均优于 2003 年颁布的植物性食品的标准。

6. 样品提取率

按照前文方法制备出一系列的样品，经过的步骤和处理方法相同，在相同的色谱条件下检测后，以原药提取后，在提取液中添加的农药标准品检出量为基准，计算各农药残留的提取率，见表 6-5。

表 6-5　提取率实验

药物名称	原药中添加标/mg	提取后添加标/mg	提取率/%
灭多威	0.1412	0.2260	62.5
涕灭威	0.2400	0.4020	59.7
速灭威	0.4860	0.7740	62.8
克百威	0.3340	0.3920	85.2
甲萘威	0.1648	0.2000	82.4
异丙威	0.2760	0.3220	85.7

从表 6-5 得出，中药三七和重楼中的 6 种农药残留物的提取率不同，克百威、甲萘威和异丙威较好（在 80% 以上），涕灭威较差（不到 60%）。因此，提取方法对农药残留的检出结果其实有较大的影响。

7. 样品的测定

分别称取三七和重楼粉末 0.5g，按照实验方法提取净化后测定，结果表明在受试样品中未检测出甲萘威、克百威、灭多威、涕灭威、异丙威，但是在三七和重楼中速灭威的含量分别为 1.618mg/kg、1.799 mg/kg，可能是由于药品中基质在此净化条件下净化不完全造成的。

6.1.3　结论

通过对云南省道地药材三七和重楼中农药残留的研究，获得了 2 种中药材中 6 种氨基甲酸酯类农药的同时检测方法，并获得如下结论。

1）从紫外光谱的检测结果得出，待测的 6 种农药残留样品有较强响应的共同波长为 200～230nm。

2）建立了超声波辅助提取农药残留，液相色谱快速检测 6 种氨基甲酸酯类农药的方法，且在受试药材三七、重楼中未检测出甲萘威、克百威、灭多威、涕灭威、异丙威，但速灭威却表现异常，在三七和重楼中速灭威的含量分别为 1.618mg/kg 和 1.799mg/kg（可能是由于中药中基质净化不完全而产生的干扰）。

3）测定的 6 种氨基甲酸酯农药残留中，灭多威的回收率偏低，速灭威和克百威偏高，其他几种农药残留较好。

4）受试的 6 种农药残留物的提取率不同，克百威、甲萘威和异丙威较好（在 80%以上），涕灭威较差（不到 60%）。因此，提取方法对农药残留的检出结果有较大的影响，在今后的研究中可以针对不同类型的中药材采用不同的提取方法。

5）受试的 6 种农药残留物的检出限除异丙威外其余（灭多威和涕灭威在该标准中未检测）均优于 GB/T 5009.104—2003 的规定值，能够满足检测的需求[1-11]。

6.2 中药茯苓、三七中克百威和抗蚜威的测定

通过液相色谱法对中药三七和茯苓中的克百威和抗蚜威进行了检测，确定了最佳液相色谱检测条件，获得抗蚜威和克百威的线性方程分别为 $Y=3.0746X-0.068$ 和 $Y=1.994X+0.0577$，线性范围分别在 $1.99\times10^{-4}\sim9.95\times10^{-4}\mu g$（$R=0.9987$）和 $1.97\times10^{-4}\sim9.85\times10^{-4}\mu g$（$R=0.9947$）内线性良好。这两种中药样品中不含有克百威和抗蚜威。本方法出峰快，能避开中药中基质的干扰。

6.2.1 仪器与试剂

1. 仪器

旋转蒸发仪（东京理化器械株式会社），高效液相色谱（安捷伦 1100，美国安捷伦科技公司），摩尔超纯水器，超声清洗仪（上海科导超声仪器有限公司），电子分析天平[OHAUS AR1140，梅特勒-托利多仪器（上海）有限公司]。

2. 试剂

对照品：抗蚜威（含量 99.5%）、克百威（含量 98.5%）农药标准对照品（德国 Dr. Ehrenstorfer 公司）；茯苓粉（购置于一心堂中药店，云南鸿翔中草药有限公司生产，批号 090901）；弗罗里硅土（百灵威）、丙酮、甲醇、无水硫酸钠；所用试剂全为分析纯，未做进一步纯化，乙腈（色谱纯，美国 TEDIA 公司），水为超纯水。

6.2.2 实验方法

1. 样品的提取

准确称取 0.5g 中药粉末于锥形瓶中，加入 10mL 丙酮，在锥形瓶中超声 10min，然后离心 10min，取上层清液，旋转蒸发至干，备上柱净化。

2. 样品的净化

取内径 1.5cm 色谱柱，依次装入 0.5g 无水硫酸钠、1g 弗罗里硅土、0.5g 无水硫酸钠后以 10mL 甲醇：二氯甲烷=1：9 淋洗色谱柱后，上样，用 10mL 洗脱剂洗脱，收集洗脱液，旋转蒸发浓缩至干，以甲醇定容至 10mL，待测。

3. 色谱测定条件

对不同溶剂比例、检测波长等进行实验，最后确定条件为：安捷伦 XDB C_{18} 色谱柱，柱温 30℃，流速 1mL/min，检测波长 210nm，流动相水：乙腈=61.5：38.5。

6.2.3 实验结果

1. 工作曲线的绘制

准确称取抗蚜威和克百威对照品各 0.5g，分别溶于分析纯甲醇中定容至 50mL，混匀，分别得到浓度为 9.95mg/mL 和 9.85mg/mL 的储备液。分别将储备液稀释 1000 倍，获得 $9.95×10^{-3}$mg/mL 和 $9.85×10^{-3}$mg/mL 对照品溶液。再分别取抗蚜威和克百威低浓度的对照品溶液各 1mL 混合后定容至 10mL，得抗蚜威和克百威浓度分别为 $9.95×10^{-4}$mg/mL 和 $9.85×10^{-4}$mg/mL 的混合标准溶液，分别进样 0.2μL、0.4μL、0.6μL、0.8μL、1μL 进行测定，以进样量对峰面积作图绘制工作曲线，得抗蚜威的线性方程为 $Y=1.994X+0.0577$，$R=0.9987$，线性浓度范围：$1.99×10^{-4}$～$9.95×10^{-4}$μg；克百威的线性方程为 $Y=3.0746X-0.068$，$R=0.9947$，线性浓度范围：$1.97×10^{-4}$～$9.85×10^{-4}$μg，见图 6-3。

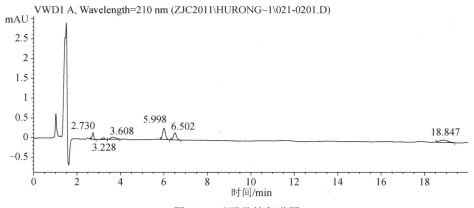

图 6-3　对照品的色谱图

克百威的参考保留时间为 5.998min，抗蚜威的保留时间为 6.502min

2. 重现性实验

将平行配制的 3 份对照品进行测定，分别计算克百威和抗蚜威的 RSD 值为 3.3%和 4.6%。平行制备 3 份加入对照品的样品溶液进行测定，计算克百威和抗蚜威的 RSD 值为 13.2%和 7.1%。结果在 GB/T 5009.104—2003 规定的 15%以内。

3. 回收率

在中药材中添加克百威和抗蚜威，按照实验方法处理后进行测定，计算回收率。克百威的回收率为 63%～119.2%（n=6），抗蚜威的回收率为 77.6%～115.4%（n=6）。

4. 最低检出限的测定

将克百威和抗蚜威混合对照液稀释成不同浓度在仪器条件下测定，以 S/N=3 计算，获得最低检出限，克百威为 0.009mg/kg，抗蚜威为 0.01mg/kg。

5. 样品的测定

分别称取三七和茯苓粉末 0.5g，按照实验方法提取净化后进行测定，结果表明，在受试样品中未检测出抗蚜威和克百威。

6.2.4 结论

1）本方法能利用液相色谱迅速检测样品中的抗蚜威和克百威农药，对仪器设备要求不高，本方法检测非常迅速，能够用于日常产品检测。

2）在最佳的色谱条件下，克百威和抗蚜威能完全分离，且与药材中的成分不互相干扰，克百威和抗蚜威在 6min 以后出峰；在受试药材三七、茯苓中未检测出抗蚜威和克百威。

3）本方法的检测限为 0.009mg/kg 和 0.01mg/kg，目前植物性食品中克百威和抗蚜威在现行标准的检出限分别为 0.05mg/kg 和 0.02mg/kg[12]。

6.3 中药材中农药残留分析方法总结

对于氨基甲酸酯类农药残留量的研究，除了采用液相色谱法外，还采用紫外分光光度法和荧光法进行了研究[13-19]。通过具有代表性的氨基甲酸酯类农药灭多威和在三七中回收率实验，对提取方法、提取溶剂的选择进行了研究，筛选出了最优的提取方法及其最优的提取溶剂，为中药材中氨基甲酸酯类农药残留的检测提供了前期的研究基础。在相同的溶剂下做了三种不同辅助方法对提取的影响实验，得到微波辅助提取、超声辅助提取以及传统的冷浸提取三种方法，最优的提取方法是超声辅助提取；其次，在相同的提取方法下，通过溶剂选择实验，得出丙酮、甲醇、乙酸乙酯三种溶剂的提取效果，甲醇为最优的提取溶剂；最后，以甲醇作为提取溶剂，优化了超声波辅助提取的条件，主要包括提取功率、提取时间、溶剂用量三个方面，最后得出最优的提取条件：提取时间为 2min，提取功率为 50W，提取溶剂（甲醇）的最优用量为 15mL。

用紫外-可见分光光度法测定文山三七中抗蚜威（杂环二甲基氨基甲酸酯类）的含量，为优化提取工艺和研发新型农药提供重要的科学依据。以丙酮作溶剂，利用微波法提取三七中的抗蚜威，采用紫外-可见分光光度计进行光谱扫描。先设置一个大的梯度，对比寻找一个最佳提取工艺，发现它们在 235.00±5nm 处都有一个最大吸收峰，与抗蚜威的特征峰一样。最终选定 235nm 为最大吸收波长，以分析丙酮作为参比溶液，测定三七提取液的吸光度。通过单因素和正交实验，确定了三七中抗蚜威的最佳提取条件：物料比为 2∶5，浸取时间为 2min，微波功率为 210W。并发现微波功率、浸取时间、物料比 3 个因素对三七中抗蚜威提取的影响顺序为微波功率>浸取时间>物料比。该法相对标准偏差为 0.383%，精密度较好。文山三七中的抗蚜威含量为 0.00109%。

对三七中残留的氨基甲酸酯类农药残留克百威的提取、富集方法进行研究。将一定量的克百威溶液加入到三七样品中，通过考察萃取溶剂、萃取温度、萃取时间、萃取固液比等因素的影响，寻找其最佳条件。分别用氯仿、乙酸乙酯、苯、丙酮萃取克百威样品，选择出最佳萃取溶剂。将一定量的克百威溶液加入到三七样品中，在最佳萃取溶剂条件下，分别在 30℃、35℃、40℃、45℃、50℃下进行萃取，选择出最佳萃取温度。将一定量的克百威溶液加入到三七样品中，在最佳的萃取溶剂和萃取温度下，分别萃取 15min、30min、60min、120min、180min、240min、300min，选择出最佳萃取时间。将一定量的克百威溶液加入到三七样品中，在最佳萃取溶剂、萃取温度和萃取时间下，分别按 1∶5、1∶10、1∶15、1∶20、1∶25、1∶30 的固液比进行萃取，选择出最佳萃取固液比。结果表明，最佳萃取溶剂为氯仿，萃取温度为 30℃，萃取时间为 60min，萃取固液比为 1∶20。从正交实验可知，萃取时间因素对实验的影响最为显著。根据最佳萃取溶剂、萃取温度、萃取时间、萃取固液比进行回收率实验，结果表明，克百威的添加回收率为 78.7%。

对于荧光法在氨基甲酸酯类农药方面的研究，主要作了两方面的研究，一方面，针对研究氨基甲酸酯类农药在不同时间、不同功率等条件下进行条件实验，选氨基甲酸酯类农药西维因为代表性农药，从溶剂、时间、功率方面比较得出提取西维因的最佳条件。通过摸索实验条件：溶剂为甲醇，方法为超声波提取法，时间为 5～30min，温度为室温，最佳提取时间为 5min；最佳提取功率为 60W；应用波长扫描确定农药最大荧光吸收波长为 324nm，其荧光值为 77.96。从实验可知，提取时间与提取功率对实验影响较大。另一方面，利用分子荧光光谱，对异丙威溶液用三维荧光方法进行检测，建立了异丙威在 256nm/290nm 荧光峰进行检测的实验方法。结果表明，在高浓度时，其线性范围为 $9.75×10^{-3}$mg/mL～$4.875×10^{-2}$mg/mL，相关系数为 0.9970；在低浓度时，其线性范围为 $1.95×10^{-5}$mg/mL～$1.95×10^{-4}$mg/mL，相关系数为 0.9955，且具有重现性好，检测限低，方法快速等优点。文献报道异丙威的检测多以高效液相色谱-质谱联用、高效液相色谱-荧光法、气相色谱法（氮磷检测器）等方法为主。研究探索以分子荧光光谱法快速检测异丙威的方法，实验通过三维荧光光谱发现，异丙威有256nm/290nm的特征峰，因此有测定的可能性；通过进一步研究发现，不同浓度的异丙威溶液在256nm/290nm的荧光峰与其浓度有一定的关系，通过实验最终确定以256nm为激发波长，检测290nm处的荧光强度作为检测条件，结果表明在低浓度和较高浓度都具有较好的线性，有较好的重现性和稳定性，其检出限与现行国标相比，在相同的数量级，该方法能够满足快速检测异丙威的要求。具体实验内容如下：

（1）实验仪器和对照品

实验仪器：旋转蒸发仪（上海爱朗仪器有限公司，N-1001）、分析天平［梅特勒-托利多仪器（上海）有限公司，AR1140］、摩尔超纯水机（上海摩勒科学仪器有限公司，元素型1820d，08-03-210）、电冰箱（新飞BCD-260A）、荧光光谱仪F-7000（日本日立公司）。

对照品：异丙威农药标准对照品（德国Dr. Ehrenstorfer公司，97.5%）。茯苓粉（购置于一心堂药店，云南鸿翔中草药有限公司生产，批号090901）。正己烷、丙酮、甲醇、无水硫酸钠。所用试剂全为分析纯，水为蒸馏水。

（2）实验方法

称取0.5g茯苓粉置于25mL圆底烧瓶中（平行3次），加入12mL正己烷-丙酮（体积比为10：2），在55℃下水浴加热回流30min后，用滤纸过滤，去药渣，滤液在旋转蒸发仪上于40℃蒸发至干，用纯甲醇进行溶解定容至10mL容量瓶中，待测。

（3）对照品溶液的配制

准确称取0.0102g的农药异丙威对照品（含量为97.5%），在25mL小烧杯溶解后，转移至10mL容量瓶中，用分析纯甲醇定容，得到0.995mg/mL的标准溶液。其他浓度对照品由此浓度稀释而得。

（4）异丙威的三维荧光结果

三维荧光光谱能够揭示样品中的各类物质的众多荧光信息，通过荧光光谱仪对纯甲醇和异丙威甲醇溶液分别进行三维荧光检测，结果如图6-4所示。

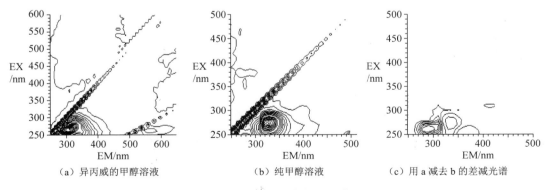

（a）异丙威的甲醇溶液　　（b）纯甲醇溶液　　（c）用a减去b的差减光谱

图6-4　异丙威的三维荧光光谱图

EX—激发波长；EM—发射波长

从图 6-4 中可以看出，含有异丙威的溶液的荧光主峰在 300nm 附近，因此能够用荧光光谱研究甲醇中的异丙威。将含有异丙威的荧光光谱减去纯甲醇的荧光光谱，如图 6-4（c）所示，结果显示在 250～280nm 光的激发产生中心发射峰为 290nm 的荧光峰。在后面的实验中采用 256nm 激发，检测 290nm 的荧光强度来检测含量。

（5）工作曲线的绘制

分别配制不同浓度梯度的异丙威对照品的甲醇溶液，在选定好的条件下进行测定，见图 6-5。从图 6-5 可以得出，异丙威在 290nm 处的荧光峰随其浓度的变化而增强。将测定结果用浓度对 290nm 的荧光发射峰强度作图，绘制出 2 条工作曲线，其线性方程分别为 $Y=54.15+11901X$，线性相关系数 $R=0.9970$，线性浓度范围为 $9.75\times10^{-3}\sim4.875\times10^{-2}$mg/mL；$Y=1.406+35611.35X$，线性相关系数 $R=0.9955$，线性浓度范围为 $1.95\times10^{-5}\sim1.95\times10^{-4}$mg/mL。

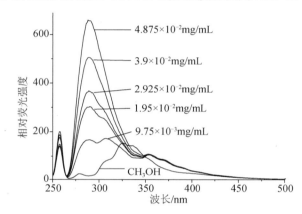

图 6-5 不同浓度异丙威甲醇溶液的发射光谱，激发波长 256nm

（6）稳定性实验

对不采用层析柱纯化的样品 24h 分时段用 256nm 光激发，检测 290nm 处的荧光强度，在 3h 内样品的荧光强度基本保持不变，RSD 均值为 6.9%。

（7）最低检出限

配制一系列的对照品溶液，测定 256nm/290nm 的荧光强度，测得的最低检出限为 1.95×10^{-6}mg/mL。

（8）重现性实验

同时配置同一浓度对照品溶液（$n=3$），在 256nm 下进行测定，对 290nm 处的荧光峰值进行计算，其偏差值为 2.3%，说明本实验的重现性良好。

（9）回收率实验

准确称取一定量的茯苓样品，加入异丙威的对照品，测定其加标回收率，实验结果见表 6-6。

表6-6　回收率实验结果

序号	样品质量/g	样品含量/mg	实际加标量/mg	测定量/mg	回收率	RSD/%
1	0.5006	1×10^{-5}	6×10^{-5}	5.52×10^{-5}	75.36	
2	0.5003	1×10^{-5}	6×10^{-5}	5.16×10^{-5}	69.42	7.44
3	0.5004	1×10^{-5}	6×10^{-5}	6.05×10^{-5}	84.21	

　　从表6-6的结果得出，回收率为69.42%～84.21%，其RSD为7.44%，该方法的回收率略为偏低。

　　（10）样品测定

　　将茯苓样品按照实验方法进行样品制备，平行3次，测定的结果表明所测样品中异丙威含量在检测限以下，因此在受试茯苓中未检出异丙威。

参 考 文 献

[1] 陈安珍，田金改，杜庆鹏. 中药材中有机磷和氨基甲酸酯农药残留的快速检测方法[J]. 中国药事，2009，23（11）：1063-1064，1155.

[2] 翁淑琴，游勇基. SPE-HPLC技术在中药材农药残留分析中的研究与应用[J]. 海峡药学，2007，19（10）：112-115.

[3] 董顺玲，胡家炽，何志强，等. 中药材中氨基甲酸酯类农药残留量的反相高效液相色谱法[J]. 药物分析杂志，2002，22（3）：178-182.

[4] 张举成，刘卫，陈瑞，等. 中药茯苓、三七中克百威和抗蚜威的测定[J]. 农药，2011，50（11）：829-830.

[5] 孙磊，金红字，田金改，等. 凝胶渗透色谱-柱后衍生高效液相色谱测定中药材中13种N-甲基氨基甲酸酯农药残留[J]. 药物分析杂志，2010，30（4）：668-672.

[6] 刘宏程，杨光宇，马雪涛，等. 测定中药材中氨基甲酸酯类杀虫剂残留的高效液相色谱柱后衍生法[J]. 药物分析杂志，2006，26（6）：857-859.

[7] 万益群，毛雪金，鄢爱平. 微波辅助提取-气相色谱法同时测定中草药中有机磷和氨基甲酸酯农药残留[J]. 分析科学学报，2009，25（5）：537-541.

[8] 万益群，毛雪金，鄢爱平. 中草药中有机磷及氨基甲酸酯类农药残留量的GC-MS测定[J]. 分析试验室，2009，28（7）：34-37.

[9] 徐远金，李永库. 药材中氨基甲酸酯类农药的高效液相色谱-质谱分析[J]. 理化检验（化学分册），2006，42：877-880，884.

[10] 杨如箴，王金花，张蓉，等. 凝胶渗透色谱净化超高效液相色谱-串联质谱法检测甘草及其提取物中的11种氨基甲酸酯类农药残留[J]. 色谱，2010，28（8）：769-775.

[11] 中华人民共和国卫生部，中国国家标准化管理委员会. 植物性食品中氨基甲酸酯类农药残留量的测定[S]. 北京：中国标准出版社，2003.

[12] 卫生部食品卫生监督检验所，天津市食品卫生监督检验所. 植物性食品中氨基甲酸酯类农药残留量的测定[S]. 北京：中国标准出版社，2003.

[13] 张国文，王福民，潘军辉. 主成分回归-分光光度法同时测定西维因和异丙威[J]. 理化检验（化学分册），2008，44（8）：715-718.

[14] 王玉田，刘蕊. 监测氨基甲酸酯类农药的光纤荧光光谱仪的研究[J]. 传感技术学报，2003，03：318-340.

[15] 陶传江，朱光艳. 高效液相色谱柱后衍生化法检测蔬菜中氨基甲酸酯类杀虫剂农药残留[J]. 农药科学与管理，2001，22（4）：18-19.

[16] 何树华，何德勇，章竹君. 流动注射化学发光法测定异丙威[J]. 应用化学，2006，23（11）：1298-1300.

[17] 金海涛，张晓波，任红波，等. 高效液相色谱法测定稻米中异丙威的残留方法研究[J]. 农药科学与管理，2010，31（7）：35-37.

[18] 中华人民共和国秦皇岛出入境检验检疫局，山东农业大学. 水果和蔬菜中405种农药及相关化学品残留量的测定液相色谱-串联质谱法[S]. 北京：中国标准出版社，2007.

[19] 牟新利，高鹏，付川，等. 三维荧光中药指纹图谱研究[J]. 光谱实验室，2010，27（1）：180-183.

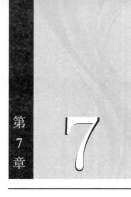

第 7 章

液相色谱-质谱法在中药材农药残留检测中的应用

随着液相色谱-质谱联用仪的出现，液相色谱-质谱法（LC-MS）在中药材农药残留检测中的应用研究逐渐被开发出来。

7.1 LC-MS-MS 法测定三七中 5 种氨基甲酸酯类农药残留量研究

本研究采用超声提取三七中抗蚜威、涕灭威、灭多威、克百威、甲萘威，并与全自动凝胶净化浓缩系统相结合，经全自动凝胶净化浓缩系统净化选择最佳的收集时间，定容，LC-MS-MS 进行定量分析；建立了超声提取-凝胶净化测定三七中五种氨基甲酸酯类农药残留的前处理方法。筛选出最佳的前处理条件为：以 10mL GPC 溶液作为提取溶剂，超声提取 15min，提取 3 次，净化采用乙酸乙酯-环己烷（$V : V$=1∶1）作为流动相，流速 4.7mL/min，收集 8～14min 流分，15～20min 冲洗 GPC 柱。优化条件下检测出三七中的抗蚜威、涕灭威、灭多威、克百威、甲萘威，均可满足标准限量要求。

7.1.1 仪器及试剂

（1）仪器

岛津超高效液相色谱仪 LC-30A 与三重四极杆质谱仪 LCMS-8030 联用系统：LC-30AD×2 输液泵，DGU-20A$_5$ 在线脱气机，SIL-30AC 自动进样器，CTO-30AC 柱温箱，CBM-20A 系统控制器，LCMS-8030 三重四极杆质谱仪，LabSolution Ver.5.41 色谱工作站。

全自动凝胶净化在线浓缩仪（美国 J2 公司）：AS4 自动进样器，ASM 自动进样器控制模块，HUB 共享中继站，AccuPrep MPS 凝胶净化色谱系统。

超声波清洗器（SK3300，上海科导超声仪器有限公司）；旋转蒸发仪（EYELA，上海爱朗仪器有限公司）；电子天平［CP224C，奥豪斯仪器（上海）有限公司］。

（2）试剂

（所用试剂为分析纯和色谱纯，生产厂家为天津市风船化学试剂科技有限公司）乙酸乙酯（分析纯）、环己烷（分析纯）、乙腈（色谱纯）、甲醇（分析纯）、二氯甲烷（分析纯）；抗蚜威（批号：16250000，纯度 98.7%，农业部农业环境质量监督检验测试中心）、克百威（批号：14950000，纯度 98.6%，农业部农业环境质量监督检验测试中心）、涕灭威（批号：10070000，纯度 98.0%，农业部农业环境质量监督检验测试中心）、灭多威（批号：15030000，纯度 99.5%，农业部农业环境质量监督检验测试中心）、甲萘威（批号：10980000，纯度 99.0%，农业部农业环境质量监督检验测试中心）。

7.1.2 标准溶液的配制

（1）GPC 溶液

乙酸乙酯与环己烷按体积为 1∶1 的比例混合均匀即可用。

（2）抗蚜威的标准储备液

精密称取 0.0098g 抗蚜威的标准品于 100mL 容量瓶中，加甲醇定容至 100mL，配制成 98μg/mL 的单一农药标准储备溶液。

（3）涕灭威的标准储备液

精密称取 0.0104g 涕灭威的标准品于 100mL 容量瓶中，加甲醇定容至 100mL，配制成 104μg/mL 的单一农药标准储备液。

（4）灭多威的标准储备液

精密称取 0.0097g 灭多威的标准品于 100mL 容量瓶中，加甲醇定容至 100mL，配制成 97μg/mL 的单一农药标准储备液。

（5）甲萘威的标准储备液

精密称取 0.01g 甲萘威的标准品于 100mL 容量瓶中，加甲醇定容至 100mL，配制成 100μg/mL 的单一农药标准储备液。

（6）克百威的标准储备液

精密称取 0.0099g 克百威的标准品于 100mL 容量瓶中，加甲醇定容至 100mL，配制成 99μg/mL 的单一农药标准储备液。

（7）混标溶液的标准储备液

精密量取抗蚜威、克百威、涕灭威、灭多威、甲萘威的标准储备液各 1mL 于 100mL 的容量瓶中，用甲醇定容至 100mL，配制抗蚜威、克百威、涕灭威、灭多威、甲萘威的浓度分别为 0.98μg/mL、0.99μg/mL、1.04μg/mL、0.97μg/mL、1.00μg/mL。

7.1.3 样品处理

（1）样品提取

将市售的三七药材于 60℃干燥 4h，粉碎（过 80 目筛），准确称取约 1g 样品于 25mL 磨口锥形瓶中，加入 1mL 的混标溶液，静置 30min，采用 10mL GPC 溶液超声波提取 3 次，每次 15min，提取液用滤纸过滤，浓缩至 10mL。

（2）GPC 净化

用 10mL 乙酸乙酯-环己烷（体积比为 1∶1）溶液提取物，并转移至 GPC 自动进样系统配套试管中。样品 5mL 注入 GPC，泵流量 4.7mL/min，弃去 0～8 min 流分，收集 8～14 min 流分，15～20min 冲洗 GPC 柱，8～14min 流分浓缩，甲醇定容至 2mL，待测。

7.1.4　LC-MS-MS 检测

（1）液相色谱条件

分析仪器：LC-30A 系统。

色谱柱：Shimadzu Shim-pack XR-ODSⅢ2.0mm I.D.×150mm，2.2μm。

流动相：A-0.1%甲酸；B-甲醇。

流速：0.25mL/min。

进样体积：5μL。

柱温：35℃。

洗脱方式：梯度洗脱，见表 7-1。

表 7-1　梯度洗脱时间程序

时间/min	单元（模块）	命令（指令）	流动相比例
0.01	泵	B 泵	5
10.00	泵	B 泵	90
12.00	泵	B 泵	90
12.20	泵	B 泵	5
15.00	控制	停止	—

（2）质谱条件

分析仪器：LCMS-8030。

离子源：ESI（+）。

离子源接口电压：4.5kV。

雾化气：氮气 3.0L/min。

干燥气：氮气 15L/min。

碰撞气：氩气。

脱溶剂管温度：250℃。

加热模块温度：400℃。

扫描模式：多反应监测（MRM）。

驻留时间：20ms。

延迟时间：1ms。

MRM 参数：见表 7-2。

LC-MS/MS 检测图见图 7-1。

表 7-2　氨基甲酸酯农药的 MRM 检测参数

序数	名称	模式	前体离子	产物离子	Q1 Pre Bias/V	碰撞电压/V	Q3 Pre Bias/V
1	抗蚜威	+	239.00	72.05	−30.0	−25.0	−14.0
2	涕灭威	+	208.00	116.0	−23.0	−10.0	−12.0
3	灭多威	+	163.00	88.00	−17.0	−10.0	−17.0
4	克百威	+	222.00	165.05	−25.0	−15.0	−11.0
5	甲萘威	+	202.00	145.05	−22.0	−10.0	−10.0

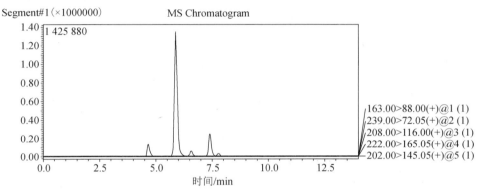

图 7-1　抗蚜威、克百威、灭多威、涕灭威、甲萘威总离子流图

7.1.5　方法考察

（1）标准曲线

通过实验检测到的数据制作五种氨基甲酸酯类农药（抗蚜威、克百威、涕灭威、灭多威、甲萘威）的标准曲线，结果显示：五种氨基甲酸酯类农药（抗蚜威、克百威、涕灭威、灭多威、甲萘威）在 2.0～20.0μg/L 范围内所得标准曲线线性关系良好，工作曲线相关性系数均在 0.998 以上。线性方程及相关系数见表 7-3。

表 7-3　5 种氨基甲酸酯农药的校准曲线参数

实验系列号	名称	校准曲线	相关系数 R
1	抗蚜威	$Y=5.50989\times10^7X+651178$	0.9999
2	涕灭威	$Y=2.17895\times10^6X+129193$	0.9994
3	灭多威	$Y=5.01250\times10^6X+70968.9$	0.9999
4	克百威	$Y=1.04324\times10^7X+54382.9$	0.9999
5	甲萘威	$Y=1.39839\times10^6X+233108$	0.9983

（2）加标回收率[1]

方法的准确性[2] 是用来衡量方法的可靠性指标之一，表示所测定值接近真值的程度。本实验通过化合物加标回收方法来验证方法的准确性。计算农药的残留量，计算出的测定值与实际加入的量的比值，即为回收率，再得出各农药的平均回收率和相对标准偏差，见表 7-4。结果表明：抗蚜威的回收率为 82.00%～96.31%，涕灭威的回收率为 84.61%～89.53%，灭多威的回收率为 89.63%～95.06%，克百威的回收率为 92.52%～94.62%，甲萘威的回收率为 94.14%～97.27%。此方法可行，满足农药残留分析的要求。

表 7-4　5 种氨基甲酸酯农药的回收率和相对标准偏差（$n=6$）

样品名称	加入量 2.0μg/L		加入量 8.0μg/L		加入量 10.0μg/L	
	回收率/%	RSD/%	回收率/%	RSD/%	回收率/%	RSD/%
抗蚜威	82.00	3.52	83.42	3.83	96.31	4.22
涕灭威	84.61	5.34	87.63	6.51	89.53	7.63
灭多威	89.63	3.02	93.40	3.20	95.06	3.40
克百威	92.52	4.21	93.71	6.71	94.62	8.42
甲萘威	94.14	2.85	96.52	4.14	97.27	5.21

（3）检测限

三七基质中克百威、涕灭威、抗蚜威、甲萘威、灭多威的信噪比（10.0μg/L）、检测限如表 7-5 所示。由表 7-5 的实验数据可知，仪器最低检测限为 2.24ng/L，仪器精密度良好，满足农药残留检测标准。

表 7-5　10.0μg/L 信噪比和检测限

样品名称	信噪比	检测限/（ng/L）
抗蚜威	4009.42	2.24
涕灭威	3209.12	2.80
灭多威	2168.36	4.15
克百威	2606.00	3.45
甲萘威	1346.43	6.68

（4）定量限

三七基质中的克百威、涕灭威、抗蚜威、甲萘威、灭多威信噪比（10.0μg/L）和定量限如表 7-6 所示。由表 7-6 的实验数据可知，仪器最低定量限为 7.48ng/L，仪器精密度良好，满足农药残留检测标准。

表 7-6　10.0μg/L 信噪比和定量限

样品名称	信噪比	定量限/（ng/L）
抗蚜威	4009.42	7.48
涕灭威	3209.12	9.35
灭多威	2168.36	13.84
克百威	2606.00	11.51
甲萘威	1346.43	22.28

（5）耐用性

在柱温为 25℃、30℃、35℃、40℃、45℃测出的 5 种氨基甲酸酯类农药（抗蚜威、克百威、涕灭威、灭多威、甲萘威）的峰面积，如表 7-7 所示。

表 7-7 柱温对峰面积的影响

柱温/℃	峰面积				
	抗蚜威	涕灭威	灭多威	克百威	甲萘威
25	11142730	505646	1019932	2052384	276634
30	11229296	512666	1028549	2124645	280305
35	11352429	518707	1036858	2160776	287641
40	11384785	520856	1040789	2168889	288463
45	11457649	528875	1046998	2178896	290002
RSD/%	1.12	1.69	1.02	2.41	2.04

由以上数据可知，在不同的柱温下，抗蚜威峰面积的相对标准偏差为 1.12%，涕灭威峰面积的相对标准偏差为 1.69%，灭多威峰面积的相对标准偏差为 1.02%，克百威峰面积的相对标准偏差为 2.41%，甲萘威峰面积的相对标准偏差为 2.04%。

（6）精密度

通过实验所检测的峰面积计算相对标准偏差，结果如表 7-8 所示。结果显示：10.0μg/L 标准品中抗蚜威、涕灭威、灭多威、克百威、甲萘威的 RSD 分别为 0.33%、1.72%、0.48%、1.97%、0.72%。说明仪器系统精密度良好。

表 7-8 标准品的峰面积和相对标准偏差（$n=6$）

样品名称	抗蚜威	涕灭威	灭多威	克百威	克百威
峰面积	11352429	528707	1032688	2052384	286634
	11263738	510646	1032858	2160776	287641
	11272730	513589	1019932	2160776	287641
	11325679	527890	1028549	2124645	282324
	11272730	510646	1028456	2141235	285459
	11328924	526836	1032489	2158924	287305
RSD/%	0.33	1.72	0.48	1.97	0.72

7.2 LC–MS–MS 测定三七中 2 种有机磷类农药残留量研究

通过 LC-MS-MS 对三七中的有机磷类农药敌百虫、辛硫磷的残留量进行检测，初步建立了 LC-MS-MS 测定三七中敌百虫、辛硫磷残留量的方法。采用正交设计 $L_9(3^4)$ 对超声波辅助提取工艺进行筛选，全自动 GPC 凝胶进行净化，辛硫磷、敌百虫两者提取率作为评价指标，并通过正交实验设计的加权系数平均法对前处理方法进行综合评价。筛选出最佳的提取工艺：乙腈作为提取剂，加入 40mL，提取 1 次，超声时间为 10min，敌百虫的提取率为 71.36%，辛硫磷提取率为 89.32%；超声提取-全自动凝胶净化获得了三七中两种有机磷农药残留的前处理方法，均可满足标准限量要求。

7.2.1　试剂与仪器

1. 试剂

正己烷（分析纯），甲醇（色谱纯），二氯甲烷（分析纯），乙酸乙酯（分析纯），丙酮（分析纯），乙腈（色谱纯）。敌百虫（批号为 17680000，纯度 99.0%，农业部农业环境质量监督检验测试中心）、辛硫磷（批号为 16150000，纯度 99.0%，农业部农业环境质量监督检验测试中心）。

2. 仪器

液相色谱-质谱联用仪（日本岛津公司）：超高效液相色谱仪 LC-30A 与三重四极杆质谱仪 LCMS-8030 联用系统：LC-30AD×2 输液泵，DGU-20A$_5$ 在线脱气机，SIL-30AC 自动进样器，CTO-30AC 柱温箱，CBM-20A 系统控制器，LCMS-8030 三重四极杆质谱仪，LabSolutions Ver.5.4.1 色谱工作站。

全自动凝胶净化在线浓缩仪（美国 J2 公司）：AS4 自动进样器，ASM 自动进样器控制模块，HUB 共享中继站，AccuPrep MPS 凝胶净化色谱系统，AccuVap INLINE 全自动浓缩仪。

万能粉碎机（天津华鑫仪器厂）。

真空干燥箱（GD30/14-2，南京实验仪器厂）。

超声波清洗器（HS-3120，上海科导超声仪器有限公司）。

旋转蒸发仪（N1000，EYELA，东京理化器械株式会社）。

电子天平［CP224C，奥豪斯仪器（上海）有限公司］。

7.2.2　配制标准溶液

敌百虫标准溶液：精密称取 0.001g 敌百虫标准品于 10mL 容量瓶中，用适量甲醇进行溶解，溶解完全后用甲醇定容至 10mL，配制成 100μg/mL 的敌百虫标准储备液。

辛硫磷标准溶液：精密称取 0.001g 辛硫磷标准品于 10mL 容量瓶中，用适量甲醇进行溶解，溶解完全后用甲醇定容至 10mL，配制成 100μg/mL 的辛硫磷标准储备液。

混合标准溶液：分别移取两种单一标准储备液 5mL 于 10mL 容量瓶中，用甲醇定容至 10mL，配制成 50μg/mL 的混合标准储备液。

标准工作溶液：移取 50μg/mL 的混合标准储备液置于 10mL 的容量瓶中，用甲醇稀释定容，采用逐级稀释法配制浓度分别为 1μL、5μL、10μL、25μL、50μL 的标准工作溶液；-18℃保存，备用。

7.2.3　液相色谱-质谱联用系统的液相色谱条件

分析仪器：LC-30A 系统；色谱柱：XR-ODSⅢ（shim-pack，shimadzu，2.0mm×150mm×2.2μm）；流动相：A 相为水，B 相为甲醇；流速：0.3mL/min；柱温：35℃；进样量：5μL；洗脱方式：梯度洗脱，B 相初始浓度为 10%，时间程序见表 7-9。

表 7-9　梯度洗脱时间程序

时间/min	单元（模块）	指令	流动相比例
0.01	泵	B 泵	10
10.00	泵	B 泵	90
12.00	泵	B 泵	90
12.20	泵	B 泵	10
15.00	控制	停止	—

7.2.4　质谱条件

分析仪器：LCMS-8030；离子化模式：ESI(+)；离子喷雾电压：4.5kV；雾化气：氮气流量为 3.0L/min；干燥气：氮气流量为 15L/min；碰撞气：氩气；DL 温度：250℃；加热模块温度：400℃；扫描模式：多反应监测（MRM）；驻留时间：10ms；延迟时间：3ms。

该模式下前体离子、产物离子及相关参数。MRM 参数见表 7-10。

表 7-10　两种残留农药的 MRM 检测参数

序号	名称	模式	前体离子	产物离子	Q1 Pre Bias/V	碰撞电压/V	Q3 Pre Bias/V
1	辛硫磷	+	299.1	77.05	−14	−30	−14
2	敌百虫	+	257.1	109.00	−15	−30	−15

7.2.5　样品前处理

将市售的三七药材于 60℃干燥 4h，粉碎（过 80 目筛），称取约 1g 样品于 150mL 磨口锥形瓶中，加入已配制好的标准品溶液和相应溶剂进行超声提取（正交设计见表 7-11），提取液用滤纸过滤，并用旋转蒸发仪在 60℃下进行蒸干，蒸干后再用 GPC 溶液（环己烷-乙酸乙酯，体积比为 1∶1）10mL 洗涤，经全自动凝胶净化在线浓缩系统进行净化浓缩后，用甲醇溶液定容至 2mL，再用液相色谱-质谱联用仪进行检测。

超声提取条件：在进行超声提取实验过程中，样品中加入 500μL 混标溶液后，静置 30min，采用 $L_9(3^4)$ 正交表进行考察[3-4]，对影响样品中的有机磷农药残留（敌百虫、辛硫磷）提取的主要因素（提取溶剂种类、提取溶剂体积、提取时间、提取次数），进行正交实验优选。考察的因素水平分别如下：提取溶剂（甲醇、乙腈、丙酮），提取溶剂体积（20mL、30mL、40mL），提取次数（1 次、2 次、3 次），超声提取时间（10min、15min、20min），并采用液相色谱-质谱/质谱联用仪测定，筛选得到最佳提取工艺，指标为敌百虫提取率、辛硫磷提取率。对敌百虫提取率和辛硫磷提取率进行综合评分［综合评分=（敌百虫提取率×50%+辛硫磷提取率×50%）×100］，筛选各因素对提取率的影响，将筛选出的提取条件进行验证，验证结果见表 7-11。因此，最佳的提取工艺条件为：

乙腈作为提取剂，加入 40mL，提取 1 次，超声时间为 10min。

表 7-11　工艺验证实验表

批次	投料量/g	敌百虫提取率/%	敌百虫回收率/%	辛硫磷提取率/%	辛硫磷回收率/%
1	1.0094	71.45	71.44	89.29	89.28
2	1.0035	71.47	71.45	89.33	89.29
3	1.0047	71.47	71.46	89.31	89.28

全自动凝胶净化在线浓缩系统条件：用 10mL GPC 溶液（乙酸乙酯-环己烷，体积比为 1∶1）溶解提取物，过滤，转移至 GPC 进样瓶中，采用 GPC 进行净化、浓缩。泵流量为 4.7mL/min，弃去 0～9min 流分，收集 10～14min 流分，15～20min 冲洗 GPC 柱。洗脱液为乙酸乙酯-环己烷（体积比为 1∶1）混合溶液，进行样品液收集，在线浓缩，甲醇定容至 2mL。

7.2.6　评价方法

通过正交设计的提取样品，GPC 净化、浓缩、定容后，采用样品提取率对前处理工艺进行评价。

提取率公式为

$$P = C_1 V_1 / CV \times 100\%$$

式中　C_1——加标后测得的样品浓度；

V_1——液相色谱测定前样品定容体积；

C——所加混标浓度；

V——所加混标体积；

P——提取率。

7.2.7　标准曲线、相关系数、检测峰

在 1～50μg/L 内，取浓度为 1μL、5μL、10μL、25μL、50μL 的 5 种不同浓度的混合标液，分别加至准确称取的 5 份约 1g 三七样品中，重复进行 5 次实验，分析测定峰面积。以浓度为横坐标，峰面积为纵坐标，绘制校准曲线，得到线性回归方程及相关系数，参见表 7-12，敌百虫、辛硫磷的检测图见图 7-2。测定结果表明：在 1～50μg/L 范围内各物质的浓度（X）和峰面积（Y）具有良好的线性关系。

表 7-12　敌百虫、辛硫磷的线性回归方程和相关系数

序号	名称	线性回归方程	相关系数（R）
1	敌百虫	$Y = 885.48X - 133.27$	0.9987
2	辛硫磷	$Y = 748.066X - 15.943$	0.9968

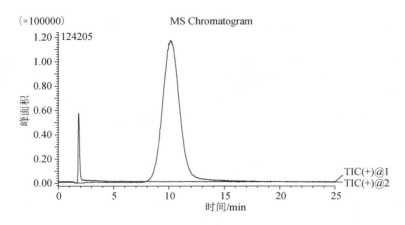

图 7-2　敌百虫、辛硫磷的检测图

7.2.8　加样回收率

精密称取约 1g 三七样品 6 份，在三七样品中加入 10mL 敌百虫浓度为 1μg/kg、辛硫磷浓度为 1μg/kg 的混合标样。静置 30min，超声提取 10min，提取 1 次，提取液过滤，并用旋转蒸发仪在 60℃下进行浓缩。GPC 净化、浓缩、定容至 2mL，LC-MS 分析检测计算三七样品中敌百虫和辛硫磷的回收率，见表 7-13 和表 7-14。

表 7-13　敌百虫的回收率（n=6）

批次	三七样品质量/g	敌百虫回收率/%	敌百虫平均回收率/%	RSD/%
1	1.0012	76.92		
2	1.0023	79.25		
3	1.0018	79.13	78.43	3.81
4	1.0020	81.21		
5	1.0015	79.34		
6	1.0016	76.76		

表 7-14　辛硫磷的回收率（n=6）

批次	三七样品质量/g	辛硫磷回收率/%	辛硫磷平均回收率/%	RSD/%
1	1.0012	89.23		
2	1.0023	85.75		
3	1.0018	85.26	86.73	4.07
4	1.0020	85.24		
5	1.0015	86.32		
6	1.0016	88.61		

由表 7-13 和表 7-14 可知，敌百虫的平均回收率可以达到 78.43%，RSD 为 3.81%；辛硫磷的平均回收率为 86.73%，RSD 为 4.07%。

7.2.9 检测限

在三七样品中加入 10mL 敌百虫浓度为 1μg/L、辛硫磷浓度为 1μg/L 的混合标样，静置 30min，超声提取 10min，提取 1 次，提取液过滤，并用旋转蒸发仪在 60℃下进行浓缩。GPC 净化、浓缩、定容至 2mL，LC-MS 分析检测，采用信噪比法计算检测限。

由表 7-15 数据表明，敌百虫的最低检测限为 10.10μg/L，辛硫磷的最低检测限为 19.30μg/L。

表 7-15 信噪比和检测限

样品名称	信噪比	检测限/（μg/L）
敌百虫	899.46	10.10
辛硫磷	652.83	19.30

7.2.10 定量限

在三七样品中加入 10mL 敌百虫浓度为 1μg/L、辛硫磷浓度为 1μg/L 的混合标样，静置 30min，超声提取 10min，提取液过滤，并用旋转蒸发仪在 60℃下进行浓缩。GPC 净化、浓缩、定容至 2mL，LC-MS 分析检测，采用信噪比法计算检测限[5]。

由表 7-16 的实验数据可知，敌百虫最低定量限为 34.30μg/L，辛硫磷的最低定量限为 64.10μg/L。

表 7-16 信噪比和定量限

样品名称	信噪比	定量限/（μg/L）
敌百虫	899.46	34.30
辛硫磷	652.83	64.10

7.2.11 耐用性

取 10mL 敌百虫浓度为 1μg/L、辛硫磷浓度为 1μg/L 的混合标样，在柱温为 25℃、30℃、35℃、40℃、45℃分别测出峰面积[6]。

由表 7-17 数据可知，在不同的柱温下，敌百虫峰面积的 RSD 为 0.92%、辛硫磷的 RSD 为 1.18%，柱温对峰面积的影响很小。

表 7-17 柱温对峰面积的影响

柱温/℃	25	30	35	40	45	RSD/%
敌百虫峰面积	4310.22	4389.24	4397.89	4324.08	4388.13	0.92
辛硫磷峰面积	3698.12	3752.33	3679.56	3714.23	3789.12	1.18

7.2.12 精密度

（1）仪器精密度

根据 7.2.5 节的方法，采用 LC-MS-MS 测出敌百虫、辛硫磷的峰面积，并计算出峰面积的 RSD，结果见表 7-18。结果表明：敌百虫、辛硫磷标准品峰面积的 RSD 分别为 0.81%、1.53%，表明仪器重复性良好。

表 7-18　峰面积的重复性结果（$n=6$）

批次	1	2	3	4	5	6	RSD/%
敌百虫峰面积	4224.08	4332.06	4369.52	4398.25	4312.58	4301.25	0.81
辛硫磷峰面积	3714.12	3698.32	3758.12	3700.98	3599.98	3764.86	1.53

（2）中间精密度

精确量取 10mL 试样，采用 LC-MS-MS 在 0h、1h、2h、3h、5h、10h、12h、18h、24h、48h 测定样品中峰面积（见表 7-19），并用 RSD 来评价农药残留的稳定性。结果表明：敌百虫的 RSD 为 1.09%，辛硫磷的 RSD 为 1.99%，说明在 48h 内敌百虫和辛硫磷的稳定性良好。

表 7-19　48h 内敌百虫和辛硫磷峰面积

时间/h	敌百虫峰面积	辛硫磷峰面积
0	4324.08	3714.32
1	4410.24	3758.01
2	4310.01	3612.16
3	4379.08	3597.12
5	4401.18	3689.56
10	4399.97	3796.76
12	4279.03	3600.18
18	4389.12	3729.66
24	4823.03	3599.93
48	4412.22	3712.16
RSD/%	1.09	1.99

7.3　LC–MS–MS 法测定 8 种中药材中 11 种农药残留量研究[7-16]

7.3.1　试剂与材料

三七、木香、重楼、何首乌、茯苓、黄连、连翘和金银花均采购自市场；涕灭威、涕灭威砜、涕灭威亚砜、灭幼脲、除虫脲、多菌灵、吡虫啉、甲基硫菌灵、抗蚜威、辛硫磷和灭多威标准物质 100μg/mL 溶于乙腈（农业部环境保护科研监测所）；甲醇（色谱纯）、乙腈（色谱纯）（美国 Fisher 公司）；18.2MΩ 超纯水（赛多利斯公司）。Oasis HLB 固相萃取小柱（美国，Waters 公司）60mg/3mL，Sep-Pak Vac C_{18} 固相萃取小柱（美国，Waters 公司）60mg/3mL；Bond Elut Plexa 固相萃取小柱（美国，Agilent 公司）500mg/6mL；Elut Plexa 氨基固相萃取小柱（德国，CNW 公司）500mg/6mL。

7.3.2 仪器与设备

CPA225D 电子天平（德国 Sartorius 公司）；UFLC 液相色谱仪、Shim-pack XR-ODS 75L×2.0 色谱柱（日本 Shimadzu 公司）；API-3200 串联质谱仪、Analyst 质谱工作站（加拿大 AB 公司）。

7.3.3 仪器条件

（1）色谱条件

流动相 A 为 0.4%甲酸，流动相 B 为乙腈，流动相梯度见表 7-20。流速：0.3mL/min；进样量：5μL；柱温：40℃。

表 7-20　梯度洗脱程序

时间/min	0.0	2.0	6.0	15.0	18.0	20.0
乙腈/%	10	10	30	95	95	10

（2）串联质谱条件

UFLC-MS-MS 接口为电喷雾接口（ESI）正离子模式，离子监测模式为多反应监测模式（MRM），喷雾电压（IS）5500V，喷雾气（GS1）、辅助气（GS2）、气帘气（CUR）、碰撞气（CAD）均为高纯氮气，喷雾气气压为 60psi，辅助气气压为 45psi，气帘气气压为 60psi，碰撞气气压为 10psi，其他参考条件参见表 7-21。

表 7-21　目标物定性定量离子对、去簇电压、入口电压、碰撞能量和碰撞室出口电压

待测物	离子对	去簇电压（DP）/V	入口电压（EP）/V	碰撞电压/V	碰撞室出口电压（CXP）/V
涕灭威	213.0/89.1*	22	10	20	1
	213.0/116.0	22	10	15	1
涕灭威砜	223.0/86.2*	16	12	20	3
	223.0/148.2	16	12	14	10
灭多威	163.0/88.1*	17	6	13	7
	163.0/106.1	17	6	13	2
抗蚜威	239.1/72.1*	32	5	34	2
	239.1/182.3	32	5	21	5

续表

待测物	离子对	去簇电压（DP）/V	入口电压（EP）/V	碰撞电压/V	碰撞室出口电压（CXP）/V
涕灭威亚砜	229.2/166.1*	33	5	15	3
	229.2/109.1	33	5	20	1
灭幼脲	309.0/156.1*	24	8	20	5
	309.0/139.1	24	8	42	1
除虫脲	311.1/158.2*	25	7	16	5
	311.1/140.7	25	7	40	5
多菌灵	192.2/160.1*	20	7	26	7
	192.2/132.2	20	7	26	4
吡虫啉	256.1/175.1*	32	5	27	4
	256.1/209.1	32	7	21	4
甲基硫菌灵	343.1/151.3*	24	6	25	5
	343.1/311.1	24	6	15	5
辛硫磷	299.2/129.2*	25	6	15	4
	299.2/125.0	25	6	15	7

* 表示定量离子对。

在该检测条件下，标准溶液的多反应监测（MRM）色谱图如图 7-3～图 7-14 所示。

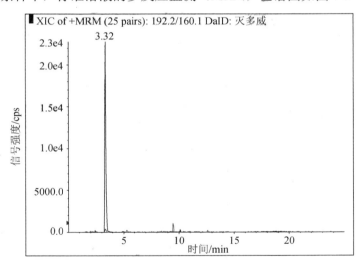

图 7-3　灭多威色谱图

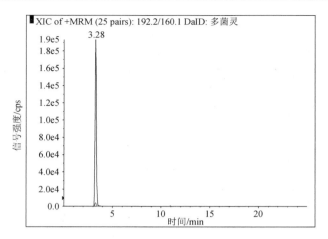

图 7-4　多菌灵色谱图

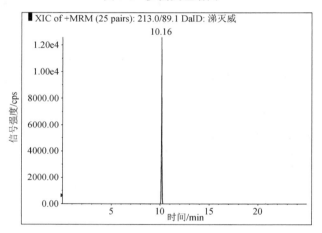

图 7-5　涕灭威色谱图

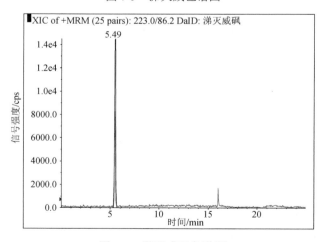

图 7-6　涕灭威砜色谱图

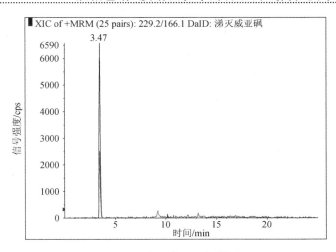

图 7-7 涕灭威亚砜色谱图

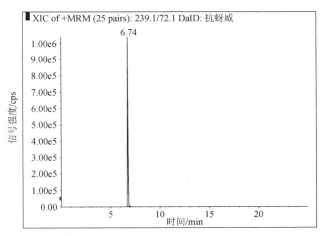

图 7-8 抗蚜威色谱图

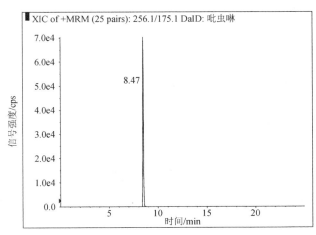

图 7-9 吡虫啉色谱图

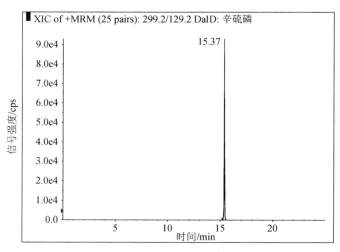

图 7-10　辛硫磷色谱图

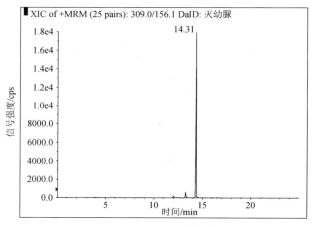

图 7-11　灭幼脲色谱图

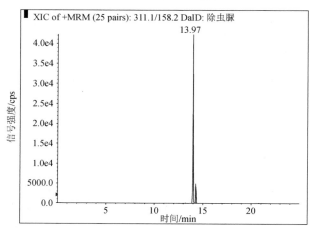

图 7-12　除虫脲色谱图

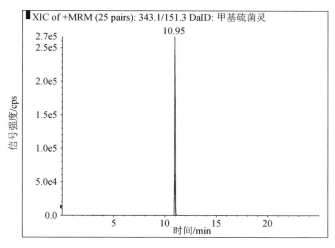

图 7-13　甲基硫菌灵色谱图

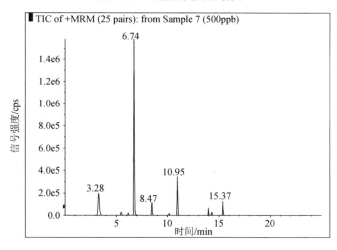

图 7-14　标准物质总离子流图

7.3.4　标准溶液的配制

准确称取各标准物质 0.5mL 于 10mL 容量瓶中，用流动相稀释至刻度，得到 5μg/mL 标准物质混合中间液，于−5℃条件下避光保存。临用前，用流动相逐级稀释成所需浓度。

7.3.5　样品前处理

将样品用药材粉碎机粉碎后，过 200 目筛。称取 10g 样品（精确到 0.01g）于 50mL 离心管中，加入 25mL 甲醇，立即漩涡混匀，匀浆 3min，超声萃取 30min，4500r/min 离心 10min，取上清液于 50mL 比色管中，用甲醇再重复提取一次，合并上清液，定容至 50mL。分别取 20mL 上清液至两 25mL 比色管中，氮吹至近干，备用。

7.3.6 样品的净化

第一组样品：以 6mL 甲醇-二氯甲烷溶液（体积比为 5∶95）分三次洗涤，洗涤液于比色管中吹至近干，上已经用 6mL 甲醇-二氯甲烷溶液（体积比为 5∶95）活化过的固相萃取小柱，收集流出液，氮吹至近干，用 1mL 流动相定容，过 0.22μm 有机系滤膜后上机。

第二组样品：将 SPE 小柱依次用 3mL 水、3mL 甲醇和 3mL 水淋洗，活化后，将 3mL 样品提取液上柱，流速控制在 1mL/min。依次用 5mL 水、3mL 5%甲醇淋洗小柱后，弃去全部流出液。在 65kPa 的负压下，减压抽干 2min。最后用 5mL 乙酸乙酯洗脱，收集于 10mL 比色管中，氮吹至近干（不可完全吹干），用 1mL 流动相定容，过 0.22μm 有机系滤膜后上机。

同时，两组样品不加入样品，做空白实验和加标回收实验。

7.3.7 方法条件优化

（1）样品提取液及 SPE 小柱的选择

现选用三七作为实验材料，对实验条件进行筛选，分别尝试乙腈、甲醇和 0.4%甲酸作为提取液，用流动相稀释 10 倍，过 0.22μm 有机系滤膜后上机。相比较之下，乙醇提取物干扰峰最少，乙腈和 0.4%甲酸提取物干扰物质较多。对于样品的加标回收效果比较，乙腈和甲醇均有较好的提取效果。综合考虑到干扰物质、提取效率及操作的难易程度，最终确定甲醇为提取液。

现选择对 HLB、Vac C$_{18}$ 和 BOND ELUT-PLEXA 三种固相萃取小柱进行加标回收实验。但发现不同的氨基甲酸酯类的农药回收率存在较大差异，所以为了保证回收率稳定性，现根据样品的不同性质，采用分组的形式对样品处理进行优化。

所以现将样品分为两组，第一组为氨基甲酸酯类：涕灭威、涕灭威砜、抗蚜威、涕灭威亚砜和灭多威；第二组为其他 6 种农药：灭幼脲、除虫脲、多菌灵、吡虫啉、甲基硫菌灵、辛硫磷。第一组采用氨基柱（CNWBOND NH$_2$ 固相萃取小柱）进行净化，通过反复的实验摸索，最终确定第一组的净化条件结果见表 7-23。而其他种类的农药残留则分为第二组，采用 C$_{18}$ 类型的填料更为通用，相对于普通的 C$_{18}$ 填料，Oasis 吸附剂的表面积更大，容量因子也相应提高，可以获得更好的吸附效果。而 BOND ELUT-PLEXA 因为其独有的聚合物结构，可以大大降低过柱过程中液体通过柱体的阻力，但由于现所处理的样品，黏度较小，固体颗粒杂质较少，上样液过快的通过柱体，反而影响了固相萃取操作的吸附效果。

（2）液相色谱条件和质谱条件的筛选

对于液相色谱的有机相，现选择了甲醇和乙腈两种溶液进行比较；水相则选择了 0.4%甲酸、20mmol 乙酸铵溶液和水三种进行比较。由于甲醇作为有机相使用时，辛硫磷和灭幼脲等物质样品保留时间过长，导致整个检测过程时间过长，最终选择乙腈作为有机相。0.4%甲酸、20mmol 乙酸铵溶液和水三种水相对检测结果的影响并不十分明显，但 0.4%甲酸作为水相使用，可以使被测物质获得更好的离子化效果，故选择 0.4%甲酸作为水相。根据出峰时间、峰宽峰高等因素，最终确定色谱方法见表 7-20，谱图参见附录，由于多菌灵与灭多威保留时间过于相近，所以总离子流图上两个峰重合（不影响选择离子定量定性）。

对于质谱条件，现采用手动优化与自动优化相结合的办法。首先分别将各个被测物质的去簇电压、入口电压、碰撞能量和碰撞室出口电压进行优化，选出最佳条件，再采用 FIA 流动注射自动优化方法，对源参数喷雾电压、喷雾气、辅助气、气帘气和碰撞气等进行综合优化，从而选出最佳检测方法。

7.3.8 精密度、回收率及线性关系

同时对 3 组样品进行处理，测得结果进行计算，结果见表 7-22～表 7-26。根据信噪比（R_{SN}=3）计算，确定样品的检出限，以检出限的 5 倍，确定定量限。

表 7-22 11 种农药的标准曲线、检出限及定量限（n=4）

分组	待测物	保留时间/min	标准曲线	R	检出限/%	定量限/%
第一组	涕灭威	10.16	$Y=114X+900$	0.9996	0.002	0.010
	涕灭威砜	5.49	$Y=230X+3.45\times10^{-3}$	0.9991	0.002	0.010
	灭多威	3.32	$Y=140X+919$	0.9996	0.001	0.005
	抗蚜威	6.74	$Y=9.78\times10^{-3}X+1.42\times10^{-5}$	0.9996	0.002	0.005
	涕灭威亚砜	3.47	$Y=105X+1.83\times10^{-3}$	0.9990	0.005	0.025
第二组	灭幼脲	14.31	$Y=137X+180$	0.9998	0.001	0.005
	除虫脲	13.97	$Y=336X+461$	0.9998	0.001	0.005
	多菌灵	3.28	$Y=3.64\times10^{-3}X+6.5\times10^{-4}$	0.9996	0.001	0.005
	吡虫啉	8.47	$Y=769X+1.09\times10^{-4}$	0.9995	0.002	0.010
	甲基硫菌灵	10.95	$Y=2.32\times10^{-3}X+2.08\times10^{-4}$	0.9991	0.005	0.025
	辛硫磷	15.37	$Y=767X+1.02\times10^{-3}$	0.9998	0.005	0.025

表 7-23 CNWBOND NH₂ 固相萃取小柱加标回收实验结果（n=6）

待测物	加入量/（μg/kg）							
	0.0		50.0			500.0		
	测定结果/（μg/kg）	RSD/%	测定结果/（μg/kg）	回收率/%	RSD/%	测定结果/（μg/kg）	回收率/%	RSD/%
涕灭威砜	0	—	44.1	88.2	3.6	479.8	96.0	4.9
涕灭威亚砜	0	—	48.1	96.2	3.1	497.9	99.6	4.3
涕灭威	0	—	44.2	88.4	3.9	439.7	87.9	1.9
抗蚜威	0	—	45.0	90.0	3.7	481.3	96.3	2.7
灭多威	265.7	0.8	314.6	97.8	2.9	729.8	92.9	3.6

表 7-24 Oasis HLB 固相萃取小柱加标回收实验结果 （n=6）

待测物	加入量/（μg/kg）							
	0.0		50.0			500.0		
	测定结果/（μg/kg）	RSD/%	测定结果/（μg/kg）	回收率/%	RSD/%	测定结果/（μg/kg）	回收率/%	RSD/%
灭幼脲	39.3	2.3	78.3	77.9	2.3	532.4	98.6	5.6
多菌灵	0	—	49.7	99.4	3.9	484.7	96.9	2.4
吡虫啉	0	—	34.8	69.7	4.7	369.0	73.8	2.6
甲基硫菌灵	0	—	32.8	65.7	6.5	365.5	73.1	2.0
辛硫磷	0	—	27.2	54.5	4.7	311.0	62.2	5.6
除虫脲	11.3	4.6	44.3	66.1	3.5	444.4	86.6	3.9

表 7-25 Sep-Pak Vac C₁₈ 固相萃取小柱加标回收实验结果 （n=6）

待测物	加入量/（μg/kg）							
	0.0		50.0			500.0		
	测定结果/（μg/kg）	RSD/%	测定结果/（μg/kg）	回收率/%	RSD/%	测定结果/（μg/kg）	回收率/%	RSD/%
灭幼脲	35.2	2.9	62.1	53.7	5.8	436.8	80.3	6.0
多菌灵	0	—	53.5	106.9	10.2	479.2	95.8	4.0
吡虫啉	0	—	23.8	47.6	6.9	274.3	54.9	7.4
甲基硫菌灵	0	—	21.0	42.0	8.3	228.7	45.7	7.3
辛硫磷	0	—	17.9	35.8	6.2	231.5	46.3	9.8
除虫脲	8.9	14.9	21.2	24.5	9.4	178.1	33.8	6.8

表 7-26 Bond ELUT-PLEXA 固相萃取小柱加标回收实验结果 （n=6）

待测物	加入量/（μg/kg）							
	0.0		50.0			500.0		
	测定结果平均值/（μg/kg）	RSD/%	测定结果平均值/（μg/kg）	回收率/%	RSD/%	测定结果平均值/（μg/kg）	回收率/%	RSD/%
灭幼脲	22.7	9.6	63.5	81.5	4.8	459.7	87.4	3.7
多菌灵	0	—	44.3	88.5	3.6	462.7	92.5	4.8
吡虫啉	0	—	29.2	58.4	4.7	291.8	58.4	5.4
甲基硫菌灵	0	—	0.0	0.0	—	187.7	37.5	3.9
辛硫磷	0	—	3.7	7.5	5.4	254.9	51.0	7.8
除虫脲	6.8	14.1	14.4	15.3	10.5	284.4	55.5	5.3

7.3.9 实际样品的测定

现对木香、重楼、何首乌、茯苓、黄连、连翘和金银花七种药材进行了样品的验证试验，得到了较好的回收率和稳定性。说明该方法能够很好地满足中药材 11 种农药残留的检测。

参 考 文 献

[1] 张云，李耀平，李敏新，等. 液相色谱-串联质谱法测定水产品中 7 种有机磷类农药残留物[J]. 分析实验室，2009，28（增刊）：191-194.

[2] 夏潇潇，潘见，吴泽宇. 超声波萃取-高效液相色谱-串联质谱快速检测叶菜中残留农药[J]. 合肥工业大学学报（自然科学版），2009，32（2）：198-201.

[3] 张吉祥，欧来良. 正交试验法优化超声提取枣核总黄酮[J]. 食品科学，2012，33（4）：18-21.

[4] 刘万华，刘洁. 正交试验优选紫草凝胶提取工艺[J]. 中国药房，2011，22（3）：234-235.

[5] 胡小钟，储晓刚，余建新，等. 气相色谱-质谱法快速筛选测定浓缩苹果汁中 105 种农药残留量[J]. 分析测试学报，2003，22（6）：26-28.

[6] 于学娟，贺晶，杨爱华，等. 氨基酸柱前衍生高效液相色谱分析中色谱条件的优化[J]. 中国调味品，2011，36（6）：88-89.

[7] 丁慧瑛，谢文，周召千，等. 蔬菜中 11 种苯甲酰脲类农药残留的液相色谱-串联质谱法测定[J]. 分析测试学报，2009，28（8）：970-974.

[8] 艾连峰，王凤池，陈瑞春，等. 高效液相色谱-串联质谱法测定水果中 7 种苯甲酰脲类杀虫药的残留量[J]. 理化检验（化学分册），2010，46（9）：989-992.

[9] 任飞，张跃文，董金龙. 高效液相色谱串联质谱法测定饮用水中辛硫磷和灭多威的农药残留[J]. 光谱实验室，2011，28（3）：1435-1437.

[10] 张卉，胡梅，王骏，等. 液相色谱-质谱测定蔬菜、水果中四种保鲜剂的残留量[J]. 食品科学，2009，30（2）：180-184.

[11] 陈跃，王金花，卢晓宇，等. 超高效液相色谱-串联质谱法快速测定农产品中残留的种衣剂农药[J]. 色谱，2008，26（6）：720-725.

[12] 胡梅，王骏，张卉，等. 超高效液相色谱-串联质谱测定蒜薹中多菌灵和噻菌灵的残留量[J]. 山东农业科学，2010，4：89-91.

[13] 杨楠，张琦，权伍英，等. QuEChERS 前处理方法结合液相色谱-串联质谱技术检测蔬菜中的多菌灵[J]. 中国卫生检验杂志，2011，5（21）：1096-1097.

[14] 王骏，钟青. 烟草中"多菌灵"残留量的液相色谱-质谱测定[J]. 烟草化学，2008，11：44-47.

[15] 中华人民共和国国家质量监督检验检疫总局，中国国家标准化管理委员会. 茶叶中 448 种农药及相关化学品残留量的测定 液相色谱-串联质谱法[S]. 北京：中国标准出版社，2009.

[16] 中华人民共和国国家质量监督检验检疫总局，中国国家标准化管理委员会. 桑枝、金银花、枸杞子和荷叶中 413 种农药及相关化学品残留量的测定 液相色谱-串联质谱法[S]. 北京：中国标准出版社，2009.

8 离子液体在农药残留检测中的应用

离子液体作为一种绿色溶剂，被广泛运用于各个方面，有大量的农药残留研究方法使用了离子液体。在离子液体上进行功能化后再使用，属于一大创新，本章介绍的便是关于这方面的研究。8.1 节介绍的是 PVC 负载离子液体分离富集对硫磷、辛硫磷的研究；8.2 节介绍的是离子液体/无机盐双水相体系萃取分离对硫磷、辛硫磷研究；8.3 节介绍的是阳离子化纤维素分离辛硫磷的研究；8.4 节介绍的是离子液体与液相色谱联用分析农药残留研究。

8.1 PVC 负载离子液体分离富集对硫磷、辛硫磷的研究

离子液体萃取机理与有机物萃取机理相似，都是基于萃取物质进入双水相体系后，在表面性质、电荷作用以及各种力的存在和溶液环境因素的影响，使萃取物在两相间进行选择性分配导致在上下相的浓度不同，从而达到萃取分离的目的[1]。

离子液体固载化是选择合适的载体将离子液体负载在载体上。这种方法克服了传统离子液体用量大、价格昂贵、催化剂不易提纯等缺点，离子液体分离、不易挥发或难以挥发的产物及反应物分离的反应过程十分烦琐。固载化离子液体具有能够重复利用，可以结合离子体和多相催化剂的优点应用于催化反应，这样有利于原料和产物之间的分离，能提高催化剂的循环使用效率，因而更加经济和环保。

载体应具有比表面积大、吸附能力好、吸附选择性好、再生容易、性质稳定、对环境污染小、价格低廉等特点，常见的吸附剂有活性炭、沸石硅胶、离子交换树脂、硅胶、碳链型聚合物、杂链型负载离子液体、有机元素型聚合物负载离子液体、无机盐高分子负载离子液体。此外，朱丽丽等[2]将聚合物负载离子液体分为聚阳离子型离子液体、聚阴离子型离子液体、内盐型离子液体。综合考虑，本书研究项目采用的载体是聚合物负载，具有萃取剂可循环使用、使用量小、容易合成等优点。

活性炭最早出现在欧洲，并作为一种吸附剂被广泛使用。活性炭是通过含碳材料在高温高压下炭化活化得来的，它具有价格低廉、良好的选择性吸附、发达的介孔、比表面积大等优点。孙爱军等[3]将季铵盐类离子液体负载到活性炭上负载量达到 20%，同时考察了负载离子液体催化正丁醇和盐酸反应制备 1-氯丁烷的性能，反应以气相形式进行转化高达 80%～90%，选择性为 84%～99%。正是由于活性炭比表面积大，能够吸附更多溶有钯催化剂的离子液体，对气-固相反应来说，由于离子液体无蒸气压所以流失很少，并且活性炭比表面积大，催化性好，用活性炭做载体，只能物理吸附，载体与催化剂可能联系不牢固而脱落因此重复利用率低。

硅胶因具有很多介孔，常作为载体被广泛用于催化剂。多孔无机载体硅胶含极性基团和 Si—OH，与离子液体相互作用较强，短期内无明显流失。邓友权等[4]通过溶胶-凝胶法制备出催化苯胺和硝基苯羰基化反应的催化剂，这种方法属于物理负载离子液体的方法，体积越大越不易流失。由于硅胶比表面积大且表面具有羟基、双羟基、自由基，所以在离子液体的负载中运用很多，硅胶作为载体，既可以物理负载也可以通过键合法负载，负载量大成本低，可以重复利用，所以被广泛应用。

将具有催化活性的官能团、试剂、金属及金属络合物等嫁接到聚合物载体制得高聚物固载的离子化液体，该反应易控制、操作简便、条件温和。Kim 等[5]把咪唑离子嫁接到聚苯乙烯树脂上，形成高分子化负载离子液体。本书通过把咪唑离子嫁接到 PVC 材料上形成高分子负载离子液体，该离子液体与普通催化剂相比能提供金属盐类的金属性能，选择性高、易分离、可重复利用，是吸附剂和催化剂的最佳选择。

李雪辉、潘微平[6]报道了他们开发的多种新型功能化离子液体应用到固载化的报道。这种固载化的离子液体材料既具备了离子液体原有的特性又具有了固载体的特性。Valkenberg 等[7]将离子液体负载到多孔材料上，用于催化反应，更有利于材料的反应和分离[8]，减少了离子液体在使用过程中的流失，使反应速度加快。

本研究将 N-甲基咪唑通过简单的键合反应嫁接到聚氯乙烯长链上制备得到离子液体 1-乙烯基-3-甲基咪唑氯代盐-PVC 复合物（PVC-mimCl）。红外光谱证明 N-甲基咪唑取代了聚氯乙烯链上的部分氯原子。将聚氯乙烯离子液体复合物用作固体吸附剂并联用紫外可见分光光度法对水样中的对硫磷、辛硫磷进行含量分析，考察了离子强度、吸附剂的用量、吸附时间、样品浓度等因素对萃取效率的影响。实验结果表明：当对硫磷浓度为 0.75μg/mL、聚氯乙烯咪唑离子液体用量为 0.06g、吸附时间为 20min 时，对硫磷样品溶液的最大萃取率为 68.2%。当辛硫磷浓度为 0.75μg/mL、聚氯乙烯咪唑离子液体用量为 0.06g、吸附时间为 20min 时，辛硫磷样品溶液的最大萃取率为 62.04%。

8.1.1　检测原理

对硫磷在266nm处有吸收峰，通过向不同浓度的对硫磷样品中加入不同量的吸附剂，选择不同时间筛选最佳浓度吸附剂用量以及最佳反应时间，再通过紫外光谱扫描来判断吸附效果，然后通过有机溶剂来把吸附的对硫磷洗脱，根据萃取前后的波长计算出萃取率。辛硫磷在265nm处有吸收，利用辛硫磷样品溶液在吸附前后吸光度的变化，在最佳条件下根据公式计算聚氯乙烯咪唑离子液体对辛硫磷的萃取效率。萃取率按如下公式计算：

$$D = \frac{m_2}{m_1} = \frac{c_2 v}{c_1 v} = \frac{\dfrac{A_2}{\varepsilon b}}{\dfrac{A_1}{\varepsilon b}} = \frac{A_2}{A_1} \times 100\ \% \quad （由 A = c\varepsilon b 得 c = \frac{A}{\varepsilon b}）$$

$$E = 1 - D$$

设吸附前辛硫磷样品的浓度为 c_1，质量为 m_1，溶液体积为 v，吸光度值为 A_1。由于采用的是固体吸附，吸附前后样品溶液体积变化可以忽略不计，因此吸附后样品体积仍

为 v，辛硫磷样品浓度为 c_2，质量为 m_2，吸光度值为 A_2，D 为分配比，E 为萃取率。

8.1.2 实验仪器及试剂

仪器：TU-1901 紫外分光光度计；石英比色皿；AR1140 型电子天平 [梅特勒-托利多仪器（上海）有限公司]；CL 恒温加热磁力搅拌器（巩义市予华仪器有限责任公司）；85-2 型恒温磁力搅拌器（江苏大地自动化仪器厂）；离心机；SHZ-D Ⅲ型循环水式真空泵（河南予华仪器有限公司）；Bruker Equinox 55 红外光谱仪（德国布鲁克光谱仪器公司）。

试剂：N-甲基咪唑（$C_4H_6N_2$，99%）（SP，阿拉丁化学试剂、生物试剂厂）；无水乙醇（AR，天津市风船化学试剂科技有限公司）；甲醇溶液（AR，天津市风船化学试剂科技有限公司）；聚氯乙烯（PVC）（CP，阿拉丁化学试剂、生物试剂厂），对硫磷标准品（ZD，北京索莱宝科技有限公司）。所有试剂使用前未进一步纯化。实验用水为二次蒸馏水。

8.1.3 实验方法

（1）聚氯乙烯负载离子液体的合成

在 250mL 的三颈烧瓶中加入 30g 聚氯乙烯（PVC），30mL N-甲基咪唑（缓慢滴加），10mL 二次蒸馏水，温度控制在 70℃，反应 2h 后，聚氯乙烯由白色固体逐渐变为橙色固体颗粒，继续搅拌，反应 48h 后将橙色固体颗粒倾入 400mL 烧杯中冷却洗涤，采用倾注法换水和乙酸乙酯洗涤数次后抽滤，室温晾干后再用无水乙醇作洗涤剂进行索氏提取，得到橙色的固体颗粒，最后在室温条件下晾干，储存备用。使用傅里叶变换红外光谱（Fourier Transform Infrared Spectroscopy，FT-IR）对其结构进行表征。聚氯乙烯咪唑离子液体合成路径及合成图如图 8-1 所示。

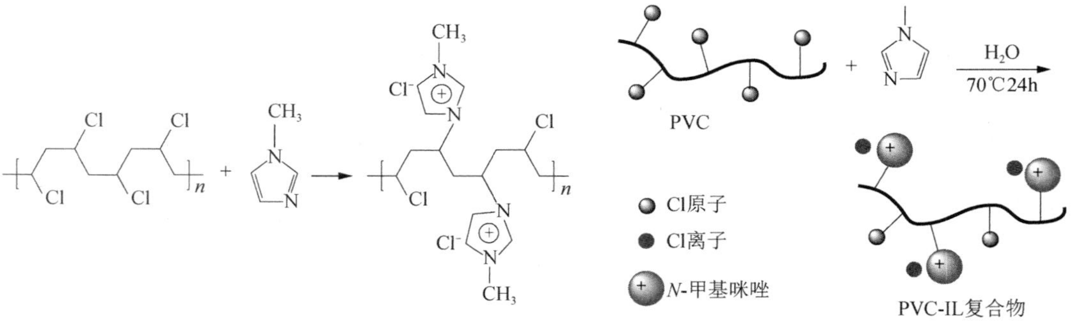

（a）聚氯乙烯咪唑离子液体合成路径　　　　　　　　　　（b）PVC 负载图

图 8-1 聚氯乙烯咪唑离子液体合成路径及合成图

图 8-2 为 PVC-mimCl 红外光谱，采用 KBr 压片，在图中 1640 cm^{-1} 的吸收峰是化合物结构中 C＝C 和 C＝N 的特征吸收峰。表示 N-甲基咪唑已经取代聚氯乙烯链上的部分氯原子。

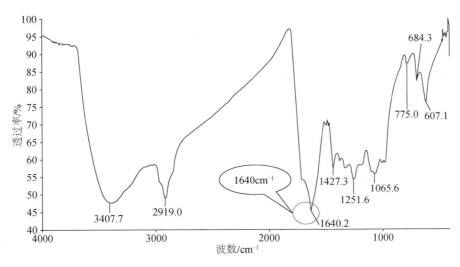

图 8-2   PVC-mimCl 红外光谱图

（2）PVC 固载离子液体吸附剂萃取分离对硫磷

在分离富集过程中，萃取分离是关键，主要从萃取时间、萃取剂用量及盐对萃取效果的影响，以及对硫磷溶液用量的选择。吸附萃取效果主要通过紫外分光光度计进行光谱扫描来评定，通过测定吸附前和吸附后光谱的对照来判断吸附效果。首先，量取 10mL 对硫磷样品溶液，加入适量聚氯乙烯咪唑离子液体，涡旋振荡，离心 5min（2000r/min）取上层清液利用 TU-1901 紫外分光光度计测量紫外吸光度。其次，将下层的离子液体加入甲醇 8mL 洗脱，静置 10min 进行离心，取上清液进行紫外光谱扫描，根据萃取前后溶液的透过率算出 PVC 固载离子液体复合物对对硫磷样品的萃取率，图 8-3 为萃取过程示意图。

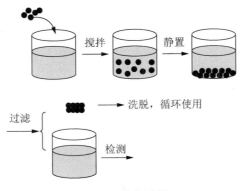

图 8-3   萃取过程

储备液配制：将 1g/L 的对硫磷标准溶液用二次蒸馏水定容到 100mL 容量瓶中，配成浓度为 10μg/mL 储备液，4℃条件下保存备用。

样品溶液的配制：分别移取 3mL、5mL、7.5mL、15mL 浓度为 10μg/mL 的对硫磷储备液于 100mL 容量瓶中用二级蒸馏水定容，配制成浓度为 0.3μg/mL、0.5μg/mL、0.75μg/mL、

1.5μg/mL 的对硫磷样品溶液。

紫外分光光度计光谱参数设置，将样品溶液放进紫外分光光度计进行扫描，对硫磷检出波长为 266.5nm，然后设置波长在 200～400nm 进行扫描，分别测定吸附前吸附后不同样品浓度、不同吸附剂量、不同时间以及加盐量对吸收峰的影响。

（3）辛硫磷分离富集及紫外分光光度法测定

10μg/mL 的辛硫磷储备液：将 1g/L 的辛硫磷标准溶液用二级蒸馏水定容到 100mL 的容量瓶中，配成浓度为 10μg/mL 储备液，4℃ 条件下保存备用。

辛硫磷样品溶液：分别移取 3mL、5mL、7.5mL、15mL 浓度为 10μg/mL 的辛硫磷储备液于 100mL 容量瓶中用二级蒸馏水定容，配制成浓度为 0.3μg/mL、0.5μg/mL、0.75μg/mL、1.5μg/mL 的辛硫磷样品溶液。

紫外分光光度计设置：设置扫描波长范围为 200～400 nm，以二级蒸馏水作为参比。量取 4mL 辛硫磷样品溶液，加入适量聚氯乙烯咪唑离子液体，涡旋振荡，离心 5min（2000 r/min）取上层清液用 TU-1901 紫外分光光度计测量其紫外吸光度，用 8.1.1 节中的公式计算萃取率。

空白实验：取 1mL 咪唑加入 3mL 二级蒸馏水测其紫外吸光度；在一支离心管中加入 4mL 二级蒸馏水和 0.06g 聚氯乙烯咪唑离子液体，涡旋振荡 20min 后离心（2000 r/min）分离，取上层清液测其紫外吸光度。

8.1.4 实验条件的优化及结果

采用标准加入法及单因素实验，平行测定 3 次，按照实验方法中的步骤，优化吸附时间、吸附剂用量、离子强度、样品溶液不同用量、样品中是否含 NaCl 对萃取效率的影响。

实验结果表明：当吸附时间为 20min 时，对硫磷、辛硫磷的萃取效率最高，在后续实验中为了使辛硫磷尽可能被吸附，吸附时间均被设为 20min；当吸附剂的用量为 0.06g 时，对硫磷、辛硫磷的萃取效率最高，分别为 68.2%、62.04%；萃取效率随着离子强度的变化有所变化，离子强度变大，萃取率相应变小；当对硫磷、辛硫磷样品用量为 4mL，浓度为 0.75μg/mL，吸附剂用量固定为 0.06g，吸附时间为 20min 时，对硫磷、辛硫磷的萃取效率最高，分别为 52.3%、62.04%；样品中若含 NaCl，可降低萃取效率。

8.2 离子液体/无机盐双水相体系萃取分离对硫磷、辛硫磷研究

8.2.1 双水相体系及离子液体双水相体系概述

（1）双水相体系的定义及特点

双水相体系是一类上、下两相都具有水溶性质的液-液体系，一般由两个或两个以上的聚合物组成，也可由聚合物或表面活性剂和无机盐组成，这就是双水相体系[9]。与

传统的萃取相比，双水相的独特之处在于[10]：①两相的溶剂都是水，不会引起有机溶剂残留和生物活性物质失活或变性的问题；②溶剂对目标组分选择性强，易于工业放大和连续操作；③该体系可以处理以固体微粒形式出现的样本；④两相界面张力小（$10^{-6}\sim$ 10^{-4} N/m），萃取时两相能够高度分散；⑤分相时间短，自然分相时间一般为5～10min。

（2）双水相体系的萃取原理和形成机理

双水相体系的萃取分离原理是由于生物物质的表面性质、电荷作用和各种力（如憎水键、氢键和离子键等）的存在和环境的影响，使其在上、下相的浓度不同，在双水相体系中进行选择性分配。这种分配关系与常规的萃取分配关系相比，表现出更大或更小的分配系数。其分配规律服从 Nernst 分配定律，即 $K=C_t/C_b$，其中 C_t、C_b 分别为上相和下相的浓度，K 为分配系数[11]。在双水相体系固定时，分配系数 K 与溶质的浓度无关，只与被分离物质的特性和特定的双水相体系有关。双水相的形成机理如图8-4所示。

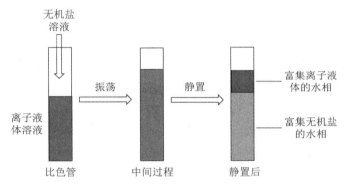

图8-4 双水相形成机理

（3）离子液体双水相体系

离子液体双水相体系（ionic liquids aqueous two-phase system，IL-ATPS）一般是由亲水性离子液体和作为溶剂的水溶液中加无机盐（如磷酸盐、碳酸盐、氢氧化物等）形成的双水相体系[12]，是继高聚物双水相体系之后，近年来用于萃取分离物质的新体系。分相原理是无机盐和亲水性离子液体争夺水分子，作为一种高效而温和的新型绿色分离体系，离子液体双水相体系结合了离子液体和双水相体系的优点，与传统聚合物双水相体系相比，离子液体双水相体系具有黏度低、分相快、不易乳化、萃取率高、离子液体可以循环利用等优点，因此越来越受到学术界及产业界的重视。目前广泛用于生物分离、天然有机物的提取、有毒物质处理。

（4）离子液体双水相体系萃取研究现状

作为一种高效而温和的新型绿色分离体系，离子液体双水相体系结合了离子液体和双水相体系的优点，这些优点刚好克服了传统双水相的缺点，开辟了新的萃取分离体系，因此，备受国内外研究者的青睐。离子液体及双水相萃取技术均可用于生物活性的分离纯化、药物分析和金属分离等方面[13]。这两种绿色溶剂的结合，无疑会在绿色分离技术中开拓新的领域。这不仅拓宽了离子液体的应用范围，而且为寻找一种更为高效、绿色的生物分离技术提供了依据。

谷雨等[14]研究了 1-丁基-3-甲基咪唑四氟硼酸([Bmim]BF₄)-Na₂CO₃ 离子液体双水相体系对头孢呋辛酯的萃取，考察了双水相体系的构成和其他条件对萃取率的影响。实验结果显示，当 Na₂CO₃ 用量为 0.8~2.0g，[Bmim]BF₄ 用量为 1~2mL 时，萃取率随着二者用量的增加而有所增加。在最佳萃取条件下，萃取环境水样中的头孢呋辛酯二次萃取率大于 93%，并且萃取过程高效、快速、无乳化现象。

刘庆芬等[15]用离子液体[C₄Mim]BF₄-NaH₂PO₄双水相体系对药物青霉素 G 进行萃取。研究了盐的浓度、青霉素浓度以及离子液体用量对萃取率的影响。结果显示，在最优条件下青霉素 G 的萃取率可以达到 93.7%。pH 为 4~5 时，离子液体双水相萃取青霉素 G 的萃取效率提高，同时降低了青霉素的降解率，萃取过程无乳化，利于两相分离。Jiang 等采用离子液体[C₄Mim]BF₄-NaH₂PO₄ 双水相体系萃取青霉素后，又用憎水性离子液体[C₄Mim]BF₆ 进行了二次萃取，实现了离子液体与青霉素的分离。

邓凡政等[16]研究了由亲水性离子液体 1-丁基-3-甲基咪唑四氟硼酸盐[Bmim]BF₄ 和 NaH₂PO₄ 形成的双水相体系萃取分离苋菜红的新方法，研究了盐的浓度、离子液体浓度、溶液酸度和其他共存物质对苋菜红萃取率的影响。结果表明，NaH₂PO₄ 加入量在 2~2.5g，离子液量在 1.0~2.0mL，苋菜红溶液量在 1.5mL，溶液酸度在 pH 为 4~6 时，离子液体双水相体系对苋菜红有较高的萃取率（$E\%>90$）。

谢秀娟等[17]用 1-甲基-3-丁基溴代咪唑离子液体和硫酸铵形成的双水相体系，用荧光法测定痕量维生素 B₆。实验探讨了酸度、萃取剂的用量、时间等因素对萃取率的影响。结果表明，在$\lambda_{ex}/\lambda_{em}=342/418$ nm，pH=8.96，离子液体和硫酸铵的用量分别为 1.3mL、2.8g，萃取 3min 时，萃取效率达 88.6%。

杨青海等[18]用亲水性离子液体 1-丁基-3-甲基咪唑四氟硼酸盐（[C₄Mim]BF₄）和 (NH₄)₂SO₄ 形成的双水相体系萃取芦丁，研究了盐的浓度、离子液体的浓度、芦丁的加入量和溶液 pH 对芦丁萃取率的影响。结果显示，当(NH₄)₂SO₄ 加入量在 1.50g，离子液体加入量在 1.50~2.00mL，芦丁加入量在 1.00~1.50mL，溶液 pH=4~6，对芦丁的萃取率较高（$E\%>90$）。

Li 和 He [19]研究了[Bmim]Cl/K₂HPO₄离子液体双水相体系对鸦片生物碱中的可待因和罂粟碱进行预处理，处理后的物质再用液相色谱进行分离；考察了无机盐的种类（KOH、K₂CO₃、K₃PO₄、K₂HPO₄）与[Bmim]Cl 构成的双水相体系对萃取、分离的影响；还比较了不同质量的离子液体、盐和温度对萃取效率的影响。在 5mL 罂粟碱溶液（100μg/mL）中，加入 3.8g K₂HPO₄ 和 0.2g 的[Bmim]Cl 为最佳条件，萃取分离效率在 80%以上。

王军等[20]研究了新型离子液体[Nebm]BF₄ 和 KH₂PO₄ 形成的双水相体系对牛血清白蛋白（BSA）的萃取，考察了盐的加入量、离子液体浓度、溶液 pH、蛋白质浓度等因素对萃取率的影响。结果表明：当 KH₂PO₄ 的加入量为 85g/L、离子液体浓度在 200~250g/L、BSA 的浓度 60~120mg/L、溶液 pH 为 4.5~7.0 时，其萃取率达 98.0%以上。同时将该体系应用于萃取α-淀粉酶，萃取效率可以达到 98.5%。

孟冬玲等[21]用亲水性离子液 1-丁基-3-甲基咪唑四氟硼酸盐（[C$_4$Mim]BF$_4$）和 (NH$_4$)$_2$SO$_4$ 形成双水相成功萃取分离了香精香料中的抗氧化剂。

8.2.2　离子液体/无机盐双水相体系萃取分离对硫磷、辛硫磷

本节研究了 1-丁基-3-甲基咪唑六氟磷酸盐离子液体/无机盐双水相萃取技术，联用高效液相色谱方法分析对硫磷、辛硫磷；考察了离子液体的用量、无机盐的种类及无机盐的用量等因素对离子液体/无机盐双水相萃取体系萃取对对硫磷、辛硫磷的影响。研究表明当对硫磷样品溶液浓度为 20μg/mL 时，用 0.6g 离子液体和 0.11g 碳酸钠构建的双水相体系进行萃取，对硫磷的萃取效率达 84.2%；当辛硫磷样品溶液浓度为 0.5μg/mL 时，用 0.6g 该离子液体和 0.235g 碳酸钠构建的双水相体系进行萃取，辛硫磷的萃取效率高达 83%。

1.　实验仪器及试剂

高效液相色谱仪（Aglient 1100）、荧光分光光度计（F-700）、集热式恒温加热磁力搅拌器（DL-101S）、N-甲基咪唑、氯代正丁烷、六氟磷酸盐、乙腈（色谱纯）、甲醇（色谱级）、蒸馏水、无水碳酸钠等。

2.　溶液的配制

母液的配制：取辛硫磷标准品 1 支（1000mg/L）于 100mL 容量瓶中，用适量二级蒸馏水洗涤盛装标准品的试剂瓶，重复 3～5 次，并转移至 100mL 容量瓶中，用二级蒸馏水定容至刻度，摇匀，配置成浓度为 10μg/mL 的储备液；准确称取对硫磷标准品 0.02g 于 50mL 烧杯内，加入适量二次蒸馏水振动至完全溶解，转移至 100mL 容量瓶中，用少量蒸馏水洗涤烧杯并转移至容量瓶内，重复 3～5 次，用二次蒸馏水定容至刻度，摇匀，配置成浓度为 200μg/mL 的储备液，低温下保存备用。

样品溶液的配制：用移液管分别移取 3mL、3.75mL、5mL、7.5mL、15mL 辛硫磷储备液于 5 个 100mL 容量瓶中，用二级蒸馏水定容至刻度，摇匀，配制成浓度依次为 0.3μg/mL、0.375μg/mL、0.5μg/mL、0.75μg/mL、1.5μg/mL 的样品溶液；用移液管分别移取 2.5mL、5mL、7.5mL、10mL、12.5mL 对硫磷储备液于 5 个 100mL 容量瓶中，用二次蒸馏水定容至刻度，摇匀，配制成浓度依次为 5μg/mL、10μg/mL、15μg/mL、20μg/mL、25μg/mL 的样品溶液，于 4℃下保存备用。由于对硫磷与辛硫磷在仪器上的效应号差异，用 50μL 的微量进样器分别吸取 10μL 不同浓度辛硫磷样品溶液，于液相色谱仪上手动进样分析；用 25μL 的微量进样器分别吸取 5μL 不同浓度对硫磷样品溶液，于液相色谱仪上手动进样分析。

3.　仪器参数

色谱柱：Hypersil C$_{18}$ 柱（150 mm×4.6mm，2μm）（大连依连特公司），检测波长：UV258nm，流动相：甲醇-纯水[体积比为 85∶15]，流速 0.5mL/min，柱温：30℃。

4. 实验步骤

（1）离子液体的合成

1）1-丁基-3-甲基咪唑氯盐合成：用量筒量取 40mL N-甲基咪唑于 250mL 圆底烧瓶中，加入 60mL 氯代正丁烷，并用加热磁力搅拌器搅拌 24h（油浴温度 70℃），待反应完全后，冷却至室温，往圆底烧瓶中加入乙醚进行多次洗涤（3×10mL），每次加入乙醚后，盖上橡胶塞，用力振荡 2min 后，开塞放出瓶中气体，缓慢倾倒出上层清液，再采用旋转蒸发仪减压蒸馏（水浴温度 60℃）除去其中的乙醚和水，直至不再有气泡产生为止，即得到中间产物：1-丁基-3-甲基咪唑氯盐（[C₄Mim]Cl，金黄色液体），见图 8-5。

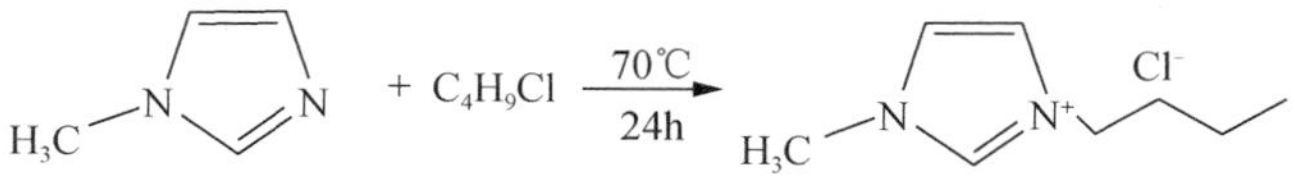

图 8-5　1-丁基-3 甲基咪唑氯盐离子液体的合成

2）1-丁基-3-甲基咪唑六氟磷酸盐合成：用分析天平根据差量法称量出质量为 0.495g 的溶液，计算出摩尔质量，再计算出需要六氟磷酸钾的质量为 100g，用分析天平称取 100g 六氟磷酸钾。把 100g 的六氟磷酸钾加入上述溶液中，边加边振荡，再往其中分多次加入乙腈共 130mL，把溶液转移到 500mL 的烧杯中，此时溶液为乳白色，用保鲜膜将其密封，置于恒温磁力搅拌器上常温搅 48h 后，用真空泵进行抽滤，取滤液置于 250mL 的圆底烧瓶中，加入 30mL 的乙腈溶液，充分振荡，用旋转蒸发仪蒸出乙腈，再分三次加入二氯甲烷 20mL、10mL、5mL，对上述溶液进行洗涤，每次加入二氯甲烷，充分振荡，用旋转蒸发仪加热蒸去二氯甲烷，即得目标离子液体：1-丁基-3-甲基咪唑六氟磷酸盐[C₄Mim]PF₆，淡黄色液体。密封保存于阴暗处待用。合成过程见图 8-6。

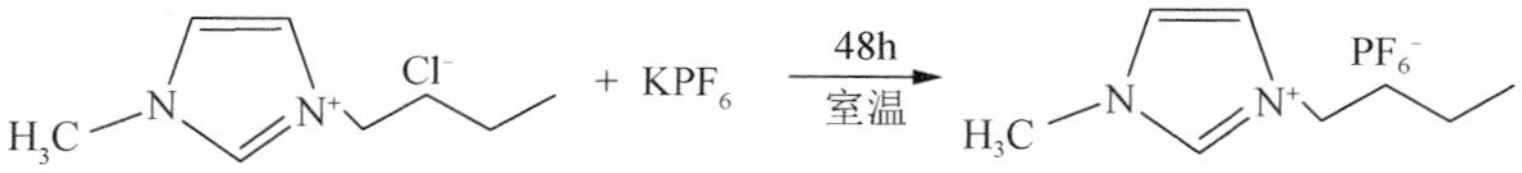

图 8-6　1-丁基-3 甲基咪唑六氟磷酸盐离子液体的合成

（2）样品制备及检测

对硫磷样品制备：分别称取 0.11g Na₂CO₃ 于 10mL 具塞比色管中，加入 0.6g 离子液体，再各加入 1mL 20 μg/mL 的样品溶液，用二级蒸馏水定容至 10mL，加塞振荡至无机盐完全溶解，静置，待溶分相澄清，用 25μL 的微量进样器吸取 5μL 上层溶液进行测定。

辛硫磷样品制备：分别称取 0.235g Na₂CO₃ 于 10mL 具塞比色管中，加入 0.6g 离子液体，再各加入 1.00 mL 0.5μg/mL 的样品溶液，用二级蒸馏水定容至 10mL，加塞振荡至无机盐完全溶解，静置，待溶分相澄清，用 50μL 的微量进样器吸取 10μL 上层溶液进行测定。

检测：在优化好的高效液相色谱仪的仪器参数下检测。

5. 对硫磷萃取体系条件的优化及结果

采用标准加入法及单因素实验，按照样品制备及检测的方法，优化无机盐的种类（Na_2CO_3、K_2CO_3、Na_2SO_4、NaCl、K_2SO_4）及其用量（0.04g、0.06g、0.08g、0.1g、0.12g）、离子液体的用量（0.2g、0.4g、0.6g、0.8g、1g、1.2g）、样品溶液浓度（5μg/mL、10μg/mL、15μg/mL、20μg/mL、25μg/mL）等因素。实验结果表明：

1）研究相同摩尔数的 Na_2CO_3、K_2CO_3、Na_2SO_4、NaCl、K_2SO_4 五种盐，选用 Na_2CO_3 无机盐时与 $[C_4Mim]PF_6$ 形成的双水相体系对于对硫磷萃取效率最高，为 80% 以上。

2）当 Na_2CO_3 加入量为零时，萃取效率最低；当 Na_2CO_3 加入量小于 0.11g 时，萃取效率随着 Na_2CO_3 加入量的增加而增高；当 Na_2CO_3 加入量大于 0.11g 时，盐溶解不完全，萃取效率随着 Na_2CO_3 加入量的增加而降低。所以实验中选取盐的加入量为 0.11g。

3）加入不同体积的离子液体与碳酸钠构建的双水相体系对于对硫磷的萃取效率不同，当离子液体的加入量小于 0.6g 时，萃取效率着随离子液体加入量的增加而增高；当离子液体加入量大于 0.6g 时，萃取效率随着离子液体加入量的增加而降低。所以实验中选取离子液体的加入量为 0.6g。

4）同一萃取体系萃取不同浓度的样品溶液的浓度，加入 0.6g 离子液体与相同盐构建的萃取体系对不同浓度的样品溶液萃取效率不同，其中萃取浓度为 20μg/mL 的样品溶液的萃取效率最高。

6. 辛硫磷萃取体系条件的优化及结果

采用标准加入法及单因素实验，按照样品制备及检测的方法，优化无机盐的种类（Na_2CO_3、K_2CO_3、Na_2SO_4、NaCl、K_2SO_4）及其用量（0.035g、0.135g、0.235g、0.335g、0.435g）、离子液体的用量（0.4g、0.6g、0.8g、1g、1.2g）、样品溶液浓度（0.3μg/mL、0.375μg/mL、0.5μg/mL、0.75μg/mL、1.5μg/mL）等因素。实验结果表明：

1）加入相同质量不同的无机盐使得离子液体/盐双水相体系萃取辛硫磷的萃取效率不同，加入 Na_2CO_3 相对其他四种无机盐对离子液体/盐双水相体系萃取辛硫磷的萃取效率高。因此，在五种无机盐中选择 Na_2CO_3 为实验进行使用的无机盐。

2）当 Na_2CO_3 加入量为零时，萃取效率最低，当 Na_2CO_3 加入量小于 0.235g 时，萃取效率随着 Na_2CO_3 加入量的增加而增高；当 Na_2CO_3 加入量大于 0.235g 时，盐溶解不完全，萃取效率随着 Na_2CO_3 加入量的增加而降低，所以实验中选取盐的加入量为 0.235g。

3）加入质量不同的离子液体与 Na_2CO_3 构建的双水相体系对同一浓度的样品溶液萃取效率不同，当离子液体的加入量小于 0.6g 时，萃取效率着随离子液体加入量的增加而增高；当离子液体加入量大于 0.6g 时，萃取效率随着离子液体加入量的增加而降低，所以实验中选取离子液体的加入量为 0.6g。

4）加入相同质量的离子液体与相同质量的 Na_2CO_3 构建的萃取体系对不同浓度的样品溶液萃取效率不同，其中萃取浓度为 0.5μg/mL 的样品溶液的萃取效率最高。

7. 线性回归方程及相关系数

在仪器上检测各种不同浓度的对硫磷、辛硫磷样品溶液，以其浓度与所对应的峰面积拟合工作曲线，获得对硫磷的线性回归方程为 $Y=29.938\,57X-16.92$，$R=0.9893$；辛硫磷的线性回归方程为 $Y=166.25X+47.337$，$R=0.9889$，在线性范围内，均能呈良好的线性关系。

8.3　阳离子化纤维素分离辛硫磷的研究

纤维素[22]是自然界中分布最广、产量最大的天然高分子材料，具备可完全降解、易于改性、生物相容性好、价廉、无污染等诸多优点，被认为是未来能源和化工的主要原料。近年来，随着煤、石油等非可再生资源的枯竭以及环境问题的日益严重，有关纤维素应用的研究已经成为当今国际科学研究的前沿领域之一。

对纤维素材料的研究和开发，为绿色化学、生物可降解材料、医药材料、生物能源、纳米技术等领域的快速发展提供了新的机会；对改善生态环境、改变能源结构、促进人类社会的可持续发展具有重要意义。但是，由于纤维素结晶度高，分子间和分子内存在很多的氢键，不能熔融，难溶于常规溶剂，加工性差，极大地限制了纤维素材料的发展。

我们开展了以阳离子化纤维素为固体吸附剂用于分离辛硫磷的研究。系统地研究了吸附剂的用量、无机盐的种类、无机盐的用量、吸附分离时间以及温度等因素对有机磷分离效率的影响。实验结果证明当辛硫磷样品溶液浓度为 1μg/mL 时，阳离子化纤维素吸附剂用量为 0.021g，NaCl 用量为 0.202g，在 30℃下搅拌吸附 30min 后，离心分离 20min，采用紫外分光光度法检测，阳离子化纤维素吸附剂对辛硫磷有最大的吸附效率（即 73.76%）。

8.3.1　实验仪器试剂

实验研究中主要用的实验仪器和试剂参见表 8-1 和表 8-2。

表 8-1　实验仪器

编号	名称	型号及规格	生产厂家
1	双光束紫外可见分光光度计	TU-901	北京普析通用仪器有限责任公司
2	电热鼓风干燥箱	F-700	上海一恒科学仪器有限公司
3	旋转蒸发仪	N-1001	上海爱朗仪器有限公司
4	电子天平	AR1140	梅特勒-托利多仪器（上海）有限公司
5	恒温加热磁力搅拌器	CL-2	巩义市予华仪器有限责任公司
6	集热式恒温加热磁力搅拌器	DF-101S	巩义市予华仪器有限责任公司
7	循环水式真空泵	SHZ-D（Ⅲ）	巩义市予华仪器有限责任公司

表 8-2 实验试剂

试剂名称	分子式	纯度	生产厂家
环氧氯丙烷	C_3H_5ClO	AR	同药集团化学试剂有限公司
三乙胺	$(C_2H_5)_3N$	AR	天津市光复精细化工研究所
乙醚	$(CH_3CH_2)_2O$	AR	重庆川东化工（集团）有限公司
微晶纤维素	$(C_6H_{10}O_5)_n$	AR	天津市光复精细化工研究所
氢氧化钠	$NaOH$	AR	天津市风船化学试剂科技有限公司
辛硫磷	$C_{10}H_{15}N_2O_3PS$	AR	农业部环境保护科研监测所
无水硫酸钠	Na_2SO_4	AR	天津市风船化学试剂科技有限公司
氯化钠	$NaCl$	AR	天津市风船化学试剂科技有限公司
乙醇	CH_3H_2OH	AR	天津市光复科技发展有限公司
碳酸钠	Na_2CO_3	AR	天津市风船化学试剂科技有限公司
磷酸氢二钾	$K_2HPO_4 \cdot 3H_2O$	AR	天津市风船化学试剂科技有限公司
硝酸钠	$NaNO_3$	AR	天津市化学试剂三厂

8.3.2　辛硫磷溶液的配制

储备液的配置：取辛硫磷标准品 1 支（1000mg/L）于 100mL 棕色容量瓶中，用适量二次蒸馏水洗涤盛装标准品的试剂瓶，重复 3～5 次，转移到 100mL 棕色容量瓶中，用二次蒸馏水定容至刻度，摇匀，配置成浓度为 10μg/mL 的储备液，保存于干燥阴凉处备用。

样品溶液的配制：用移液管分别移取 3mL、3.75mL、5mL、7.5mL、10mL、15mL储备液于 5 个 100mL 容量瓶中，用二次蒸馏水定容至刻度，摇匀，配制成浓度依次为 0.3μg/mL、0.375μg/mL、0.5μg/mL、0.75μg/mL、1μg/mL、1.5μg/mL 的样品溶液，保存于干燥阴凉处备用。

8.3.3　仪器参数

仪器：TU-901 双光束紫外可见分光光度计（北京普析通用仪器有限责任公司），波长范围：200～400 nm，吸光度：0～0.8。

8.3.4　实验步骤

1. 2,3-环氧丙基三乙基氯化铵的合成

2,3-环氧丙基三乙基氯化铵可参照文献[4]合成：将环氧氯丙烷（50.1mL）和二次蒸馏水（440mL）加至 1000mL 的三颈圆底烧瓶中，先搅拌均匀，40℃时，将三乙胺（107.9mL）滴加到三颈圆底烧瓶中，注意滴加的速度，控制在一个小时滴加完成。滴加完三乙胺后，继续反应 8～10h。待反应完全后，先通过减压蒸馏来除去过量三乙胺和水，再用乙醚进行萃取（3×150.0mL），将萃取液合并之后减压蒸馏除去乙醚即得到目标产物——

色黏稠液体。反应如图 8-7 所示。

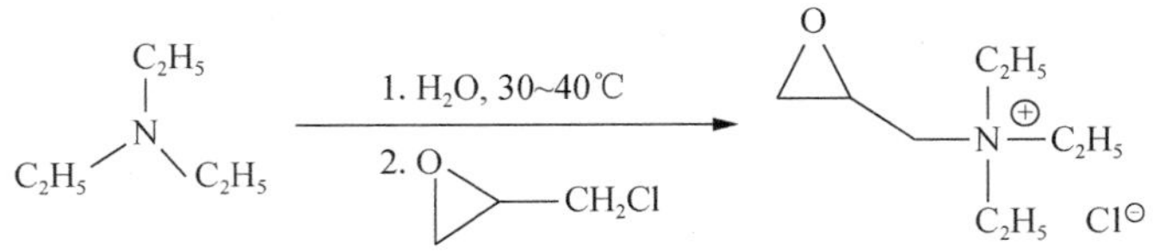

图 8-7　2,3-环氧丙基三乙基氯化铵合成

2. 阳离子化纤维素吸附剂的制备

阳离子化纤维素吸附剂的制备可参照文献[23]。

第一步：先称取 4.157g NaOH 固体，溶于二次蒸馏水中，然后配制成 100mL 4%的 NaOH 溶液，然后再将一定量的纤维素加入到 NaOH 溶液中浸泡一段时间，再把处理过的纤维素，进行过滤，用二次蒸馏水进行洗涤，然后烘干，再称量 5.025g。

第二步：将 5.025g 纤维素和 20mL 4%的 NaOH 溶液装入 250mL 的三颈圆底烧瓶中，先室温搅拌 15min，然后将温度上升到 40℃，再往纤维素与 NaOH 溶液中滴加上述合成的 2.104g 离子液体溶液，可以先将 2.104g 的离子液体溶于 10mL 的去离子水中，再进行加热冷凝回流反应，在 40℃下，反应 40h，待反应完全后，通过过滤，先用二次蒸馏水洗涤，再用 100mL 的 95%乙醇进行洗脱，即得到目标产物阳离子化纤维素吸附剂。反应如图 8-8 所示。

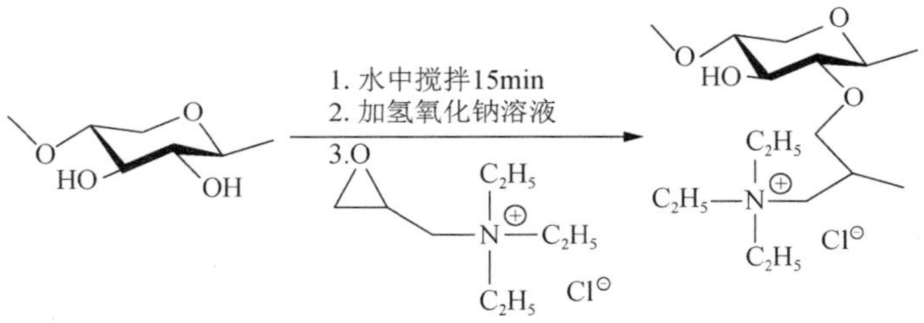

图 8-8　阳离子化纤维素吸附剂的制备

3. 阳离子化纤维素吸附剂结构的红外光谱表征

使用傅里叶变换红外光谱（Fourier Transform Infrared Spectroscopy，FT-IR）使用溴化钾压片，对微晶纤维素和阳离子纤维素（再生纤维素）吸附剂结构进行表征，结果见图 8-9。

4. 样品处理

在 10mL 离心管中加入 0.021g 阳离子化纤维素吸附剂和 0.202g NaCl 无机盐，再加入 6mL 浓度为 1μg/mL 的辛硫磷样品溶液，加塞涡旋 15min（1500 r/min），再离心分离 30min（2000r/min），然后用水浴加热温度为 30℃，加热 10min，再将其静置一段时间，再取上层清液，进行紫外可见分光光度测定。

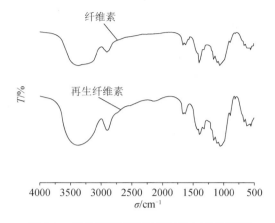

图 8-9　微晶纤维素溶解前后的红外光谱图

8.3.5　分离过程中影响因素的考察

采用标准加入法及单因素实验，按照样品制备及检测的方法，优化吸附剂的用量（0g、0.011g、0.026g、0.031g、0.042g）、无机盐种类（1mmol 的 Na_2SO_4、NaCl、Na_2CO_3、$K_2HPO_4 \cdot 3H_2O$、$NaNO_3$）及其用量（0g、0.104g、0.202g、0.304g、0.407g、0.502g）、吸附分离时间（0min、10min、20min、30min、40min、50min）、水浴加热温度（20℃、30℃、40℃、50℃、60℃，每次加热 10min）等因素对分离的影响。

8.3.6　分离过程中因素考察结果

1）加入相同体积的辛硫磷样品溶液和不同质量的吸附剂，吸附剂的用量为 0.021g 时，吸附效率达 63.84%。

2）加入相同质量的吸附剂和相同体积的辛硫磷样品溶液，无机盐不同则吸附效果不同，加入 NaCl 相对其他四种无机盐对辛硫磷样品溶液的吸附率高。因此，在五种无机盐中选择 NaCl 为实验用无机盐，且吸附效率达到 61.56%。

3）加入相同质量的吸附剂和相同体积的辛硫磷样品溶液，无机盐用量不同则吸附效果不同，加入 0.202g NaCl 对辛硫磷样品溶液的吸附率高。因此，选择 0.202g NaCl 为实验使用量，吸附效率达 71.75%。

4）加入相同质量的吸附剂和相同体积的辛硫磷样品溶液，不同的吸附分离时间使吸附效果不同，吸附分离时间为 30min 时对辛硫磷样品溶液的吸附率最好。因此，选择吸附 30min 为实验吸附时间，吸附效率达 71.83%。

5）在相同条件下，分别用水浴温度为 20℃（室温）、30℃、40℃、50℃、60℃进行加热，按照每次加热 10min，对各样品进行测定，结果见表 8-3。

由图 8-10 可以看出，在室温 20℃下，加入相同质量的吸附剂和相同体积的辛硫磷样品溶液，控制相对于室温不同的吸附温度时，按照每次增加 10℃，不同的吸附温度使得吸附效果不同，吸附效果最好的温度是 30℃，因此，选择吸附 30℃为实验吸附温度，吸附效率达 73.76%。

表 8-3　吸附温度与对应的吸附率

次数	温度/℃	K/%
1	20	57.83
2	30	73.76
3	40	68.89
4	50	44.57
5	60	44.77

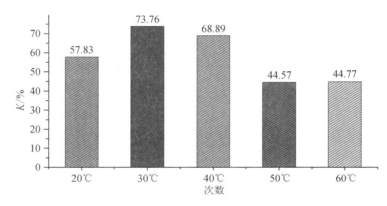

图 8-10　温度对吸附效率的影响

8.3.7　辛硫磷样品溶液的标准曲线绘制

用刻度吸量管分别移取 6.00mL 浓度为 0.3000μg/mL、0.3750μg/mL、0.5000μg/mL、0.7500μg/mL、1.0000μg/mL、1.5000μg/mL 的辛硫磷样品溶液，二次蒸馏水为空白样，然后对各样品溶液于紫外可见分光光度计上进行测定，测定波长为 265nm。实验结果见图 8-11。根据检测结果，绘制辛硫磷吸光度和浓度的标准曲线，得回归方程为 $Y=0.3061X+0.0274$，$R=0.9894$。在测定的浓度范围内具有良好的线性关系。

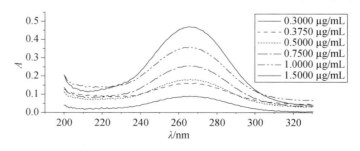

图 8-11　不同浓度辛硫磷样品溶液的吸收峰

8.4   离子液体与液相色谱联用分析农药残留研究

　　除上述介绍的离子液体在农药残留检测中应用外，本研究拓展了利用支撑离子液膜联用色谱技术检测样品中的有机氯农药残留物，该技术具有一定的创新性。将离子液体 1-丁基-3-甲基咪唑六氟磷酸盐（[C$_4$Mim]PF$_6$）负载在中空纤维膜上，得到稳定、可靠的支撑离子液膜，将制作好的中空纤维支撑离子液膜与有机氯样品溶液进行接触传质，把有机氯从样品溶液中提取到管内的提取相溶液中。再与液相色谱联用分析样品中的有机氯含量，为有机氯的提取和分析提供了一种新的方式。研究采用中空纤维支撑离子液膜与高效液相色谱联用来分析水样中的有机氯残留（2,4-DDT 和 4,4-DDT）。采用的离子液体为 1-丁基-3-甲基咪唑六氟磷酸盐（[C$_4$Mim]PF$_6$）。研究了水样的 pH、搅拌速度、提取时间等因素对分析结果的影响，结果见图 8-12～图 8-15。该方法对 2,4-DDT 和 4,4-DDT 的富集效率分别达 323 和 289，最低检测限为 0.1μg/L。

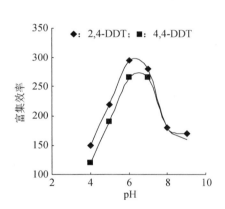

图 8-12　水样的 pH 对富集效率的影响

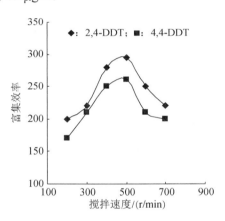

图 8-13　搅拌速度对富集效率的影响

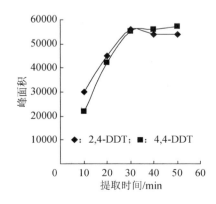

图 8-14　提取时间对色谱峰面积的影响

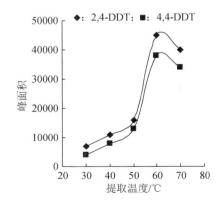

图 8-15　提取温度对色谱峰面积的影响

本研究采用顶空离子液相微萃取与高效液相色谱联用来分析水样中的有机氯残留（2,4-DDT 和 4,4-DDT），研究了无机盐浓度、温度、搅拌速度、提取时间、离子液体体积和水样体积等因素对分析结果的影响。结果表明最佳萃取条件为：无机盐浓度30%（质量浓度）NaCl、搅拌速度800r/min、提取时间30min、温度60℃和10μL 离子液体。

在此基础上提出了一种有机农药残留样品支撑离子液膜预处理检测法，步骤如下：取一根中空纤维管，一端封闭；把离子液体注射到中空纤维管中，使之负载在管上形成支撑液膜；把提取相液体注射到中空纤维管中；把已负载支撑液膜的中空纤维管连同微量注射器一起插入装有样品溶液的比色管中；在比色管中倒入已设定量的有机农药残留样品溶液，并使液体完全浸没该中空纤维管中，装入磁力搅拌子，密封该比色管；将比色管放到磁力搅拌器上，边加热边搅拌；然后打开比色管取出中空纤维管，用微量注射器吸取其中的提取相液体并注入色谱中，分析后得检测结果。本研究为有机农药残留提取和分析提供了新途径，缩短了预处理时间。采用此技术对样品溶液中的有机氯进行前处理，2,4-DDT 和 4,4-DDT 的提取率分别达 86.5%和 90.6%。检测限达 0.00009μg/mL。样品溶液中的有机磷农药残留（如甲拌磷、对硫磷和辛硫磷）的提取率分别达 94.5%、96.6%和92.4%，检测限达 0.00008μg/mL。

参 考 文 献

[1] 范芳芳. 离子液体分离体系的研究进展[J]. 应用化工, 2013, 42（7）：1301-1303.

[2] 朱丽丽, 陈正国, 罗川, 等. 离子液体功能高分子[J]. 化学进展, 2008, 8（20）：7-10.

[3] 孙爱军, 张金龙, 孟洪, 等. 负载离子液体气相催化合成1-氯丁烷[J]. 北京化工大学学报, 2009, 36（6）：22-26.

[4] 邓友权. 离子液体：性质、制备与应用[M]. 北京：中国石化出版社, 2006.

[5] Kim J K, Ahn J H, et al. Ionic Liquid-based gel polymer electrolyte for LiMn cathode prepared by electrospinning technique[J]. Electrochimica Acta, 2010, 55:1366-1371.

[6] 李雪辉, 潘微平. 离子液体固载化及其应用[J]. 现代化工, 2005, 25（12）：61-65.

[7] Valkenberg M H, Decastro C, Holderich W F. Immobilisation of ionic liquids on solid supports[J]. Green Chemistry, 2002, 4(2):88-93.

[8] 蔡源, 黄德英, 万辉, 等. 硅胶固载离子液体催化剂的制备及在酯化反应中的应用[J]. 精细化工, 2007, 27（12）：1196-1199.

[9] 辜鹏, 谢放华, 黄海艳, 等. 双水相萃取技术的研究现状与应用[J]. 化工技术与开发, 2007, 36（11）：30-33.

[10] 谭志坚, 李芬芳, 刑健敏. 双水相萃取技术在分离、纯化中的应用[J]. 化工技术与开发, 2010, 39（8）：30-35.

[11] 谭平华, 林金清, 肖春妹, 等. 双水相萃取技术研究进展及应用[J]. 化工生产与技术, 2003, 10（1）：19-23.

[12] 刘晓庚, 高梅, 陈梅梅. 离子液体双水相体系及其在蛋白质分离中的应用[J]. 中国粮油学报, 2013, 28（4）：118-123.

[13] 祝秀芬, 李娜, 祝子坪. 双水相萃取技术在生物提取中的应用研究进展[J]. 安徽农业科学, 2012, 40（35）：17031-17034.

[14] 谷雨, 何华, 谭树华, 等. 离子液体双水相体系萃取头孢呋辛酯及其机理探究[J]. 分析化学, 2012, 40（8）：1252-1256.

[15] 刘庆芬, 胡雪生, 王玉红, 等. 离子液体双水相萃取分离青霉素[J]. 科学通报, 2005, 50（8）：756-759.

[16] 邓凡政, 郭东方. 离子液体双水相萃取分离苋菜红的研究[J]. 分析实验室, 2007, 26（6）：15-17.

[17] 谢秀娟, 张振新. 离子液体双水相萃取荧光法测定维生素 B$_6$[J]. 分析化学报, 2011, 27（4）：513-515.

[18] 杨青海, 那吉, 段利平, 等. 离子液体双水相萃取分离芦丁的研究[J]. 云南中医中药杂志, 2008, 29（5）：44-45.

[19] Li S H, He C Y. Ionic liquid-based aqueous two-phase system, a sample pretreatment procedure prior to high-performance liquid chromatography of opiumlkaloids[J]. Chromatogr.B, 2005, 826:58-62.

[20] 王军, 张艳, 时召俊, 等. N-乙基-N-丁基吗啉离子液体双水相体系萃取分离蛋白质[J]. 应用化工, 2009, 38（1）：70-72.

[21] 孟冬玲, 刘畅, 李小兰. 离子液体双水相萃取-高效液相色谱法测定香精香料中的抗氧化剂[J]. 分析科学学报, 2013, 29（4）：547-550.

[22] 张金明, 吕玉霞, 罗楠, 等. 离子液体在纤维素化学中的应用研究新进展[J]. 高分子通报, 2011,（10）：138-153.

[23] 赵耀明, 李艳明. 季铵阳离子纤维素醚的合成[J]. 华南理工大学学报（自然科学版）, 2007, 35（8）：82-85.

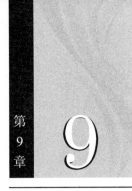

原子吸收光谱法在中药材重金属残留检测中的应用

本章主要介绍原子吸收法测定中药材金属残留量的测定方法，重点引入了一些新颖样品处理技术，如加入基体改进剂、巯基棉，为原子吸收光谱法在中药材重金属残留检测中的应用增添了色彩。

9.1　不同消解方式原子吸收光谱法测定三七中重金属铬[1-5]

本节以云南文山三七为材料，分析研究了用干法灰化、湿法消解前处理样品对原子吸收光谱法测定三七中重金属铬（Cr）含量的影响，方法的相关系数为 0.9993，干法灰化回收率为 95.02%，湿法消解回收率为 93.03%，分析结果令人满意。结果表明：干法灰化的最佳条件为灰化温度 600℃、灰化时间 8h。湿法消解的最佳消解体系为 HNO_3-$HClO_4$（体积比为 4∶1）体系。用干法灰化或常压下湿法消解处理样品，原子吸收光谱法可以准确测定三七中重金属铬的含量，且方法简单、快捷。云南文山三七粉中重金属 Cr 含量为 1.8178μg/g。

9.1.1　实验部分

1. 材料与仪器

材料：三七（市售云南文山三七粉）；铬标准溶液［由国家标准物质研究中心购买的标准储备液（1000μg/mL）配制而成］；浓硝酸、高氯酸、过氧化氢（又称双氧水），均为优级纯；实验用水（超纯水）。

仪器：Varian SpectrAA-220FS 原子吸收光谱仪（美国瓦里安公司）；LTL-2 型铬空心阴极灯[威格拉斯仪器（北京）有限公司]；FA2004 电子天平（万分之一天平，上海精科天平厂）；YFX2-4-10 马弗炉（上海市崇明实验仪器厂）；古星 A 型 50Hz 双层铁皮电炉（上海申航五金电器厂）。

2. 样品处理

（1）干法灰化

灰化温度的选择：准确称取三七样品 4.5g 于坩埚中，置于电炉上加热炭化至无烟冒出时，放在 400℃马弗炉中灰化，时间为 4h，冷却，再用 3mL 浓硝酸溶解，转移至 50mL 容量瓶中，用超纯水定容，摇匀备用。每个样品取三个平行样进行消化处理，同时做空白。

改变灰化温度为 500℃、600℃、700℃、800℃，按同样操作处理样品。

灰化时间的选择：准确称取三七样品 4.5g 于坩埚中，置于电炉上加热炭化至无烟冒出时，分别在 500℃和 600℃马弗炉中灰化，时间为 2h，冷却，再用 3mL 浓硝酸溶解，转移至 50mL 容量瓶中，用超纯水定容，摇匀备用。每个样品取三个平行样进行消化处理，同时做空白。

改变灰化时间为 4h、6h、8h、10h，按同样操作处理样品。

（2）湿法消解

准确称取三七样品 4.5g 于 250mL 锥形瓶里，加入混酸（HNO_3-$HClO_4$，体积比为 1：1）20mL 加盖浸泡放置过夜。过夜后在电炉上小火加热，当溶液加热到变为棕黑色时，逐滴加入少量过氧化氢（30%），消化至呈无色透明或微带黄色，冷却后，转移至 50mL 容量瓶中，用超纯水定容，摇匀备用。每个样品取三个平行样进行消化处理，同时做空白。改变混酸（HNO_3-$HClO_4$）的体积比为 1.5：1、4：1、5：1，按同样操作处理样品。

3. 原子吸收分析条件

在使用 Varian SpectrAA-220FS 原子吸收光谱仪，采用空气–乙炔火焰测定等条件下，实验最佳的仪器工作条件见表 9-1。

表 9-1　元素测定工作条件

元素	波长/nm	狭缝/nm	灯电流/mA	空气流量/（L/min）	乙炔气流量/（L/min）	燃烧头高度/mm	测量时间/s
Cr	357.9	0.2	15.0	13.50	2.90	0.0	10.0

注：乙炔压力为 0.075MPa，空气压力为 0.350MPa。

4. 分析方法

（1）标准曲线的绘制

准确配制浓度为 0.5mg/L、1mg/L、2mg/L、5mg/L 的铬标准溶液，用原子吸收光谱仪按表 9-1 工作条件进行测定，绘制工作曲线，所得回归方程为 $Y=0.02697X+0.0052$，相关系数 $R=0.9993$，且线性关系良好。

（2）样品的测定

用原子吸收光谱仪按相同标准条件直接测定三七样品中重金属铬的含量。

9.1.2　结果与讨论

1. 灰化温度对测定结果的影响

由图 9-1 可以看出，在不同温度条件下，测得三七中重金属铬的含量不同。灰化温度在 400℃时，铬含量低，说明温度低灰化不完全。灰化温度在 500～600℃时，三七重金属残留量中铬含量最高，且比较平稳。灰化温度在 600℃以后，三七中铬含量随温度升高而迅速下降。由此可见，干法灰化处理三七样品时，并不是灰化温度越高越好，温度太高可能会使铬挥发，其原因有待于进一步研究。由结果可见，干法灰化处理三七样品在灰化时间为 4h 时的最佳灰化温度为 500～600℃。

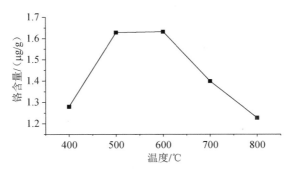

图 9-1　灰化温度对测定结果的影响

2. 灰化时间对测定结果的影响

从图 9-2 和图 9-3 可看出，灰化 2～8h 时，铬含量逐渐升高，灰化 6～8h 的结果较为平稳，灰化 8h 后，铬含量降低，说明灰化时间过长可能会导致铬挥发，其原因有待于进一步研究。由分析结果可知，当灰化时间为 6～8h 时，三七中铬含量最高。因此，三七的最佳灰化时间为 6～8h。

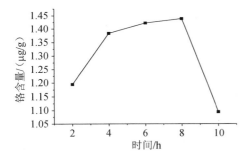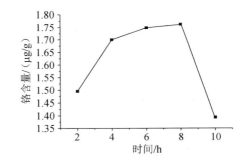

图 9-2　灰化时间对测定结果
的影响（温度 T=500℃）

图 9-3　灰化时间对测定结果
的影响（温度 T=600℃）

3. 湿法消解对测定结果的影响

由图 9-4 可以看出，混酸（HNO_3-$HClO_4$）体积比的比例在（1∶1）～（4∶1）结果逐渐升高，4∶1 时结果最高，4∶1 后结果急剧下降。所以，应选 HNO_3-$HClO_4$ 体积比为 4∶1 的体系为最佳消解体系。

4. 测定结果分析

干法灰化的最佳条件：灰化温度 600℃、灰化时间 8h；湿法消解的最佳消解体系为 HNO_3-$HClO_4$ 体积比为 4∶1，采用最佳条件处理样品，测定出三七中铬的含量，结果见表 9-2。

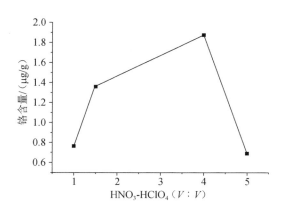

图 9-4　消解体系对测定结果的影响

表 9-2　样品测定结果

方法	干法	湿法	平均值
铬含量/（μg/g）	1.7621	1.8734	1.8178

5. 回收率实验

采用干法灰化（灰化温度 600℃、灰化时间 8h）和常压下湿法消解 HNO_3-$HClO_4$（体积比为 4∶1）消化样品进行加标回收率实验，实验结果见表 9-3。

表 9-3　回收率实验结果

方法	样品含量/（μg/g）	加标量/（μg/g）	测定值/（μg/g）	回收率/%
干法	1.7621	1.50	3.1874	95.02
湿法	1.8734	1.50	3.2689	93.03

由表 9-3 可知，干法灰化的回收率为 95.02%，常压下湿法消解的回收率为 93.03%，说明采用干法灰化（灰化温度 600℃、灰化时间 8h）或常压下湿法消解 HNO_3-$HClO_4$（体积比为 4∶1）处理样品，原子吸收光谱法可以准确测定三七中重金属铬的含量，且方法简单、快捷。

9.1.3　结论

1）干法灰化的最佳条件为灰化温度 600℃、灰化时间 8h。

2）常压下湿法消解的最佳消解体系为 HNO_3-$HClO_4$（体积比为 4∶1）体系。

3）用干法灰化或常压下湿法消解处理样品，原子吸收光谱法可以准确测定三七中重金属铬的含量，且方法简单、快捷。

4）云南文山三七粉中重金属铬的含量为 1.8178μg/g。

9.2 火焰原子吸收光谱法测定三七中的铬

选用湿法消解法和干灰化法两种方法对云南文山三七进行处理并用火焰原子吸收光谱仪测定三七中铬的含量。通过改变灰化温度、灰化时间，以及溶解时酸的种类和用量，研究三七中铬的最佳溶出率。该方法简单、安全，灵敏度也高。结果表明，500℃和600℃时铬溶出率最高，样品灰化 4h 能达到最高溶出率，混酸处理比硝酸处理样品的溶出率高，其中灰化温度为 500℃时，混酸（HNO_3-$HClO_4$，体积比为 4∶1）处理后的样品中铬的溶出率最高，含量达 3.33μg/g；湿法消解样品，混酸比例在（1∶4）～（1∶3）的处理时最大溶出率仅为 1.87μg/g，且消化时间长，并产生大量的 NO_2 气体，对环境造成了一定的污染；实验中所采用的干法和湿法均得到了较好的回收率，其中干法的回收率为 96.14%～105.58%，湿法的回收率为 95.02.%～99.40%。

9.2.1 主要仪器及试剂

主要仪器：Varian SpectrAA-220FS 型原子吸收光谱仪、铬空心阴极灯、马弗炉。

试剂：浓 HNO_3、高氯酸、双氧水、盐酸；铬标准溶液（用浓度为 1000μg/mL 的国家标准物质研究中心购买的标准储备液配制而成）；市售的文山三七粉；实验所用的器皿均用硝酸（1+5）浸泡后，依次用自来水、去离子水洗涤，烘干后备用。

9.2.2 仪器测定条件的选择

Varian SpectrAA-220FS 火焰原子吸收光谱仪，采用空气/乙炔火焰测定，仪器的最佳工作条件见表 9-4。

表 9-4 原子吸收工作条件

元素	空气流量/（L/min）	乙炔气流量/（L/min）	灯电流/mA	狭缝/nm	波长/nm	乙炔压力/MPa	空气压力/MPa
铬	13.50	2.90	7.0	0.5	324.8	0.35	0.075

9.2.3 标准溶液的配制及标准曲线绘制

准确吸取铬标准溶液 1000mg/L，按溶液稀释定理准确配得实验所需的浓度 0.5mg/L、1mg/L、2mg/L、5mg/L 的标准溶液，用 5%的硝酸定容至刻度，混匀后备用。在 9.2.2 节选定的仪器测定条件下用火焰原子吸收光谱仪测定标准溶液中铬的吸光度，以浓度为横坐标，吸光度为纵坐标绘图（图 9-5），并求直线方程。得直线方程为：$Y=0.02753X+0.00321$，$R=0.9988$。

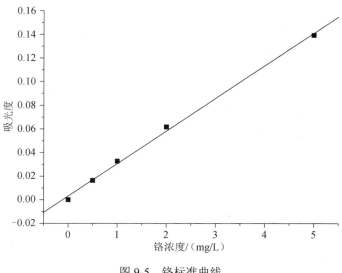

图 9-5 铬标准曲线

9.2.4 样品处理

1. 干法灰化消解

（1）不同温度的灰化消解

准确称取 4.5g 样品于坩埚中，每组称取三个平行样。将样品先在电炉上小火炭化至无烟，然后移入马弗炉，分别在设定温度下进一步灰化 4h。灰化的温度分别为 400℃、500℃、600℃、700℃、800℃。灰化后取出冷却，反复加入体积比为 4：1 混酸的（HNO_3-$HClO_4$），用量约为 5mL，在电炉上小心加热，不使干涸，并滴加 H_2O_2 处理至无炭颗粒，溶液呈无色或微带黄色。将其转入 10mL 容量瓶中，用盐酸（1+11）多次少量洗涤后定溶，摇匀。同时作试剂空白[用移液管吸取 10mL 混合酸于坩埚中在电炉加热，滴加适当量的 H_2O_2，用盐酸（1+11）定容于 10mL 容量瓶中]。

（2）相同温度不同时间的灰化消解

准确称取 4.5g 样品于坩埚中，每组称取三个平行样。将样品先在电炉上小火炭化至无烟，然后移入马弗炉，分别在 500℃、600℃下分别灰化 2h、4h、6h、8h、10h。按前文"（1）不同温度的灰化消解"的溶解方法溶样，定容于 10mL 容量瓶中，并做一空白样。

准确称取 4.5g 样品于坩埚中，每组称取两个平行样。先把样品在电炉上小火炭化至无烟，然后移入马弗炉中进一步灰化，灰化温度为 500℃，灰化时间分别为 2h、4h、6h、8h、10h，然后取出冷却。在电炉上用浓硝酸处理灰化后的样品，滴加约 10mL 浓硝酸，在加热过程中，用滴管在坩埚中不断滴入过氧化氢（30%），小心加热，不使干涸，直至消化液为无碳颗粒并呈无色透明或微黄色，移入 25mL 容量瓶中，用 5%硝酸定容，摇匀待测。按此方法做一空白样。

2. 湿法消解处理

准确称取样品 4.5g 于 250mL 的锥形瓶中,平行称取两个样。先用移液管移取 20mL 不同比例的混酸于编了号的锥形瓶中,混匀后加盖浸泡并放置过夜。过夜后的样品在电炉上小心加热,加热时要不断搅拌以免溶液浸出或爆炸着火。当溶液加热到颜色变深时,用滴管不断加入少量的过氧化氢(30%),直至冒白烟,消化液无炭颗粒并呈无色透明或微带黄色,放冷后将样品消化液用 5%硝酸洗入 25mL 的容量瓶中,再用 5%硝酸少量多次地洗涤锥形瓶,洗液合并于容量瓶中,定容至刻度,摇匀待测。按此方法做一空白样。

9.2.5 回收率实验

在以上实验的基础上,以溶出率最高的实验参数来进行回收率的测定。干灰化法采用的实验参数为灰化温度 500℃,灰化时间 6h,使用混酸和硝酸溶解。湿法采用 HNO_3-$HClO_4$ 体积比为 1:1 和 1:4 的两个参数来进行回收率实验。

1. 干法回收率

准确称取 4.5g 样品于坩埚中,平行称取两个样。经炭化后,用移液管移取 2mg/L 的铬标准液 2.5mL 分别加入 1 号、2 号、3 号、4 号坩埚中,5 号、6 号坩埚不加标样做对照。在电炉上小火加热蒸干,移入马弗炉中进一步灰化 6h,灰化后用 1 号、2 号样用硝酸消解,3 号、4 号、5 号、6 号样用混酸处理。在处理过程中,用滴管滴入少量的过氧化氢溶液(30%),完全消化直至消化液冒白烟。小心加热,不使溶液干涸,直至消化液为无碳颗粒并呈无色透明或微黄色,冷却后移入 25mL 容量瓶中,用 5%硝酸定容至刻度,摇匀待测。按此方法做一空白样。

2. 湿法回收率

准确称取样品 4.5g 于锥形瓶中,平行称取两个样。用移液管按比例移取混酸(浓硝酸和高氯酸)共 20mL 于锥形瓶中,同时用移液管移取 2mg/L 的铬标准液 2.5mL 加入 3 号、4 号、5 号、6 号锥形瓶中,1 号和 2 号锥形瓶不加标样做对照,浸泡过夜。在电炉上小火加热至溶液颜色变深时,用滴管不断滴入少量的过氧化氢溶液(30%),直至冒白烟,消化液无炭颗粒并呈无色透明或微带黄色,放冷后将样品消化液用 5%硝酸洗入 25mL 的容量瓶中,再用 5%硝酸少量多次地洗涤锥形瓶,洗液合并于容量瓶中,定容至刻度,摇匀。同时做空白样。

9.2.6 样品中铬含量测定及计算

按优化的仪器测定条件,采用空气-乙炔火焰原子吸收光谱法测定已处理好的三七样品中铬的含量,并做好记录。在测定样品前,先测定铬标准溶液中铬的含量,绘制出标准曲线(图 9-5)。测定时应注意防止沉淀堵塞吸管造成影响。在相关计算中,样品质量、浓度、吸光度均为平均值。

平均含量按下式计算：

$$X = \frac{(c_2 - c_1) \times V \times 1000}{m \times 1000}$$

式中　X——样品中铬的含量，单位为微克每克（μg/g）；

　　　m——样品的质量，单位为克（g）；

　　　V——样品溶液总体积，单位为毫升（mL）；

　　　c_1——空白试液中铬的浓度，单位为毫克每升（mg/L）；

　　　c_2——测定用样品消化液中铬的浓度，单位为毫克每升（mg/L）。

9.2.7　不同温度、时间及溶解体系对干法灰化的影响

干灰化法在不同温度、不同时间及不同的溶解体系下，通过对消解液中铬的吸光度、浓度的测定及相关计算，铬含量随实验参数的变化见图 9-6 和图 9-7。

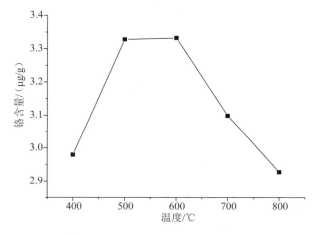

图 9-6　不同温度下干法灰化混酸消解所得铬含量（灰化时间 4h）

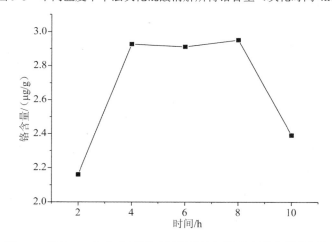

图 9-7　干法 500℃灰化不同时间混酸溶解样品中铬含量的测定

从 9-6 图可以看出，在灰化 4h 后，用混酸（HClO$_4$-HNO$_3$，体积比为 1：4）处理的样品消化液中铬的含量在 400～500℃时溶出率逐渐升高，在 500～600℃灰化后铬的溶出率最好，并呈现出比较平稳的趋势，铬的含量为 3.32～3.33μg/g。在 600℃以后，铬的溶出率开始下降。

图 9-8 和图 9-9 是灰化后用不同酸溶解样品的消化液中的铬含量与灰化时间的关系图。从图 9-7～图 9-9 可以看出，灰化 4～8h 的溶出率均比较平稳，在 8h 后，消解液中的铬含量急剧下降。总体来看，灰化 6h 的效果最佳。从各图中铬的含量来看，500℃时混酸处理所得的溶出率最好，其消化液中铬的含量为 2.91～2.93μg/g。600℃混酸处理和 500℃用硝酸处理的溶液中，铬的最高含量分别为 1.7618μg/g、1.4387μg/g。溶出率均不如 500℃混酸处理的效果好。500℃硝酸处理的效果最差。由图 9-6～图 9-9 可看出铬的含量均出现下降，其原因可能是铬部分挥发和在炭化及灰化过程中生成 Cr$_2$O$_3$，而 Cr$_2$O$_3$ 化学性质较稳定，不溶于水、酸和碱。

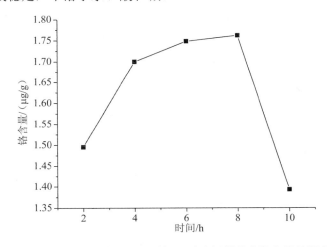

图 9-8　干法 600℃灰化不同时间混酸溶解样品中铬含量的测定

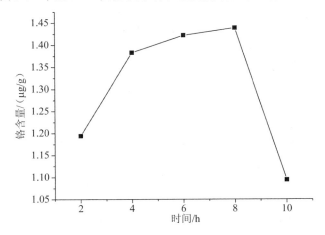

图 9-9　干法 500℃灰化不同时间硝酸酸溶解样品中铬含量的测定

9.2.8 不同混酸比例对湿法消解的影响

不同混酸比例湿法消解样品，并测定消化液中铬的含量。以混酸比例为横坐标、消解液中铬含量为纵坐标作图，如图 9-10 所示。

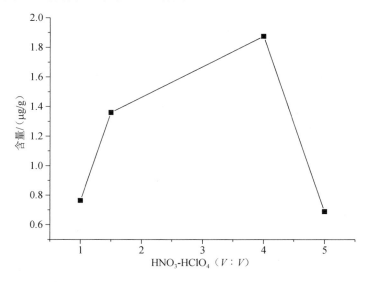

图 9-10 混酸不同比例湿法处理样品中铬含量的测定

由图 9-10 可以看出，混酸（$HClO_4$-HNO_3）比例为（1∶1）～（1∶4）时溶出率逐渐上升，1∶4 后急剧下降，1∶4 时溶出率最高；在比例为（1∶3）～（1∶4）时样品中铬的溶出率最佳，但波动较大，最高溶出率到 1.87μg/g。在处理过程中产生大量的 NO_2 气体，并且酸的用量大，含量均比无公害农产品（食品）粮食安全指标中规定的 1mg/g 高。

国家对外贸易经济合作部 2001 年 4 月 23 日颁布的药用植物及制剂进出口绿色行业标准中虽然重金属种类偏少，同时又低于国家在其他食用作物上所规定的残留标准，但还是可以参考。因此，制定三七中铬含量的标准势在必行。

9.2.9 回收率的计算

本研究采用加标回收率测试方法，在样品处理前加入特定量的标准溶液，然后进行样品处理，最后测试出加标后样品中的铬含量，并减去未加标的相同样品中铬的含量，所得值与所加标准溶液的比值即为该方法的回收率。回收率实验所得结果见表 9-5。

从表 9-5 可以看出，无论是干法灰化还是湿法消解，实验的回收率都为 95%～110%，说明实验中所采用的两种方法都可行。

其中，湿法消解的回收率为 95.02.%～99.40%，干法灰化消解的回收率为 96.14%～105.58%。湿法消解中，混酸比例为 1∶4 的回收率比混酸比例为 1∶1 的回收率好；而干法消解的回收率比湿法消解的要高。

表 9-5 样品回收率的测定

样品质量/g	条件	加标样/(mg/L)	不加标样/(mg/L)	加标量/(mg/L)	回收率/%
4.5000	HClO₄：HNO₃=1：1	0.3655	0.1665	0.2	99.40
4.5001	HClO₄：HNO₃=1：1	0.3645	0.1665	0.2	98.80
4.5005	HClO₄：HNO₃=1：4	0.3582	0.1665	0.2	95.02
4.5004	HClO₄：HNO₃=1：4	0.3612	0.1665	0.2	96.82
4.5006	干法、硝酸	0.4465	0.2335	0.2	105.58
4.5009	干法、硝酸	0.4308	0.2335	0.2	98.84
4.5011	干法、混酸	0.4245	0.2335	0.2	96.15
4.5003	干法、混酸	0.4245	0.2335	0.2	96.14

9.2.10 结论

使用干灰化法和湿法消解，均能检测出三七中的重金属铬，实验的主要结论如下：

1）干法消解样品，灰化温度研究表明，500℃和600℃的铬溶出率最高；灰化时间研究表明，样品灰化6h能达到最高溶出率；不同溶解体系研究表明，混酸处理比硝酸处理样品的溶出率高，其中500℃时，混酸（HNO₃-HClO₄，体积比为4：1）处理后的样品中铬的溶出率最高，含量达3.33μg/g，高于国家标准规定的食品中铬含量的最高限制。

2）湿法消解样品，混酸比例在（1：3）～（1：4）时，最大溶出率仅为1.87μg/g，且消化时间长，并产生大量的NO₂气体，对环境造成了一定的污染。

3）实验中所采用的干法和湿法均得到了较好的回收率，其中干法的回收率为96.14%～105.58%，湿法的回收率为95.02.%～99.40%。

9.3 原子吸收光谱法测定三七中重金属铅[6-10]

以云南文山三七为材料，分析研究了用干法灰化、湿法消解处理样品对原子吸收光谱法测定三七中重金属铅含量的影响，方法的相关系数为0.9991，干法灰化回收率为107.25%，湿法消解回收率为94.25%，分析结果满意。结果表明，干法灰化的最佳条件为灰化温度500℃、灰化时间6h。湿法消解的最佳消解体系为HNO₃-HClO₄（体积比为4：1）。用干法灰化或常压下湿法消解处理样品，原子吸收光谱法可以准确测定三七中重金属铅的含量，且方法简单、快捷。云南文山三七粉中重金属铅的含量符合国家《药用植物及制剂进出口绿色行业标准》[10]。

9.3.1 材料与仪器

材料：三七（市售云南文山三七粉）；铅标准溶液［由国家标准物质研究中心购买的标准储备液（1000μg/mL）配制而成］；浓硝酸、高氯酸、双氧水（均为优级纯）；实验用水（超纯水）。

仪器：Varian SpectrAA-220FS 原子吸收光谱仪（美国瓦里安公司）；铅空心阴极灯[威格拉斯仪器（北京）有限公司]；FA2004 电子天平（万分之一天平，上海精科天平厂）；电炉；马弗炉。

9.3.2 样品处理

1. 干法灰化

准确称取三七样品 4.5g 于坩埚中，置于电炉上加热炭化至无烟冒出时，放在 400℃ 马弗炉中灰化，时间为 4h，冷却，用 3mL 浓硝酸溶解，转移至 50mL 容量瓶中定容，摇匀备用。每个样品取三个平行样进行消化处理，同时做空白样。

改变灰化温度为 500℃、600℃、700℃、800℃，按同样操作处理样品。

灰化时间的选择：准确称取三七样品 4.5g 于坩埚中，置于电炉上加热炭化至无烟冒出时，分别在 500℃ 和 600℃ 马弗炉中灰化，时间为 2h，冷却，用 3mL 浓硝酸溶解，转移至 50mL 容量瓶中定容，摇匀备用。每个样品取三个平行样进行消化处理，同时做空白样。

改变灰化时间为 4h、6h、8h、10h，按同样操作处理样品。

2. 湿法消解

准确称取三七样品 4.5g 于 250mL 的锥形瓶里，加入混酸（HNO_3-$HClO_4$，体积比为 1∶1）20mL 加盖浸泡放置过夜。过夜后在电炉上小火加热，当溶液加热到变为棕黑色时，逐滴加入少量过氧化氢（30%），消化至呈无色透明或微带黄色，冷却后，转移至 50mL 容量瓶中定容，摇匀备用。每个样品取三个平行样进行消化处理，同时做空白样。

改变混酸（HNO_3-$HClO_4$）的体积比为 1.5∶1、4∶1、5∶1，按同样操作处理样品。

9.3.3 分析条件

用 Varian SpectrAA-220FS 原子吸收光谱仪，采用空气-乙炔火焰测定，实验最佳的仪器工作条件见表 9-6。

表 9-6 元素测定工作条件

元素	波长/nm	狭缝/nm	灯电流/mA	空气流量/（L/min）	乙炔气流量/（L/min）	燃烧头高度/mm	测量时间/s
铅	217	1	2	13.5	2	0	10

注：乙炔压力为 0.075MPa，空气压力为 0.35MPa。

9.3.4 分析方法

1. 标准曲线的绘制

准确配制浓度为 0.5mg/L、1mg/L、2mg/L、5mg/L 的铅标准溶液，用原子吸收光谱仪按表 9-6 工作条件进行测定，绘制工作曲线，所得回归方程为 $Y=0.0484X+0.0065$，相

关系数 R=0.9991，且线性关系良好。

2. 样品的测定

用原子吸收光谱仪按标准相同条件直接测定三七样品中重金属铅的含量。

9.3.5 灰化温度对测定结果的影响

由图 9-11 可以看出，不同温度条件下，测得三七中重金属铅的含量不同。灰化温度在 400～500℃时，三七中铅含量随温度升高而升高；灰化温度在 500～800℃时，三七中铅含量随温度升高而迅速下降。由此可见，干法灰化处理三七样品时，并不是灰化温度越高越好，温度太高可能会使铅挥发，其原因有待于进一步研究。由结果可见，干法灰化处理三七样品在灰化时间为 4h 时的最佳灰化温度为 500℃。

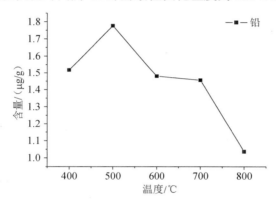

图 9-11　灰化温度对测定结果的影响

9.3.6 灰化时间对测定结果的影响

实验结果表明，相同的灰化时间，灰化温度为 500℃时，测得三七中铅含量明显高于 600℃时铅含量，这与前面分析一致。灰化 2～6h 时，铅含量逐渐升高，说明灰化时间低于 6h 时样品未消解完。灰化 6～10h 时，铅含量逐渐降低，说明灰化时间过长可能会导致铅挥发，其原因有待于进一步研究。由分析结果可知，当灰化时间为 6h 时，三七中铅含量最高。所以，三七的最佳灰化时间为 6h。

9.3.7 湿法消解对测定结果的影响

由图 9-12 可以看出，混酸（HNO_3-$HClO_4$）体积比为（1∶1）～（4∶1）结果逐渐升高，4∶1 和 5∶1 结果最高。所以，应选 HNO_3-$HClO_4$ 体积比为 4∶1 或 5∶1 的体系为最佳消解体系。

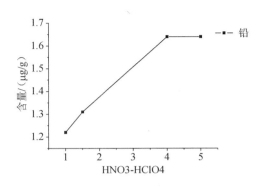

图 9-12　消解体系对测定结果的影响

9.3.8　测定结果分析

以干法灰化的最佳条件：灰化温度 500℃、灰化时间 6h 消化样品，测定出三七中铅的含量为 1.999μg/g。以湿法消解的最佳消解体系：HNO_3-$HClO_4$（体积比为 4∶1）体系消化样品，测定出三七中铅的含量为 1.64μg/g。按照国家《药用植物及制剂进出口绿色行业标准》[10]规定，中药材中铅的含量不大于 5.0mg/kg，即可认为是绿色安全的。参照该标准，三七中铅的含量符合要求。

9.3.9　回收率实验

对干法灰化（灰化温度 500℃、灰化时间 6h）、湿法消解［HNO_3-$HClO_4$（体积比为 4∶1）消解体系］消化样品进行加标回收率实验，实验结果见表 9-7。

表 9-7　回收率结果

方法	样品含量/（μg/g）	加标量/（μg/g）	测定值/（μg/g）	回收率/%
干法	1.999	2	4.144	107.25
湿法	1.640	2	3.525	94.25

由表 9-7 可见，干法灰化的回收率为 107.25%，湿法消解的回收率为 94.25%，说明采用干法灰化（灰化温度 500℃、灰化时间 6h）或常压下湿法消解 HNO_3-$HClO_4$（体积比为 4∶1）处理样品，原子吸收光谱法可以准确测定三七中重金属铅的含量，且方法简单、快捷。

9.3.10　结论

1）干法灰化的最佳条件为灰化温度 500℃、灰化时间 6h。
2）常压下湿法消解的最佳消解体系为 HNO_3-$HClO_4$（体积比为 4∶1）体系。
3）用干法灰化或常压下湿法消解处理样品，原子吸收光谱法可以准确测定三七中重金属铅的含量，且方法简单、快捷。
4）云南文山三七粉中重金属铅的含量符合国家《药用植物及制剂进出口绿色行业

标准》[10]。

9.4 高压消解-石墨炉原子吸收法测定三七中的痕量铅[11-16]

基体改进剂可以提高测定的灰化温度和消除基体干扰，选择合适的基体改进剂消除样品中的基体干扰，是准确测定中草药中痕量重金属的关键，本研究采用石墨炉原子吸收光谱法测定三七中的铅，实验比较了 2% $(NH_4)_3PO_4$、2% $(NH_4)_2HPO_4$、2% $NH_4H_2PO_4$、1% $Mg(NO_3)_2$ 四种基体改进剂对测定铅的影响，根据测定结果，实验最终选择了 2%的磷酸氢二铵作为基体改进剂。在仪器最佳工作条件下，铅的线性范围为 0～50μg/L，方法的最低检出限为 1.941μg/L，实验相对标准偏差为 3.89%，对样品进行加标回收实验，加标回收率为 93.4%～103.0%，测得三七中铅含量为 1.6007μg/g。测定结果表明该方法简便、快速和准确度高，可以作为测定中药材中铅的方法。

9.4.1 化学试剂及实验仪器

主要试剂：H_2O_2、HNO_3、$Mg(NO_3)_2$、$(NH_4)_3PO_4$、$(NH_4)_2HPO_4$、$NH_4H_2PO_4$、铅标准溶液（国家有色金属及电子材料分析测试中心）。

主要仪器：原子吸收分光光度计（美国瓦里安 SpectrAA220）、高压消解罐、控温箱、铅空心阴极灯（北京有色金属研究总院）。

9.4.2 试剂的配制

1. 铅标准溶液的配制

取 1000μg/mL 的铅标准溶液 5mL 于 100mL 容量瓶中，用 1%的硝酸溶液逐级稀释成浓度为 50μg/L 的母液。铅的标准系列溶液由仪器自动稀释而得，浓度分别为 10μg/L、20μg/L、30μg/L、40μg/L、50μg/L。

2. 不同浓度基体改进剂的配制

1）2%$(NH_4)_3PO_4$ 的配制：用电子天平称取 2g 磷酸铵，用超纯水定容至 100mL 容量瓶中。

2）2%$(NH_4)_2HPO_4$ 的配制：用电子天平称取 2g 磷酸氢二铵，用超纯水定容至 100mL 容量瓶中。

3）2%$NH_4H_2PO_4$ 的配制：用电子天平称取 2g 磷酸二氢铵，用超纯水定容至 100mL 容量瓶中。

4）1%$Mg(NO_3)_2$ 的配制：用电子天平称取 1g 硝酸镁，用超纯水定容至 100mL 容量瓶中。

9.4.3 仪器工作条件

1. 实验所用石墨炉升温程序

实验用 SpectrAA-220 原子吸收分光光度计的石墨炉升温程序均使用仪器的默认值，其升温程序见表 9-8。

表 9-8 石墨炉升温程序

步骤	程序	温度/℃	时间/s	氩气流量/（L/min）
1	干燥	85	5	3
2		95	40	3
3		120	10	3
4		400	5	3
5	灰化	400	1	3
6		400	2	0
7	原子化	2100	0.8	0
8		2100	2	0
9	净化	2300	2	3

2. 仪器测量条件

本研究测定铅元素的仪器工作条件见表 9-9。

表 9-9 仪器测量条件

元素	铅
波长/nm	283.3
狭缝宽度/nm	0.5
背景校正	氘
灯电流/mA	5.0
氩气流量/（L/min）	3.0
测量模式	峰高
样本进样量/μL	15
基体改进剂进样量/μL	5

9.4.4 实验方法

1. 样品前处理

将准确称取的中药三七粉 0.200g（精确至 0.001g）放入高压消化罐，用移液管移 5mL 硝酸浸泡过夜，再加 2mL 30% H_2O_2，盖好内盖，旋紧不锈钢外套，然后放入控温箱，调温 180℃，高压消解 2.5h，在箱内冷却至室温，用滴管将消化液滴入 25mL 容量瓶中，用 1%的硝酸多次洗涤，并定容，混匀备用。

2. 标准曲线的绘制

选择合适的基体改进剂，并按照所设定的石墨炉升温程序及仪器工作条件，以 1%的 HNO₃ 为稀释剂，用小烧杯放入石墨炉原子吸收光谱仪的自动进样盘上，在主机上设置自动稀释倍数，仪器自动稀释母液绘制标准曲线。

3. 样品的测定

将铅标准系列溶液、空白溶液、基体改进剂以及经高压消化后的样品溶液倒入自动进样盘的样品杯中采用共进样方式，背景校正为氘灯校正，按仪器工作条件进行测定。

9.4.5 基体改进剂的选择

选择合适的基体改进剂消除样品中的基体干扰，是准确测定中草药中痕量重金属的关键，使基体改进剂形成易挥发和难解离的化合物，降低背景吸收值，避免分析元素形成易挥发、难解离的卤化物，降低灰化损失和气相干扰，提高灰化和原子化温度，防止灰化损失[17]。

国标采用磷酸铵作为石墨炉法测定铅的基体改进剂，磷酸盐和铵盐可提高测定铅的灵敏度和精密度。本实验比较了 2% (NH₄)₃PO₄、2% (NH₄)₂HPO₄、2% NH₄H₂PO₄、1% Mg(NO₃)₂ 四种基体改进剂中，2% (NH₄)₂HPO₄ 作为基体改进剂对测定重金属含量的影响。

（1）以 1%Mg(NO₃)₂ 作为基体改进剂

以 1% Mg(NO₃)₂ 为基体改进剂，按石墨炉升温程序和仪器工作条件设置，实验结果列于表 9-10 中。

表 9-10　以 1% Mg(NO₃)₂ 为基体改进剂的测定值

铅标准系列浓度/（μg/L）	10	20	30	40	50
吸光度（A）	0.083	0.1651	0.2659	0.3566	0.4065

（2）以 2%(NH₄)₃PO₄ 作为基体改进剂

以 2% (NH₄)₃PO₄ 为基体改进剂，按石墨炉升温程序和仪器工作条件设置，实验结果列于表 9-11 中。

表 9-11　以 2% (NH₄)₃PO₄ 为基体改进剂的测定值

铅标准系列浓度/（μg/L）	10	20	30	40	50
吸光度（A）	0.1342	0.2136	0.2794	0.3625	0.4021

（3）以 2%(NH₄)₂HPO₄ 作为基体改进剂

以 2% (NH₄)₂HPO₄ 为基体改进剂，按石墨炉升温程序和仪器工作条件设置，实验结果列于表 9-12 中。

表 9-12   以 2% $(NH_4)_2HPO_4$ 为基体改进剂的测定值

铅标准系列浓度/（μg/L）	10	20	30	40	50
吸光度（A）	0.1444	0.2203	0.2973	0.3670	0.4442

（4）以 2% $NH_4H_2PO_4$ 作为基体改进剂

以 2% $NH_4H_2PO_4$ 为基体改进剂，按石墨炉升温程序和仪器工作条件设置，实验结果列于表 9-13 中。

表 9-13   以 2% $NH_4H_2PO_4$ 为基体改进剂的测定值

铅标准系列浓度/（μg/L）	10	20	30	40	50
吸光度值	0.075	0.1304	0.2252	0.2966	0.3533

根据使用不同基体改进剂所测得不同浓度的标准系列的吸光度值，可以得到如表 9-14 所示的工作曲线方程。

表 9-14   使用不同基体改进剂所得回归方程

基体改进剂	标准曲线	相关系数（R）
$Mg(NO_3)_2$	$Y=0.0084X+0.0039$	0.9947
$(NH_4)_3PO_4$	$Y=0.0068X+0.3521$	0.9948
$(NH_4)_2HPO_4$	$Y=0.0075X+0.0708$	0.9998
$NH_4H_2PO_4$	$Y=0.0072X-0.0007$	0.9962

从表 9-15 可以看出，使用四种基体改进剂所得标准曲线的线性相关系数中，2%$(NH_4)_2HPO_4$ 作为基体改进剂的标准曲线回归方程的相关系数最好，所以实验选择 2%$(NH_4)_2HPO_4$ 作为石墨炉原子吸收法测定三七中重金属铅的基体改进剂。

9.4.6 标准曲线的绘制

选择 2%$(NH_4)_2HPO_4$ 作为基体改进剂，并按照所设定的石墨炉升温程序及仪器工作条件，以 1%的 HNO_3 为稀释剂，用小烧杯放入石墨炉原子吸收光谱仪的自动进样盘上，在主机上设置自动稀释倍数，仪器自动稀释母液绘制标准曲线。铅标准曲线见图 9-13。

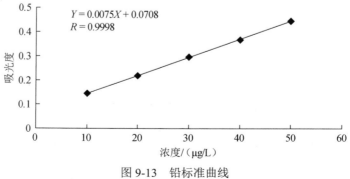

图 9-13   铅标准曲线

实验得到标准曲线回归方程为 $Y=0.0075X+0.0708$，相关系数 $R=0.9998$，线性范围是 $0\sim50\mu g/L$，在此范围内线性良好。

9.4.7 检出限

在最佳工作条件下，对空白溶液连续测定 11 次，按标准偏差计算检出限实验结果见表 9-15。

表 9-15 检出限测定值

测定次数	吸光度（A）	测定次数	吸光度（A）
1	0.0796	7	0.0573
2	0.0812	8	0.0651
3	0.0768	9	0.0586
4	0.0709	10	0.0664
5	0.0601	11	0.0557
6	0.0661	—	—

通过对空白溶液连续测定 11 次，得出本方法的检出限为 $1.964\mu g/L$。

9.4.8 精密度

由于该方法是针对中草药这一特殊物质，实验人员进行重复测定验证方法的精密度，对 6 批三七样品消解液的铅进行测定，实验结果见表 9-16。

表 9-16 测定结果及精密度

样品编号	测定值/（μg/g）	测定平均值/（μg/g）	RSD/%
1	1.6612		
2	1.5583		
3	1.5471	1.6007	3.89
4	1.5303		
5	1.6379		
6	1.6696		

实验结果表明，在所测三七样品中的铅含量为 $1.6007\mu g/g$，测定的相对标准偏差为 3.89%，方法的精密度较好。

9.4.9 加标回收率实验

为考察方法的准确度，在三七粉样品的消解液中加入不同浓度的铅标准溶液，加标回收率的结果见表 9-17。

表 9-17 三七中重金属铅的回收率实验数据

元素	加标量/（μg/L）	测定值/（μg/L）	回收率/%
铅	0	12.42±0.64	—

续表

元素	加标量/（μg/L）	测定值/（μg/L）	回收率/%
铅	5	17.09±0.26	93.4
	10	21.86±0.09	94.4
	20	33.01±0.35	103.0
	30	41.69±0.82	97.57

表 9-17 的实验数据表明，加标回收率为 93.4%～103.0%，平均回收率为 97.09%，表明该方法对于三七中痕量铅的分析准确、可靠，可以作为检测三七中痕量铅的方法。

9.4.10 结论

三七中重金属铅的含量比较少，而石墨炉原子吸收光谱法具有精密度高、测定检出限低、灵敏度高、进样量小、谱线干扰少等优点，实验通过加入基体改进剂，提高了灰化温度，最大限度地消除了基体的干扰，通过实验，可以得到以下结论：

1）在所使用的 2% $(NH_4)_3PO_4$、2% $(NH_4)_2HPO_4$、2% $NH_4H_2PO_4$、1% $Mg(NO_3)_2$ 四种基体改进剂中，2%$(NH_4)_2HPO_4$ 能得到线形较好的工作曲线，所以选择 2%$(NH_4)_2HPO_4$ 作为基体改进剂，提高了测定的灰化温度、消除基体干扰，使测定结果更加精确。

2）铅在 0～50μg/L 浓度范围内，线性良好。通过对空白溶液连续测定 11 次，得出方法的最低检出限为 1.941μg/L。

3）实验方法简便、测定快速，实验对 6 批次的三七样品消解液精细测定，测定的相对标准偏差为 3.89%，表明方法精密度较好，实验测定加标回收率为 93.4%～103.0%，测得三七中铅含量为 1.6007μg/g，表明测定结果准确、可靠，可以作为三七中痕量铅的测定方法。

9.5 不同消解方式对原子吸收光谱法测定三七中重金属铜[18, 19]

以云南文山三七为材料，分析研究了干法灰化、湿法消解前处理样品对原子吸收光谱法测定三七中重金属铜含量的影响，建立不同消解方式对原子吸收光谱法测定三七中重金属铜的分析方法。干法灰化的最佳条件为灰化温度 600℃、灰化时间 4h，平均回收率为 97.74%；湿法消解的最佳消解体系为 HNO_3-$HClO_4$-H_2O_2 体系，平均回收率为 107.05%。原子吸收光谱法简单准确、快捷，可用于三七中重金属铜的含量测定。

9.5.1 实验材料与仪器

研究对象：三七粉（购自云南文山，经鉴定为三七的干燥根的细粉）。

主要仪器：Varian SpectrAA-220FS 原子吸收光谱仪（购自美国瓦里安公司）；铜空心阴极灯[购自威格拉斯仪器（北京）有限公司]；FA2004 电子天平（万分之一天平，购自上海精科天平厂）。

主要试剂：铜标准溶液（1000 μg/mL）（购自国家标准物质研究中心）；浓硝酸、高氯酸、双氧水（过氧化氢），均为优级纯、市售；实验用水（为超纯水）。

9.5.2 实验方法

1. 原子吸收分析条件

用 Varian SpectrAA-220FS 原子吸收光谱仪，采用空气-乙炔火焰测定，实验最佳的仪器工作条件见表 9-18。

表 9-18 元素测定工作条件

元素	波长/nm	狭缝/nm	灯电流/mA	空气流量/（L/min）	乙炔气流量/（L/min）	燃烧头高度/mm	测量时间/s
铜	324.8	0.5	3.0	13.50	2.00	0.0	10.0

注：乙炔压力为 0.075MPa，空气压力为 0.35MPa。

2. 干法灰化

（1）灰化温度的选择

准确称取 2g 三七样品于坩埚中，置于电炉上加热炭化至无烟冒出时，再分别放在 400℃、500℃、600℃、700℃和 800℃的马弗炉中灰化 4h，冷却后用 3mL 浓硝酸溶解后转移至 50mL 容量瓶中，用超纯水定容，摇匀。每个样品取 3 个平行样进行消化处理，同时做空白，然后在优化的仪器工作条件进行测定，考察灰化温度对测定结果的影响。

（2）灰化时间的选择

准确称取 2g 三七样品于坩埚中，置于电炉上加热炭化至无烟冒出时，分别在 500℃和 600℃的马弗炉中灰化，灰化时间分别为 2h、4h、6h、8h 和 10h，冷却后用 3mL 浓硝酸溶解，转移至 50mL 容量瓶中，用超纯水定容，摇匀。每个样品取三个平行样进行消化处理，同时做空白，然后在优化的仪器工作条件进行测定，考察灰化温度对测定结果的影响。

3. 湿法消解

（1）$HClO_4$-HNO_3 体系

准确称取 2g 三七样品于锥形瓶中，加入 7mL $HClO_4$，于电炉上小火加热炭化，在近沸条件下，逐滴加入浓 HNO_3 消解至呈橘黄色透明状。冷却后，转移至 50mL 容量瓶中，用超纯水定容，摇匀备用。每个样品取 3 个平行样进行消化处理，同时做空白。

（2）HNO_3-H_2O_2 体系

准确称取 2g 三七样品于锥形瓶中，加入 7mL 浓 HNO_3，于电炉上小火加热炭化，在近沸条件下，逐滴加入 30% H_2O_2 消解至无色透明或呈浅黄色透明状。余下部分按前文（1）中的方法操作。

（3）$HClO_4$-H_2O_2 体系

准确称取 2g 三七样品于锥形瓶中，加入 7mL $HClO_4$，于电炉上小火加热炭化，在近沸条件下，逐滴加入 30% H_2O_2 消解至无色透明状。余下部分按前文（1）中的方法操作。

（4）HNO_3-$HClO_4$-H_2O_2 体系

准确称取 2g 三七样品于锥形瓶中，加入 7mL 浓 HNO_3，于电炉上小火加热炭化，加入 $HClO_4$ 2mL，在近沸条件下，逐滴加入 30% H_2O_2 消解至无色透明状。余下部分按实验方法操作。

9.5.3 标准曲线的绘制

准确配制浓度为 0.5mg/L、1mg/L、2mg/L、5mg/L 的铜标准溶液，用原子吸收光谱仪按 9.5.2 节原子吸收分析条件中的工作条件进行测定，绘制工作曲线，所得回归方程为 $Y=0.07278X+0.002\,43$，相关系数 $R=0.9997$，且线性关系良好。

9.5.4 灰化温度对测定结果的影响

由图 9-14 可知，灰化温度对三七中铜的测定结果影响较大，且随灰化温度的升高而增加。在 500～600℃时测定结果趋于平稳，且精密度高，RSD<5%；温度低于 500℃时，由于样品灰化不完全，测定结果相对偏低；温度大于 600℃时，测定结果随温度的升高呈明显上升趋势，但结果不稳定，精密度低。所以，应选择最佳灰化温度为 500～600℃。

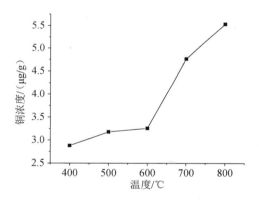

图 9-14　灰化温度对测定结果的影响

9.5.5 灰化时间对测定结果的影响

实验结果表明，灰化时间为 4h，铜的测定结果最高；灰化时间小于 4h 时，由于样品灰化未完全，测定结果偏低；灰化时间大于 4h 时，测定结果逐渐减小，这可能是坩埚的"瓷效应"所引起的[20, 21]。所以，选择 4h 为最佳灰化时间。

9.5.6 湿法消解对测定结果的影响

由图 9-15 可知，$HClO_4$-HNO_3 和 $HClO_4$-H_2O_2 体系结果相近且最高，但这两种体系先用 $HClO_4$ 进行处理，$HClO_4$ 与有机物作用过热时易发生爆炸，不安全，且试剂用量相对较大；HNO_3-$HClO_4$-H_2O_2 体系在加入 $HClO_4$ 前先用 HNO_3 进行消解处理，防止在 HNO_3

分解完全后，因局部过热导致 $HClO_4$ 和有机物作用发生爆炸，且所需试剂量最少，消解时间最短，与干法测定结果相近；HNO_3-H_2O_2 体系结果较低，消解不完全。所以，应选 HNO_3-$HClO_4$-H_2O_2 体系为最佳消解体系。

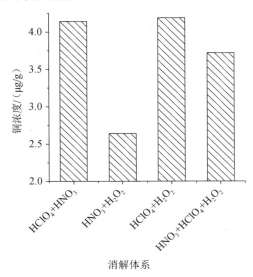

图 9-15　消解体系对测定结果的影响

9.5.7　测定结果分析

以干法灰化的最佳条件：灰化温度 600℃、灰化时间 4h，测定出三七中铜含量为 3.221μg/g。以湿法消解的最佳消解体系：HNO_3-$HClO_4$-H_2O_2 体系消化样品，测定出三七中铜含量为 3.721μg/g。按照国家《药用植物及制剂进出口绿色行业标准》规定，中药材中铜含量不大于 20mg/kg，即认为是绿色安全的，参照该标准，三七中铜符合要求。

9.5.8　回收率实验

对干法灰化（灰化温度 600℃、灰化时间 4h）、湿法消解（HNO_3-$HClO_4$-H_2O_2 消解体系）消化样品进行加标回收率实验。由表 9-19 可见，干法灰化的回收率为 97.74%，湿法消解的回收率为 107.05%，说明采用干法灰化（灰化温度 600℃、灰化时间 4h）或常压下湿法消解（HNO_3-$HClO_4$-H_2O_2 消解体系）处理样品，原子吸收光谱法可以准确测定三七中重金属铜含量，且方法简单、快捷。

表 9-19　回收率结果

方法	样品含量/（μg/g）	加标量/（μg/g）	测定值/（μg/g）	回收率/%
干法	3.221	3.5	6.642	97.74
湿法	3.721	3.5	7.468	107.05

注：3.221、3.721、6.642、7.468 都是 3 次测定的平均值，按分析要求，最后所报结果都是平均结果，回收率是根据平均值计算出来的。

9.5.9 结论

干法灰化的最佳条件为灰化温度 600℃、灰化时间 4h；在此条件下，测定出三七中铜含量为 3.221μg/g。常压下湿法消解的最佳消解体系为 HNO_3-$HClO_4$-H_2O_2 体系；在此条件下，测定出三七中铜含量为 3.721μg/g。用干法灰化或湿法消解处理样品，然后采用原子吸收光谱法测定三七中重金属铜含量，方法简单、准确、快捷。云南文山三七粉中重金属铜含量符合国家《药用植物及制剂进出口绿色行业标准》。

9.6 石墨炉原子吸收光谱法测定三七中的痕量镉

研究是以三七为研究对象，使用石墨炉原子吸收光谱法测定三七中的重金属元素镉的含量。三七样品在 180℃下，经高压消解 2.5h，直至样品澄清透明，并以 1%硝酸溶液定容。实验结果表明，以磷酸二氢铵作为基体改进剂时，所得的标准曲线有最好的线性。实验测得三七样品中镉的含量为 0.0614 μg/g，并未超出国家规定值。实验的检出限为 0.13μg/g，通过 6 次平行实验结果，计算得到相对标准偏差为 4.33%，加标回收率为 97.5%～101.3%。该方法具有灵敏度高、快速、准确的特点，可以用于三七中镉含量的测定。

9.6.1 主要仪器试剂

实验试剂和仪器见表 9-20 和表 9-21。

表 9-20 实验试剂

试剂名称	试剂纯度	试剂规格	试剂生产商
镉标准溶液	AR	50mL	国家有色金属及电子材料分析测试中心
硝酸	AR	5L	汕头市达蒙精细化学品公司
磷酸铵	AR	500g	天津市瑞金特化学品有限公司
磷酸一氢铵	AR	500g	天津市瑞金特化学品有限公司
磷酸二氢铵	AR	500g	天津市瑞金特化学品有限公司
过氧化氢	AR	500mL	天津市风船化学试剂科技有限公司
硝酸镁	AR	500g	天津市化学试剂三厂

表 9-21 实验仪器

仪器	型号	生产商
原子吸收光谱仪	SpectrAA-220FS	美国 Varian 公司
恒温箱	HG24	上海一恒科学仪器有限公司
空心阴极灯	Cd	北京有色金属研究总院
电子天平	AL-IC	梅特勒-托利多仪器（上海）有限公司
高压消解罐	100mL	北京东方德教育科技有限公司

9.6.2 镉标准溶液及基体改进剂的配制

1. 镉标准溶液的配制

吸取适量镉标准储备液（1000μg/mL），用 1%的硝酸溶液逐级稀释至 50μg/L，作为标准使用液。然后分别吸取配制好的标准使用液 0mL、1mL、2mL、3mL、4mL、5mL 于 25mL 的容量瓶中用 1%的硝酸溶液定容，相对应的镉标准溶液浓度为 0μg/L、2μg/L、4μg/L、6μg/L、8μg/L、10μg /L，此标准溶液应现用现配。

2. 基体改进剂的配制

2%磷酸二氢铵：用电子天平称量磷酸二氢铵 2g，置于烧杯中溶解后，再转移到 100mL 容量瓶中，用超纯水定容至刻度。

2%磷酸一氢铵：用电子天平称量磷酸一氢铵 2g，置于烧杯中溶解后，再分别转移到 100mL 容量瓶中，用超纯水定容至刻度。

2%磷酸铵：用电子天平称量磷酸铵 2g，置于烧杯中溶解后，再转移到 100mL 容量瓶中，用超纯水定容至刻度。

1%硝酸镁：用电子天平称量硝酸镁 1g，置于烧杯中溶解后，再转移到 100mL 的容量瓶中，用超纯水定容至刻度。

9.6.3 实验方法

（1）石墨炉升温程序

实验用 SpectrAA-220 原子吸收分光光度计（美国 Varian 公司）测定三七中镉元素的含量，石墨管升温程序（仪器推荐值）见表 9-22。

表 9-22　石墨炉升温程序

步骤	程序	温度/℃	时间/s	高纯氩流速/（L/min）
1	干燥	85	5.0	3.0
2		95	40.0	3.0
3		120	10.0	3.0
4	灰化	250	5.0	3.0
5		250	1.0	3.0
6		250	2.0	0.0
7	原子化	1800	0.8	0.0
8		1800	2.0	0.0
9	净化	1800	2.0	3.0

（2）仪器工作条件

测定镉元素的仪器工作条件见表 9-23。

表 9-23　仪器工作条件

测定元素	镉
波长/nm	228.8
狭缝/nm	0.5
背景扣除方式	氘灯
灯电流/mA	4.0
高纯氩（99.9%）流速/（L/min）	3.0
定量方式	峰高
样品进样量/μL	15
基体改进剂进样量/μL	5

（3）标准曲线的绘制

分别用 2%磷酸铵、2%磷酸一氢铵、2%磷酸二氢铵及 1%的硝酸镁作为基体改进剂，按照所设定的石墨炉升温程序及仪器工作条件测定刚配制好的不同浓度镉标准溶液，以所测吸光度为纵坐标，浓度为横坐标，绘制标准曲线。

（4）样品的消解

使用电子天平准确称量三七粉末 2g，置于消解罐的内罐中，加入 5mL 浓硝酸浸泡，次日再加入 2mL 双氧水（过氧化氢），盖好内盖，旋紧不锈钢外套，放入恒温箱内中，在 180℃下消解 2.5h，自然冷却至室温，转移至 25mL 的容量瓶中，然后用 1%硝酸定容，记录编号，贴好标签，备用。同时做空白样。

（5）三七样品中镉的测定

按照所设定的仪器工作条件，将样品放在石墨炉光谱仪的自动取样器上，以 2%的磷酸二氢铵为基体改进剂，测定样品的吸光度值，根据镉的标准曲线回归方程计算浓度和测定值。

（6）加标回收率的测定

用移液管分别移取 5 份配制好的三七溶液 8mL 至 5 个塑料离心管中，再用移液管移取 0μg/L、2μg/L、4μg/L、6μg/L、8μg/L 的镉标准溶液各 2mL 分别置于装有三七溶液的 5 个塑料离心管中，摇匀后将溶液放置在自动取样器上，按照所设定的仪器工作条件测定其吸光度值。

9.6.4　不同基体改进剂对标准曲线线性的影响

基体改进剂可以提高镉元素的灰化温度，最大限度地排除基体干扰，为了寻找到一种合适的基体改进剂，本实验以 2%磷酸铵、2%磷酸二氢铵、2%磷酸一氢铵及 1%硝酸镁作为基体改进剂，考察了不同基体改进剂对标准曲线线性的影响。

（1）磷酸二氢铵作为基体改进剂对标准曲线线性的影响

以 2%磷酸二氢铵作为基体改进剂，按照石墨炉升温程序以及设定好的仪器工作条件测定镉标准溶液，所测吸光度值列于表 9-24 中。

表 9-24　2%磷酸二氢铵为基体改进剂的吸光度值

镉溶液浓度/（μg/L）	2	4	6	8	10
吸光度（A）	0.2031	0.4211	0.6188	0.8231	0.9987

以所测吸光度值为纵坐标，浓度为横坐标绘制标准曲线，标准曲线见图 9-16，标准曲线回归方程为 $Y=0.0997X+0.015$，其中 K 值为 0.0997，B 值为 0.015。

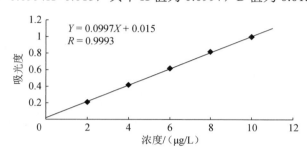

图 9-16　标准曲线（2%磷酸二氢铵作基体改进剂）

（2）2%磷酸一氢铵作为基体改进剂对标准曲线线性的影响

以 2%磷酸一氢铵作为基体改进剂，按照石墨炉升温程序以及设定好的仪器工作条件测定镉标准溶液，所测吸光度值列于表 9-25 中。

表 9-25　2%磷酸一氢铵为基体改进剂的吸光度值

镉溶液浓度/（μg/L）	2	4	6	8	10
吸光度（A）	0.3066	0.5301	0.6358	0.7247	0.7918

以所测吸光度值为纵坐标，浓度为横坐标绘制标准曲线，标准曲线见图 9-17，标准曲线回归方程为 $Y=0.0583X+0.2483$，其中 K 值为 0.0583，B 值为 0.2483。

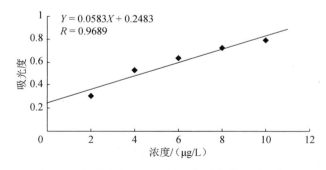

图 9-17　标准曲线（2%磷酸一氢铵作基体改进剂）

（3）2%磷酸铵作为基体改进剂对标准曲线线性的影响

以 2%磷酸铵作为基体改进剂，按照石墨炉升温程序以及设定好的仪器工作条件测定镉标准溶液，所测吸光度值列于表 9-26 中。

表 9-26　2%磷酸铵为基体改进剂的吸光度值

镉溶液浓度/（μg/L）	2	4	6	8	10
吸光度（A）	0.2796	0.4981	0.6049	0.6857	0.7695

以所测吸光度值为纵坐标，浓度为横坐标绘制标准曲线，标准曲线见图 9-18，标准曲线回归方程为 $Y=0.072X+0.1175$，其中 K 值为 0.072，B 值为 0.1175。

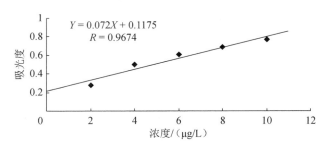

图 9-18　标准曲线（2%磷酸铵作基体改进剂）

（4）1%硝酸镁作为基体改进剂对标准曲线线性的影响

以 1%硝酸镁作为基体改进剂，按照石墨炉升温程序以及设定好的仪器工作条件测定镉标准溶液，所测吸光度值见表 9-27。

表 9-27　1%硝酸镁为基体改进剂的吸光度值

镉溶液浓度/（μg/L）	2	4	6	8	10
吸光度（A）	0.2432	0.4939	0.6278	0.7213	0.8056

以所测吸光度值为纵坐标，浓度为横坐标绘制标准曲线，标准曲线见图 9-19，标准曲线回归方程为 $Y=0.076X+0.1114$，其中 K 值为 0.076，B 值为 0.1114。

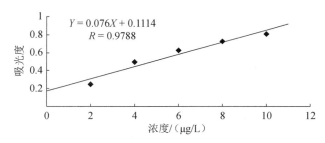

图 9-19　标准曲线（1%硝酸镁作基体改进剂）

从上面的四种不同基体改进剂所绘制得的标准曲线以及所得的回归线方程可以看出，当基体改进剂是 2%磷酸一氢铵、2%磷酸铵以及 1%硝酸镁时得到的回归方程的 K 值都小于 B 值，说明截距过大，背景对测定结果影响较大，对结果的准确度有很大的影响，且标准曲线线性不好，所以在本实验中均不被采用。当用 2%磷酸二氢铵作为基体改进剂时回归方程 K 值大于 B 值，标准曲线线性较好。所以本研究选用 2%磷酸二氢铵作为基体改进剂。

9.6.5 标准曲线的绘制

用 2%磷酸二氢铵作为基体改进剂，按照石墨炉升温程序以及设定好的仪器工作条件测定浓度为 2μg/L、4μg/L、6μg/L、8μg/L 的镉标准溶液，测定的吸光度值，所绘制的标准曲线。根据图 9-16 可以得到标准曲线回归方程为 $Y=0.0997X+0.015$，相关系数 $R=0.9993$，线性较好。

9.6.6 测定结果及精密度分析

为了测定方法的精密度，实验根据确定的样品消解方法平行消解 6 份样品，同时做空白实验，实验测定了三七样品消解液的吸光度值，用标准曲线回归方程计算出浓度，测定结果见表 9-28。

表 9-28 测定结果及精密度

样品编号	测定值/（μg/g）	测定平均值/（μg/g）	RSD/%
1	0.0587		
2	0.0607		
3	0.0616	0.0614	4.33
4	0.0589		
5	0.0628		
6	0.0658		

从表 9-28 中可以看出，样品中的镉含量为 0.0587～0.0658μg/g，我国的国家标准规定镉含量应小于 0.3mg/kg，三七样品中的镉含量未超标。相对标准偏差 RSD 为 4.33%，符合实验对精确度的要求，检测方法重现性较好。

9.6.7 检测限

按照石墨炉升温程序以及设定好的仪器工作条件对空白溶液进行连续测定 11 次，从而计算方法的检出限，实验结果列于表 9-29。

表 9-29 方法检测限实验结果

测定次数	吸光度（A）	测定次数	吸光度（A）
1	0.0273	7	0.0224
2	0.0208	8	0.0201
3	0.0225	9	0.0263
4	0.0317	10	0.0304
5	0.0283	11	0.0231
6	0.0311	—	—

按照公式"检出限=RSD（标准偏差）/标准曲线斜率"计算出检出限，得出本方法的最低检出限为 0.13μg/L。

9.6.8　加标回收率分析

加标回收率实验是实验室常用的确定准确度的方法之一。加标回收率的大小反映了分析方法是否适合被测溶液，帮助实验员发现测定过程中存在的问题，确保分析数据准确可靠。

加标回收率测定所得结果可按 95%～105% 的阈限做判断标准。将加标回收率实验得到的吸光度值，用标准曲线回归方程计算浓度值，并计算加标回收率，结果见表 9-30。

表 9-30　三七中镉测定的加标回收率实验（$n=6$）

元素	加入量/（μg/L）	测定值/（μg/L）	回收率/%
镉	0	1.73±0.21	—
	2	3.68±0.15	97.5
	4	5.72±0.38	99.7
	6	7.81±0.4	101.3
	8	9.77±0.52	100.5

从表 9-30 中可以得出三七样品溶液中加入不同浓度的标准溶液测定其加标回收率为 97.5%～101.3%，这表明该方法适合分析三七中的痕量镉。

9.6.9　结论

用高压消解法处理三七样品，并通过石墨炉原子吸收光谱法测定其中的痕量镉，实验对常用四种基体改进剂（即 2% 磷酸铵、2% 磷酸二氢铵、2% 磷酸一氢铵及 1% 硝酸镁）对标准曲线线性的影响做了研究，并考察了方法的精密度、准确度及检出限等，通过实验可以得出以下结论：

1）在所考察的四种基体改进剂中，当以 2% 磷酸二氢铵作为基体改进剂时得到标准曲线回归方程为 $Y=0.0997X+0.015$，相关系数 $R=0.9993$，线性较好，所以在实验中选用 2% 磷酸二氢铵作为基体改进剂。

2）对平行消解 6 份样品进行了测定，考察了方法的精密度，实验结果表明，样品中镉含量为 0.0587～0.0658μg/g，镉含量未超过国家标准（0.3mg/kg），相对标准偏差（RSD）为 4.33%，测定数据精确度高，检测方法重现性较好，符合实验对精确度的要求。

3）加标回收率为 97.5%～101.3%，符合实验对准确性的要求，表明此方法适用于镉的痕量分析，用此方法所得实验结果准确可靠。

9.7 巯基棉分离富集火焰原子吸收光谱法测定三七中镉

巯基棉是硫代乙醇与脱脂棉在一定条件下发生酯化反应，将硫代乙醇接枝到棉花纤维的羟基残基上，构成以疏松纤维为载体的含巯基的高聚物。采用氢氧化钠溶液处理巯基棉，通过水解使巯基从纤维上定量脱落，在酸性条件下，通过定量预加入的碘标准溶液定量氧化水解的硫化物，硫代硫酸钠返滴定，从而计算出巯基棉中的巯基含量。

巯基棉中的硫代乙醇酸是通过酯化反应连接到纤维上的，因而可以采用氢氧化钠溶液处理巯基棉，通过水解使巯基从纤维上定量脱落，在一定温度、一定酸碱度条件下，溶液中巯基与碘能发生氧化还原反应，故通过定量预加入的碘标准溶液定量氧化水解的硫化物，硫代硫酸钠返滴定，从而计算出巯基棉中的巯基含量。

测定巯基乙酸（$HSCH_2COOH$）含量的有关反应为：

$$2HSCH_2COOH+I_2 \rightarrow HOOCH_2CSSCH_2COOH+2HI$$
$$2CH_3CH_2SH+I_2=CH_3CH_2SSCH_2CH_3+2HI$$
$$2R-SH+I_2=R-S-S-R+2HI$$
$$H_2S+I_2=2HI+S\downarrow$$
$$2Na_2S_2O_3+I_2=Na_2S_4O_6+2NaI$$
$$n(SH)=2n(I_2)=n(S_2O_3^{2-})$$
$$SH\%=\frac{M_{SH}}{M_{棉}}\times100\%=\frac{(cv)S_2O_3^{2-}\times M_{SH}}{M_{棉}}\times100\%$$

9.7.1 碘量法测定巯基棉方法研究

巯基是一种能强烈络合很多重金属离子的基团，在分析检测中，常用巯基棉分离和富集微量重金属离子，利用不同金属离子与巯基配位键的稳定性差异，可以控制不同的酸度，选择性地分离和富集不同的金属离子。用于重金属分离富集的含巯基固体材料最常见的是巯基棉，此外，也有人制备了巯基纸[22]、巯基离子交换树脂[23]，用于水中微量重金属离子的分离、富集和测量，取得了满意的效果。负载巯基的固体材料制作简单，性质稳定，分离效果好。它们的分离效率主要取决于负载的巯基含量。如何测定材料中的巯基含量，是评价巯基固体材料的关键。本节研究了碘量法测定巯基的几种方法，给出了一些可供参考的建议。

1. 准备工作

1）准备试剂：I_2标准溶液（0.0258mol/L），$Na_2S_2O_3$标准溶液（0.0269mol/L），NaOH溶液（10%），淀粉溶液（0.5%），H_2SO_4溶液（2.0mol/L）。

2）制备巯基纸和巯基棉：参照文献[22]制备巯基纸，将部分巯基纸剪成 2cm×3cm 方形纸片备用，参照文献[25]制备巯基棉。

3）巯基纸及巯基棉碱解液的制备：取巯基纸（2cm×3cm）多片和巯基棉 0.10g，分别加 10mL NaOH 溶液，水浴加热 30min，加水 25mL，冷却，待用。

2. 实验内容

1）实验方法。

① 碱解-返滴定法：分别取 3 份巯基纸和巯基棉碱解液，加 2 滴甲基橙（0.1%），用 2mol/L 硫酸中和至红色，加 5mL 碘标准溶液，混匀，放置 5min，加 2mL 淀粉溶液，用硫代硫酸钠标准溶液滴定至蓝色消失。

② 碱解-直接滴定法：分别取 3 份巯基纸和巯基棉碱解液，加 2 滴甲基橙（0.1%），用 2mol/L 硫酸中拌和至红色，加 2mL 淀粉溶液，用碘标准溶液滴定至蓝色出现。

③ 无碱解-返滴定法：取巯基纸（2cm×3cm）3 片或巯基棉 0.1g，分别置于锥形瓶中，加水 25mL，将巯基纸搅碎，加稀硫酸调至 pH=2，加 5mL 碘液，摇匀后，再避光放置 10min，加 2mL 淀粉溶液，用硫代硫酸钠滴定至蓝色消失。

2）几种产物代用品的空白试验：巯基棉、巯基纸都有可能含游离的羟基，它们碱性水解后，必然会游离出更多的羟基，制备巯基纸时使用了含游离羟基和醛基的明胶溶液，这些还原性基团是否会被碘氧化，产生较大的空白值。本研究采用碘量法分别测定了甲醛、乙醇和明胶溶液的空白值。分别量取无水乙醇、甲醛和 2%的明胶溶液各 5mL，各加水 10mL，碘标准溶液 3.0mL，放置 3min 后，加 2mL 淀粉溶液，用 $Na_2S_2O_3$ 标准溶液滴定剩余碘。

3. 碱解间接碘量法测定的结果分析

按照实验内容中的三种处理方法得到的结果发现：比较方法③和方法①的氧化巯基的耗碘量，方法①比方法③偏高 0.4mL 左右。其原因可能是，经碱解处理，巯基乙酸已经脱离滤纸进入溶液，碘与巯基的反应属于均相反应，反应较快且较完全。方法③未经碱解，巯基乙酸还连接在滤纸上，故反应时与碘直接相遇的机会就会有所降低，从而影响了氧化的完全程度，结果略偏低。比较方法①和方法②的氧化巯基的耗碘量，方法②的碘耗量还不到方法①的碘耗量的一半，这是什么原因呢？我们认为，虽然两个方法都做了碱解，理应游离出巯基乙酸来了，但碘与巯基的反应速度与酸度密切相关，各方法的滴定均在 pH 为 2～3 范围内，估计此酸度下碘氧化巯基的反应速度较慢导致氧化不完全，结果偏低（方法②）。而方法①因采用的是返滴定法，碘与巯基有足够时间来完成反应，故结果没有明显偏低的现象。

从以上的分析看出，直接用巯基乙酸原理来测定固体巯基材料中的巯基，存在巯基无法扩散的问题，导致终点提前。较适宜的处理方法是采用碱解-返滴定碘量法来测巯基。

4. 碘量法测定巯基棉的结果分析

实验结果表明，用返滴定法测定的结果显著高于直接碘量法。因此，负载于固体表面的巯基测定应该采用返滴定法，以保证碘对巯基的完全氧化，同时，能保证滴定反应的灵敏和终点可控。

5. 几种产物代用品的空白实验结果分析

表 9-31 给出了乙醇、甲醛、明胶存在的条件下返滴定碘量法的空白实验结果。从该表中可知，三种溶液的空白值不大，每种溶液的空白值重现性比较好，平行结果的波动在 0.1mL 左右。这说明在微酸性条件下，醇、醛、酰氨基等基团是不会被碘氧化的，可以推知，作为载体材料的滤纸和明胶应该不会明显影响碘量法测巯基的准确性。测量时正常扣除空白值即可。

表 9-31 三种产物代用品的空白实验值

方法		V（标液）/mL		
乙醇溶液	$Na_2S_2O_3$	6.36	6.48	6.23
	$\Delta V(I_2)$	−0.31	−0.37	−0.24
甲醛溶液	$Na_2S_2O_3$	6.49	6.42	6.58
	$\Delta V(I_2)$	−0.37	0.34	0.42
明胶溶液	$Na_2S_2O_3$	5.63	5.65	5.83
	$\Delta V(I_2)$	0.07	0.06	−0.03

6. 结论

采用碘量法测定巯基棉等固体材料中的巯基时，直接碘量法结果显著偏低，返滴定法较准确。样品经过碱解和酸碱中和，再控制在微酸性条件下进行返滴定测量，结果的灵敏度会有所提升。综上所述，巯基棉和巯基纸中的巯基含量测定适宜用碱解-碘量法返滴定法，结果灵敏度高，重现性好。

9.7.2 巯基纸分离重金属离子的条件研究

自 1971 年，小林力夫等人[24]首次报道应用巯基棉对溶液中微量重金属离子进行分离富集，至今已有几十年历史，巯基棉已被广泛应用于样品中痕量重金属离子的富集和分析。巯基棉制作简单，处理方便，分离富集效果后，后处理也不复杂，深受化学分析工作者的欢迎，甚至在中国药典、食品相关的国际方法中，都使用了巯基棉前处理的方法[26]。有人将巯基乙酸与附着在滤纸上的明胶膜"连接"起来，制成巯基纸，成功地用于砷、锑的富集与测定[27]。在此基础上，本研究将用自制的巯基纸研究了在几种 pH 下，三种重金属离子的层析行为，结果表明，利用巯基纸层析分离重金属离子，比普通纸层析法分离有更多的可控条件，分离效果更好。

本研究主要研究了铜、铅、镉离子在巯基纸上的吸附性能与 pH 的关系。结果表明：金属离子吸附于巯基纸上的稳定性随酸度降低而增大，铜、铅离子在 pH=1 时仍然能被吸附于巯基纸上，并不随溶剂的展开而移动，镉离子则需在 pH=3 及更高时才能稳定吸附于巯基纸上。在 1mol/L 的 HCl 条件下，铜、镉混合液在层析纸上能够有效地分离，控制不同的条件（如 pH）可以比较容易地分离水溶液中的多种重金属离子。

1. 实验试剂

碘标准溶液（0.0256mol/L），淀粉溶液（0.5%），H_2SO_4 溶液（2.0mol/L），铜离子贮备液（50μg/L），铅离子贮备液（50μg/L），镉离子贮备液（50μg/L），Na_2S 溶液（0.5%）。

2. 制备巯基纸

参照文献[27]制备巯基纸，将部分巯基纸剪成 2cm×2cm 方形纸片和 1cm×10cm 纸条备用。

3. 测定巯基纸中巯基含量

裁剪 2cm×3cm 的巯基纸 3 片，分别加水 30mL，充分搅碎，加稀 H_2SO_4 10mL，搅匀，加 5mL 淀粉溶液。用碘标准溶液滴定至蓝色，按下式计算巯基含量（S 为巯基纸重量）。

$$SH(\%) = \frac{(cV)I_2}{S} \times 33.1 \times 100$$

4. 巯基纸对几种重金属离子的吸附

1）分别在 3 条 1cm×10cm 巯基纸的一端各点 1 滴铜、铅、镉离子溶液（约 2mm 斑迹），静置 5min 后，在斑迹上滴数滴去离子水，平放，待水迹扩散开后，将纸条置于含浓氨的试剂瓶中用氨熏，取出，在纸上点样的位置滴 1 滴 Na_2S 溶液，观察现象。

2）分别配制铜、铅、镉离子溶液，使 pH 分别为 1、3、5，方法同 1），用 Na_2S 溶液检验，观察 pH 变化对巯基纸固定重金属离子的影响。

3）配制铜、镉混合离子溶液，使溶液分别为 pH=0 和 pH=3，实验方法同 1），用 Na_2S 溶液检验，观察在不同 pH 条件下铜、镉在巯基纸上的分离现象。

5. 巯基纸对铅、镉、铜的固定效果

图 9-20 为 pH=3 的铜、铅、镉离子在普通层析纸和巯基纸上的层析效果 [已用 Na_2S 溶液（0.5%）进行显色标记]。

从图 9-20 可以看出，pH=3 的铜、铅、镉离子在普通层析纸上表现出普通无机离子的扩散效果，三种离子都扩散到水渍的最前沿（图 9-20 的右侧图）；而在巯基纸上三离子则几乎不扩散，离子被固定在点样的位置（图 9-20 的左侧图）。这一现象表明，在 pH=3 的条件下，巯基纸能够固定与之接触的铜、铅、镉离子。其原因是，被接枝到层析纸上的巯基与铜、铅、镉离子牢固地络合，阻止了金属离子的扩散，这一性质可以用来分离混合阳离子中的某些重金属离子。

从表 9-32 可以看出以下几点：①三种金属离子在普通层析纸上都要自发扩散，水溶液展开剂很难分离它们；②巯基纸对三种金属离子均有较强的吸附作用，但吸附强弱有差别；③不同 pH 下，三种离子被巯基纸固定的效果不同。

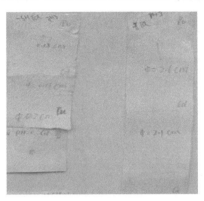

图 9-20　离子在巯基纸层析上的层析

表 9-32　不同 pH 金属离子在巯基纸上的吸附效果

pH	纸型	Cu^{2+}	Pb^{2+}	Cd^{2+}
1	普通	扩散，外圈浅棕黑	扩散，外圈不显色	扩散，不显色
	巯基	中心，棕黑	扩散，不显色	扩散，不显色
3	普通	扩散，外圈浅棕黑	扩散，外圈极浅黑	扩散，外圈极淡黄
	巯基	中心，棕黑	中心，黑色	扩散，不显色
5	普通	扩散，浅棕黑	扩散，浅黑	扩散，淡黄色
	巯基	中心，棕黑	中心，黑色	中心，黄色

注："普通"即无巯基的普通层析纸，"巯基"为含巯基的层析纸。

　　根据不同 pH 下的固定结果发现，三种离子与巯基纸作用的强弱顺序是 $Cu^{2+}>$
$Pb^{2+}>Cd^{2+}$。这个顺序与文献的结论是一致的。此外，用 Na_2S 检验三种离子时，硫化物
的斑点颜色与纯净的硫化物颜色有一定差别（通常的硫化镉为黄色，硫化铜和硫化铅均
为黑色），这可能与巯基对金属离子的络合作用有关。按 Ksp 大小判断，在 pH=1 条件
下，硫化铜应该更黑（量更多），但实际上，该酸性条件下的硫化铜、硫化铅颜色相近，
其原因可能是巯基对铜的络合更稳定，"抵消"了硫化铜溶解度更小的影响。利用酸度
不同巯基纸对金属离子的络合作用不同，甚至不吸附的性质，可以控制混合离子溶液的
pH，用巯基纸来层析分离不同金属离子。

　　6. 巯基纸分离铜、镉离子

　　将含 1mol/L HCl，铜、镉离子浓度均为 10μg/mL 的混合溶液通过点样，在巯基纸
上自发扩散［图 9-21（a）］和溶剂展开［图 9-21（b）］，氨熏，再用 Na_2S 溶液显色，结
果见图 9-21（a）。图 9-21（a）显示，混合液在巯基纸上自发扩散并显色后，呈现一个
斑点和一个扩散后的同心圆（斑点边缘和同心圆周的黑圈是铅笔标记，因为同心圆色泽
较浅）。图 9-21（b）显示，在点样位置有较深的色斑，而在溶剂前沿附近有一个半径较
大、颜色较浅的色斑。

图 9-21 揭示了相同的规律：在 1mol/L HCl 环境中，铜离子能够被巯基纸吸附而固定在点样位置，镉离子与巯基结合的配位键因相对较弱，因酸效应而破坏，故不被巯基纸固定，随溶剂展开到前沿，并在溶剂展开过程中不断扩散和"稀释浓度"，最终显色时形成了颜色较淡、面积较大的色斑。铜镉离子的分离特点与图 9-21 的结果是吻合的。

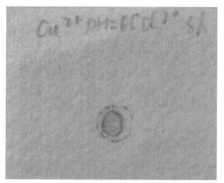

（a）混合离子的液滴自发扩散　　　　　　　　　（b）混合离子随溶剂展开

图 9-21　铜镉离子在巯基纸上的层析（1mol/L HCl）

7. 结论

巯基纸可用于微量重金属离子的层析分离，利用各金属离子与巯基络合物的稳定性差异，可以通过控制适当的 pH，加入适当的络合剂，改变离子价态等方法，扩大重金属离子在巯基纸上的层析差异，实现水溶液中金属离子混合物的简单、廉价而有效的分离。

9.7.3　巯基棉分离富集火焰原子吸收光谱法测定三七中镉含量

镉（残量）的分离富集可采用丁二酮肟沉淀法、氨水分离等实验测定方法，而对于用巯基棉分离富集痕量镉的研究相对较少。通常，分离富集痕量镉一般采用巯基棉。目前，用巯基棉分离富集痕量镉的测定研究已有些报道。如陈朝阳采用巯基棉富集分离天然水中痕量，提高了测量体系的选择性和灵敏度，结果令人满意。杨志刚等研究了巯基棉对待测元素 Cu、Cd 和 Pd 的预富集性能，对其富集分离的镉离子采用石墨炉原子吸收法测定，提高了分析方法的效率和灵敏度。以三七为研究对象的报道有微波消解、流动注射-氢化物发生原子荧光光谱法测定三七中的硒；氢化物发生原子荧光光谱法测定三七中的砷。但巯基棉富集分离痕量镉离子应用于三七中的研究还没有相关报道，本课题对用巯基棉分离富集三七中痕量镉的条件进行了研究，通过控制不同的条件，可以更好地富集三七试样液中的痕量镉，提高其检测的准确性和灵敏度。

实验研究了用巯基棉分离富集痕量镉的实验条件，测定了三七原药中的镉含量。并对镉溶液浓度、上柱镉溶液的 pH、巯基棉用量、洗脱剂 HCl 浓度和体积等条件进行了一系列研究，研究过程中的镉离子浓度用原子吸收分光光度法测定。实验表明，用巯基棉分离富集痕量镉时，巯基棉用量为 0.1～0.2g，上柱镉溶液 pH 范围为 6～8，洗脱剂

HCl 浓度范围控制在 0.05～2mol/L，洗脱剂 HCl 体积为 5mL，可以获得最佳的镉富集效果，富集率为 97.9%～104.1%。采用灰化法消解三七样品，用盐酸溶解灰分，在最佳富集条件下通过巯基棉柱分离富集和洗脱镉，以火焰原子吸收光谱法测定三七中的痕量镉，取得了较好的测定结果，检测三七样品含镉量为 0.37mg/kg。建立的方法分离富集效果令人满意，可用于三七中痕量镉的测定。

本研究采用巯基棉富集分离痕量镉，用火焰原子吸收法测定。步骤为：吸取一定量的镉标液稀释配置成 100mL 镉试液，调节起上柱溶液 pH，流经巯基棉后，用 HCl 洗脱，洗脱液稀释后用火焰原子吸收仪测其吸光度。本研究分别对镉试液的浓度和酸碱度、巯基棉用量、洗脱剂浓度和体积对富集效果的影响做了研究，确定了巯基棉富集分离的最佳实验条件，并以同样的实验条件应用于测定三七中的痕量镉。

1. 实验原理

硫代乙醇是一种含巯酸基的化合物，它与许多金属元素具有很强的络合能力。当巯基棉用硫代乙醇酸的巯基就联结在棉花的大分子上，棉花大分子链上的—OH 官能团在酸性条件下能与硫代乙醇进行酯化反应。巯基棉纤维上的巯基是典型的软碱，根据软硬酸碱的原则，它与痕量元素的结合能力则随软度的增加而加强。巯基棉纤维因具有还原性基团，它具有还原作用和光解作用。在空气中的紫外光照射下，易被氧化为双硫基（—S—S—），降低对金属离子的吸附力；巯基棉纤维在水中易水解，向溶液中释放少量巯基，其水解速度与溶液的 pH 范围有关。

巯基棉是一种性能良好的固体吸附富集剂，它可定量吸附水溶液中多种重金属，具有富集倍数大、吸附率高、吸附速度快、选择性能强、解脱性能好等优点，而且制备手续简单，分离操作简单，回收率高。

2. 准备工作

1）乙酸，硫代乙醇酸，浓硫酸。

2）0.01mol/L 锌标准溶液的配制。称取锌粒 0.3321g，溶于 5.0mL 6mol/L 的盐酸溶液中，用水稀释至 500mL。

3）pH 为 4.7 HAc-NaAc 缓冲溶剂的配制。称取 NaAc 8.3g 溶于水中，加 HAc 6mL，用水稀释至 100mL。

4）二甲酚橙的配制。称取 2g 二甲酚橙溶于 100mL 的乙醇溶液中。

5）EDTA 的配制及标定。称取乙二胺四乙酸二钠 1.8693g，溶于水稀释至 500mL。用配制好的锌标准液来标定，取 25mL 0.01mol/L 锌标准溶液于锥形瓶中，加 1 滴甲基红，用（1+2）氨水中和锌标准中的 HCl 由红色变为黄色。加 10mL HAc-NaAc 缓冲剂，加 3 滴二甲酚橙。用 EDTA 来滴定，用去 EDTA 25.2mL。根据 $C_{Zn}^{2+}V_{Zn}^{2+}=C_{EDTA}V_{EDTA}$ 所以求得 $C_{EDTA}=0.0102mol/L$。

6）镉浓度的标定。取含 Cd^{2+} 溶液 10.0mL，加入 EDTA 20.0mL，再加入 NaAc-HAc 缓冲液 10.0mL（pH=5.5 左右），加热 2min 左右。取下，待溶液冷却后，加入 3～5 滴二

甲酚橙，溶液变黄，用 0.01mol/L 锌标液滴定至变红，即为终点。用去锌标液 10.8mL。求出 C_{Cd}=0.0093mol/L。

3. 巯基棉分离富集装置

（1）巯基棉的制备

用量筒量取硫代乙醇酸 20.0mL，乙酸 14.0mL，倒入烧杯中，混匀，加入浓硫酸 2 滴，混匀并冷却至室温后，加入 4g 脱脂棉，并于室温 25℃下放置 24h。先用自来水洗，然后用蒸馏水洗至中性，挤干残留水，再放入 37～38℃烘箱中晾干，放入棕色瓶中保存备用。

（2）分离富集装置的制备

将长 100mm、内径 8mm 的玻璃管下端用橡皮管接一拉细的玻璃管，上端用橡皮管接分液漏斗，以便调节液体的流速，在玻璃管内均匀填入 0.2g 巯基棉。

4. 巯基棉分离富集效果

（1）不同镉溶液浓度的影响

依次用移液管量取 1mL、2mL、3mL、4mL C_{Cd}=10.0μg/mL 的镉标液，在 5 支 100mL 的容量瓶中，加水稀释至 100mL。调节试液 pH 为 6，取出其中少量原溶液，测原液中镉的吸光度。再以 5mL/min 的流速通过装有 0.2g 巯基棉的分离富集装置，吸附完毕后，取出巯基管将棉花中的水挤压干，接取滤液，测滤液中镉的吸光度。再装好装置，用 1mol/L 的 HCl 溶液 5mL 以流速 0.5mL/min 淋洗，将淋洗液接在带刻度的容量管中，用去离子水稀释至 10mL，测富集液中镉的吸光度。

（2）不同 pH 范围镉溶液的影响

依次用移液管量取 3mL C_{Cd}=10μg/mL 的镉标液，在 5 支 100mL 的容量瓶中，加水稀释至 100mL。分别用盐酸或氨水调节试液 pH 为 3、5、6、7、9。取出其中少量原溶液，测原液中镉的吸光度。再以 5mL/min 的流速通过装有 0.2g 巯基棉的分离富集装置，吸附完毕后，取出巯基管将棉花中的水挤压干，接取滤液，测滤液中镉的吸光度。再装好装置，用 1.0mol/L 的 HCl 溶液 5.0mL 以流速 0.5mL/min 淋洗，将淋洗液接在带刻度的容量管中，用去离子水稀释至 10.0mL，测富集液中镉的吸光度。

（3）不同巯基棉重量的影响

依次用移液管量取 3mL C_{Cd}=10μg/mL 的镉标液，在 4 支 100mL 的容量瓶中，加水稀释至 100mL。调节试液 pH 为 6。取出其中少量原溶液，测原液中镉的吸光度。再以 5mL/min 的流速通过分别装有 0.1g、0.2g、0.3g、0.4g 巯基棉的分离富集装置，吸附完毕后，取出巯基管将棉花中的水挤压干，接取滤液，测滤液中镉的吸光度。再装好装置，用 1mol/L 的 HCl 溶液 5mL 以流速 0.5mL/min 淋洗，将淋洗液接在带刻度的容量管中，用去离子水稀释至 10mL，测富集液中镉的吸光度。

（4）不同浓度洗脱剂 HCl 的影响

依次用移液管量取 3mL C_{Cd}=10μg/mL 的镉标液，在 5 支 100mL 的容量瓶中，加水稀释至 100mL。调节试液 pH 为 6。取出少量原溶液,测原液中镉的吸光度。再以 5mL/min

的流速通过装有不同质量的巯基棉的分离富集装置，吸附完毕后，取出巯基管将棉花中的水挤压干，接取滤液，测滤液中镉的吸光度。配制 5 份不同浓度的 HCl 洗脱剂，分别为 0.01mol/L、0.05mol/L、0.1mol/L、1mol/L、2mol/L，再装好装置，用不同浓度的 HCl 溶液 5mL 以流速 0.5mL/min 淋洗，将淋洗液接在带刻度的容量管中，用去离子水稀释至 10mL，测富集液中镉的吸光度。

（5）不同体积洗脱剂 HCl 的影响

依次用移液管量取 3mL C_{Cd}=10μg/mL 的镉标液，在 5 支 100mL 的容量瓶中，加水稀释至 100mL。调节试液 pH 为 6，取出其中少量原溶液，测原液中镉的吸光度。再以 5mL/min 的流速通过装有不同质量的巯基棉的分离富集装置，吸附完毕后，取出巯基管将棉花中的水挤压干，接取滤液，测滤液中镉的吸光度。再装好装置，用 1mol/L 的不同体积 HCl 溶液 1mL、2mL、5mL、8mL、10mL 以流速 0.5mL/min 淋洗，将淋洗液接在带刻度的容量管中，用去离子水稀释至 10mL，测富集液中镉的吸光度。

5. 三七样品中镉含量的测定

（1）样品前处理

称取 30g 三七样品 4 份于 300mL 的坩埚内，其中两份加入 1mL C_{Cd}=10μg/mL 的镉标液，另两份不加镉标液。置于电炉上加热炭化至无烟后，移入马弗炉中，调节温度为 450℃灰化至白色。取出后冷却至室温，加 10mL 1.0mol/L HCl 加热溶解残留物。取下冷却，转入 100mL 的容量瓶中，调节 pH 为 6，产生黄色絮状沉淀，用长颈漏斗过滤，依次装入 4 个烧杯中备测。

（2）三七中镉含量的测定

用移液管分别从 4 份样品溶液中移取 10mL 原液，测其吸光度。依次用移液管量取 80mL 样品溶液，以 5mL/min 的流速通过装有 0.2g 巯基棉的分离富集装置，吸附完毕后，取出巯基管将棉花中的水挤压干，接取滤液，测其吸光度。再装好装置，用 1mol/L 的 HCl 溶液 5mL 以流速 0.5mL/min 淋洗，将淋洗液接在带刻度的容量管中，用去离子水稀释至 10mL，测其吸光度。

6. 巯基棉分离富集镉的条件

（1）镉溶液浓度的影响

4 份不同含量的原镉试液，用原子吸收光度法分别测其原液镉浓度与吸光度数据见表 9-33，变化曲线见图 9-22；将 4 份试液经过巯基棉，富集后的巯基棉用 5mL 1mol/L HCl 洗脱，稀释成 10mL 后，用原子吸收光度法测其富集液镉浓度与吸光度数据见表 9-30，变化曲线见图 9-23。

表 9-33　镉溶液浓度与富集回收率的关系

样品（C_{Cd}=10μg/L）	1mL	2mL	3mL	4mL
原液浓度/（mg/L）	0.098	0.1495	0.2395	0.3275
原液吸光度	0.0099	0.0190	0.032	0.041
滤液浓度/（mg/L）	0.003	0.000	0	0
滤液吸光度	0.0004	0.0000	0	0
富集液浓度/（mg/L）	0.806	1.5515	2.4375	3.354
富集液吸光度	0.0966	0.1707	0.236	0.3148
回收率/%	82.24	103.8	101.8	102.4

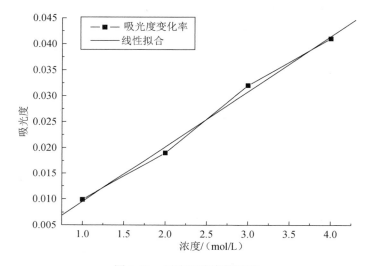

图 9-22　原液镉浓度的影响

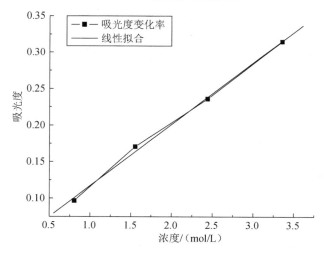

图 9-23　富集液镉浓度的影响

根据表 9-33，计算得原液回归线方程为 $Y=-0.0011+0.01045X$，相关系数 $R=0.9991$；富集液回归线方程为 $Y=0.03292+0.08423X$，相关系数 $R=0.9986$。由图 9-22 和图 9-23 可知，用原子吸收法测定原液镉含量吸光度线性关系较好；用盐酸洗脱巯基棉后，富集液的镉含量吸光度也呈现出较好的线性关系。结果表明，用巯基棉对痕量的吸附是较完全的，因此镉原液在 pH=6 时，巯基棉质量为 0.2g，洗脱剂 HCl 浓度为 1mol/L 和体积为 5mL 实验条件下，用巯基棉分离富集痕量镉，用原子吸收法测定镉含量的方法是可行的。

（2）pH 范围镉溶液的影响

5 份不同 pH、相同镉含量的镉试液，用原子吸收光度法分别测其原液镉浓度与吸光度数据见表 9-34；将 5 份试液经过巯基棉，富集后的巯基棉用 5mL 1mol/L HCl 洗脱，稀释成 10mL 后，用原子吸收光度法测其富集液镉浓度与吸光度数据见表 9-34，镉试液 pH 与富集液中镉含量吸光度的变化曲线见图 9-24。

表 9-34 镉溶液不同 pH 与富集回收率的关系

镉溶液 pH	3.0	5.0	6.0	7.0	9.0
原液浓度/（mg/L）			0.2395		
原液吸光度			0.0302		
滤液浓度/（mg/L）	0.3175	0.003	0.000	0.000	0.000
滤液吸光度	0.0384	0.0004	0.0000	0.0000	0.0000
富集液浓度/（mg/L）	0.0785	2.3450	2.4375	2.2890	1.0285
富集液吸光度	0.0100	0.2313	0.2360	0.2292	0.1204
回收率/%	3.3	97.9	101.8	95.6	42.9

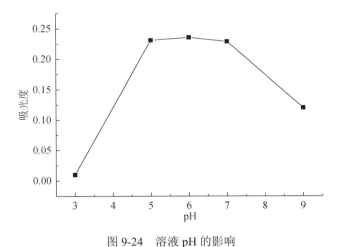

图 9-24 溶液 pH 的影响

从图 9-24 看出，镉溶液 pH 为 5～7 时，镉的吸光度较高，表明镉的吸附效果较好。而原镉试液在 pH 小于 5 时，可能是酸度影响了 Cd^{2+} 与巯基的络合，导致镉的吸附率降低；当原镉试液在 pH 大于 7 时，吸光度明显偏低，可能是镉溶液中 Cd^{2+} 发生了水解，而且巯基棉也可能发生相应的水解，降低了镉与巯基的络合作用。据此，巯基棉分离富集痕量镉试液的 pH 应控制在 5～7。故本实验在 pH=6 条件下，对镉溶液进行分离富集，以达到更好的吸附效果。

（3）巯基棉质量的影响

4 份镉含量相同的原镉试液，用原子吸收光度法分别测其原液镉浓度与吸光度数据见表 9-35；将 4 份试液经过不同质量的巯基棉，富集后的巯基棉用 5mL 1mol/L HCl 洗脱，稀释成 10mL 后，用原子吸收光度法测其富集液镉浓度与吸光度数据见表 9-35，巯基棉质量与富集液中镉含量的吸光度变化曲线见图 9-25。

表 9-35　巯基棉重量与富集回收率的关系

巯基棉质量/g	0.1	0.2	0.3	0.4
原液浓度/（mg/L）	0.2395			
原液吸光度	0.0302			
滤液浓度/（mg/L）	0.003	0.000	0.000	0.000
滤液吸光度	0.0004	0.0000	0.0000	0.0000
富集液浓度/（mg/L）	2.0580	2.4375	2.3711	1.8142
富集液吸光度	0.2123	0.2360	0.2348	0.1931
回收率/%	80.9	101.8	99.0	75.7

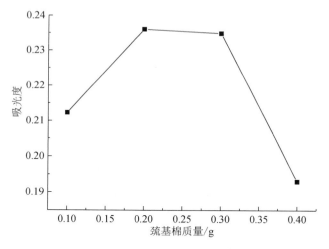

图 9-25　巯基棉质量的影响

从图 9-25 可以看出，当巯基棉质量在 0.20～0.30g 时，对 Cd^{2+} 均有吸附，镉的吸附效果较好。巯基棉质量少于 0.20g 多余 0.30g，镉试液中镉的吸附率显著降低。笔者认为，巯基棉量少于 0.2g 时，不足以吸附镉试液中的 Cd^{2+}；巯基棉量多于 0.30g 时，镉溶液中 Cd^{2+} 在巯基棉上过度分散，在使用相同体积的 HCl 洗脱液，用量又较少（5mL）的情况下，Cd^{2+} 不能完全从巯基棉上洗脱下来，而当洗脱液用量加得太多，洗脱次数过多，富集液被稀释，镉浓度降低，又达不到富集痕量镉的效果。所以巯基棉质量一般控制在 0.20～0.30g，故本实验选用 0.20g 的巯基棉。

（4）洗脱剂 HCl 浓度的影响

5 份镉含量相同的原镉试液，用原子吸收光度法分别测其原液镉浓度与吸光度数据见表 9-36；将 5 份试液经过巯基棉，富集后的巯基棉用 5mL 不同浓度的 HCl 洗脱，稀释成 10mL 后，用原子吸收光度法测其富集液镉浓度与吸光度数据见表 9-36，洗脱剂 HCl 浓度与富集液中镉含量的吸光度变化曲线见图 9-26。

表 9-36　洗脱剂 HCl 浓度与富集回收率的关系

HCl 浓度/（mol/L）	0.01	0.05	0.1	1.0	2.0
原液浓度/（mg/L）			0.2395		
原液吸光度			0.0302		
滤液浓度/（mg/L）	0.000	0.000	0.000	0.000	0.000
滤液吸光度	0.0000	0.0000	0.0000	0.0000	0.0000
富集液浓度/（mg/L）	1.8150	1.9570	2.3070	2.4375	2.4885
富集液吸光度	0.1932	0.2045	0.2305	0.2360	0.2427
回收率/%	75.8	81.7	96.3	101.8	103.9

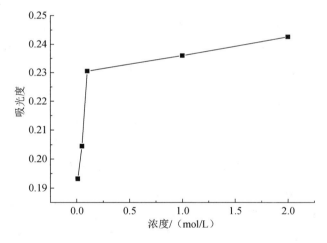

图 9-26　洗脱剂 HCl 浓度的影响

从图 9-26 看出，洗脱剂 HCl 浓度在 0.1mol/L 的酸度以上，对镉的洗脱效率较好。洗脱剂酸度过低，不足以解脱 Cd^{2+} 与巯基的结合，导致镉的洗脱率降低；酸度达到 0.1mol/L 后，镉的富集率逐渐增加，表明巯基棉上绝大部分的 Cd^{2+} 被洗脱。但是，随着洗脱剂酸度的增大，镉的洗脱率和回收率有缓慢提高的趋势。所以 HCl 的浓度应控制在 0.1～2.0 mol/L，故本实验选用浓度为 1mol/L 的 HCl 洗脱剂。

（5）洗脱剂 HCl 体积的影响

5 份镉含量相同的原镉试液，用原子吸收光度法分别测其原液镉浓度与吸光度数据见表 9-37；将 5 份试液经过不同质量的巯基棉，富集后的巯基棉用 5mL 不同浓度的 HCl

洗脱，稀释成 10mL 后，用原子吸收光度法测其富集液镉浓度与吸光度数据见表 9-37，洗脱剂 HCl 浓度与富集液中镉含量的吸光度变化曲线见图 9-27。

表 9-37　洗脱剂 HCl 体积与富集回收率的关系

HCl 体积/（mL）	1.0	2.0	5.0	6.0	8.0
原液浓度/（mg/L）			0.2395		
原液吸光度			0.0302		
滤液浓度/（mg/L）	0.000	0.000	0.000	0.000	0.000
滤液吸光度	0.0000	0.0000	0.0000	0.0000	0.0000
富集液浓度/（mg/L）	0.8450	1.5760	2.4375	2.4940	2.4042
富集液吸光度	0.0976	0.1729	0.2360	0.2431	0.2371
回收率/%	35.2	65.8	101.8	104.1	100.4

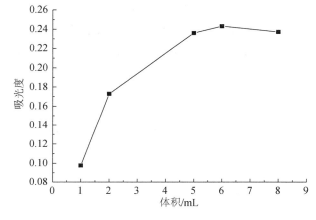

图 9-27　洗脱剂 HCl 体积的影响

从图 9-27 看出，洗脱剂 HCl 体积为 5～8mL 时，表明镉已接近完全洗脱，镉的洗脱效果较好。如果过度增大洗脱剂 HCl 体积，会使得富集液中 Cd^{2+} 浓度过度稀释，也可能影响到测定的准确度，因此，镉的洗脱率和回收率略有降低。结果表明，洗脱剂 HCl 体积为 5～8.0mL 时，对镉的洗脱效率较好，故本实验选用 5.0mL 的 HCl 洗脱剂。

7. 三七样品分析

（1）原子吸收测定酸度的选择

依次用移液管量取 1mL、2mL、3mL、4mL 浓度为 10μg/mL 的镉标液，在 4 支 50mL 的容量瓶中，加水稀释至 50mL。调节 pH 为 1，用原子吸收测溶液中镉的浓度与吸光度数据见表 9-38；同样操作，调节 pH 为 6，用原子吸收测溶液中镉的浓度与吸光度数据见表 9-39。其对应变化曲线见图 9-28。

表 9-38 pH=1 时镉溶液浓度与吸光度的关系

样品（C_{Cd}=10μg/L）	1mL	2mL	3mL	4mL
浓度/（mg/L）	0.225	0.419	0.625	0.820
吸光度	0.0249	0.0463	0.0680	0.0871

表 9-39 pH=1 时镉溶液浓度与吸光度的关系

样品（C_{Cd}=10μg/L）	1mL	2mL	3mL	4mL
浓度/（mg/L）	0.153	0.314	0.463	0.668
吸光度	0.0188	0.0379	0.0554	0.0785

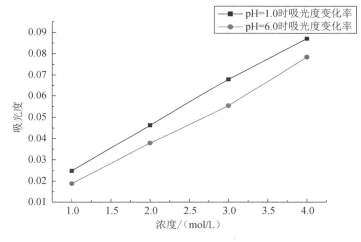

图 9-28 镉溶液酸度的影响

从表 9-38 和表 9-39 中可以看出，在 pH=1 时的镉溶液中，吸光度偏高；而 pH=6 的镉溶液，吸光度偏低。因为，在 pH=6 时 Cd^{2+} 主要以水合镉离子 $Cd(H_2O)_x^{2+}$ 形式存在；在盐酸洗脱的高酸度镉试液中，镉主要以氯络离子 $CdCl_4^{2-}$ 形式存在。因为氯化物盐酸热溶液中都有较大的挥发，在原子吸收测定的雾化过程中也比近中性的水溶液有更大的雾化率，故在汽化时 Cd^{2+} 在高温气氛中浓度相对增大。所以，在 HCl 中溶液雾化率比在 pH=6 的 $CdSO_4$ 中的雾化率大。

从图 9-28 中可以看出，两条线的斜率非常相近。根据测得的吸光度及图表，计算得 pH=1 时回归线方程为 $Y=0.0045+0.02083X$，相关系数 $R=0.9996$；pH=6 时回归线方程为 $Y=-0.0015+0.01966X$，相关系数 $R=0.9983$。结果表明，在酸性环境中，镉溶液的线性较好；而在接近碱性环境中，线性稍次。线性好，说明检测镉含量的准确度好，盐酸溶液中镉的工作曲线比 pH=6 的水溶液镉的工作曲线系统偏高，表明在盐酸溶液中做镉的原子吸收测定灵敏度更高。所以，我们选择在酸性条件下，用原子吸收测定其镉含量。

（2）三七样品试液中镉含量的测定

4 份质量 30g 的三七样品，其中 2 份加 1mL C_{Cd}=10μg/mL 的镉标液，另两份不加镉标液。样品灰化-溶解后，配制成 80mL 的样品试液，用原子吸收光度法分别测其原液镉浓度与吸光度；将 4 份试液经过不同质量的巯基棉，富集后的巯基棉用 5mL 不同浓度的 HCl 洗脱后，稀释成 10mL，用原子吸收光度法测其富集液镉浓度与吸光度，有关数据见表 9-40。

表 9-40　样品试液中镉浓度与吸光度的关系

三七样品（m=30g）	1	2	3	4
加标样（C_{Cd}=10μg/L）	1.0mL	1.0mL	0.0mL	0.0mL
原液浓度/（mg/L）	0.082	0.076	0.044	0.047
原液吸光度 A	0.0090	0.0083	0.0049	0.0052
滤液浓度/（mg/L）	0.001	0.003	0.000	0.000
滤液吸光度	0.0002	0.0004	0.0000	0.0000
富集液浓度/（mg/L）	0.620	0.586	0.368	0.372
富集液吸光度	0.0674	0.0648	0.0392	0.0418

从表 9-40 看出，三七样品试液经过巯基棉的分离富集，滤液中基本不含镉，表明在上述确定的最佳实验条件下，巯基棉对镉的吸附是较完全的。根据表中两份三七样品平行样的测定值（3 号和 4 号样），用原液直接测定的相对偏差为 6.6%，用富集液测定的相对偏差为 1.1%。用三七加标的两份平行样测定值（1 号和 2 号样），用原液直接测定的相对偏差为 7.6%，富集液测定的相对偏差为 5.6%。两组数据都有力地说明：经巯基棉富集，大幅度提高了溶液的浓度，不但可以明显提高测定的灵敏度，还可以显著地降低仪器分析的测定误差。此外，从表 9-40 中可以看出，原液中镉的吸光度比富集液中镉的吸光度偏低，因为原液的原子吸收测定不是在盐酸条件下测量，由于镉离子的雾化率和挥发性小，所以测量结果稍低。

（3）样品回收实验

将图表 9-40 中三七中不加标液和加标液，测定出的富集液中的镉浓度，换算成各溶液中的实际含镉质量，再算出相应的镉回收率，有关数据见表 9-41。

表 9-41　试液分析结果与回收实验

试液	测定值 m_1/mg		平均值	加入量/mg	测定值 m_2/mg		平均值	回收率
富集液	0.00368	0.00372	0.00370	0.010	0.0062	0.0059	0.0061	24%

从表 9-41 中看出，三七样品中镉的回收率较低，可能出现的原因有：三七样品采用高温敞口的火法灰化，在该过程中可能导致了样品中镉的大量挥发损失。三七样品中加入的镉标液，镉以无机镉离子的形式存在，而不加镉标液的三七样品中镉以有机镉的形式存在，在高温加热的条件下，无机镉离子的挥发比有机镉的挥发更快，镉的损失更大。另外，灰化处理后的三七样品，镉可能以 CdO 的形式存在，实验中用 1mol/L 盐酸

溶液是否能够完全溶解其中的 CdO，本实验没有做出进一步的研究，也可能存在灰化处理后的三七样品中的镉并没有完全被溶解。这些原因都会导致实验中镉的回收率偏低，所以，笔者建议采用微波消解法、水热反应器高压高温湿法消解处理三七样品，有待抑制样品处理时镉的损失。以上结论和建议可供后续中药材中镉分析的人员参考。

8. 结论

1）用巯基棉分离富集痕量镉的实验最佳条件：上柱前镉原液 pH 为 6，富集时流速为 5mL/min，巯基棉用量为 0.2g，洗脱剂 HCl 浓度为 1mol/L，洗脱剂 HCl 体积为 5mL，洗脱流速 0.5mL/min，三七样品含镉量 0.37mg/kg。巯基棉对痕量镉的分离富集效果较为理想。

2）用原子吸收测定试液中的镉含量时，宜在酸性条件下进行。因为在酸性条件下，原子吸收测定镉的灵敏度较高，且偏差小。所以，本实验在盐酸溶液中做镉的原子吸收测定。

3）三七样品的消解条件为：盛样品的坩埚置于电炉上缓慢炭化至无烟，转入高温炉中，控制在 450～500℃，灰化 5～6h。灰化温度不宜高于 500℃，否则会造成镉元素的大量损失。

9.8 高压消解巯基棉分离富集石墨炉原子吸收光谱法测定三七中重金属砷[28-35]

三七粉末用高压消解罐消解后，试液中的五价砷被硫脲-抗坏血酸还原为三价砷。利用巯基棉对砷有良好的分离富集性能，在酸性条件下将试液通过巯基棉富集柱进行富集，富集效率为 80%～95%。以硝酸镍为基体改进剂，用石墨炉原子吸收光谱法测砷，可获得较高的精密度，线性范围为 0～50μg/L，R=0.9993。三七中砷含量为 0.68～0.71mg/kg。砷斑法的精密度相对较低，砷含量在 1μg 以下检测的误差较大。将石墨炉原子吸收光谱法与砷斑法结合，对巯基棉的吸附酸度、富集量、富集效率，洗脱条件等做了初步研究。结合两种方法检测，砷的回收率基本符合要求。

9.8.1 实验设计构思

本研究原方案采用巯基棉富集分离富集痕量砷，用石墨炉-原子吸收光谱法测定。步骤如下：吸取 1μg/mL 砷标液配置成 25mL 砷溶液，加入 5mL 抗坏血酸-硫脲混合还原剂，定容后取 10mL 测原液砷含量；剩余原液经过巯基棉富集完毕后取出 10mL 测滤液含砷量；取出巯基棉于烧杯内在硝酸、水浴加热条件下洗脱，洗脱液定容至 10mL，测洗脱液含砷量。

本实验分别对砷溶液的浓度及酸碱度对富集效果的影响和洗脱剂的体积、洗脱时间做了初步研究，确定巯基棉富集分离的最佳实验条件。以同样的实验条件运用于测定三七中的痕量砷。结合实际条件，采用砷斑法代替石墨炉-原子吸收光谱法检测剩余样品，技术路线如图 9-29 所示。

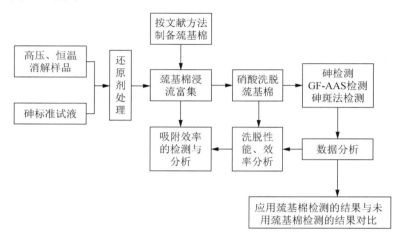

图 9-29　技术路线

9.8.2　实验原理

巯基棉是含巯基的螯合离子交换纤维，具有良好的亲水性，较大的表面积、孔隙。它借助于纤维素支链上的巯基官能团对某些重金属和非金属离子的不同程度的亲和作用，能将其选择性的定量吸附，并与其他元素分离。巯基棉具有富集倍数大，吸附效率高，吸附速度快，选择性强，解脱性好，制备简单，操作方便，易于推广等优点。

巯基棉的吸附机理：$nRSH^+ + M_{e^{n+}} = [RS^-]_n Me + nH^+$，对于变价元素砷，须解离砷与氧之间的结合，使五价砷还原为低价态的三价砷，同时需要足够的 H^+ 参与，吸附反应才能进行完全。巯基属于还原性基团，可被溶液中存在的强氧化剂氧化而使其吸附量明显降低，吸附的砷被解吸下来。

试样经消化后，五价砷在酸性条件下被硫脲和抗坏血酸还原为三价砷。可以用石墨炉原子吸收光度法测定砷含量，也可以用锌还原成砷化氢，再用 DDTC-Ag 光度法或砷斑法测定砷。

石墨炉-原子吸收光度法原理：样品在石墨管中高温原子化（2000℃以上），气态的基态砷原子吸收照射到原子蒸汽中，被砷原子吸收其共振线，吸收强度与含量成正比，测量吸光度就进行砷的定量分析。

砷斑法原理：在锌粒与盐酸的反应体系中，新生态的氢与砷生成砷化氢，从溶液中逸出，与氯化汞试纸生成黄色的色斑，砷含量高低使斑点呈现深浅不同的黄色，通过平行做砷斑标准，试样色斑与标准砷斑比较即可进行定量。

9.8.3 实验准备工作

1）HgCl$_2$ 溶液的配制：称取 2.7258g HgCl$_2$ 溶于 50mL 水中，在水浴中使微量难溶 HgCl$_2$ 颗粒全部溶解，C=0.2008mol/L。

2）硫脲-抗坏血酸混合试剂：称取 10g 硫脲（分析纯）溶于 100mL 水中，完全溶解后加入 10g 抗坏血酸（分析纯），溶解后密闭避光放置。

3）乙酸铅棉花：将 10g 脱脂棉浸入 100mL 乙酸铅（分析纯）溶液（100g/L）中，半小时后取出，在 30～35℃烘箱中烘干，贮于棕色瓶中备用。

4）氯化汞试纸的制备：将定量分析滤纸剪成长、宽各 3cm 的纸片，浸入 0.2mol/L 的 HgCl$_2$ 溶液中 1h 以上，密封至于暗处，临用前取出置暗处阴干备用。

5）硝酸镍：称取 1g 硝酸镍溶于水中，加入 4mL H$_2$O$_2$，加水至 100mL。

6）盐酸：1mol/L、3mol/L、4mol/L、5mol/L、6mol/L。

7）硝酸、高氯酸、硫酸、硫代乙醇酸、脱脂棉、无砷锌粒（均为分析纯）。

8）砷标准溶液：100μg/mL、盐酸（1+1）。

9）砷标准使用液：用移液管取 1.0mL 砷标液（化学纯 C_{As}=100μg/mL）于 100mL 容量瓶中，加水定容至 100mL，配成 C_{As}=1μg/mL 的砷标准使用液。

10）三七粉（市售）。

9.8.4 实验仪器

石墨炉（Varian SpectrAA-220FS）、原子吸收分光光度计（GTA110.MADE IN AUSTRALIA BY VARIAN AUSTRALIA PTY）、高压消解罐、电子天平（AR1140）、电热鼓风干燥箱（DHG-9053A 型）、循环水式真空泵、布氏漏斗、电炉、常规玻璃仪器、自制测砷管、巯基棉富集装置。

9.8.5 巯基棉及测砷管的制备

（1）巯基棉的制备

于烧杯中依次加入硫代乙醇酸 20mL、0.3mL H$_2$SO$_4$(1+1)、3g 脱脂棉，浸泡完全后密封置于暗处，在室温下放置 24h 后取出；用蒸馏水充分洗涤巯基棉至近中性，用布氏漏斗抽滤至近干，摊开置于烘箱中在 30～35℃下干燥后，将巯基棉置于棕色瓶中在密封、避光、低温的条件下保存备用。

（2）巯基棉吸附装置制作

用长 8～9cm 的橡胶管作巯基棉富集管，向内填入 0.2g 的巯基棉，上端接 125mL 的分离漏斗，下端接长 10～11cm、内径 6.5mm 的滴管，组成巯基棉富集柱。上端所接的分液漏斗，用于调节液体的流速。装置如图 9-30 所示。

（3）测砷管的制备

截取数段长度为 15cm、内径为 6.5mm 的直玻璃管。在玻璃管内放入约 0.3g 的乙酸铅棉，乙酸铅棉的长度控制在 7～9cm。在玻璃管的下端紧密插入橡胶塞，管口与橡胶塞底部相平；将氯化汞试纸紧密裹在玻璃管的上端，用宽为 4~5mm 的橡胶管扎紧管口，再用胶带将试纸裹紧，临用时现制。装置如图 9-31 所示。测砷瓶为内径 2cm 的试管。

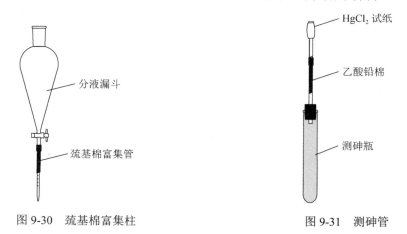

图 9-30　巯基棉富集柱　　　　　　　　　图 9-31　测砷管

9.8.6　砷标准系列的配制

（1）砷标准工作曲线的制作

用移液管取 5mL 砷标准使用液（C_{As}=1μg/mL）于 100mL 容量瓶中，加水至 100mL，配成 C_{As}=50μg/L 的砷标准工作使用液。取适量砷标准工作使用液于标样杯中，按标液与基体改进剂 Ni(NO$_3$)$_2$ 体积比为 2：1 的比例混合，放入石墨炉自动进样器中，待仪器调试、预热完毕后，以含砷量为 0μg/L、10μg/L、20μg/L、30μg/L、40μg/L、50μg/L 的标准[6]系列绘制工作曲线。

（2）标准砷斑的制作

依次取 1μg/mL 的砷标准使用液 0mL、0.1mL、0.2mL、0.4mL、0.6mL、0.8mL、1mL、2mL、3mL、4mL（相当于 0μg、0.1μg、0.2μg、0.4μg、0.6μg、0.8μg、1μg、2μg、3μg、4μg 砷）于 5 个 25mL 容量瓶中，分别加入 5mL 抗坏血酸-硫脲混合还原剂，加 5mL HCl（1+1），再加适量水定容至刻度；将各份已定容的标样溶液全部转入测砷瓶中，分别加入 3g 无砷锌粒并立即立即塞上预先组装完毕的测砷管，于室温下在通风橱中放置 1.5h。取下试样及空白试样的 HgCl$_2$ 试纸，观察砷斑的色阶，并在避光、低温条件下保存。

（3）砷斑法测样品中砷含量的步骤

吸取已定容的试样溶液 10mL 及同量的空白试样分别置于测砷瓶中，各加入 5mL HCl (1+1)，适量加水至 25mL。向各个装有待测样品溶液的测砷管中加入 3g 无砷锌粒，立即塞上预先组装完毕的测砷管，于室温下在通风橱中放置 1.5h。取下试样及空白试样的 HgCl$_2$ 试纸，观察试纸上的砷斑并与标准砷斑比较定量。

9.8.7　巯基棉的富集条件

（1）巯基棉对砷富集量的探究

依次取 1μg/mL 的砷标准使用液 0mL、1mL、2mL、3mL、4mL 于 5 个 25mL 容量瓶中，分别加入 5mL 抗坏血酸-硫脲混合还原剂，再用 3mol/L HCl 定容至刻度，分别取出 10mL 溶液按砷斑法的步骤测原溶液的砷含量；分别将剩下的溶液以 2mL/min 的流速经过装有 0.2g 巯基棉的富集柱，收集滤液并用 3mol/L HCl 定容至 25mL，取其滤液 10mL 按砷斑法的步骤测砷含量；分别挤干各富集管中的巯基棉，取出置于烧杯内，加入 0.5mL HNO₃（1∶1）和 2mL 3mol/L HCl，封口并在 80℃水浴条件下加热 5min，待冷却后用适量 3 mol/L HCl 冲洗封口膜同时将洗脱液定容至 10mL，按砷斑法的步骤测其砷含量。

（2）不同酸度对巯基棉富集效果的影响

依次取 1μg/mL 的砷标准使用液 4mL 于 5 个 25mL 容量瓶中，分别加入 5mL 抗坏血酸-硫脲混合还原剂，依次用 1mol/L、3mol/L、4mol/L、5mol/L、6mol/L HCl 定容至 25mL；分别取出 10mL 溶液按砷斑法的步骤测原溶液的含砷量；分别将剩下的溶液以 2mL/min 的流速经过装有 0.2g 巯基棉的富集柱，收集滤液并用相对应浓度的 HCl 定容至 25mL，取其滤液 10mL 按步砷斑法的骤测含砷量；分别挤干各富集管中的巯基棉，取出置于烧杯内，加入 0.5mL HNO₃（1∶1）和 2mL 3mol/L HCl，封口并在 80℃水浴条件下加热 5min，待冷却后用适量 3mol/L HCl 冲洗封口膜同时将洗脱液定容至 10mL，按砷斑法的步骤测其砷含量。

（3）不同洗脱液的用量、洗脱时间对洗脱效率的影响

依次取 1μg/mL 的砷标准使用液 4.0mL 于 5 个 25mL 容量瓶中，分别加入 5mL 抗坏血酸-硫脲混合还原剂，依次用 3mol/L HCl 定容至 25mL；分别取出 10mL 溶液按砷斑法的步骤测原溶液的含砷量；分别将剩下的溶液以 2mL/min 的流速经过装有 0.2g 巯基棉的富集柱，收集滤液并用 3mol/L HCl 定容至 25mL，取其滤液 10mL 按砷斑法的步骤测含砷量；分别挤干各富集管中的巯基棉，取出置于烧杯内，依次加入 0.5mL、1.0mL、1.5mL、2mL、3mL HNO₃（1∶1）和 2mL 3mol/L HCl，封口并在 80℃水浴条件下分别加热 5min、7 min、9 min，待冷却后用适量 3mol/L HCL 冲洗封口膜同时将洗脱液定容至 10mL，按砷斑法的步骤测其砷含量。

9.8.8　三七中砷的检测

1. 样品的处理

（1）高压消解罐消解样品

称取三七粉 1g（精确到小数点后第四位）于高压消解罐中[32]，加入硝酸-高氯酸（4+1）混合酸 10mL，加紧后置于 160℃的烘箱中恒温加热 5h。待冷却后取出聚氯乙烯样杯，打开至棕色的烟散尽，将淡黄色的溶液转入烧杯中并用少量水冲洗样杯；盖上表面皿置于电炉上加热至冒白烟，放冷；用 3mol/L HCl 移入 25mL 容量瓶中。同时做空白

试样。

（2）烧杯消解样品

称取三七粉 1g（精确到小数点后第四位）于烧杯中，加入硝酸-高氯酸（4+1）混合酸 10mL，盖上表面皿置于电炉上加热至冒白烟，取下放冷将淡黄色的溶液用 3mol/L HCl 移入 25mL 容量瓶中。同时做空白试样。

2. 未经巯基棉处理的三七样中砷的检测

依次向两份样品消解液和空白试样中，加入 5mL 抗坏血酸-硫脲混合还原剂，再用 3mol/L HCl 定容至刻度，分别取出 10mL 溶液用石墨炉-原子吸收光谱法测砷含量。

3. 经过巯基棉处理的三七样中砷的检测

（1）消解罐消解样品中砷的检测

依次向 3 份消解罐消解样品消解液和空白试样中，加入 5mL 抗坏血酸-硫脲混合还原剂，再用 3mol/L HCl 定容至刻度，分别取出 10mL 溶液测用石墨炉-原子吸收光谱法测砷含量；分别将剩下的溶液以 2mL/min 的流速经过装有 0.2g 巯基棉的富集柱，收集滤液并用 3mol/L HCl 定容至 25mL，取其滤液 10mL 按砷斑法的步骤测含砷量；分别挤干各富集柱中的巯基棉，取出置于烧杯内，加入 0.5mL HNO_3（1∶1）和 2mL 3mol/L HCl，封口并在 80℃水浴条件下加热 5min，待冷却后用适量 3mol/L HCl 冲洗封口膜同时将洗脱液定容至 10mL，按砷斑法的步骤测其砷含量。

（2）烧杯消解的三七样中砷的检测

依次向三份烧杯消解的样品消解液和空白试样中，加入 5mL 抗坏血酸-硫脲混合还原剂，再用 3mol/L HCl 定容至刻度，分别取出 10mL 溶液测用石墨炉-原子吸收光谱法测砷含量；分别将剩下的溶液以 2mL/min 的流速经过装有 0.2g 巯基棉的富集柱，收集滤液并用 3mol/L HCl 定容至 25mL，取其滤液 10mL 按砷斑法的步骤测含砷量；分别挤干各富集柱中的巯基棉，取出置于烧杯内，加入 0.5mL HNO_3（1∶1）和 2mL 3mol/L HCl，封口并在 80℃水浴条件下加热 5min，待冷却后用适量 3mol/L HCL 冲洗封口膜同时将洗脱液定容至 10mL，按砷斑法的步骤测其砷含量。

（3）回收率的测定

依次向样品中加入 0.5μg、0.8μg 砷，空白试样不加标，分别加入 5mL 抗坏血酸-硫脲混合还原剂，再用 3.0mol/L HCl 定容至刻度，分别取出 10mL 溶液测用石墨炉-原子吸收光谱法测砷含量；分别将剩下的溶液以 2mL/min 的流速经过装有 0.2g 巯基棉的富集柱，收集滤液并用 3mol/L HCl 定容至 25mL，取其滤液 10mL 按砷斑法的步骤测含砷量；分别挤干各富集柱中的巯基棉，取出置于烧杯内，加入 0.5mL HNO_3（1∶1）和 2mL 3mol/L HCl，封口并在 80℃水浴条件下加热 5min，待冷却后用适量 3.0 mol/L HCl 冲洗封口膜同时将洗脱液定容至 10mL，按砷斑法的步骤测其砷含量。然后分别测定回收率。

9.8.9 线性回归方程及相关系数

（1）石墨炉-原子吸收光谱法检测的标准曲线

仪器条件：波长为 193.7nm，狭缝为 0.5nm，灯电流为 6mA。标准样品的检测数据如表 9-42 所示。标准曲线作图：隐藏标样 1 的吸光度值所作的标准曲线，如图 9-32 所示。砷标准工作曲线的线性方程：$Y=0.00302X+0.0022$，线性范围为 0～50μg/L，$R=0.9993$。

表 9-42　标准样品的检测数据

样品标签	浓度/（μg/L）	RSD/%	平均吸光度
标样空白	0	19.1	0.0039
标样 1	10	14.7	0.0502
标样 2	20	9.1	0.0698
标样 3	30	1.6	0.0978
标样 4	40	0.4	0.1253
标样 5	50	2.3	0.1565

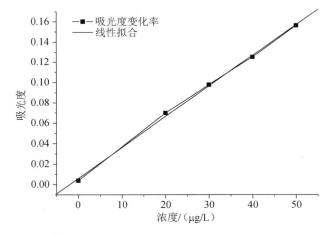

图 9-32　石墨炉-原子吸收光谱法所作的标准曲线

从线性回归相关系数可看出，砷含量为 0～50μg，线性关系较好。在加基体改进剂前，标准曲线的线性关系较差，加入硝酸镍基体改进剂后线性关系较好，如图 9-32 所示。由此说明硝酸镍对降低背景吸收、固化砷原子有较好的作用。

（2）标准砷斑的色阶

按照实验方法步骤制作的标准砷斑如图 9-33 所示，从左到右、从上到下砷的含量依次为 0μg、0.2μg、0.4μg、0.6μg、0.8μg、1μg、2μg、3μg、4μg。国家标准中用溴化汞试纸能生成黄色至橙色的色斑，但实验中没有溴化汞，用氯化汞代替，相对于国家标准灵敏度略降低，故色斑只呈现黄色。

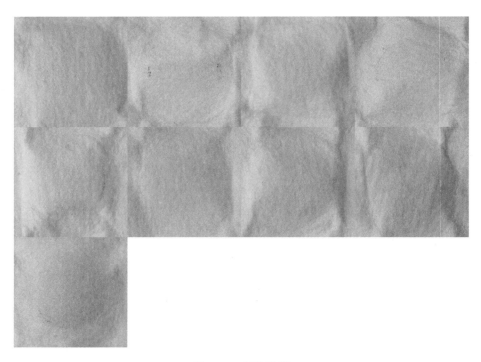

图 9-33　标准砷斑

从图 9-33 可看出，含砷量为 0.2～4.0μg 时，砷斑黄色深浅清晰可见，在该范围内可进行砷含量的半微量定量分析。

9.8.10　巯基棉吸附分离富集砷的条件

（1）巯基棉的富集量的测定

巯基棉定量为 0.2g，在相同酸度条件下，改变溶液中砷的含量，用以测定巯基棉的富集量。5 份不同含砷的标样用砷斑法分别取 10mL 测其原液砷含量，再将剩余试液（V=15mL）经过巯基棉后，用砷斑法测其滤液、富集液的含砷量数据见表 9-43。

表 9-43　巯基棉的富集量

原标液含砷量/μg	0	1	2	3	4
过柱前标液含砷量/μg	0	0.6	1.2	1.8	2.4
滤液含砷量/μg	<0.2	<0.2	<0.2	<0.2	<0.2
富集液含砷量/μg	<0.2	0.5	1.5	2.0	3.5
富集效率/%	—	>80	>90	>93.3	>95
洗脱效率/%	—	62.5	83.3	71.4	92.1

注：对低于 0.2μg 的砷，砷斑法已经无法检验。

从表 9-43 可看出，在本实验的条件下，当巯基棉的质量一定时，在 3mol/L HCl 条件下巯基棉的富集量随着砷含量的增加而增大。巯基棉吸附砷的效果很好，虽然含砷量高达 4µg，但过吸附柱后滤液均未检出砷，可见，巯基棉吸附分离砷的方法是可行的。但砷的洗脱量则随着砷含量的降低而降低，这表明：砷在巯基棉上的吸附很牢固，本实验中因使用的洗脱液体积较小（目的是获得较高的富集率），故未能将砷全部洗脱。

（2）酸度对巯基棉的富集效率的影响

5 份均含 4µg 砷的标液，分别在 1mol/L、3mol/L、4mol/L、5mol/L、6mol/L 的盐酸条件下，经过巯基棉的富集。用砷斑法测分别滤液、富集液的含砷量，数据见表 9-44。

表 9-44　酸度对巯基棉的影响

盐酸浓度/（mol/L）	1	3	4	5	6
原液砷含量/µg	4	4	4	4	4
滤液含砷量/µg	0.6	<0.2	0.8	<0.2	<0.2
富集液含砷量/µg	<0.5	3.5	0.8	1.5	1
富集效率/%	85	>95	80	>95	>95
洗脱效率/%	15	92	25	39.5	26.3

巯基棉对三价砷的吸附能力较强，在 0.5~8mol/L HCl 中可定量吸附，但酸度太高会影响巯基棉的吸附量。从表 9-44 可看出，本实验在相同的含砷量、允许的酸度条件下，总体上巯基棉的富集量随着酸度增加而增大。在 4mol/L 酸度下富集效率相对降低，可能是过柱的流速略快于其他，导致富集不完全。实验中还发现，测滤液含砷量时乙酸铅棉变黑的量随酸度的增大而增加，说明反应中乙酸铅吸收了不同量的 H_2S，使乙酸铅棉变黑的量不同。这表明在不同酸度下巯基棉的巯基出现不同程度的解析，致使滤液中的含硫量随酸度增大而增加；但是部分巯基解析对体系的富集效率影响差异较小，可说明在巯基棉的制备阶段，硫代乙醇酸的用量过大，致使过量的巯基与纤维素结合不完全，随酸度的增加，巯基解析的量逐渐增大。另外，乙酸铅吸收大量 H_2S 后生成黑色的硫化铅，阻挡了乙酸铅棉的空隙，影响了砷化氢通过乙酸铅棉的量，从而影响了检测的结果。

（3）洗脱剂硝酸和洗脱时间的影响

5 份均含 4µg 砷的标液，分别经过巯基棉富集后，在不同用量的硝酸和不同洗脱时间下，用砷斑法分别测滤液、富集液的含砷量。数据见表 9-45。

表 9-45　洗脱效时间、硝酸用量的影响

原液含砷量/µg	4	4	4	4	4
滤液含砷量/µg	<0.2	<0.2	<0.2	<0.2	<0.2
硝酸用量/mL	0.5	1	1.5	2	3
洗脱时间/min	5	5	7	7	9
富集液砷含量/µg	2.5	2.0	<0.2	<0.2	<0.2
富集效率/%	>95	>95	>95	>95	>95
洗脱效率/%	65.8	52.6	5.3	5.3	5.3

从表 9-44 可看出，相同含量的砷在 3mol/L 盐酸条件下，富集效果最佳。理论上洗脱效率随洗脱剂体积、洗脱时间的增加而增大，但上表结果与理论差距较大。表明巯基

棉制备中硫代乙醇酸用量过大，使巯基含量过高，洗脱较为困难。实验过程中，将富集完毕的巯基棉置于烧杯内水浴加热洗脱，硝酸加热后分解，可能会带走部分砷；洗脱后的巯基棉不能完全挤干可能残留一定砷；洗脱液由烧杯移入量筒定容，这一过程虽用少量的盐酸转移，但是在器皿内壁仍会损失部分砷。这些过程对砷的损失较多，致使误差较大，可能造成检测的结果较低。随着硝酸的用量增加，已富集在巯基棉上的三价砷被解吸下来。在加热条件下三价砷可能被氧化为五价砷，用砷斑法检测前未加入还原剂将五价砷还原为三价砷，可能导致检测结果偏低。若能减小上述过程中的误差和进一步完善方法，洗脱效率应有较好的结果。

9.8.11　三七样品的分析

（1）不经过巯基棉的三七样品中砷的检测

依次向两份样品消解液和空白试样中，加入 5mL 抗坏血酸-硫脲混合还原剂，再用 3mol/L HCl 定容至 25mL，分别取出 10mL 溶液用石墨炉-原子吸收光谱法测砷含量。数据见表 9-46。

表 9-46　未用巯基棉富集的三七样检测

三七样品质量/g	空白试样	1.0052	1.0075
试液浓度/（μg/L）	14.58	42.09	43.90
总砷含量/μg	0.3645	1.0523	1.0773
扣除空白后的砷含量/μg	0.0000	0.6878	0.7128

从表 9-46 可知：两份平行样，结果接近，偏差为 3.6%。基本符合痕量分析的误差要求，结果与文献报告的相近。

（2）巯基棉应用于三七样品中砷的检测

消解罐样按照砷斑法步骤检测，结果见表 9-47。

表 9-47　消解罐消解样的检测

三七样品	m_1	m_2	m_3	空白试样
三七样质量/g	1.0144	1.0145	1.0055	—
原液含砷量/μg	0.672	0.8113	0.6475	0.3645
滤液含砷量/μg	<0.2	0.5615	<0.2	<0.2
富集液含砷量/μg	0.4	0.4235	0.75	<0.5

从表 9-47 看出，三份样品，前两份结果接近，第三份偏差较大，总体的精密度不好，可能与样品处理、放置时间及测定时的条件不一致有关，另外，也可能是样品的含砷量太低，已经处于砷斑法的下限范围，因而结果不好。这表明，砷斑法用于痕量砷的定量测定，误差较大。

烧杯常压消解样按砷斑法步骤检测，结果见表 9-48。

表 9-48　烧杯消解样的检测

三七样品	m_4	m_5	m_6	空白试样
三七样质量/g	1.0047	1.0142	1.0128	—
原液含砷量/μg	0.677	0.743	0.875	0.3645
滤液含砷量/μg	<0.2	0.5615	<0.2	<0.2
富集液含砷量/μg	<0.5	1	1.25	<0.5

从表 9-48 中可看出，用常压烧杯消解的结果比用消解罐处理样品的结果更差，精密度较低，其原因可能是常压敞口加热消解，砷的挥发损失问题会突出出来，当然，表 9-48 的结果比表 9-47 的高，这与巯基棉的洗脱困难，结果的不一致性有关。说明巯基棉的吸附与解吸附、温度影响、洗脱液体积等因素的影响还须做进一步的研究。

9.8.12　回收率的测定

按照砷斑法步骤进行回收率的测定，结果见表 9-49。结果表明：石墨炉-原子吸收光谱法测定原溶液的砷，与砷斑法测定滤液、富集液相结合，砷回收率基本符合要求。

表 9-49　回收率的测定

三七样品	m_4	m_5	空白试样
三七样质量/g	1.0148	1.0155	—
原液含砷量/μg	0.5218	0.654	0.3645
加标量/μg	0.5	0.8	0
滤液含砷量/μg	<0.2	<0.2	<0.2
富集液含砷量/μg	1	1.5	<0.5
回收率/%	95.6	105.7	—

9.8.13　结论

1）用高压消解罐消解样品的损失要比烧杯消解所造成的损失较小。样品置于消解罐内在 160℃的烘箱中恒温加热 5h 可消解完全,消解液在充分赶出大量酸后才能保证所加还原剂不被氧化分解。用烧杯消解样品，温度须加以控制，温度过高样品容易被蒸干炭化。但转移样品消解液的过程中，会在器皿内壁残留一定的砷，造成损失。

2）用巯基棉分离富集痕量砷的实验最佳条件：上柱前在 3mol/L HCl 酸度条件下,用 5mL 抗坏血酸-硫脲混合还原剂还原五价砷，富集时流为 2mL/min,巯基棉用量为 0.2g,洗脱剂为 HCl 3mol/L、HNO$_3$(1∶1)，洗脱剂体积为 HCl 2mL、HNO$_3$(1∶1)0.5mL，洗脱条件为水浴温度 80℃、洗脱 5min。在上述条件下巯基棉对痕量砷的分离富集效果相对较好。但是洗脱条件有待进一步研究，若能减小误差巯基棉分离富集的效果会更佳。

3）石墨炉-原子吸收测定试液中的砷含量，选择硝酸镍做基体改进剂，能有效降低背景吸收，使测定的灵敏度更高；检测线性范围为 0～50μg/L，R=0.9993。但砷斑法在痕量砷的检测中误差较大，精密度较小，检测的结果较差，不适合用于痕量砷的检测。

4）制备巯基棉时，硫代乙醇酸的用量须加以控制。本研究在按照文献方法制备的同时，加大了硫代乙醇酸的用量，导致所制备的巯基棉巯基含量过高。虽然富集效率较高，但是洗脱较困难，从而影响了检测的结果。

9.9 原子吸收法测定文山三七中汞含量方法研究[36-43]

本节采用原子吸收法分析测定文山药物三七中的汞含量，而要对汞含量进行测定，首先要保证在处理过程中汞没有被挥发掉。而本节通过采用文献报道的冷原子吸收法、二硫腙（双硫腙）光度法、孔雀绿萃取光度法的实验条件进行对比研究，用 $HgCl_2$ 溶液来绘制标准曲线，探索适合测量含汞物质的测量方法。实验分别对三七样品用浓硝酸-浓硫酸，浓硝酸-高氯酸的混酸在不同的温度下进行一系列的前处理，找出适合消化三七样品的温度，溶解样品的混酸等，将所得样液用孔雀绿萃取光度法在一般的分光光度计上进行测定，测定结果显示出药物三七中含有微量的汞。通过上述实验可知，三七样品的消化温度为 120～130℃，浸泡样品用浓硝酸-浓硫酸的混酸较好。将上述研究所得的条件对三七样品进行处理，所制得的样液用原子吸收分光光度法进行测定，测得样品含汞量为 184～198mg/kg。通过对比研究，结果表明用孔雀绿萃取光度法绘制的曲线较好，但制备出的样液用原子吸收法测量结果严重偏高，说明原子吸收法不能满足测定中草药三七中痕量汞的含量。

9.9.1 实验原料、仪器和试剂

1）三七粉。

2）浓硫酸，高氯酸，氨水溶液（2%）。

3）$HgCl_2$ 溶液（100μg/mL）：准确称取 0.1354g $HgCl_2$（优级纯）溶解于水中，加去离子水移入 1L 容量瓶中并定容。

4）$HgCl_2$ 溶液（2μg/mL）：取 100μg/mL 的 $HgCl_2$ 溶液 10mL 用水定容为 500mL。

5）H_2SO_4 溶液（4%）：向一个干净的储液瓶中加入 400mL 去离子水，量取 100mL 浓 H_2SO_4 溶液加入，再向储液瓶中加入 2000mL 去离子水即可。

6）$KMnO_4$ 溶液（5%）：称取 5g $KMnO_4$ 固体，加水定容为 100mL 即可。

7）盐酸羟胺溶液（5%）：称取 5g 盐酸羟胺（分析纯）固体，用水定容为 100mL 即可。

8）乙酸-乙酸钠缓冲溶液（pH=4.5）：$C_{乙酸}$=1mol/L 溶液与 $C_{乙酸钠}$=1mol/L 溶液等体积混合。

9）EDTA 溶液（C_{EDTA}=0.1mol/L）：18.6g EDTA 固体溶于 500mL 水中。

10）枸橼酸钠（又称柠檬酸钠）溶液（20%）：称取 40g 的柠檬酸钠固体，定容为 200mL 即可。

11）Na$_2$SO$_3$ 溶液（20%）：称取 40.001 7g Na$_2$SO$_3$ 固体，定容为 200mL 即可。

12）双硫腙溶液（0.001%）：称取 0.1g 双硫腙固体，加入密度为 1.475g/mL 的 CHCl$_3$67.7mL，再取出 1mL 用 CHCl$_3$ 定容为 100mL 即可。

13）碱性洗液：25mL EDTA 溶液，25mL 乙酸-乙酸钠缓冲液，25mL 柠檬酸钠溶液，25mL Na$_2$SO$_3$ 溶液，50mL 氨水溶液用水稀释至 250mL，现配现用。

14）KI 溶液（0.005%）：称取 0.5g KI（分析纯）固体，定容为 100mL 溶液，再从中取出 1mL 该溶液定容为 100mL 即可。

15）孔雀绿溶液（0.02%）：称取 0.02g 孔雀绿（分析纯）固体，定容为 100mL 即可；HCl（1+1）溶液：20mL 浓 HCl+20mL 去离子水。

16）硫脲+抗坏血酸溶液（5%）：称取 5g 硫脲，5g 抗坏血酸，用去离子水溶解并稀释至 100mL，混匀即可。

17）SpectrAA-220FS 原子吸收（VARIAN）；KDN-08C 消化炉；7200 型-分光光度计［尤尼柯（上海）仪器有限公司］。

9.9.2 实验方法

1. 绘制 HgCl$_2$ 溶液的标准曲线探索三七样品的前处理条件

（1）在冷原子吸收法的实验条件下绘制

分别精密量取 HgCl$_2$ 溶液（100μg/mL）0mL、0.1mL、0.3mL、0.5mL、0.7mL、0.9mL，移入 50mL 容量瓶中，加 H$_2$SO$_4$ 溶液（4%）40mL，KMnO$_4$ 溶液（5%）0.5mL，摇匀，滴加盐酸羟胺溶液（5%）至溶液紫红色刚好消失，用 H$_2$SO$_4$ 溶液（4%）稀释至刻度，摇匀。在此过程中溶液颜色变化：紫红色→棕色絮状物→无色。

将上述溶液在 253.7nm 波长处在紫外分光光度计上进行测定，所测结果不稳定。（原因分析：紫外分光光度计测量汞的波长不是 253.7nm，要重新找适合的波长。）

溶液波长的测试：用 0mL 的溶液来校正紫外分光光度计，通过光谱得到最大吸收峰所对应的波长和所对应的吸光度。校正好后，分别用 0.1mL、0.3mL、0.5mL、0.7mL、0.9mL 所配的溶液测量出最大吸收峰所对应的波长和吸光度值，所得数据见表 9-50。

表 9-50　最大吸收峰所对应的波长和吸光度值

项目	1 号	2 号	3 号	4 号	5 号
波长/nm	245	246	246	246	246
吸光度	0.620128	0.598677	0.614366	0.602539	0.623869

通过上述测试，可知上述溶液的吸收波长约为 246nm。

测量数据如表 9-51 和表 9-52 所示。

表 9-51　放置一夜后的溶液在波长 246nm 下的吸光度

项目	1 号	2 号	3 号	4 号	5 号
波长/nm	246	246	246	246	246
吸光度	0.058	0.049	0.045	0.048	0.053

表 9-52　现配溶液在波长 246nm 下的吸光度

项目	1 号	2 号	3 号	4 号	5 号
波长/nm	246	246	246	246	246
吸光度	0.065	0.062	0.061	0.069	0.050

由表 9-51、表 9-52 所得实验数据可看出，所得的标准曲线不为直线，该实验条件不适合 $HgCl_2$ 溶液标准曲线的绘制，需要采用另外的方法绘制。

（2）在双硫腙光度法的条件下绘制

精密量取 $HgCl_2$ 溶液（2μg/mL）0μg、2μg、4μg、6μg、8μg（即 0mL、1mL、2mL、3mL、4mL）于 100mL 量筒中，加水稀释至 20mL 刻度，加入 5mL 的 EDTA 溶液（C_{EDTA}=0.1mol/L，5mL 乙酸-乙酸钠缓冲溶液（pH=4.5），5mL 柠檬酸钠溶液（20%），摇匀后加入 10mL 双硫腙溶液（0.001%），移入分液漏斗中激烈震荡 1min，静置分层。将有机相放入另一分液漏斗中［若有机相呈现纯黄色，说明汞含量高，应相应补加双硫腙溶液（0.001%），直至有机相中呈现过剩的绿色双硫腙为止］。出现如下现象：

1 号+10mL 双硫腙溶液（0.001%）：下层为绿色，上层为无色。

2 号+10mL 双硫腙溶液（0.001%）：下层为绿色，上层为无色。

3 号+10mL 双硫腙溶液（0.001%）：下层为橘黄色，上层无色，再+5mL 双硫腙溶液（0.001%）重新震荡 1min，静置后分层，下层为绿色，上层为无色。

4 号+10mL 双硫腙溶液（0.001%）：下层为红黄色，上层无色，再+10mL 双硫腙溶液（0.001%）重新震荡 1min，静置后分层，下层为绿色，上层为无色。

5 号+10mL 双硫腙溶液（0.001%）：下层为黄色，上层无色，再+15mL 双硫腙溶液（0.001%）重新震荡 1min，静置后分层，下层为绿色，上层为无色。

将上述有机相合并，均加入 10mL 碱性洗液，静置分层后放出有机相于干燥容量瓶中。加入密度为 1.84g/cm^3 的浓 H_2SO_4 0.1g（即 1 滴），振荡后静置 3min 左右即可进行测量。测量数据如表 9-53 所示。

表 9-53　用双硫腙光度法测得的吸光度

项目	1 号（0μg）	2 号（2μg）	3 号（4μg）	4 号（6μg）	5 号（8μg）
波长/nm	490	490	490	490	490
吸光度	0	0.28	0.684	0.947	1.264

由上述数据绘制的标准曲线见图 9-34。

图 9-34 中带点的折线表示实验测得 $HgCl_2$ 溶液的相关数据所绘制的，带点直线表示拟合直线，纵坐标表示吸光度，横坐标表示含 $HgCl_2$ 的质量。

该标准曲线的线性回归方程为 $Y=0.15975X-0.004$；相关系数 $R=0.9981$；相对偏差 SD=0.0358。

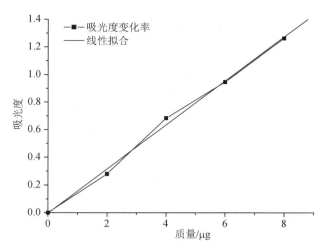

图 9-34 双硫腙光度法条件下绘制的 $HgCl_2$ 溶液标准曲线

该种方法测量数据线性不是很好，可能是由于双硫腙在实验过程中很容易被氧化，与 Hg^{2+} 的络合效应降低所致。

（3）在孔雀绿萃取光度法的条件下绘制

吸取 0mL、2mL、4mL、6mL、8mL、10mL 汞的标准溶液（即含汞量为 0μg、4μg、8μg、12μg、16μg、20μg）分别置于 50mL 容量瓶中，加入 1:1 的 HCl 溶液 1mL，乙酸-乙酸钠缓冲溶液 6mL，摇匀后，依次加入新配制的 0.005%KI 溶液 4mL，0.02%孔雀绿溶液 2mL，用水稀至 40mL 左右，摇匀，准确加入 10mL 苯，萃取 2min 左右，分层后，取有机相于 1cm 比色皿中，以标准空白作参比，在 7200 型分光光度计上测量其吸光度。所测结果见表 9-54～表 9-59。

表 9-54 所有样品溶液配完后测得吸光度

项目	1 号	2 号	3 号	4 号	5 号	6 号
波长/nm	630	630	630	630	630	630
吸光度	0	0.252	0.0314	0.401	0.510	0.634

表 9-55 将上述溶液放置 15min 后测得吸光度

项目	1 号	2 号	3 号	4 号	5 号	6 号
波长/nm	630	630	630	630	630	630
吸光度	0	0.223	0.305	0.419	0.622	0.630

表 9-56 新配溶液 2min 后测得吸光度

项目	1 号	2 号	3 号	4 号	5 号	6 号
波长/nm	630	630	630	630	630	630
吸光度	0	0.208	0.288	0.386	0.455	0.458

表9-57　现配溶液测得吸光度

项目	1 号	2 号	3 号	4 号	5 号	6 号
波长/nm	630	630	630	630	630	630
吸光度	0	0.194	0.345	0.510	0.627	0.705

表9-58　将表9-57的溶液摇后，再测一次所得吸光度

项目	1 号	2 号	3 号	4 号	5 号	6 号
波长/nm	630	630	630	630	630	630
吸光度	0	0.185	0.346	0.538	0.659	0.742

表9-59　将所加溶液全部新配制后加入，测得吸光度

项目	1 号	2 号	3 号	4 号	5 号	6 号
波长/nm	630	630	630	630	630	630
吸光度	0	0.171	0.351	0.504	0.650	0.818

通过对以上表的实验数据的比较，采用最佳数据绘制出的 $HgCl_2$ 标准曲线见图9-35。

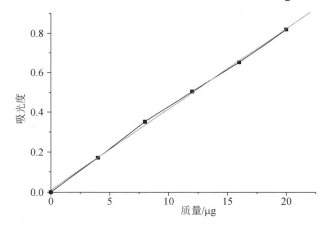

图 9-35　孔雀绿萃取光度法条件下绘制的 $HgCl_2$ 溶液标准曲线

图 9-35 中带点的折线表示实验测得 $HgCl_2$ 溶液的相关数据所绘制的，带点直线表示拟合直线，纵坐标表示 $HgCl_2$ 的吸光度，横坐标表示含 $HgCl_2$ 的质量。

该标准曲线的线性回归方程为 $Y=0.04057X+0.00995$；相关系数 $R=0.9994$；相对标准偏差 RSD=0.01138。

通过对上述三种实验方法的比较，用孔雀绿萃取光度法的实验条件绘制 $HgCl_2$ 溶液的标准曲线较好。故下述三七样液用第三种实验方法进行测量。

2. 三七样品中汞的测定

（1）用 7200 型分光光度计进行测量

方法一：分别称取 1.0012g（1 号）、1.000g（2 号）、1.0073g（3 号）的三七粉置于

三支消化管中，加入浓 HNO_3-浓 H_2SO_4(5∶1)10mL 浸泡，放置过夜。将过夜好的物质在表 9-60 所示程序下进行消化。

表 9-60 消化程序

项目	1 号	2 号	3 号
消化温度/℃	110	120	130
沸腾温度/℃	93	117	121
加王水量/mL	6	4	4
消化程度	消化至溶液透明	并蒸发至近干	—

将上述溶液冷至室温，进行过滤，将溶液定容为 50mL，摇匀待测。

分别取上述溶液 10mL 置于 50mL 容量瓶中，加入 1∶1 的 HCl 溶液 1mL，乙酸-乙酸钠缓冲溶液 6mL，摇匀后，依次加入新配制的 0.005%KI 溶液 4mL，0.02%孔雀绿容易 2mL，用水稀至 40mL 左右，摇匀，准确加入 10mL 苯，萃取 2min 左右，分层后，取有机相于 1cm 比色皿中，以标准空白作参比，在 7200 型分光光度计上测量其吸光度。在实验过程中出现表 9-61 所示现象。

表 9-61 实验过程中的现象

项目	1 号	2 号	3 号
加孔雀绿前	—	均为黄色透明溶液	—
加入孔雀绿	—	均变为草绿色	—
振荡后	有机相呈浅绿色	有机相呈现绿色	有机相呈现绿色

方法二：准确称取 0.5g 三七样品于 50mL 烧杯中，加入 10mL 王水，沸水浴加热，消化至 2mL 左右，取出冷却，加约 30mL 去离子水，再加 2.5mL HCl，10mL 硫脲+抗坏血酸溶液（5%），定容，摇匀。静置 30min 后待测。取 10mL 上述溶液，用孔雀绿萃取分光光度法进行分析测定。测定结果见表 9-62。

表 9-62 用王水浸泡样品测得吸光度

项目	参比液	样液	同一样液
波长/nm	630	630	630
吸光度	0	0.121	0.126

由以上实验数据可知，三七样品中含有微量的汞。但方法一比方法二好，方法二中会出现部分样品被浪费，导致实验结果不佳。

（2）用原子吸收法进行测定

1）汞标准曲线的绘制。

汞标准液的浓度分别为：0 μg/mL、25μg/mL、50μg/mL、75μg/mL、100μg/mL。对应吸光度为：0、0.0373、0.0889、0.1204、0.1646。

上述数据所得的标准曲线见图 9-36。

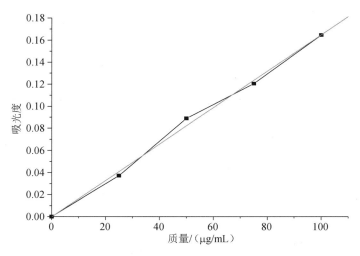

图 9-36　原子吸收法测得数据绘制的汞标准曲线

图 9-36 中带点的折线表示实验测得 $HgCl_2$ 溶液的相关数据所绘制，带点直线表示拟合直线，纵坐标表示 $HgCl_2$ 的吸光度，横坐标表示含 $HgCl_2$ 的量。

该直线的回归方程为 $Y=0.00165X$；相关系数 $R=0.9980$；相对标准偏差 RSD=0.00475。

2）汞的测定。

方法一：用浓硝酸-浓硫酸（5∶1）混酸对不同质量的三七样品进行消化处理。将待测液在仪器设置：波长为 253.7 nm，狭缝为 0.5 nm，灯电流为 4.0 mA；扣背景：关；测量设置：校正模式为"浓度"，测量模式为 PROMT，平滑为"7 点"；标样精密度：1.0%，样品精密度：1.0%，测量时间：5s；火焰设置：火焰类型为空气/乙炔，空气流量为 13.5L/min，乙炔气流量为 2.00L/min；燃烧头高度：0.0mm 的仪器条件下进行测量，所得结果见表 9-63。

表 9-63　测量结果

项目	1 号	2 号
样品质量/g	1.0036	1.0018
加混酸量/mL	10	10
消化温度/℃	110	120
吸光度值	不确定	不确定

吸光度值不确定，由于样液中汞的浓度低于汞标准溶液的浓度，导致所测结果很小，得不出线性关系，须增加三七样品的量。

增加三七样品的量后进行实验，结果见表 9-64 和表 9-65。

表 9-64　浓硝酸-浓硫酸浸泡，在 110℃、120℃温度下消化后所得数据

项目	1 号	2 号	3 号	4 号
样品质量/g	5.0072	5.0071	5.0007	5.0055

续表

项目	1 号	2 号	3 号	4 号
加混酸量/mL	50	50	50	50
消化温度/℃	110	110	120	120
吸光度值	0.0296	0.0294	0.0295	0.0286
汞的浓度/（mg/L）	19.0	18.9	18.9	18.4
误差/%	1	1	1	1

表 9-65　浓硝酸-浓硫酸浸泡，在 130℃、140℃温度下消化后所得数据

项目	5 号	6 号	7 号	8 号
样品质量/g	5.0068	5.0065	5.0054	5.0072
加混酸量/mL	50	50	50	50
消化温度/℃	130	130	140	140
吸光度值	0.0308	0.0304	0.0308	0.0301
汞的浓度/（mg/L）	19.8	19.5	19.7	19.3
误差/%	0.9	1	0.9	0.9

方法二：称取三七样品，用硝酸和高氯酸对样品进行消化处理，将所得待测液在仪器设置：波长为 253.7nm，狭缝为 0.5nm，灯电流为 4.0mA；扣背景：关；测量设置：校正模式为浓度，测量模式为 PROMT，平滑为 7 点；标样精密度：1.0%，样品精密度：1.0%，测量时间：5s；火焰设置：火焰类型为空气/乙炔，空气流量为 13.5 L/min，乙炔气流量为 2L/min；燃烧头高度：0mm 的条件下进行测量。

从方法一、方法二的测量误差知，用方法一测定汞比方法二好。但上述两种方法中，通过对汞含量的计算，与《中国药典》中对汞的规定值相比，汞的含量都严重偏高。

9.9.3　结论

1）通过已有的冷原子吸收法、双硫腙分光光度法、孔雀绿萃取光度法的实验条件对比分析知，由于冷原子吸收法难以实现，双硫腙在实验中很容易被氧化，它的提纯方法又具有一定极限性，实验过程中用到的有些试剂也要求现配现用，即试剂本身不是很稳定，在实验操作过程中会有很大的影响。因此，选用孔雀绿萃取光度法进行对比研究，得到较好的实验结果。

2）用 7200 型-分光光度计测汞没有用原子吸收测量准确，可能是受孔雀绿的影响。但从上述用 7200 型-分光光度计测量的数据所绘制的标准曲线来看，该方法是可行的，可用于测量出汞的粗略含量。

3）由上述实验知，将用浓硝酸-浓硫酸的混酸和浓硝酸-高氯酸混酸浸泡的样品，均在 110℃、120℃、130℃、140℃温度下在消化炉中消化，消化好的样液在原子吸收上进行测定，通过一系列的实验比较，用浓硝酸-浓硫酸的混酸浸泡三七样品优于浓硝酸-高氯酸的混酸，消化温度在 120～130℃下消化样品，所得样液的测量结果表明，汞的含

量为 184～198mg/kg。

4）实验表明，用原子吸收法不适合测汞，该法不能满足痕量汞的测定。

9.10 火焰原子吸收光谱法测定重楼、木香、黄连、茯苓中重金属元素铬含量研究[45-53]

实验用火焰原子吸收光谱法，测定以重楼、木香、黄连、茯苓为材料的中草药在不同湿法高压消解前处理条件下样品中的铬含量，分析测定结果比较不同消解条件对中草药中重金属元素铬含量的影响。设置酸体系为 HNO_3-H_2O_2，硝酸的用量分别为 5mL、4mL、3mL，HNO_3 与 H_2O_2 的体积（mL）比分别为 5∶4、5∶3、5∶2、5∶1、5∶0；4∶4、4∶3、4∶2、4∶1、4∶0；3∶4、3∶3、3∶2、3∶1、3∶0，设定温度为 140℃，时间为 3h，一组用硝酸浸泡过夜后，再加入 H_2O_2 后放入恒温箱中高压消化，一组不浸泡过夜直接放入恒温箱中高压消化，用火焰原子吸收光谱法测定出铬含量，经分析比较得出最佳消解液体系。在最佳消解液体系下设置消解温度为 100℃、120℃、140℃、160℃、180℃，在恒温箱中高压消解，用火焰原子吸收光谱法测定出铬含量，经分析比较得出最佳消解温度；采用最佳消解液体系和最佳消解温度，设置消解时间为 1h、2h、3h、4h、5h，用火焰原子吸收光谱法测定中药材样品中的重金属元素铬的含量，再进行分析比较得出最佳消解时间。结果表明，采用消化罐湿法消解中药材用火焰原子吸收光谱法测定其中铬含量的最佳消解条件为：重楼的最佳消解液体系为 4mL HNO_3（过夜）+4mL H_2O_2，最佳消解温度为 140℃，消解时间为 3h；黄连的最佳消解液体系为 4mL HNO_3（过夜）+1mL H_2O_2，最佳消解温度为 160℃，消解时间为 3h；茯苓的最佳消解液体系为 5mL HNO_3（不过夜）+4mL H_2O_2，最佳消解温度为 140℃，消解时间为 3h；木香的最佳消解液体系为 3mL HNO_3（不过夜）+3mL H_2O_2，最佳消解温度为 140℃，消解时间为 4h。4 种中药中铬含量比较为：重楼和黄连的含量接近，茯苓和木香的含量相接近，且重楼和黄连的含量约等于茯苓和木香含量的两倍。

9.10.1 试剂及样品

试剂：浓 HNO_3（GR，成都市科龙化工试剂厂）；30% H_2O_2（AR，天津市风船化学试剂科技有限公司）；铬标准溶液（用质量浓度为 1000μg/mL 的国家标准物质研究中心购买的标准储备液稀释配制而成）；去离子水（一级水）。

样品：重楼、黄连、木香、茯苓粉末（药材由红河学院理学院提供，产地为云南）。

样品的预处理：将样品置于 85℃ 的干燥箱中干燥至恒重，用粉碎机粉碎，再用袋子装好并密封，贴好标签备用。

9.10.2 仪器

Varian SpectrAA-220FS 原子吸收分光光度计（美国瓦里安技术中国有限责任公司生

产）；KY-1 型铬空心阴极灯［威格拉斯仪器（北京）有限公司］；AR1140 型万分之一分析天平［梅特勒-托利多仪器（上海）有限公司］；电热鼓风干燥箱（北京市永光明医疗仪器厂）。

9.10.3 仪器工作条件

选择最佳仪器工作条件是分析中的必要条件。测定铬的仪器工作条件见表 9-66。

表 9-66　火焰原子吸收光谱法测定铬的仪器工作条件

名称	参数	名称	参数
元素	铬	乙炔气流量/（L/min）	2.90
波长/nm	357.9	燃烧头高度/mm	0
狭缝/nm	0.2	测量时间/s	10
灯电流/mA	15	乙炔压力/MP	0.075
空气流量/（L/min）	13.5	空气压力/MP	0.35

9.10.4 实验方法

（1）消解液体系的测定

准确称取中草药样品 0.2g，在酸体系为 5mL HNO_3（过夜）、5mL HNO_3（不过夜）、5mL HNO_3（不过夜）+4mL H_2O_2、5mL HNO_3（过夜）+4mL H_2O_2、5mL HNO_3（过夜）+3mL H_2O_2、5mL HNO_3（不过夜）+3mL H_2O_2、5mL HNO_3（过夜）+2mL H_2O_2、5mL HNO_3（不过夜）+2mL H_2O_2、5mL HNO_3（不过夜）+1mL H_2O_2、4mL HNO_3（过夜）、4mL HNO_3（不过夜）、4mL HNO_3（过夜）+4mL H_2O_2、4mL HNO_3（不过夜）+4mL H_2O_2、4mL HNO_3（过夜）+3mL H_2O_2、4mL HNO_3（不过夜）+3mL H_2O_2、4mL HNO_3（过夜）+2mL H_2O_2、4mL HNO_3（不过夜）+2mL H_2O_2、4mL HNO_3（过夜）+1mL H_2O_2、4mL HNO_3（不过夜）+1mL H_2O_2、3mL HNO_3（过夜）、3mL HNO_3（不过夜）、3mL HNO_3（不过夜）+4mL H_2O_2、3mL HNO_3（过夜）+3mL H_2O_2、3mL HNO_3（不过夜）+3mL H_2O_2、3mL HNO_3（不过夜）+2mL H_2O_2、3mL HNO_3（过夜）+1mL H_2O_2、3mL HNO_3（不过夜）+1mL H_2O_2 等不同条件下，控制温度为 140℃，消解时间为 3h，用聚四氟乙烯高压消化罐在恒温箱中消化中草药样品，每个样品平行实验两份，消解后自然冷却，再用 25mL 容量瓶定容至刻度线，摇匀，待测，同时做空白对照。

（2）消解温度的测定

准确称取中草药样品 0.2g，选用最佳消解液体系，分别固定温度为 100℃、120℃、140℃、160℃、180℃，用聚四氟乙烯高压消解罐在恒温箱中消解 3h，平行实验两份，消解后自然冷却，再用 25mL 容量瓶定容至刻度线，摇匀，待测，同样做空白对照样。

（3）消解时间的测定

称取样品 0.2g，用选定的各种中草药的最佳消解液体系和消解温度，在分别消解时间为 1h、2h、3h、4h、5h 等条件下，用聚四氟乙烯高压消解罐消化中草药，平行实验两份，消解后自然冷却，用 25mL 容量瓶定容至刻度，摇匀，待测，同样做空白对照样。

9.10.5　铬标准曲线的制作

用移液枪准确量取铬标准贮备液（1000μg/mL）1mL 放入 100mL 容量瓶中，用去离子水定容，得到 10mg/L 铬标准溶液；再分别用移液枪准确移取配好的铬标准溶液（10mg/L）0.5mL、1.0mL、1.5mL、2.0mL、2.5mL，分别放入 50mL 容量瓶中，用去离子水定容，得 1mg/L、2mg/L、3mg/L、4mg/L、5mg/L 的铬标准溶液。按照仪器工作条件，利用火焰原子吸收光谱法测定（测定结果见表 9-67），以标准溶液吸光度为纵坐标，以其对应的铬标准液浓度为横坐标进行线性拟合，得到铬的回归方程为 $Y=0.03126+0.03718X$（$R=0.9974$）。铬标准曲线见图 9-37。

表 9-67　铬标准液的实验参数

浓度/（mg/L）	1	2	3	4	5
吸光度	0.0683	0.1022	0.1482	0.1830	0.2133

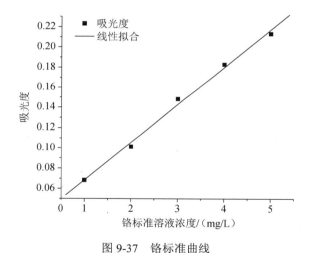

图 9-37　铬标准曲线

9.10.6　样品的测定

按照测定铬标准溶液的操作步骤用火焰原子光谱仪测定出各个样品中的铬含量。

9.10.7　结果与讨论

1. 消解液体系的选择

控制温度为 140℃，消解时间为 3h，在不同消解液体系下测得的铬含量见表 9-68。

通过表 9-68 的实验数据分析可知，在各种酸体系条件下，铬元素含量随着酸体系的变化没有明显的变化规律，因此通过对比分析测得的各中草药中铬的含量，得出重楼的最佳消解液体系：4mL HNO_3（过夜）+4mL H_2O_2；黄连的最佳消解液体系：4mL

HNO$_3$（过夜）+1mL H$_2$O$_2$；茯苓的最佳消解液体系为：5mL HNO$_3$（不过夜）+4mL H$_2$O$_2$；茯苓的最佳消解液体系为：木香的为 3mL HNO$_3$（不过夜）+3mL H$_2$O$_2$。

表 9-68　各种中草药不同消解液体系中的铬含量

单位：mg/kg

消解液体系	重楼	黄连	茯苓	木香
5mL HNO$_3$（过夜）	3.4375	1.0000	未检出	未检出
5mL HNO$_3$（不过夜）	0.6250	0.8750	未检出	0.3125
5mL HNO$_3$（不过夜）+4mL H$_2$O$_2$	1.6250	0.8750	2.4375	1.1875
5mL HNO$_3$（过夜）+3mL H$_2$O$_2$	3.3750	0.9375	0.1250	0.9375
5mL HNO$_3$（不过夜）+3mL H$_2$O$_2$	2.9375	0.4375	0.9375	1.1875
5mL HNO$_3$（过夜）+2mL H$_2$O$_2$	1.3750	0.1875	—	—
5mL HNO$_3$（不过夜）+2mL H$_2$O$_2$	1.6250	0.5000	未检出	0.5000
5mL HNO$_3$（不过夜）+1mL H$_2$O$_2$	0.9375	未检出	0.3125	0.3125
4mL HNO$_3$（过夜）	3.2500	1.1250	0.1250	0.3750
4mL HNO$_3$（不过夜）	1.7500	1.5000	0.3750	0.7500
4mL HNO$_3$（过夜）+4mL H$_2$O$_2$	4.0625	5.0625	1.4375	1.6875
4mL HNO$_3$（不过夜）+4mL H$_2$O$_2$	2.1875	2.5625	1.2500	1.7500
4mL HNO$_3$（过夜）+3mL H$_2$O$_2$	1.6875	3.0000	0.1250	0.6875
4mL HNO$_3$（不过夜）+3mL H$_2$O$_2$	2.8125	1.7500	0.4375	0.7500
4mL HNO$_3$（过夜）+2mL H$_2$O$_2$	6.8125	3.2500	0.2500	1.5000
4mL HNO$_3$（不过夜）+2mL H$_2$O$_2$	1.3750	1.8750	0.2500	0.5000
4mL HNO$_3$（过夜）+1mL H$_2$O$_2$	3.0000	4.0000	0.2500	0.8750
4mL HNO$_3$（不过夜）+1mL H$_2$O$_2$	1.8125	1.8750	0.9375	0.9375
3mL HNO$_3$（不过夜）	1.0625	2.3125	未检出	1.3750
3mL HNO$_3$（不过夜）+4mL H$_2$O$_2$	2.1250	3.0625	0.8750	1.7500
3mL HNO$_3$（不过夜）+3mL H$_2$O$_2$	2.2500	2.1875	0.2500	1.5625
3mL HNO$_3$（过夜）+3mL H$_2$O$_2$	3.3125	2.6250	1.3125	1.8750
3mL HNO$_3$（过夜）+2mL H$_2$O$_2$	1.0625	2.5000	未检出	1.1875
3mL HNO$_3$（过夜）+1mL H$_2$O$_2$	1.4375	1.5625	0.4375	1.1875

2. 消解温度的选择

在最佳消解液体系条件下消解各种中草药样品，测定得到不同温度（100℃、120℃、140℃、160℃、180℃）下的铬含量，测出的含量见表 9-69。

表 9-69　不同温度下测得的各种中草药中铬的含量

消解温度/℃	100	120	140	160	180
重楼中铬的含量/（mg/kg）	未检出	未检出	4.0625	0.1875	1.5
黄连中铬的含量/（mg/kg）	未检出	未检出	4	4	未检出
茯苓中铬的含量/（mg/kg）	未检出	未检出	2.4375	未检出	未检出
木香中铬的含量/（mg/kg）	未检出	未检出	1.875	未检出	未检出

从表 9-69 中的数据分析可以看出重楼在 100℃和 120℃条件下的铬未被检测出来，说明温度太低，铬没有被消解出来；在 140℃时测出了铬的含量，且含量最高；在 160℃和 180℃时的含量明显低于 140℃时的含量，说明高温下使得消解出来的铬流失了，所以重楼的最佳消解温度为 140℃。

黄连在 100℃、120℃条件下都未能检出铬的含量，说明温度过低铬没有被消解出来；在 180℃时也未检测出铬含量，说明高温条件下使得铬流失了；在 140℃和 160℃下它们的含量是相等的，所以黄连的最佳消解温度为 140～160℃。

茯苓和木香在 100℃、120℃的较低温度下，铬没检测出来，说明温度太低，铬没被消解出来；在 160℃、180℃的高温下铬元素也无法检测出来，说明高温使得消解出来的铬元素流失了；在 140℃时测出了铬的含量，所以它们的最佳消解温度都为 140℃。

3. 消解时间的选择

在上述得到的最佳消解液体系和消解温度下，改变消解时间为 1h、2h、3h、4h、5h 消解样品后测定出的铬含量。测出的铬含量见表 9-70。

表 9-70　不同消解时间消解中药样品时样品中铬的含量

消解时间/h	1	2	3	4	5
重楼	0.3125	0.2875	4.0625	0.625	0.9375
黄连	未检出	未检出	4	未检出	未检出
茯苓	未检出	未检出	2.4375	未检出	未检出
木香	未检出	0.25	1.875	2.4375	未检出

通过对表 9-70 分析得到对于重楼，随着消解时间的增长铬含量升高，3h 时最高，到 4h 后开始降低，所以重楼和木香的最佳消解时间为 3h。

对于黄连和茯苓，在消解时间为 1h 和 2h 的时候，消解的时间过短，铬元素没有被消解出来，所以铬的含量未能检测出来；在 3h 铬的含量被检测出来了，而在时间为 4h 和 5h 时的铬含量也无法检测出来，说明消解时间太长使得铬流失了，所以它们的最佳消解时间也为 3h。

对于木香在消解时间为 1h 铬元素没有被检测出来，说明消解时间短，铬元素没有被消解出来，在 2h、3h、4h 几个消解时间段，其浓度逐渐升高，到 4h 时最高，时间为 5h 时铬也没有检测出来，说明消解时间太长，使得铬流失了，所以 4h 为木香的最佳消解时间。

4. 四种中药材中铬含量比较

4 种中药中铬含量的测定结果见表 9-71。

表 9-71　4 种中药中铬含量的测定结果

样品	重楼	黄连	茯苓	木香
铬含量/（mg/kg）	4.0625	4	2.4375	2.4375

由表 9-71 可以看出重楼和黄连中铬含量比较接近，茯苓和木香的含量值是相等的，说明它们中的铬含量也比较接近，重楼和黄连的含量大概为茯苓和木香含量的两倍。

9.10.8 结论

1）重楼的最佳消解条件：酸体系为 4mL HNO₃（过夜）+4mL H₂O₂，温度为 140℃，时间为 3h。

2）木香的最佳消解条件：酸体系为 3mL HNO₃（不过夜）+3mL H₂O₂，温度为 140℃，时间为 4h。

3）黄连的最佳消解条件：酸体系为 4mL HNO₃（过夜）+1mL H₂O₂，温度为 140～160℃，时间为 3h。

4）茯苓的最佳消解条件：酸体系为 5mL HNO₃（不过夜）+4mL H₂O₂，温度为 140℃，时间为 3h。

5）4 种中药中重楼和黄连中铬的含量比茯苓和木香的高，重楼和黄连中铬的含量比较接近，茯苓和木香中铬的含量接近，且重楼和黄连中铬的含量大约等于茯苓和木香的两倍。

9.11 湿法消解火焰原子吸收光谱法测定木香、黄连、茯苓、重楼中重金属元素镉含量研究[54-62]

以木香、黄连、茯苓、重楼为材料，采用湿法消化中药材，分别改变湿法消化的酸体系即硝酸与双氧水的比例（只加 5mL 硝酸至 5mL 硝酸+4mL 双氧水，依次递增 1mL 双氧水；只加 4mL 硝酸至 4mL 硝酸+4mL 双氧水，依次递增 1mL 双氧水；只加 3mL 硝酸至 3mL 硝酸+4mL 双氧水，依次递增 1mL 双氧水；同时做先加硝酸过夜后，再加双氧水消化的样品）、消化时间（1h、2h、3h、4h、5h）、温度（100℃、120℃、140℃、160℃、180℃），火焰原子吸收光谱法测定中药材样品中的重金属元素镉的含量。对比分析测定数据，从而得出，用湿法消化，火焰原子吸收光谱法测定以上四种中药材中重金属元素镉的含量的最佳湿法消化酸体系、时间、温度分别为：木香在 5mL 硝酸+4mL 双氧水，浸泡过夜，在 140℃的烘箱中消化 3h 的条件为最佳；黄连在 5mL 硝酸+3mL 双氧水，无须浸泡过夜，在 140℃的烘箱中消化 3h 的条件为最佳；茯苓在 5mL 硝酸+4mL 双氧水，浸泡过夜，在 140℃的烘箱中消化 3h 的条件为最佳；木香在 5mL 硝酸+4mL 双氧水，浸泡过夜，在 140℃的烘箱中消化 3h 的条件为最佳。采用最佳湿法消化条件处理中药样品，火焰原子吸收光谱法测定其中的元素镉的含量，四种药材中元素镉含量的大小顺序为：黄连>重楼=木香>茯苓。

9.11.1 实验材料及处理

茯苓、三七、木香、重楼、黄连购于市场。样品的预处理：首先烘干，粉碎，装好并贴上标签备用。

9.11.2 仪器及试剂

1. 试剂

镉标准液的标准值为 1000μg/mL（购于国家有色金属及电子材料分析测定中心）；硝酸为优级纯（成都市科龙化工试剂厂）；双氧水 30%（天津市风船化学试剂科技有限公司）；实验用水为一级蒸馏水。

2. 仪器

Varian SpectrAA-220FS 原子吸收分光光度计（美国瓦里安技术中国有限责任公司生产）；KY-1 型镉空心阴极灯［威格拉斯仪器（北京）有限公司］；AR1140 型万分之一分析天平［梅特勒-托利多仪器（上海）有限公司］；电热鼓风干燥箱（北京市永光明医疗仪器厂）；25mL 容量瓶若干；50mL 容量瓶若干；5mL 移液管；移液枪（100～1000μL）；洗耳球；烧杯。所用容量瓶用 1∶5 的硝酸浸泡，一级蒸馏水洗净后才可使用。

3. 仪器工作条件

仪器工作条件见表 9-72。

表 9-72　原子吸收分光光度计的工作条件

元素	波长/nm	狭缝/nm	灯电流/mA	空气流量/（L/min）	乙炔气流量/（L/min）	燃烧头高度/nm	测量时间/s
镉	228.8	0.5	2	13.5	2	0	10

4. 实验方法

（1）最佳酸体系的选择

用分析天平分别称取木香等四种药材，每种样品平行称 2 份，每份为 0.2g（精确到小数点后第三位）置于高压消化罐中，分别加入 5mL、4mL、3mL 硝酸；5mL 硝酸+4mL 双氧水、5mL 硝酸+3mL 双氧水、5mL 硝酸+2mL 双氧水、5mL 硝酸+1mL 双氧水；4mL 硝酸+3mL 双氧水、4mL 硝酸+2mL 双氧水、4mL 硝酸+1mL 双氧水、4mL 硝酸+4mL 双氧水；3mL 硝酸+4mL 双氧水、3mL 硝酸+3mL 双氧水、3mL 硝酸+2mL 双氧水、3mL 硝酸+1mL 双氧水。分别置于 400℃的烘箱中，消化 3h 后取出冷却至室温，将消化所得的溶液转入 25mL 容量瓶中，用一级蒸馏水定容，摇匀，待测；做试剂空白对照。

依照上述称量的步骤将药品称好，向药品中分别加入与上述用量相同的硝酸，先浸泡过夜后，加入相应的双氧水，置于 400℃的烘箱中，消化 3h 后取出冷却至室温，将消化所得的溶液转入 25mL 容量瓶中，用一级蒸馏水定容，摇匀，待测；做试剂空白对照。

（2）最佳消化温度的选择

用分析天平分别称取木香等四种药材，每种样品平行称 2 份，每份为 0.2g（精确到小数点后第三位）置于高压消化罐中，采用（1）中选出的最佳酸体系，将其置于烘箱中，分别控制温度为 100℃、120℃、160℃、180℃消化 3h 后取出冷却至室温，将消化所得的溶液转入 25mL 容量瓶中，用一级蒸馏水定容，摇匀，待测；同时做试剂空白对照。

（3）最佳消化时间的选择

用分析天平分别称取木香等四种药材，每种样品平行称 2 份，每份为 0.2g（精确到小数点后第三位）置于高压消化罐中；采用（1）中选出的最佳酸体系，从前文（2）段落中选出的最佳消化温度，将其置于 400℃的烘箱中，分别控制消化时间（1h、2h、3h、4h、5h）消化后，取出冷却至室温，将消化所得的溶液转入 25mL 容量瓶中，用一级蒸馏水定容，摇匀，待测；同时做试剂空白对照。

（4）标准曲线的制备

用移液枪准确量取镉标准贮备液（1000μg/mL）1mL 放入 100mL 容量瓶中，用一级蒸馏水定容，得到 10mg/L 镉标准溶液；再分别用移液枪准确量取配好的镉标准溶液（10mg/L）1mL、2mL、3mL、4mL、5mL，分别放入 100mL 容量瓶中，用一级蒸馏水定容，得 0.1mg/L、0.2mg/L、0.3mg/L、0.4mg/L、0.5mg/L、0.1mg/L 的镉标准溶液。利用火焰原子分光光度法测定，以标准溶液吸光度（A）为纵坐标，以其对应的镉标准液浓度（C）为横坐标进行线性拟合，见图 9-38，得到镉的回归方程为 $Y=-0.0268+0.2076X$（$R=0.9999≈1.0000$）

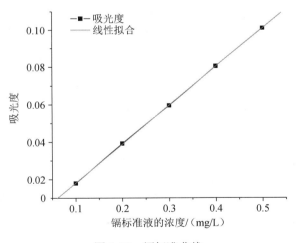

图 9-38 镉标准曲线

9.11.3 结果与讨论

（1）不同消化酸体系下的实验结果及分析

固定消化时间为 3h，消化温度为 140℃，用不同的酸体系分别消化各种中草药样品，样品中镉元素的含量测定结果如表 9-73 所示。

表 9-73　不同酸体系下各种中药材中镉的含量

酸体系	重楼中镉的含量 /（mg/kg）	木香中镉的含量 /（mg/kg）	黄连中镉的含量 /（mg/kg）	茯苓中镉的含量 /（mg/kg）
5mL 硝酸（过夜）	0.500	2.500	6.437	0.250
5mL 硝酸	1.437	1.000	1.937	0.562
5mL 硝酸+1mL 双氧水	1.437	2.125	6.812	0.937
5mL 硝酸（过夜）+2mL 双氧水	1.187	—	4.937	—
5mL 硝酸+2mL 双氧水	1.437	2.687	6.750	1.250
5mL 硝酸（过夜）+3mL 双氧水	0.687	—	—	3.500
5mL 硝酸+3mL 双氧水	1.000	2.562	6.500	0.562
5mL 硝酸（过夜）+4mL 双氧水	—	4.500	—	4.375
5mL 硝酸+4mL 双氧水	1.437	2.937	6.875	1.000
4mL 硝酸	1.000	2.062	0.937	0.187
4mL 硝酸（过夜）	—	1.750	0.437	—
4mL 硝酸（过夜）+1mL 双氧水		0.687	2.687	0.500
4mL 硝酸+1mL 双氧水	2.125	1.812	1.562	1.062
4mL 硝酸（过夜）+2mL 双氧水	3.562	0.750	2.812	0.437
4mL 硝酸+2mL 双氧水	2.125	1.250	1.875	0.013
4mL 硝酸（过夜）+3mL 双氧水	1.312	—	3.250	1.062
4mL 硝酸+3mL 双氧水	1.437	1.687	0.562	0.125
4mL 硝酸（过夜）+4mL 双氧水	—	1.125	2.375	1.062
4mL 硝酸+4mL 双氧水	1.500	1.937	1.506	0.937
3mL 硝酸（过夜）		0.750	0.812	0.937
3mL 硝酸	3.187	—	0.750	0.125
3mL 硝酸+1mL 双氧水	3.500	0.125	1.125	0.750
3mL 硝酸+2mL 双氧水	4.187	0.625	1.312	1.187
3mL 硝酸（过夜）+3mL 双氧水	4.500	0.312	2.625	1.000
3mL 硝酸+3mL 双氧水	3.937	0.312	1.437	0.750
3mL 硝酸+4mL 双氧水	3.500	0.250	1.000	0.750

　　通过表 9-73 的实验结果可知，当硝酸体积固定不变，改变双氧水的体积时，对测定结果的影响较小；当固定双氧水的体积，改变硝酸体积时，对测定结果的影响较大。因此通过对比分析得出湿法消化测定重楼中的元素镉，最佳消化酸体系为：3mL 硝酸（过夜）+3mL 双氧水。

　　当硝酸体积固定不变，改变双氧水的体积时，对测定结果的影响较小；当双氧水的体积固定，改变硝酸体积时，对测定结果的影响较大。因此通过对比分析得出湿法消化测定木香中的元素镉，最佳消化酸体系为：5mL 硝酸（过夜）+4mL 双氧水。

　　当硝酸体积固定不变，改变双氧水的体积，或者固定双氧水的体积，改变硝酸体积，对测定结果的影响都比较大。因此通过对比分析得出湿法消化测定黄连中的元素镉，最佳消化酸体系为：5mL 硝酸（不过夜）+3mL 双氧水。

当硝酸体积固定不变，改变双氧水的体积，或者固定双氧水的体积，改变硝酸体积，对测定结果的影响都比较大。因此通过对比分析得出湿法消化测定黄连中的元素镉，最佳消化酸体系为：5mL 硝酸（过夜）+4mL 双氧水。

（2）不同消化温度下的实验结果及分析

以选出的最佳消化酸体系，消化时间为 3h，控制温度为 100℃、120℃、160℃、180℃，用高压消化罐消化各种中药样品，所得结果如表 9-74 所示。

表 9-74　不同温度下各种中药材中镉的含量

温度/℃	重楼中镉的含量 / （mg/kg）	木香中镉的含量 / （mg/kg）	黄连中镉的含量 / （mg/kg）	茯苓中镉的含量 / （mg/kg）
100℃	3.000	2.812	5.4375	4.500
120℃	3.375	0.625	5.312	0.312
140℃	4.500	4.500	6.500	5.125
160℃	1.187	0.500	5.750	0.250
180℃	1.562	0.500	1.437	—

从表 9-74 中的实验数据可以看出，当温度从 100℃上升至 140℃时，重楼中元素镉的含量随着温度的升高而增大；当温度高于 140℃时，重楼中元素镉的含量随着温度的升高而下降，由此分析可得出测定重楼中元素镉的最佳湿法消化温度为 140℃。

当温度从 100℃上升至 120℃时，木香中元素镉的含量随着温度的升高而下降；当温度从 120℃至 140℃时，木香中元素镉的含量随着温度的升高而增大；当温度高于 140℃时，木香中元素镉的含量又随着温度的升高而降低，由此分析可得出测定木香中元素镉的最佳湿法消化温度为 140℃。

当温度从 100℃上升至 140℃时，重楼中元素镉的含量随着温度的升高而增大；当温度高于 140℃时，黄连中元素镉的含量随着温度的升高而下降，由此分析可得出测定黄连中元素镉的最佳湿法消化温度为 140℃。

当温度从 100℃上升至 120℃时，茯苓中元素镉的含量随着温度的升高而下降；当温度从 120℃至 140℃时，茯苓中元素镉的含量随着温度的升高而增大；当温度高于 140℃时，茯苓中元素镉的含量又随着温度的升高而降低，由此分析可得出测定茯苓中元素镉的最佳湿法消化温度为 140℃。

（3）不同消化时间下的实验结果及分析

以选出的最佳消化酸体系、最佳消化温度，控制消化时间为 1h、2h、3h、4h、5h，用高压消化罐消化各种中药样品，所得结果如表 9-75 所示。

表 9-75　不同时间下各种中药材中镉的含量

时间/h	重楼中镉的含量 / （mg/kg）	木香中镉的含量 / （mg/kg）	黄连中镉的含量 / （mg/kg）	茯苓中镉的含量 / （mg/kg）
1	—	0.375	4.062	0.250
2	—	2.750	0.937	2.375

续表

时间/h	重楼中镉的含量 /（mg/kg）	木香中镉的含量 /（mg/kg）	黄连中镉的含量 /（mg/kg）	茯苓中镉的含量 /（mg/kg）
3	4.500	4.500	6.500	4.375
4	—	0.500	4.250	2.000
5	—	0.750	4.187	3.125

从表 9-75 中的实验数据可知，当消化时间为 1h、2h、4h、5h 的时候未检测出元素镉，因此可得出测定重楼中元素镉的最佳湿法消化时间为 3h。

当时间从 1h 至 3h，木香中元素镉的含量随着消化时间的升高而增加；当时间从 3h 至 4h，木香中元素镉的含量随着时间的升高而降低；当时间从 4h 至 5h，木香中元素镉的含量又随着温度的升高而有所增加；总体上，镉的含量随时间呈先上升后下降的趋势，由此分析可得出测定木香中元素镉的最佳湿法消化时间为 3h。

黄连中的元素镉的含量，随消化时间呈先下降，再上升，之后再下降的趋势，由此分析可得出测定黄连中元素镉的含量的最佳湿法消化时间为 3h。

茯苓中的元素镉的含量，随消化时间呈先上升，后下降的趋势，由此分析可得出测定茯苓中元素镉的含量的最佳湿法消化时间为 3h。

（4）最佳消化条件下各种中药中镉含量的分析

从表 9-76 中可以看出，采用最佳湿法消化条件（温度、时间、酸体系）处理中药样品，火焰原子吸收光谱法测定其中的元素镉的含量，四种药材中元素镉含量的大小顺序为：黄连>重楼=木香>茯苓。

表 9-76 最佳消化条件下各种中药中镉含量

药品名称	重楼	黄连	茯苓	木香
镉的含量/（mg/kg）	4.500	6.500	4.375	4.500

9.11.4 结论

1）重楼的最佳湿法消化条件：酸体系为 3mL 硝酸（过夜）+3mL 双氧水，温度为 140℃，消化时间为 3h。

2）黄连的最佳湿法消化条件：酸体系为 5mL 硝酸（不过夜）+3mL 双氧水，温度为 140℃，消化时间为 3h。

3）木香的最佳湿法消化条件：酸体系为 5mL 硝酸（过夜）+4mL 双氧水，温度为 140℃，消化时间为 3h。

4）茯苓的最佳湿法消化条件：酸体系为 5mL 硝酸（过夜）+4mL 双氧水，温度为 140℃，消化时间为 3h。

5）采用最佳湿法消化条件（温度、时间、酸体系）处理中药样品，火焰原子吸收光谱法测定其中的元素镉的含量，四种药材中元素镉含量的大小顺序为：黄连>重楼=木香>茯苓。

9.12 火焰原子吸收光谱法测定重楼、木香、茯苓、黄连中重金属元素铜含量研究[63-71]

以重楼、木香、茯苓、黄连 4 种中草药为实验材料，采用 HNO_3-H_2O_2 的湿法消解体系，经高压消解罐消解中草药样品，应用 SpectrAA 火焰原子吸收光谱法测定铜含量，进一步研究了不同的消解体系、温度、时间对测定结果的影响，确定了最佳消解体系、消化温度、消化时间。研究结果表明：消解 0.2g 中草药样品时，重楼等四种中草药的最佳消解条件为：重楼酸体系的体积（mL）比 $V_{(硝酸)}$（浸泡过夜）：$V_{(过氧化氢)}$ 为 3：3，消化温度为 180℃，消化时间为 3h；木香酸体系的体积（mL）比 $V_{(硝酸)}$（不浸泡过夜）$V_{(过氧化氢)}$ 为 5：4，消化温度为 140℃，消化时间为 3h；黄连酸体系的体积（mL）比 $V_{(硝酸)}$（浸泡过夜）：$V_{(过氧化氢)}$ 为 4：1，消化温度为 120℃，消化时间为 3h；茯苓酸体系的体积（mL）比 $V_{(硝酸)}$（不浸泡过夜）：$V_{(过氧化氢)}$ 为 5：4，消化温度为 100℃，消化时间为 3h；确定最佳湿法消化条件后用火焰原子吸收光谱法测木香等 4 种中草药中铜的含量，其中黄连中的含量（29.125mg/kg）最高，含量高低顺序依次为：黄连>木香>重楼>茯苓，本方法简单易行、方便快捷，可定量地检测木香等 4 种中药材中铜的含量。

9.12.1 实验材料及处理

茯苓、木香、重楼、黄连样品的预处理：将样品置于 85℃的干燥箱中干燥至恒重，用粉碎机粉碎，再用贴上标签的袋子装好并密封备用。

9.12.2 仪器及试剂

仪器：Varian SpectrAA-220FS 型原子吸收光谱仪（美国瓦里安技术中国有限责任公司生产）；Cu 空心阴极灯（中国电子科技集团公司第十二研究所威格拉斯仪器有限责任公司生产）；电子天平［梅特勒-托利多仪器（上海）有限公司制造］；干燥箱（北京市永光明医疗仪器厂）。

试剂及配制：浓 HNO_3（GR，成都市科龙化工试剂厂）；30%H_2O_2（AR，天津市凤船化学试剂科技有限公司）；Cu 标准溶液（用质量容度为 1000μg/mL 的国家标准物质研究中心购买的标准储备液稀释配制而成）；实验用水（为一级蒸馏水）。

9.12.3 仪器工作条件

采用空气-乙炔火焰测定，经过优化选择，元素铜的最佳测定条件如表 9-77 所示。

表 9-77 原子吸收分光光度计（火焰法）工作条件

名称	参数	名称	参数
元素	铜	空气压力/MPa	0.35

续表

名称	参数	名称	参数
检测波长/nm	324.8	空气流量/（L/min）	13.50
灯电流/mA	2.0	乙炔压力/MPa	0.075
狭缝/nm	0.5	乙炔气流量/（L/min）	2.00
燃烧头高度/nm	0.0	测量时间/s	10.0

9.12.4　实验方法

（1）最佳酸体系的选择

用分析天平分别准确称取木香等四种草药0.2g于高压消解罐中，每种样品平行称两份，设置酸体系为HNO$_3$-H$_2$O$_2$，硝酸的用量分别为5mL、4mL、3mL，硝酸与过氧化氢的体积（mL）比分别为5∶4、5∶3、5∶2、5∶1；4∶4、4∶3、4∶2、4∶1；3∶4、3∶3、3∶2、3∶1，每个酸体系作两个平行样，设置消化温度为140℃，消化时间为3h，将称好的药品装入高压消化罐内，先加硝酸，再按加入硝酸的体积计算应加入的双氧水的体积，密封好后分别将其置于烘箱内消化，消化时间到后，取出消化罐冷却至室温，将消化所得的溶液转入25mL容量瓶中，用少量一级蒸馏水洗涤小烧杯2～3次，并入容量瓶中，定容至刻度线，摇匀，待测，同时做试剂空白对照。

过夜样品的做法：按前所述将药品称好，向药品中分别加入与上述用量相同的硝酸，经浸泡过夜后，第二天加入相应量的双氧水，置于140℃的烘箱中，消化3h后取出冷却至室温，将消化所得的溶液转入25mL容量瓶中，用少量一级蒸馏水洗涤小烧杯2～3次，并入容量瓶中，用一级蒸馏水定容至刻度线，摇匀，待测；做试剂空白对照。

（2）最佳消化温度的选择

采用最佳酸体系，设置消化温度分别为100℃、120℃、140℃、160℃、180℃，用分析天平分别准确称取木香等四种草药0.2g于高压消解罐中，每种样品平行称两份，先加硝酸，再按加入硝酸的体积计算应加入的双氧水的体积，密封好后分别将其置于烘箱中消化，消化时间到后将消化罐取出冷却至室温，将消化所得的溶液转入25mL容量瓶中，用少量一级蒸馏水洗涤小烧杯2～3次，并入容量瓶中，用一级蒸馏水定容至刻度线，摇匀，待测；同时做试剂空白对照。

（3）最佳消化时间的选择

采用最佳酸体系与最佳消化温度，设置消化时间分别为1h、2h、3h、4h、5h，用分析天平分别准确称取木香等四种草药0.2g于高压消解罐中，每种样品平行称两份，先加硝酸，再按加入硝酸的体积计算应加入的双氧水的体积，密封好后分别将其置于烘箱中消化，消化时间到后将消化罐取出冷却至室温，将消化所得的溶液转入25mL容量瓶中，用少量一级蒸馏水洗涤小烧杯2～3次，并入容量瓶中，用一级蒸馏水定容至刻度线，摇匀，待测；同时做试剂空白对照。

（4）标准曲线的制作

用1mL的移液枪准确量取铜标准贮备液（1000μg/mL）1mL放入100mL容量瓶中

再用一级蒸馏水定容至刻度线，得到 10mg/L 铜标准溶液，再分别用 5mL、10mL、20mL、25mL 的吸量管准确量取配好的铜标准溶液（10mg/L）5mL、10mL、15mL、20mL、25mL 放入 5 个 100mL 容量瓶中，用一级蒸馏水定容至刻度线，得到 0.5mg/L、1mg/L、1.5mg/L、2mg/L、2.5mg/L 的铜元素标准系列溶液，利用火焰原子吸收光谱法测定。

（5）样品的测定

采用空气-乙炔火焰原子吸收光谱法，按表 9-77 所示测定铜的仪器工作条件，依据铜标准溶液的测定方法测样品中重金属铜的含量。

9.12.5 标准曲线的制作

铜标准液的实验参数见表 9-78。

表 9-78 铜标准液的实验参数

浓度 C/（mg/L）	0.5	1	1.5	2	2.5
吸光度	0.0649	0.1309	0.1964	0.2572	0.3197

以铜标准溶液吸光度为纵坐标，以其对应浓度（C）为横坐标进行线性拟合，得到铜的回归方程：$Y=0.1185X+0.0012$，$R=0.9999$，线性范围为 0.50～2.50 mg/L 标准曲线见图 9-39。

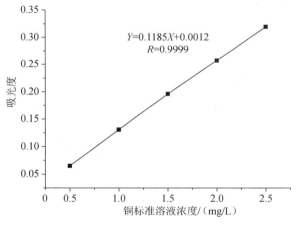

图 9-39 标准曲线

9.12.6 最佳消解条件的选择

（1）最佳酸体系的选择

固定消化温度为 140℃，消化时间为 3h，设置酸体系 HNO_3-H_2O_2 的体积（mL）比分别为 5∶4、5∶3、5∶2、5∶1；4∶4、4∶3、4∶2、4∶1；3∶4、3∶3、3∶2、3∶1，考查酸体系对测定结果的影响。

通过表 9-79 的实验结果分析比较可得到以下结论：选择最佳酸体系时是选择实验

结果误差较小且含量最大的一组数据，综合所有消化酸体系可得出重楼的最佳湿法消化酸体系为 3mL 硝酸（过夜）+3mL 双氧水；黄连的最佳湿法消化酸体系为 4mL 硝酸（过夜）+1mL 双氧水；茯苓的最佳湿法消化酸体系为 5mL 硝酸（不过夜）+4mL 双氧水；木香的最佳湿法消化酸体系为 5mL 硝酸（不过夜）+4mL 双氧水。

表 9-79　不同酸体系消解下重楼等 4 种不同中药材中铜含量结果

单位：mg/kg

项目	重楼	黄连	茯苓	木香
5mL 硝酸（过夜）	—	23.625	3.562	12.687
5mL 硝酸（不过夜）	8.000	24.062	3.437	15.375
5mL 硝酸（不过夜）+1mL 双氧水	8.000	27.312	3.625	13.125
5mL 硝酸（不过夜）+2mL 双氧水	8.687	26.687	4.625	14.125
5mL 硝酸（过夜）+3mL 双氧水	10.687	26.562	4.750	15.187
5mL 硝酸（不过夜）+3mL 双氧水	11.312	24.312	4.000	16.687
5mL 硝酸（不过夜）+4mL 双氧水	7.812	23.687	4.562	16.875
4mL 硝酸（过夜）	10.562	23.000	3.437	12.937
4mL 硝酸（不过夜）	9.000	24.125	2.875	13.687
4mL 硝酸（过夜）+1mL 双氧水	9.750	27.437	4.125	15.875
4mL 硝酸（不过夜）+1mL 双氧水	8.312	30.750	3.625	14.062
4mL 硝酸（过夜）+2mL 双氧水	9.062	28.312	4.062	14.562
4mL 硝酸（不过夜）+2mL 双氧水	8.312	27.312	3.437	14.062
4mL 硝酸（过夜）+3mL 双氧水	8.500	27.500	4.000	14.750
4mL 硝酸（不过夜）+3mL 双氧水	8.437	—	3.250	14.625
4mL 硝酸（过夜）+4mL 双氧水	10.375	28.125	4.625	15.062
4mL 硝酸（不过夜）+4mL 双氧水	8.312	26.125	3.250	16.812
3mL 硝酸（过夜）	—	22.562	3.312	14.687
3mL 硝酸（不过夜）	7.875	24.875	3.375	16.250
3mL 硝酸（不过夜）+1mL 双氧水	8.062	25.000	3.500	14.260
3mL 硝酸（不过夜）+4mL 双氧水	7.937	25.437	4.125	14.125
3mL 硝酸（过夜）+3mL 双氧水	8.375	28.937	3.812	14.437
3mL 硝酸（不过夜）+3mL 双氧水	7.937	26.375	4.125	13.937
3mL 硝酸（不过夜）+4mL 双氧水	8.275	24.500	1.475	14.062

（2）最佳消化温度的选择

以选出的最佳消化酸体系，消化时间为 3h，设置消化温度为 100℃、120℃、140℃、160℃、180℃，用高压消化罐消化各种中药样品，所得结果如表 9-80 所示。

表 9-80　不同消化温度下重楼等 4 种中草药中铜的含量

温度	重楼/（mg/kg）	黄连/（mg/kg）	茯苓/（mg/kg）	木香/（mg/kg）
100℃	10.000	21.25	6.375	16.500
120℃	9.812	29.125	4.000	10.875

续表

温度	重楼/（mg/kg）	黄连/（mg/kg）	茯苓/（mg/kg）	木香/（mg/kg）
140℃	8.375	27.437	4.562	16.875
160℃	10.500	27.062	4.937	13.375
180℃	11.562	28.312	4.375	13.625

从表 9-80 中的实验结果可知，重楼、黄连、木香中元素铜的含量随着温度的升高先升高然后又降低，由此分析可得出测定重楼、黄连、木香中元素铜的最佳湿法消化温度分别为 180℃、120℃、140℃；茯苓中元素铜的含量随着温度的升高而降低，由此分析可得出测定茯苓中元素铜的最佳湿法消化温度为 100℃。

（3）最佳消化时间的选择

以选出的最佳消化酸体系、最佳消化温度，设置消化时间为 1h、2h、3h、4h、5h，用高压消化罐消化各种中药样品，所得结果如表 9-81 所示。

表 9-81　不同的消化时间下重楼等 4 种中草药中铜的含量

时间/h	重楼/（mg/kg）	黄连/（mg/kg）	茯苓/（mg/kg）	木香/（mg/kg）
1	8.000	16.812	2.375	11.312
2	7.875	23.562	2.937	11.187
3	11.562	29.125	6.375	16.875
4	7.937	24.062	2.937	10.312
5	8.250	24.562	2.312	8.625

从表 9-81 中的实验结果分析比较可得出以下结论：黄连、茯苓、木香中的元素铜的含量随消化时间的延长而降低，当消化时间为 3h 时这 3 种中草药中铜的含量都是最高的，因此可得出测定黄连、茯苓、木香 3 种中草药中元素铜的最佳湿法消化时间都是 3h；消化时间过短或过长重楼中元素铜的含量都不太高，只有在消化时间为 3h 时铜的含量是最高的，因此可得出测定中草药重楼中元素铜的最佳湿法消化时间是 3h。

（4）不同中草药中铜含量的分析

通过实验结果，最终确定了重楼、黄连、茯苓、木香四种中草药的最佳湿法消解条件如下：重楼 3mL 硝酸（过夜）+3mL 双氧水，消化温度为 180℃，消化时间为 3h；黄连 4mL 硝酸（过夜）+1mL 双氧水，消化温度为 120℃，消化时间为 3h；茯苓 5mL 硝酸（不过夜）+4mL 双氧水，消化温度为 100℃，消化时间为 3h；木香 5mL 硝酸（不过夜）+4mL 双氧水，消化温度为 140℃，消化时间为 3h。在最佳消解条件下测出的不同中草药中铜的含量如表 9-82 所示。

表 9-82　不同中草药中铜的含量

药品名称	重楼	黄连	茯苓	木香
铜的含量/（mg/kg）	11.562	29.125	6.375	16.875

从表 9-82 的实验结果可知不同的中草药中铜的含量存在差异，其中黄连中铜的含

量是最高的，而茯苓中的含量最低，黄连中铜的含量几乎是茯苓中铜含量的 5 倍，其含量大小顺序为黄连>木香>重楼>茯苓，重楼、茯苓、木香 3 种中草药中铜的含量均在国家规定标准的范围内，黄连中铜的含量略微偏高。

9.12.7　结论

用 HNO_3-H_2O_2 消解体系消解茯苓、重楼、木香、黄连 4 中药材，测其中铜的含量时，各种药品的消解体系、消化温度、消化时间都不同。

1）重楼的最佳湿法消化条件为：3mL 硝酸（浸泡过夜）+3mL 双氧水，在 180℃的干燥箱中消化 3h。

2）黄连的最佳湿法消化条件为：4mL 硝酸（浸泡过夜）+1mL 双氧水，在 120℃的干燥箱中消化 3h。

3）茯苓的最佳湿法消化条件为：5mL 硝酸（不浸泡过夜）+4mL 双氧水，在 100℃的干燥箱中消化 3h。

4）木香的最佳湿法消化条件为：5mL 硝酸（不浸泡过夜）+4mL 双氧水，在 140℃的干燥箱中消化 3h。

5）在最佳消解条件下测出不同中草药中铜的含量存在差异，其中黄连中铜的含量（29.125mg/kg）是最高的，其含量大小顺序为黄连>木香>重楼>茯苓。

9.13　原子吸收法测定重楼中汞含量的对比研究[72-77]

先用 $HgCl_2$ 作样品，通过双硫腙光度法、孔雀绿分光光度法找出适合测汞的分光光度法，再对重楼样品进行处理，从沸水浴消化法、消化炉消化法，分别采用王水、混酸消化，用 7200 分光光度计测出其吸光度，最终确定最佳的前处理条件，再把该条件应用于原子吸收分光光度计测重楼中的汞。此过程结合上述所得条件从不同的混酸、不同的酸度入手，用火焰原子吸收测出汞的含量，最终得出最佳的测定汞的消化条件，结果表明该法能测出汞的含量，重楼中汞含量为 0.178～0.209g/kg。此结果严重偏高，但主要原因可能是火焰原子吸收对汞的测定不适用，但对其线性进行分析，表明该样品处理方法操作简便、可靠，不失为中药材中易挥发的微量元素的测定前处理方法。

9.13.1　实验与讨论

1. 实验原料、试剂、仪器

1）原料：重楼。

2）试剂：苯（AR）、30%过氧化氢、浓 HNO_3-浓 H_2SO_4、浓 HNO_3-$HClO_4$。

汞标准液：准确称取氯化汞 0.1354g 溶解于水中，移入 1L 容量瓶中，定容，此溶液 1mL 含汞 100μg。

EDTA 溶液：称取 18.6g EDTA 溶于 500mL 水中，得到 0.1mol/L 的溶液。

20%柠檬酸钠溶液：称取 20g 柠檬酸钠于小烧杯中溶解后移入 100mL 容量瓶中，定容。

20%硫酸钠溶液：称取 20g 硫酸钠溶解于小烧杯中，转入 100mL 容量瓶中定容即可。

碱性洗液：取 50mL EDTA 溶液，50mL 乙酸–乙酸钠溶液，50mL 柠檬酸钠溶液，50mL 硫酸钠溶液，100mL 氨水，置于 500mL 烧杯中，用水稀释至 500mL，混匀，现用现配。

0.01%双硫腙溶液：称取 0.1g 溶于 100mL 氯仿中。

2%氨水：量取 10mL 氨水+40mL 水，混匀。

0.001%双硫腙溶液：取 0.01%的刷过双硫腙溶液 10mL 稀释成 100mL 即可。

0.005%碘化钾溶液：准确称取 0.5g KI 粉末，溶解于水中，定容为 100mL，再取 1mL 定容为 100mL。

pH=4.5 的乙酸–乙酸钠缓冲液：准确量取 11.5mL 乙酸，称取乙酸钠 16.4g，配制成 200mL，此溶液浓度为 1mol/L，即 1mol/L 的乙酸与 1mol/L 的乙酸钠等体积混合而成。

0.02%孔雀绿：准确称取 0.2g 孔雀绿溶解于水中，定容成 100mL。

王水：$3HCl + 1HNO_3$。

5%硫脲+抗坏血酸溶液：称取 10g 硫脲（AR）、10g 抗坏血酸（AR），用纯水溶解并稀释至 200mL，混匀。

3）仪器：7200 型分光光度计、KDN-08C 消化炉、SpectrAA-220FS 原子吸收分光光度计、电子万用炉、AR1140 型数显电子天平、DHG-9140A 型电热鼓风干燥箱。

2. 重楼样品的处理

将重楼清洗泥沙后，用自来水冲洗，再用去离子水冲洗，切成片，晾干，80℃干燥 6h，球磨，过 60 目筛，再于烘箱中 80℃下烘 1h，置于干燥器中备用。

9.13.2 重楼样品的测定前处理条件对比

1. 双硫腙分光光度法

（1）双硫腙的提纯

将粗双硫腙 0.1g 溶于 1000mL 氯仿中，通过玻璃砂芯漏斗过滤，加入 2%氨水萃取，使双硫腙转至水相中，再用氯仿萃取几次，弃有机相，一直洗涤至有机相不再呈现红色为止，然后加入提纯的氯仿，用盐酸酸化至呈弱酸性，将双硫腙萃取至有机相中，水洗有机相两次，经提纯的双硫腙氯仿溶液一周内适用。该双硫腙的浓度为 0.01%。

（2）工作曲线的绘制

准确称取 0.1354g 氯化汞，溶解于水中，移入 1L 的容量瓶中，用去离子水定容至刻度，此溶液中 1mL 含汞 100μg。取 1mL 该溶液放入 50mL 容量瓶中，稀释至刻度，此溶液每毫升含汞 2μg。分别取含汞 0μg、2μg、4μg、6μg、8μg 的汞标准溶液于 150mL 分液漏斗中，用水稀释至 20mL 加 5mL EDTA 溶液，5mL 柠檬酸钠，5mL 乙酸–乙酸钠缓冲溶液，混匀，准确加入 10mL 0.001%双硫腙氯仿溶液，激烈振荡 1min 静置分层，将有机相放入另一分液漏斗中，如果有机相呈纯黄色，说明含汞高，应再补加 5mL 0.001%双流腙氯仿溶液萃取，直至有机相中呈过剩的绿色双硫腙为止，记下双硫腙的用量，合并有机相，加入 10mL 新配置的碱性洗液萃取 1min，静置分层将有机相放入干燥的 10mL 比色皿中，加 0.1g 无水硫酸钠，振摇后静置 3min，用 1cm 比色皿，以空白作参比，在 490nm 波长处测量吸光度，与分析试样同时进行空白实验。

该方法的测定结果在重复进行了三次之后仍然不稳定，因此，双硫腙的提纯方法不够稳定，经过对实验过程的分析，选用孔雀绿进行对比研究，得到较好的实验结果。

采用双硫腙法不可行，原因可能是双硫腙在空气中极易被氧化，尽管经过了提纯，但是一旦与空气接触就发生了变化，使得提取的效果显著下降了，还有可能是所用到的试剂也都要求现用现配，即试剂本身不是很稳定，在实验操作过程中会有很大的负面影响。

2. 孔雀绿分光光度法测汞

准确称取 0.1354g 氯化汞，溶解于水中，移入 1L 的容量瓶中，用去离子水定容至刻度，此溶液中 1mL 含汞 100μg。

吸取上述溶液 1mL 稀释成 100mL，则此溶液 1mL 含汞 1μg，分别吸取含汞 0μg、2μg、4μg、6μg、8μg、10μg 的汞标液，分别置于 50mL 容量瓶中，加入 1∶1 HCl1mL、1mol/L 的乙酸-乙酸钠缓冲液 6mL，摇匀，一次加入新配制的 0.005%KI 溶液 4mL、0.02%孔雀绿 2mL，用水稀释至 40mL 左右，摇匀，准确加入 10mL 苯，萃取 2min，分层，取有机相于 1mL 比色皿中，以标准空白作参比，于 630nm 处测量吸光度。

本标准曲线的线性回归方程为 $Y = 0.00581+0.08447X$，相关系数 $R=0.9997$，相对标准偏差 RSD=0.0085661。

由该线性可看出，孔雀绿分光光度法是准确、可靠的，用它来作为探索测定汞的前处理方法是可行的。采用了孔雀绿法测汞，其可行性是好的，可以通过其标准曲线得出该结论图 9-40，但是 7200 分光光度计的准确度不如原子吸收好，加之还有孔雀绿的影响，可能使最终的结果有出入，但由其可行性可知，通过它来探索测汞的前处理条件是可行的。

3. 沸水浴消化

准确称取 0.5g 重楼样品于 50mL 的容量瓶中，加入 10mL 王水，沸水浴中加热，消化至约 2mL，取出，冷却，加约 30mL 去离子水，再加 2.5mL 盐酸，10mL5%的硫脲+抗坏血酸，定容，摇匀，静置 30min。取出 10mL 清液，于 50mL 容量瓶中，加 1mL 盐酸，6mL 乙酸-乙酸钠缓冲液，摇匀，一次加入新配的 0.005%KI 溶液 4mL、0.02%孔雀绿 2mL，用水稀释至 40mL 左右，摇匀，准确加入 10mL 苯，萃取 2min，分层，取有机相，在 630nm 处以空白作参比测其吸光度值。本组实验按表 9-83 进行，结果见表 9-83。

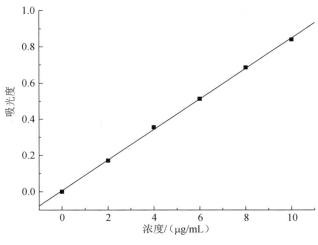

图 9-40   汞标准曲线

表 9-83   不同消化液实验对比表

项目	样品质量/g	消化时间/min	吸光度
王水	0.5013	35	0.327
	0.5009	30	0.355
	0.5006	25	0.339
王水 ＋ H₂O₂	0.5001	28	0.425
	0.5003	26	0.489
	0.5007	25	0.416

4. 消化炉消化

准确称取重楼样品 0.5g 于消化管中，加入浓硝酸-浓硫酸 5mL，放置过夜，在消化炉上加热，保持沸腾，消化至透明，小心蒸发至近干，用去离子水定容至 25mL，混匀[11]，取清液 10mL 于 50mL 容量瓶中，加入 1mL 盐酸、6mL 缓冲液、4mL 0.005%KI、2mL 0.02% 孔雀绿，用去离子水定容至约 40mL，摇匀，准确加入 10mL 苯，萃取 2min，以空白作参比，在 630nm 处测其吸光度。本组实验按表 9-84 进行，结果见表 9-84。

表 9-84   不同混酸的对比表

项目	样品质量/g	消化温度/℃	消化时间/min	吸光度
硝酸-硫酸	0.5000	110	95	0.387
	0.5001	120	100	0.391
	0.5008	130	80	0.369
硝酸-硫酸+ H₂O₂	0.5006	110	68	0.452
	0.5001	120	65	0.493
	0.5004	130	67	0.439

由以上两组实验可知，采用消化炉、硝硫混酸+双氧水消化更好，它虽然延长了反应时间，但是重楼中汞的浸出率提升了，这更有利于准确的测定汞的含量，该最佳条件将应用于火焰原子吸收法测汞中。

本实验不用干法消化是因为所测对象汞是极易挥发的元素之一，它在高于140℃时就会挥发。因此，只采用湿法消化样品，湿法消化有效地避免了重金属的挥发损失，甚至可以一次性消化多个样品，操作简单，快捷。而在两种湿法消化方法种，采用消化炉消化要优于采用沸水浴消化，原因可能是，前者在加热消化前浸泡过夜，这可使得重楼样品在加热时不至于冒大量的泡沫，使得样品的损失减小，并且使得反应均匀的持续进行，而沸水浴加热消化时没经过过夜，而且要求保持沸腾状态，这样产生了大量的泡沫，泡沫的飞溅带出少量的样品，且反应只经过近半小时，相比之下，后者比前者节约了不少时间，但鉴于前者浸出更彻底故而选用前者。

在消化液的确定方面从实验数据可以明显看出，选用硝酸和硫酸混合在相对较高的温度下效果远好于硝酸与高氯酸混合，相关文献表明若在相对低的温度下，硝酸与高氯酸消化效果可能比高的温度下更好。实验中硝硫混合的比例应为4：1或5：1为宜，温度为110~120℃，加入少量的过氧化氢可以提高氧化能力，缩短反应所需的时间。

9.13.3　火焰原子吸收法测重楼样品中的汞含量

1. 汞标准曲线的绘制

取含100μg/mL的汞标液0mL、12.5mL、25mL、37.5mL、50mL于50mL容量瓶中，稀释至刻度，此汞标液浓度为0μg/mL、25μg/mL、50μg/mL、75μg/mL、100μg/mL。

本标准曲线的线性回归方程为$Y=-0.00022+0.00165X$，相关系数$R=0.9980$，相对标准偏差RSD=0.00475，见图9-41。

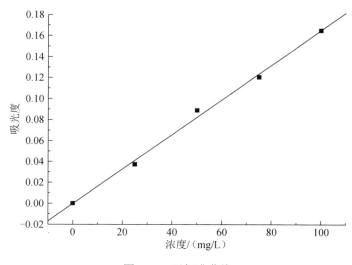

图9-41　汞标准曲线

2. 测汞的含量

准确称取重楼样品 2g 于消化管中，加入 20mL 混酸，滴加 4～6 滴 30%过氧化氢。用封口胶封口，放置过夜。于消化炉中加热消化，保持沸腾，溶液有棕黄色变为淡黄、透明的溶液时停止加热，取出，冷却，过滤，转入 25mL 的容量瓶中，定容测其吸光度。实验设置及结果见表 9-85～表 9-88。

表 9-85 原子吸收仪器的参数设置

波长	狭缝	灯电流	扣背景
253.7nm	0.5nm	4.0mA	关

表 9-86 火焰设置

火焰类型	空气流量	乙炔气流量	燃烧头高度
空气/乙炔	13.50L/min	2.00L/min	0.0mm

表 9-87 重楼样品质量

编号	1	2	3	4	5	6	7	8	9
样品质量/g	2.0005	2.0003	2.0004	2.0002	2.0002	2.0004	2.0005	2.0002	2.0004
编号	10	11	12	13	14	15	16	17	18
样品质量/g	2.0002	2.0009	2.0005	2.0005	2.0003	2.0000	2.0000	2.0006	2.0004

表 9-88 测定结果 [浓度/（mg/L）]

酸度	温度					
	110℃		120℃		130℃	
	C	A	C	A	C	A
$HNO_3 : H_2SO_4 = 4 : 1$	16.7	0.0275	16.6	0.0272	17.6	0.0272
$HNO_3 : H_2SO_4 = 5 : 1$	16.6	0.0272	16.4	0.0253	13.7	0.0209
$HNO_3 : H_2SO_4 = 6 : 1$	15.0	0.0231	14.3	0.0219	13.7	0.0209
$HNO_3 : HClO_4 = 3 : 1$	5.2	0.0078	5.2	0.0077	4.9	0.0073
$HNO_3 : HClO_4 = 4 : 1$	5.2	0.0077	4.9	0.0073	4.9	0.0073
$HNO_3 : HClO_4 = 5 : 1$	5.3	0.0080	4.5	0.0067	5.1	0.0077

由表 9-88 可以看出，用硝硫混酸消化效果更好，且在 110℃、120℃时比较稳定，因此只有必要计算出该条件下的汞的含量，计算结果如下：

$$C_1 = 16.7 \times 25 \times 10^{-6} mg \cdot L / 2.0005 \times 10^{-3} kg = 0.208 g/kg$$
$$C_2 = 16.6 \times 25 \times 10^{-6} mg \cdot L / 2.0003 \times 10^{-3} kg = 0.207 g/kg$$
$$C_3 = 15.0 \times 25 \times 10^{-6} mg \cdot L / 2.0004 \times 10^{-3} kg = 0.187 g/kg$$
$$C_4 = 16.6 \times 25 \times 10^{-6} mg \cdot L / 2.0002 \times 10^{-3} kg = 0.207 g/kg$$

$$C_5=16.7\times25\times10^{-6}mg \cdot L / 2.0002\times10^{-3}kg=0.209g/kg$$
$$C_6=14.3\times25\times10^{-6}mg \cdot L / 2.0004\times10^{-3}kg=0.178\ g/kg$$

因此，《中国药典》规定汞含量≤0.2mg/kg，由实验结果0.178～0.209g/kg可知，火焰原子吸收法不适宜测定中草药中汞，尤其不能用于测定痕量汞。此结果严重偏高，但主要原因可能是火焰原子吸收对汞的测定不适用。通过本实验对比研究，进一步证明了中草药中痕量汞的测定不能采用火焰吸收法，须研究其他新的适宜的方法。

9.13.4 结论

1）采用消化炉通过湿法消化，得到实验样品液。

2）消化液选用硝硫混酸，尽管混酸可以有很多种，但经查阅文献与实验后，确定用该混酸效果较好，且其混合比例为4∶1或5∶1。此法与本实验中的其他方法相比，消化效果更好，操作简单，且原子吸收与7200型分光光度计相比准确度更高，但消化时间更长。

3）温度控制在110～120℃，一般不能高于140℃，高于此温度后汞绝大部分发生分解，而温度低了则不利于消化的进行。

4）在所进行的实验条件下，测得重楼中汞含量为0.178～0.209g/kg，此结果严重偏高，表明火焰原子吸收法不适合测定汞，须寻找其他方法。

9.14 高压消解-石墨炉原子吸收光谱法测定八角和桂皮中镉、铅含量

样品经HNO_3-H_2O_2（体积比为5∶3)混合酸高压密闭消解法消化完全后，以2%(NH_4)_2HPO_4作基体改进剂，用石墨炉原子吸收光谱法测定了八角和桂皮中重金属镉（Cd）、铅（Pb）的含量。本节研究了不同的消解方法对样品消解效果的影响，优化了石墨炉原子吸收光谱法的测定条件。在最佳实验条件下，Cd、Pb的线性范围分别为0～10μg/L、0～50μg/L，检出限分别为0.21μg/L、0.98μg/L，相对标准偏差为0.24%～1.63%，回收率为98.34%～102.01%。

9.14.1 实验部分

1. 仪器与试剂

Cd、Pb空心阴极灯（北京有色金属研究总院生产），SpectrAA-220FS原子吸收光谱仪（美国Varian公司），GTA110型自动进样器，高压消解罐，电热鼓风干燥箱，分析天平，超纯水机等。

所用八角、桂皮均为包装成品的产品（市售），Cd、Pb标准溶液均为购于国家有色金属及电子材料分析测试中心的标准溶液。其余实验所用化学试剂均为分析纯。

标准储备液：Cd、Pb元素储备液均为国家标准溶液（国家有色金属及电子材料分

析测试中心），浓度为 1000μg/mL。

使用液浓度：以标准储备液稀释而得，并以 1%HNO$_3$ 定容。Cd：10μg/L、Pb：100μg/L，各标准系列的浓度由所设定的仪器条件自动稀释而得。

2. 仪器工作条件

实验用 Varian SpectrAA-220FS 原子吸收光谱仪测定 Cd、Pb 元素的含量，测量方式：峰高，进样量均为 20μL，基体改进剂的进样量为 5μL，以高纯氩气（99.9%）作为保护气（流速 3.0L/min），氘灯方式扣除背景。仪器工作条件见表 9-89，石墨管升温程序见表 9-90。

表 9-89 仪器工作条件

元素	波长/nm	狭缝/nm	灯电流/mA	基体改进剂
Cd	228.8	0.5	4	2%(NH$_4$)$_2$HPO$_4$
Pb	283.3	0.5	5	2%(NH$_4$)$_2$HPO$_4$

表 9-90 石墨管升温程序

元素	干燥			灰化			原子化			净化		
	温度/℃	升温时间/s	保持时间/s	温度/℃	升温时间/s	保持时间/s	温度/℃	升温时间/s	保持时间/s	温度/℃	升温时间/s	保持时间/s
Cd	120	55	10	400	5	8	1800	0.8	2	2000	0	2
Pb	120	55	10	600	5	8	2100	0.8	2	2300	0	2

3. 实验方法

按设定的仪器工作条件测定空白、标准系列工作溶液和样品溶液。以所测吸光度为纵坐标，样品浓度为横坐标，绘制标准工作曲线。扣除空白值后，求出试样中镉、铅元素的含量。

4. 样品前处理

（1）湿法消解

准确称取样品（包括八角、桂皮）1g（精确至 0.001g）置于 100mL 烧杯中，加入 20mL 浓硝酸，在电热板上加热待蒸至近干，取下放冷后，补加 4mL 硝酸及 1mL 高氯酸，加热，如此重复多次，直至消解溶液澄清透明，以 1% HNO$_3$ 定容至 100mL 容量瓶中，摇匀后即得到样品溶液，并做相应的空白实验。

（2）高压密闭消解

准确称取样品（包括八角、桂皮）0.2g（精确至 0.001g）于 100mL 高压消解罐中，加入 5mL 浓 HNO$_3$，浸泡过夜（12h），次日加入 3.0mL 30% H$_2$O$_2$ 并置于 180℃烘箱中高压消解 3h，至消解溶液澄清透明，消解液经过赶酸后，以 1% HNO$_3$ 定容至 25mL 容量瓶中，摇匀后即得到样品溶液，并做相应的空白实验。

9.14.2 实验结果与讨论

1. 标准工作曲线的线性范围及相关系数

按照所设定的仪器条件，将试剂中的使用液经仪器自动稀释后进行测定，以所测吸光度为纵坐标，样品浓度为横坐标，绘制标准工作曲线，各元素的线性回归方程，线性范围及相关系数见表 9-91。

表 9-91 标准曲线的线性方程、线性范围及相关系数

元素	线性方程	线性范围/（μg/L）	相关系数（R）
Cd	$Y=0.1096X+0.0379$	0～10	0.9980
Pb	$Y=0.013X+0.0108$	0～50	0.9976

由表 9-91 数据可以看出，按本书所设定的仪器工作条件及石墨管升温程序进行测定，各元素线性范围内相关系数均高于 0.995，说明该条件下仪器性能稳定，线性范围好。本实验的数据均在相同条件下进行测定。

2. 样品的消解方式

在石墨炉原子吸收光谱法分析样品中金属元素的含量中，样品的制备方法是分析方法准确与否的关键，实验样品处理一般可以采用干灰化法、湿法消解、高压密闭消解和微波消解。其中，干灰化法消解容易引起样品中金属元素的损失，微波消解虽然简便、快速，但微波消解仪价格昂贵不易普及。因此，本实验根据实验室的仪器设备条件，比较了高压密闭消解、湿法消解（HNO_3-$HClO_4$ 体系）对样品测定结果的影响，其结果见表 9-92。

表 9-92 不同消解方法对测定结果的影响（$n=3$）

元素	八角		桂皮	
	高压密闭消解	湿法消解	高压密闭消解	湿法消解
Cd	0.1648	0.1579	0.1897	0.1655
Pb	0.8874	0.8521	0.9497	0.9020

从表 9-92 中的实验数据可以看出，高压密闭消解法所得样品中各元素的含量均高于湿法消解，说明在湿法消解的过程中有部分金属元素损失，高压密闭消解可有效避免易挥发元素的挥发损失，而且酸用量少，消解得到的样品溶液清亮透明，样品消解完全。因此，本实验选择高压密闭消解法消解处理八角和桂皮样品。

3. 基体改进剂的选择

基体改进剂能有效提高被测物的热稳定性，采用相对较高的灰化温度能除去基体化合物,减轻基体干扰。本研究设定基体改进剂的体积为 5μL，考察了浓度 2%的$(NH_4)_3PO_4$、

$(NH_4)_2HPO_4$、$NH_4H_2PO_4$ 和 1% $Mg(NO_3)_2$ 基体改进剂对测定的影响。实验结果见表 9-93。

表 9-93　基体改进剂对吸光度的影响

元素	吸光度				
	无基体改进剂	$(NH_4)_3PO_4$	$(NH_4)_2HPO_4$	$NH_4H_2PO_4$	$Mg(NO_3)_2$
Cd（4μg/L）	0.4021	0.4736	0.4987	0.4659	0.4220
Pb（30μg/L）	0.2758	0.3544	0.3816	0.3215	0.3367

从表 9-93 数据可以看出，基体改进剂的添加可有效防止元素的挥发损失，并且以 $(NH_4)_2HPO_4$ 作为基体改进剂时效果最明显，本研究选用 2% $(NH_4)_2HPO_4$ 作为基体改进剂。

4. 灰化与原子化温度选择

较高的灰化温度有助于共存物质的蒸发，减少基体组分对测定的干扰，降低背景吸收，提高灵敏度。原子化温度则是在吸光度不降低的情况下，选择较低的温度，这样不但能排除干扰，而且可以延长石墨管的使用寿命。以 4μg/L 的 Cd 和 30μg/L 的 Pb 进行灰化和原子化温度的选择，灰化温度在 300~800℃进行选择，实验结果见图 9-42，原子化温度在 1400~2200℃进行选择，结果见图 9-43。

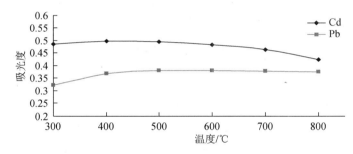

图 9-42　灰化温度对吸光度的影响

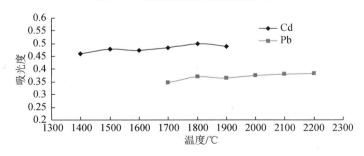

图 9-43　原子化温度对吸光度的影响

由图 9-42 可以看出，当灰化温度为 400℃时，Cd 元素的吸光度达到最大；当灰化温度为 600℃时，Pb 元素的吸光度达到最大；实验选择分别 400℃和 600℃作为测定 Cd、Pb 的灰化温度。

由图 9-43 可以看出，原子化温度超过 1800℃时，Cd 元素的吸光度上升不大，原子化温度超过 2100℃时，Pb 元素的吸光度上升不大。因此选择测定 Cd 元素的原子化温度为 1800℃，Pb 元素的原子化温度为 2100℃。

5. 检出限

按照石墨炉升温程序以及设定好的仪器工作条件对空白溶液连续测定 11 次，以 3 倍标准偏差除以标准曲线斜率确定镉、铅元素的检出限，结果表明镉元素的检出限为 0.21μg/L，铅元素的检出限为 0.98μg/L。

6. 干扰实验

在对样品进行消解处理时，无论高压密闭消解、湿法消解都需要使用硝酸，另外样品中还存在其他的共存元素，故本书进行了干扰实验。结果表明：20%的 HNO_3，400000 倍的 K、Ca，200000 倍的 Cu、Fe、Na、Mn，100000 倍的 Zn，40000 倍的 Al 对 2.0μg/L Cd 无干扰。20%的 HNO_3，10000 倍的 Na、K，2000 倍的 Al、Cu、Zn、Ca、Mn、Fe 对 30μg/L Pb 无干扰。

7. 测定结果与精密度

表 9-94 列出了八角、桂皮样品经高压密闭消解法消解处理后，用石墨炉原子吸收光谱法测定的 Cd、Pb 元素含量及精密度数据。

表 9-94　测定结果与精密度（n=6）

元素	八角		桂皮	
	测定平均值	RSD/%	测定平均值	RSD/%
Cd	1.29	0.24	1.42	0.98
Pb	6.97	1.63	7.21	0.47

从表 9-94 的实验数据可以看出，所测两种元素的相对标准偏差为 0.24%～1.63%，表明测定结果具有比较好的精密度。

8. 加标回收实验

为了考查测定结果的准确性，在样品溶液中相继加入相应元素一定量的标准溶液，以同样的方法测定，计算回收率，其结果见表 9-95。

表 9-95　回收率实验（n=6）

样品	元素	含量	加标量	测定值	回收率/%
八角	Cd	1.32	1.00	2.29	98.71
			5.00	6.43	101.74
	Pb	6.87	5.00	12.01	101.18
			10.00	17.21	102.02

续表

样品	元素	含量	加标量	测定值	回收率/%
桂皮	Cd	1.41	1.00	2.37	98.34
			5.00	6.40	99.84
	Pb	7.16	5.00	11.96	98.36
			10.00	17.02	99.18

表 9-95 的加标回收实验结果表明,两种元素的加标回收率为 98.34%～102.01%,说明本书用高压密闭消解法消解处理样品,并用石墨炉原子吸收光谱法测定镉、铅元素的方法准确。

9.15 高压消解–石墨炉原子吸收光谱法测定八角和桂皮中硒含量[77-85]

样品经 HNO_3-H_2O_2 高压密闭消解法消化后,以 1.0mg/mL 的 $Pd(NO_3)_2$ 作基体改进剂,用石墨炉原子吸收光谱法测定了八角和桂皮中硒(Se)元素的含量。优化了石墨炉原子吸收光谱法的测定条件,建立了一种快速测定八角和桂皮中硒(Se)元素的方法。在最佳实验条件下,Se 的线性范围为 0～100μg/L,检出限为 5.79μg/L,相对标准偏差为 1.68%～2.79%,回收率为 96.83%～103.28%。该方法简便、快速,测定结果令人满意。

硒是人体的必需微量元素,具有独特的生物活性和功能,如防癌抗癌、清除体内自由基、增强免疫功能、调控基因表达、拮抗重金属元素毒性等作用。硒的保健作用越来越受到专家和社会的认可,但是硒的过量摄入又会引起人体中毒。因此,建立简便快速、准确可靠的食品中硒含量的分析检测方法,对平衡营养、合理补硒、提升机体免疫力、防病治病具有重要指导意义。

八角和桂皮是人们日常生活中常用的调料品,其中微量元素的含量对食品安全和质量控制起到重要作用。所以,硒元素的测定对于评价八角和桂皮的食用安全性有重要意义。目前 Se 元素含量的检测方法很多,主要有原子吸收光谱、原子发射光谱法、原子荧光光度法、电感耦合等离子体-质谱法等。石墨炉原子吸收法具有高灵敏、操作方法简单、快速的特点而被广泛使用。本研究通过不同的溶样方法,并使用石墨炉原子吸收法对八角和桂皮样品中的 Se 元素含量进行了测定,为八角和桂皮的综合开发利用提供新的途径和科学依据。该方法的优点在于,自行灰化样品,采用快速程序升温,并使用了不同的基体改进剂,提高了测定元素的灰化温度,最大程度消除了基体的干扰。该方法灵敏度及准确度高、方法简单快速,可以作为八角和桂皮中 Se 含量的测定方法。

9.15.1 实验部分

1. 实验仪器与试剂

SpectrAA-220FS 原子吸收分光光度计,GTA110 型自动进样器,Se 空心阴极灯(购于北京有色金属研究总院），分析天平，高压消解罐，超纯水机，电热鼓风干燥箱等。

本研究所用八角、桂皮均为包装成品的产品（市售），Se 标准溶液（1000μg/mL）为购于国家有色金属及电子材料分析测试中心的标准溶液，使用液（100μg/L）以标准储备液稀释而得，并以 1% HNO_3 定容。其余实验所用化学试剂均为分析纯。

2. 仪器工作条件

实验用 SpectrAA-220FS 原子吸收分光光度计（美国 Varian 公司）测定样品中 Se 元素的含量，测量方式：峰高，进样量为 20μL，基体改进剂进样量为 5μL，以高纯氩气（99.9%）作为保护气（流速 3L/min），氘灯扣除背景，测定的波长为 196.0nm，光谱通带宽 1.0nm，灯电流 5.0 mA，石墨管升温程序见表 9-96。

表 9-96　石墨管升温程序

步骤	程序	温度/℃	时间/s	高纯氩流速/（L/min）
1	干燥	150	40	3.0
2		250	10	3.0
3	灰化	700	5.0	3.0
4		700	1.0	3.0
5	原子化	700	2.0	0.0
6		2200	0.8	0.0
7	净化	2200	2.0	0.0
8		2400	2.0	3.0

9.15.2　样品前处理

（1）湿法消解

准确称取 2g 样品（精确至 0.001g）并置于 100mL 烧杯中，加入 40mL HNO_3，在电热板上小心加热待蒸至近干，放冷后补加 8mL HNO_3 及 2mL $HClO_4$ 后加热，如此重复多次，直至消解溶液澄清透明，以 1% HNO_3 定容至 25mL 容量瓶中，摇匀后即得到样品溶液，并做相应的空白实验。

（2）高压密闭消解

准确称取 2g 样品（精确至 0.001g）于 150 mL 高压消解罐中，加入 10mL 浓 HNO_3，浸泡过夜（12h），次日加入 4mL 30% H_2O_2 后置于 180℃烘箱中高压消解 3h，至消解溶液澄清透明，消解液以 1% HNO_3 定容至 25mL 容量瓶中，摇匀后即得到样品溶液，并做相应的空白实验。

9.15.3　实验结果与讨论

1. 方法的标准曲线及检出限

按照设定的仪器条件，使用液经仪器自动稀释成不同的浓度后进行测定，并绘制

Se 元素的标准工作曲线。按照石墨炉升温程序以及设定好的仪器工作条件对空白溶液进行连续测定 11 次，以 3 倍标准偏差除以标准曲线斜率确定 Se 元素的检出限，其线性回归方程，线性范围、相关系数及检出限列于表 9-97 中。

表 9-97　标准曲线的线性方程、线性范围、相关系数及检出限

元素	线性方程	线性范围/（μg/L）	相关系数（R）	检出限/（μg/L）
Se	$Y=0.0031X+0.0021$	0～100	0.9990	5.79

由表 9-97 数据可以看出，按本研究所设定的仪器工作条件及石墨管升温程序对 Se 元素进行测定，相关系数为 0.9990，在 0～100μg/L 的范围内线性良好。在所设定的条件下 Se 元素的检出限为 5.79μg/L。

2. 样品的消解方式

在石墨炉原子吸收法分析样品中金属元素的含量中，样品处理方式至关重要，一般有干灰化法、湿法消解、高压密闭消解和微波消解等。其中，干灰化法消解容易引起样品中金属元素的损失，微波消解虽然简便、快速，但微波消解仪价格昂贵不易普及[83-85]。因此，实验选择并比较了高压密闭消解、湿法消解（HNO_3-$HClO_4$ 体系）对样品测定结果的影响，其结果见表 9-98。

表 9-98　不同消解方法对测定结果的影响（$n=3$）

元素	八角		桂皮	
	高压密闭消解	湿法消解	高压密闭消解	湿法消解
Se	0.1148	0.0979	0.1097	0.0887

从表 9-98 中的实验数据可以看出，湿法消解的过程有部分 Se 元素损失，高压密闭消解可有效避免 Se 元素的挥发损失，而且酸用量少，消解得到的样品溶液清亮透明，样品消解完全。因此，本实验选择高压密闭消解法消解八角和桂皮样品。

3. 基体改进剂的选择

硒在 300℃时就有挥发，过高的灰化温度会使 Se 元素损失严重，但是如果灰化温度不高，样品基体破坏得不够又会造成严重的基体背景干扰。为了防止硒在灰化过程中挥发损失，使其在灰化过程中生成热稳定金属化物，本研究比较了浓度为 1mg/mL 的 $Pd(NO_3)_2$、$Cu(NO_3)_2$、$Ni(NO_3)_2$、$Mg(NO_3)_2$ 溶液的基体改进剂在不同加入量的情况下对 60μg/L 的 Se 标准溶液的吸光度影响。实验结果见图 9-44。

从图 9-44 可以看出，基体改进剂的添加可有效防止元素的挥发损失，当加入 5μL 1mg/mL $Pd(NO_3)_2$ 溶液时，Se 元素的挥发损失最少，样品的吸光度相对较大，所以本研究选用 1mg/mL 的 $Pd(NO_3)_2$ 溶液作为基体改进剂。

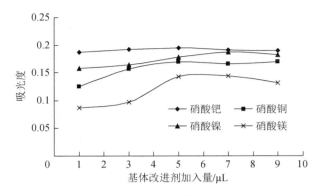

图 9-44　基体改进剂对吸光度的影响

4. 灰化与原子化温度的选择

较高的灰化温度有助于共存物质的蒸发，减少基体组分对测定的干扰，但是过高的灰化温度会导致硒的挥发损失。原子化温度则是在吸光度不降低的情况下，选择较低的温度，这样不但能排除干扰，而且可以延长石墨管的使用寿命。实验以 60μg/L 的 Se 标准溶液进行灰化和原子化温度的选择，灰化温度在 300~800℃进行选择，原子化温度在 1400~2400℃进行选择，实验结果见图 9-45。

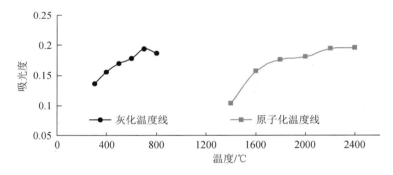

图 9-45　不同灰化温度和原子化温度对吸光度的影响

由图 9-45 可以看出，当灰化温度为 700℃时，Se 元素的吸光度达到最大，实验选择 700℃作为测定 Se 元素测定时的灰化温度。而当原子化温度超过 2200℃时，Se 元素的吸光度上升不大，为能有效排除干扰，并延长石墨管的使用寿命，本研究选择测定 Se 元素的原子化温度为 2200℃。

5. 测定结果与精密度

表 9-99 列出了八角、桂皮样品经高压密闭消解法消解处理后，用石墨炉原子吸收光谱法测定 Se 元素的含量及精密度数据。

从表 9-99 的实验数据可以看出，测定的相对标准偏差为 1.68%~2.79%，表明测定结果具有比较好的精密度。

表 9-99 测定结果与精密度 （*n*=6）

元素	八角		桂皮	
	测定平均值	RSD/%	测定平均值	RSD/%
Se	9.60	2.79	8.32	1.68

6. 加标回收实验

为了考查测定结果的准确性，在样品溶液中相继加入 Se 元素一定量的标准溶液，以同样的方法测定，并计算回收率，其结果见表 9-100。

表 9-100 回收率实验 （*n*=6）

样品	含量	加标量	测定值	回收率/%
八角	9.57	10	18.95	96.83
		20	30.34	102.60
桂皮	8.62	10	19.03	102.20
		20	29.56	103.28

表 9-100 的加标回收实验结果表明，加标回收率为 96.83%～103.28%，说明用高压密闭消解法消解处理样品，并用石墨炉原子吸收光谱法测定 Se 元素的方法准确可靠，可以作为对八角、桂皮中 Se 含量进行测定的分析方法。

9.15.4 结论

将八角和桂皮样品用高压密闭消解法消解消化处理后，用石墨炉原子吸收光谱法测定了其中硒元素含量。本研究研究了不同的消解方法对样品消解效果的影响，优化了石墨炉原子吸收光谱法测定条件。在最佳实验条件下，Se 的线性范围为 0～100μg/L，检出限为 5.79μg/L，相对标准偏差为 1.68%～2.79%，回收率为 96.83%～103.28%。该方法简便、快速，测定结果令人满意。

参 考 文 献

[1] 国家药典委员会. 中国药典（一部）[M]. 北京：化学工业出版社，2005：10.
[2] 张红辉，卞金辉，胡寅瑞，等. 微波消解-石墨炉原子吸收光谱法快速测定食品中的铅和铬[J]. 中国卫生检验杂志，2010，20（8）：1913-1914，1917.
[3] 梁奇峰. 铬与人体健康[J]. 广东微量元素科学，2006，13（2）：67-69.
[4] 潭西顺. 危害人体健康的杀手：六价铬[J]. 劳动保护，2003，（1）：61.
[5] 陈琼宇，李洪，李时恩，等. 六价铬对接触工人子代智力发育影响的研究[J]. 中国公共卫生报，1998，17（6）：356-357.
[6] 黄先飞，秦樊鑫，胡继伟. 重金属污染与化学形态研究进展[J]. 微量元素与健康研究，2008，1（25）：48-51.
[7] 赵正言，邵杰，竺智伟. 铅的神经毒理机制研究进展[J]. 中国实用儿科杂志，2006，21（3）：163-165.
[8] 卢进，申明亮.药材重金属含量与控制[J]. 中国中药信息杂志，1995，2（10）：10-12.
[9] 付福友，李敏. 中药材重金属污染的原因及治理方法初探[J]. 中医药现代化，2003，5（4）：12-16.
[10] 中华人民共和国商务部. 药用植物及制剂进出口绿色行业标准[S]. 北京：中国标准出版社，2004.
[11] Maria R G, Soledad C, Lorena L S, et al. Determination of heavy metals for the quality control in argentinian herbal medicines

by ETAAS and ICP-OES [J].Food and Chemical Toxicology, 2007, 45(6): 1060-1064.

[12] 彭辉, 李慧宜, 黄胜桥, 等. 石墨炉法测定食品抗氧化剂 TBHQ 中铅含量[J]. 中国油脂, 2006, 31（3）: 33-34.

[13] Morgana B D, Maria G R, Bernhard W, et al. Determination of cadmium and lead in beverages after leaching from pewter cups using graphite furnace atomic absorption spectrometry [J]. Talanta, 2011, 85(1): 681-686.

[14] 金仁达, 万红卫, 钱佳星. 甘草等 5 种中药中重金属含量的监测[J]. 中医药导报, 2006, 12（12）: 74-75.

[15] Fabiana A L, Danielle G, Adriana P O, et al. Development of a method to determine Ni and Cd in biodiesel by graphite furnace atomic absorption spectrometry [J]. Contents lists available at Science Direct,2011,90(1): 142-146.

[16] Zhang Z W, Takao W, Shinichiro S, et al. Lead and cadmium contents in cereals and pulses in north-eastern China [J]. The Science of the Total Environment, 1998,220(3): 137-145.

[17] 毛志瑛. 干旱环境监测石墨炉法测定铅的基体改进剂的选择[J]. 干旱环境监测, 2001, 15（3）: 139-143.

[18] 王宝森, 白红丽, 郭俊明, 等. 火龙果矿物元素含量分析[J]. 江苏农业科学, 2009,（3）: 313-314.

[19] 中国预防医学科学院标准处编. 食品卫生国家标准汇编[S]. 北京: 中国标准出版社, 1997. 111-113.

[20] 廖佳佳, 胡宏灿.原子吸收分光光度法测定饲料原料铜、锰、锌、铅的两种前处理方法比较研究[J]. 化学工程与装备, 2008,（4）: 126-128.

[21] 祝卢艺, 王爱平. 中药中微量元素的测试研究[J]. 微量元素与健康研究, 2008, 24（2）: 53-55.

[22] 邱林友, 赵尔燕. 巯基纸富集 XRF 测定痕量的砷和锑[J]. 矿冶工程, 13（4）: 1993, 67-69.

[23] 张青梅, 向仁军, 成应向.巯基树脂的合成及对 Hg^{2+}的吸附特征[J]. 环境科学研究, 23（7）: 2010, 888-891.

[24] 小林力夫, 本末雄. 巯基棉分离富集废水溶液中微量重金属离子. 化学工业（日）, 1972,（23）: 93.

[25] 国家环境保护总局. 土壤质量 总汞的测定 冷原子吸收分光光度法[S]. 北京: 中国标准出版社, 1998.

[26] 邱林友, 赵尔燕. 巯基棉纤维对多种微量元素吸附性能的研究[J]. 冶金工程, 13（4）: 1993, 67-69.

[27] 中国科学院长春地理研究所. 一种水样采集和巯基棉富集分离装置[P]. CN 86 100804 A, 1987.3.25.

[28] 化学分离富集方法及应用编委会. 化学分离富集方法及应用[A]. 长沙: 中南大学出版社, 2001: 310-320.

[29] 何建伟.巯基棉分离富集-石墨炉原子吸收光谱法测定进口高纯硫黄中痕量砷[J]. 广西师范大学学报（自然科学版）, 2003.10, 21: 37-38.

[30] 中华人民共和国国家标准. 食品中总砷及无机砷的测定[S]. 北京: 中国标准出版社.2003.

[31] 中华人民共和国国家标准. 水质痕量砷的测定硼氢化钾-硝酸银分光光度法[S]. 北京: 中国标准出版社, 1990.

[32] 王志华, 王书俊, 黄毓礼. 石墨炉原子吸收光谱法测定中成药中砷, 铅[J]. 光谱学与光谱分析.2001, 21, 6.

[33] 杨春玲, 郑惠芳, 殷红, 等. 云南出口三七中总砷及无机砷的测定[J]. 光谱实验室. 2009, 26, 1.

[34] 张亦红, 刘中文, 陈凤春, 等. 氢化物-原子荧光法测定中药中的砷[J]. 中国卫生检验杂志, 2004, 14, 5.

[35] 李功勋. 巯基棉分离技术在氢化物原子荧光法测定痕量砷中的应用[J]. 2009, 28（s1）: 262-264.

[36] 水和废水监测分析方法编委会. 水和废水监测分析方法[M]. 中国环境科学出版社, 2002, 354（4）.

[37] 黄林玉. 痕量汞检测的新进展[J]. 检验检疫科学, 2003, 13（2）: 51-52.

[38] 谢美琪, 催昆燕, 张卫红, 等. 中成药中微量砷和汞的微波消解-氢化物发生-原子荧光光谱法测定[J]. 分析测试学报, 2001, 20（2）: 47-49.

[39] 王刚, 陈荣达, 林炳承. 中药中微量元素测定的研究进展[J].药物分析杂志, 2002, 22（2）: 151-155.

[40] 阮新.测定水产品中汞的微波消解前处理技术的研究[J].中国国境卫生检疫杂志, 2000, 23（6）: 342-343.

[41] Abu-Samra A, Morris J S, Korityohann S R.Wet ashing of some biologeal samples in a microwave oven[J].Anal Chem, 1975, 47:1475-1477.

[42] 耿勇超, 王建滨, 等. 微波消解法-原子荧光光度计法测定土壤中汞[J]. 江苏环境科技, 2008, 6（21）: 58-59.

[43] 叶平. 衬铂平台石墨炉原子吸收光谱法测定环境水样中的痕量汞. 固原师专学报, 2000, 21（3）: 14-17.

[44] 马传丽, 张平. 三七无公害栽培[J]. 云南农业, 2002, 2: 18.

[45] 金彬, 赵玲. 土壤中汞、砷测定 2 种预处理方法的比较试验[J]. 浙江农业科学, 2006,（2）: 18-19.

[46] 傅明, 马书林, 毕燕芳, 等. 生物活性铬的研究进展[J]. 中国药学杂志, 2004, 39（10）: 732-734.

[47] 张玲, 李青, 夏作理. 石墨炉原子吸收分光光度法测定富铬决明子中的铬含量[J]. 现代食品与药品杂志, 2007, 17（6）: 28-29.

[48] 郝岩平, 亢美娟, 王克新. 石墨炉原子吸收光谱法测定乳制品中铬的含量[J]. 分析测试: 中国食品添加剂, 151-152.

[49] 罗道成, 郑李辉, 用萃取-分光光度法测定电镀废水中的铬（VI）[J]. 材料保护, 2009, 42（10）: 75.

[50] 魏克民, 梁卫青, 普锦宝, 等. 原子吸收光谱法测定蚕蛹中铬、硒的含量[J]. 中国中医药科技.2009, 16（6）: 480-481.

[51] 李银科，徐伟然，范鹏，等. 用微波消解火焰原子吸收光谱法测定中药中痕量铅、铬、镉和镍的研究[J]. 云南民族大学学报（自然科学报），2010，19（2）：116-118.

[52] 金红宇，田金改，林瑞超. 原子吸收分光光度法测定中药中部分重金属及有害元素的含量[J]. 中国药品标准. 2005，6（4）：14-17.

[53] 热增才旦、刘斌、王英峰，等. 微波消解 ICP-MS 法测定藏木香伞中微量元素[J]. 药物分析杂志，2010，30（10）：271-273.

[54] 范德芳，杨丽花，孙民涛，等. 云南部分地区木香中重金属含量的测定[J]. 大理学院学报，2009，8（12）：10-11.

[55] 欧立军. 重楼属药用植物研究进展[J]. 安徽农业科学，2009，37（20）：9471.

[56] 方清茂，张浩，李昆. 川黄连的土壤与药材中部分微量元素的含量[J]. 华西药学杂志，2002，17（4）：282-283.

[57] 杨俊宝，彭正松，杨军，等. 黄连属植物研究进展[J]. 安徽农业科，2005，33（7）：1248-1250.

[58] 王小逸，曾衍钧，等. 高分辨电感耦合等离子质谱测定黄连中的微量元素[J]. 光谱学与光谱分析，2003，23（6）：1167-1170.

[59] 张晓娟，江海，唐洁，等. 原子吸收光谱法测定茯苓中微量元素的含量[J]，光谱实验室，2010，27（2）：638-640.

[60] 李银科，徐祎然，范鹏，等. 微波消解火焰原子吸收法测定中草药中痕量铅、铬、镉和镍的研究[J]. 云南民族大学学报，2010，19（2）：117-118.

[61] 李燕群.原子吸收光谱法在重金属铅镉分析中的应用进展[J]. 冶金分析，2008，28（6）：33-41.

[62] 何佩雯，杜钢，赵海誉，等. 微波消解-原子吸收光谱法测定 9 种中药材中重金属含量[J]. 药物分析杂志，2010，30（9）：1707-1712.

[63] 张晓娟，江海，唐洁，等. 原子吸收光谱法测定茯苓中微量元素的含量[J]. 光谱实验室，2010，27（2）：637.

[64] 范德芳，杨丽花，孙民涛，等. 云南部分地区木香中重金属含量的测定[J]. 大理学院学报，2009，8（12）：10.

[65] 欧立军. 重楼属药用植物研究进展[J]. 安徽农业科学，2009，37（20）：9471-9472.

[66] 张建春，蔡雅明. 木香的研究进展[J]. 甘肃科技，2010，26（20）：171.

[67] 高宏光，梁凤书. 道地药材云木香与微量元素相关性的初步研究[J]. 云南中医中药杂志，2006，27（1）：16-17.

[68] 付玲，于淼. 茯苓研究的新进展[J]. 新疆中医药，2005，23（3）：79-83.

[69] 田智勇，李振国. 黄连的研究新进展[J]. 时珍国医国药，2004，15（10）：704.

[70] 支正良，王丽华，董善士. 原子吸收光谱法测定中药中 n 种金属元素[J]. 中国药科大学学报，1991，22（1）：33.

[71] 吴定，路桂红. 铜与人体健康[J]. 膳食指南，2003，（2）：55-56.

[72] 马强，刘军，苏星光. 石墨炉原子吸收光谱法测定中药中微量金属元素[J]. 2004，42（4）：606.

[73] 张俊清，刘明生. 中药材微量元素及重金属研究的意义与方法[J]. 中国野生植物资源，2002，3（21）：49.

[74] 曲娜，郭莹. 原子吸收测定样品前处理方法探讨与研究[J]. 中国药品标准，2005，4（6）：15.

[75] 李国强，李蓉，等. 杞菊地黄丸中铅砷隔铜汞的含量测定[J]. 中成药，2002，24（9）：675.

[76] 陈焱，李勇. 中药中痕量汞的分析[J]. 微量元素与健康研究，2008，25（5）：46.

[77] 金红宇，田金改，等. 原子吸收分光光度法测定中药中部分重金属及有害元素的含量[J]. 中国药品标准，2005；4（6）：16.

[78] Rayman M P. The importance of selenium to human health[J]. Lacnet, 2000, 356(9225): 233-241.

[79] 王雪影，杨殿来，林海，等. 黄海牡蛎中锌和硒含量的测定与健康保健食用量分析[J]. 食品工业科技，2006，27（4）：182-184.

[80] Ghaedi M, Tavallali H, Shokrollahi A, et al. Flame Atomic Absorption Spectrometric Determination of Zinc, Nickel, Iron and Lead in Different Matrixes after Solid Phase Extraction on Sodium Dodecyl Sulfate (SDS)-coated Alumina as Their Bis (2-hydroxyacetophenone)-1, 3-propanediimine Chelates[J].Journal of Hazardous Materials,2009,166(2):1441-1448.

[81] 荣德福，赵晔萍. 微波消解-原子吸收光谱法测定进口粮食中的硒[J]. 江苏农业科学，2013，41（4）：279-281.

[82] Panigati M, Falciola L, Mussini P, et al.Determination of selenium in Italian rices by differential pulse cathodic stripping voltammetry[J].Food Chemistry,2007,105(3):1091-1098.

[83] 刘雁丽，吴峰，宗昆，等. 富硒芽苗菜的培育及几种大众蔬菜硒含量分析[J]. 江苏农业科学，2010，（3）：204-206.

[84] 铁梅，张崴，李晶，等. 石墨炉原子吸收法测定食用菌中硒[J].光谱学与光谱分析，2006，26（1）：151-153.

[85] Karima B, Natividad R M, Badredine S, et al. Characterization of Trace Metals in Vegetables by Graphite Furnace Atomic Absorption Spectrometry after Closed Vessel Microwave Digestion[J]. Food Chemistry, 2009, 116(2): 590-594.

第10章 10 原子荧光谱法在中药材重金属残留检测中的应用

原子荧光法主要用于检测重金属元素砷、汞，因此，本书将这种检测方法应用于中药材的重金属研究中。10.1 节介绍原子荧光光谱法测定三七中重金属砷含量研究；10.2 节介绍原子荧光光谱法测定三七中重金属汞含量研究；10.3 节介绍原子荧光光谱法测定三七中重金属砷和汞的含量研究；10.4 节介绍原子荧光光谱法测定木香中重金属砷含量研究；10.5 节介绍原子荧光光谱法测定云木香中重金属镉含量研究；10.6 节介绍原子荧光光谱法测定中药材中痕量砷及无机砷；10.7 节介绍冷原子荧光光谱法测定 3 种中药材中的痕量汞。10.8 节为本章的总结。

10.1 原子荧光光谱法测定三七中重金属砷含量研究[1-16]

本节采用巯基棉富集-原子荧光光谱法和原子荧光光谱法直接测定三七中砷的含量并对两种方法作对比，研究了巯基棉对砷含量测定的影响，用 HNO_3-H_2O_2 体系消解三七试样，研究了消解试剂、仪器负高压、还原剂硼氢化钾、载流液酸度、预还原与掩蔽剂硫脲等因素对实验的影响，并确定了最佳实验条件，在确定的最佳工作条件下测定了三七中砷的含量。实验结果表明，砷标准溶液浓度为 $0 \sim 10\mu g/L$ 时，用 5%盐酸载流液和 20g/L 的硼氢化钾在 270V 负高压条件下测定所得荧光强度线性关系最好，回归方程为 $Y=458.793X-102.273$，$R=0.9994$，用原子荧光法测定三七中砷的含量为 0.1454mg/kg。该方法测得的回收率为 81.2%～92.3%，RSD 为 1.9%。用巯基棉富集-原子荧光光谱法测定三七中砷的含量为 0.0803mg/kg。该方法测得的回收率为 62.3%～79.5%，RSD 为 3.8%。

10.1.1 实验部分

1. 实验材料

1）试剂，如表 10-1 所示。

表 10-1 试剂

试剂名称	级别（规格）	生产商
氢氧化钠	AR	天津市化学试剂三厂
浓硝酸	AR	天津市化学试剂五厂
浓盐酸	GR	天津市化学试剂三厂
30%过氧化氢	AR	天津市化学试剂三厂
硫脲	AR	汕头市达濠助剂厂
硼氢化钾	AR	天津市光复精细化工研究所
砷的标准储备液	100mg/L	购于国家标准物质研究中心
汞的标准储备液	1mg/L	
三七粉	50g/包	购于文山三七市场

2）主要仪器，如表 10-2 所示。

表 10-2 主要仪器

仪器名称	规格	生产商
高压消解罐	100mL 容量	北京东方德教育科技有限公司
双道原子荧光光度计	AFS-3100	北京科创海光仪器有限公司
双层铁皮电炉	A 型	上海申航五金电器厂丹阳分厂
电热鼓风干燥箱	HG24 型	上海一恒科学仪器有限公司
烧杯	50mL、200mL、1000mL	
容量瓶	25mL、100mL、1000mL	祁阳恒泰福利玻璃制品公司
移液管	1mL	

3）实验原理：样品试样经湿消解或干灰化后，在酸性介质中，试样中砷被硼氢化钾或硼氢化钠还原成氢化物，由载气载入石英原子化器中分解为原子态的砷，在特制砷空心阴极灯的发射光激发下，产生原子荧光，其荧光强度与被测液中砷浓度成正比，与标准系列比较定量。

2. 样品的消解

用电子天平精确称取 0.5g 三七粉，置于聚四氟乙烯塑料内罐中，加 5mL 浓硝酸，混匀后放置过夜，再加 5mL 过氧化氢，盖上内盖放入不锈钢外套中，旋紧密封。然后将消解罐放入电热鼓风干燥箱中加热，升温至 120℃后保持恒温 3h，至消解完全，自然冷却至室温。将消解液倒入 50mL 烧杯中，并用少量水冲洗聚四氟乙烯内罐，洗液并入烧杯中于电炉上进行水浴加热至溶液体积蒸发到 1～2mL，并有大量白烟冒出时，取下用洗瓶沿烧杯内壁冲水 4～5mL，冷却加入 0.25g 硫脲（测定砷用，测汞不加），转移至 25mL 容量瓶中，用 5%HCl 稀释至刻度。依此做 5 份平行样品，同时做试剂空白，备测。

3. 试剂的制备

（1）载流溶液

（5%HCl）先向一个 1000mL 洁净的容量瓶中加入 500mL 左右的去离子水，再向容量瓶加入 50mL 浓 HCl，最后加入去离子水定容至刻度，此溶液含 5%HCl。

（2）砷还原剂

[2%（质量浓度）KBH_4 与 0.5% NaOH 的混合液] 称取 5g NaOH 溶于去离子水，溶解后加入 20g KBH_4，再加去离子水定容至 1000mL，现用现配。

（3）氢氧化钠溶液

（100g/L）准确称取 10g 氢氧化钠于烧杯中加入 100mL 去离子水溶解（供配制砷标准溶液用，少量即够）。

（4）巯基棉的制备

依次加 20mL 硫代乙醇酸、17.5mL 乙酸酐、8.5mL 乙酸、0.1mL 硫酸和 1.6mL 水于 150mL 烧杯中，混合均匀。待溶液温度降至 40℃ 以下，移入装有 5g 脱脂棉的棕色广口瓶中，将棉花均匀浸润，盖上瓶塞，置于恒温水浴中，于 40℃±1℃ 放置 4 昼夜后取出。将棉花平铺在有两层中速定量滤纸的布氏漏斗中，抽滤，用水洗至中性。抽干水分，移入培养皿，仍置于上述恒温水浴中，同上温度烘干。存于棕色瓶中，先进性汞的回收实验，然后置于干燥器中备用，有效期为三个月。

（5）砷标准液的配制

首先，在 100mL 容量瓶中加入 50mL 左右去离子水，加入 5mL HNO_3，吸取 1mL 浓度为 1mg/L 的砷单元素标准溶液（国家标准物质研究中心）置于容量瓶中，用去离子水稀释至刻度，此溶液为砷的标准储备液，浓度为 1mg/L，置于冰箱中保存。

其次，在 6 个 100mL 容量瓶中分别称取 1g 硫脲，加入 20mL 左右去离子水，分别加入 5mL 浓 HCl，再分别加入 0mL、0.1mL、0.2mL、0.4mL、0.8mL、1mL 浓度为 1mg/L 的砷标准使用溶液，置于冰箱中保存。

最后，分别用去离子水定容至刻度，标准系列溶液中砷（As）的含量分别为 0μg/L、1μg/L、2μg/L、4μg/L、8μg/L、10μg/L，酸度为 5%HCl，硫脲为 10g/L。

（6）巯基棉的富集

参照样品消解的方法制备八份样品同时制备空白样品，将八份消解得到的样品以 1mL/min 的流速分别通过已经制备的巯基棉柱，收集过巯基棉滤液，转入 50mL 的容量瓶中，用 5% 的盐酸稀释至刻度，在最佳实验条件下，先测定标准序列，绘制标准曲线，然后再对过巯基棉样品进行测定，通过标准曲线可读出样品的含量。

（7）巯基棉的洗脱

分别用浓硝酸、浓盐酸、50%硝酸、50%盐酸各 4mL 对巯基棉进行洗脱，每样酸分别洗脱两分巯基棉，将洗脱液转入 25mL 的容量瓶中用 5% 的盐酸稀释至刻度。空白样洗脱方法一样，在最佳实验条件下，先测定标准序列，绘制标准曲线，然后再对对巯基棉洗脱液进行测定，通过标准曲线可读出样品的含量。

10.1.2 结果与讨论

（1）实验条件的选择

硼氢化钾的浓度对砷的测定有较大的影响，当浓度低时由于还原能力差，灵敏度低；含量高时，由于有大量气体产生稀释作用，灵敏度也降低。因此，当硼氢化钾溶液浓度为20g/L 时，荧光强度最大且稳定。随负高压的增大，信号强度增大，但噪声也相应增大。负高压过高或过低时信号强度值都不稳定。实验表明负高压为260～320V 时，信号强度值重现性较好。参照卫生部食品卫生检验方法（国家标准）中载流溶液为 5%的盐酸，以载流溶液 HCl、还原剂 KBH$_4$、负高压为因素，选三水平；做正交实验，见表 10-3。

表 10-3　正交实验的因素和水平

因素	水平
载流溶液 HCl/%	3　4　5
还原剂 KBH$_4$/（g/L）	10　20　30
负高压/V	260　270　280

（2）最佳实验条件的选择

最佳仪器条件见表 10-4。

表 10-4　最佳仪器条件

测定元素	砷
光电倍增管负高压/V	270
屏蔽气流量/（mL/min）	900
原子化器高度/mm	8
灯电流/mA	60
载气流量/（mL/min）	400
读数时间/s	15
延迟时间/s	1
测量方式	标准曲线法
读数方式	峰面积
酸度	5%
KBH$_4$浓度	20g/L

（3）砷测定条件优化选择结果及分析

实验利用正交设计法，选择载流溶液 HCl、负高压、KBH$_4$ 溶液三个因素，设计三因素三水平的正交实验，对测定条件进行优化选择。测定结果见表 10-5。

表 10-5　正交实验的结果

项目	载流溶液 HCl/%	还原剂 KBH$_4$/（g/L）	负高压/V	实验结果
1	3	10	260	0.9980
2	3	20	270	0.9992

续表

项目	载流溶液 HCl/%	还原剂 KBH$_4$/(g/L)	负高压/V	实验结果
3	3	30	280	0.9990
4	4	10	270	0.9984
5	4	20	280	0.9994
6	4	30	260	0.9981
7	5	10	280	0.9990
8	5	20	260	0.9992
9	5	30	270	0.9984
K_1	2.9967	2.9960	2.9972	—
K_2	2.9966	2.9986	2.9987	—
K_3	2.9968	2.9965	2.9980	—
k_1	0.9991	0.9986	0.9990	—
k_2	0.9990	0.9994	0.9996	—
k_3	0.9992	0.9988	0.9994	—
极差 R	0.0001	0.0009	0.0007	—

根据正交实验结果，$K_{2(1)}<K_{1(1)}<K_{3(1)}$，可知载流溶液浓度为 5%时实验结果好；而 $K_{2(1)}<K_{3(2)}<K_{2(2)}$，可得出负高压在 270V 时结果较好；同时由于 $K_{1(3)}<K_{3(3)}<K_{2(3)}$，则 KBH$_4$ 浓度为 20g/L 时较好；分析极差 R，可看出实验主要受 KBH$_4$ 浓度的影响较大，综合考虑，得出最优实验条件为：负高压 270V；载流溶液 HCl 浓度为 5%；KBH$_4$ 浓度为 20g/L。

（4）砷标准曲线

在最佳实验条件下，进行砷标准系列的测定结果，见表 10-6。

表 10-6　砷标准系列的测定结果

标准浓度/(μg/L)	0	1	2	4	8	10
荧光强度	6.228	301.395	770.731	1700.143	3550.227	4527.462

分别在最佳实验条件下，对砷标准序列进行测定，得到不同浓度所对应的荧光强度值，以浓度为横坐标，荧光强度为纵坐标，绘制砷标准曲线。砷的标准曲线回归方程为 $Y=458.793X-102.273$，$R=0.9994$。

10.1.3　三七中砷含量的测定

（1）直接测定法

直接用原子荧光光谱法分别测定 1 份空白样和 5 份平行样中砷的含量，结果见表 10-7。

表 10-7 三七中砷含量的测定

测定元素	样品号	荧光强度值	测定浓度/（μg/L）	平均值/（μg/L）
As	空白	6.228	0.252	1.4535
	样品 1	552.436	1.6201	
	样品 2	480.662	1.3032	
	样品 3	520.285	1.4362	
	样品 4	530.499	1.5294	
	样品 5	516.989	1.3784	

把以上数据代入公式：

$$X = \frac{c}{m} \times \frac{V}{1000}$$

式中 X——试样中砷的含量，单位为毫克每千克（mg/kg）；

c——5 份试样消化液中砷含量的平均值，单位为微克每升（μg/L）；

V——试样消化液总体积，单位为毫升（mL），本实验中 V 为 50mL；

m——试样质量，单位为克（g），本实验中 m 为 0.5g。

得到砷的含量 X=0.1454（mg/kg）。

（2）间接测定法

用巯基棉富集-原子荧光光谱法分别测定 1 份空白样和 5 份平行样中砷的含量，结果见表 10-8。

表 10-8 三七中砷含量的测定

测定元素	样品号	过滤液荧光强度值	过滤液浓度/（μg/L）	洗脱液荧光强度值	洗脱液浓度/（μg/L）	平均值/（μg/L）
As	空白	6.482	0.0082	84.605	0.1620	0.8034
	样品 1	40.446	0.0394	280.342	0.8311	
	样品 2	42.580	0.0448	264.612	0.7843	
	样品 3	42.460	0.0435	262.437	0.7856	
	样品 4	39.892	0.0426	259.885	0.8157	
	样品 5	40.649	0.0405	269.969	0.8004	

根据公式 $X = \frac{c}{m} \times \frac{V}{1000}$ 可以算出，砷的含量 X=0.0803（mg/kg）。

由表 10-7 和表 10-8 可以看出，当用巯基棉富集-原子荧光光谱法测量得到的含量小于直接用原子荧光光谱法测定得到的含量。

10.1.4 回收率实验

取直接用原子荧光光谱法测定过的样品 3 份，分别做加样回收率实验，结果 As 的回收率见表 10-9。

表 10-9 回收率实验结果

测定元素	样品测定值/μg	加标量/μg	加标样品测定值/μg	回收率/%	RSD/%
As	0.0620	0.0400	0.0989	92.3	1.9
	0.0620	0.0500	0.1063	88.5	
	0.0620	0.0600	0.1107	81.2	

注：所称样品的质量为 0.5g。

回收率结果表明，测定方法的回收率为 81.2%～92.3%，相对标准偏差（RSD）小于 2.4%，具有较好的准确度和精密度。

取用巯基棉富集-原子荧光光谱法测定过的样品 3 份，分别做加样回收率实验，结果 As 的回收率见表 10-10。

表 10-10 回收率实验结果

测定元素	样品测定值/μg	加标量/μg	巯基棉富集加标样品测定值/μg	回收率/%	RSD/%
As	0.0620	0.0400	0.0938	79.5	3.8
	0.0620	0.0500	0.0984	72.8	
	0.0620	0.0600	0.0994	62.3	

注：所称样品的质量为 0.5g。

回收率结果表明，测定方法的回收率为 62.3%～79.5%，相对标准偏差（RSD）小于 2.4%，具有较好的准确度和精密度。

由表 10-9 和表 10-10 可以看出，直接用原子荧光光谱测得的回收率比用巯基棉富集-原子荧光光谱法测定的回收率要高，说明在富集过程中有些砷混在滤液里，有些附在巯基棉上没有被洗脱下来，因此影响了最后的测定结果。

10.1.5 结论

直接用原子荧光光谱法测得三七中砷的含量为 0.1454mg/kg，用巯基棉富集-原子荧光光谱法测得三七中砷的含量为 0.0803mg/kg。参照我国商务部《药用植物及制剂外经贸绿色行业标准》（WM/T 2—2004）的规定（砷≤2.0mg/kg），检测结果表明该三七中砷未超标，参照我国卫生部颁布的《食品安全国家标准 食品中污染物限量》（GB 2762—2012）（豆类中砷≤0.1mg/kg），表明该三七中砷略有超标。

由此可知，巯基棉可以定量的吸附、富集多种金属离子和非金属离子。在贵重金属的分离、中草药中痕量重金属的测定、纯金属等样品中除去杂质，分离干扰元素，提高分析灵敏度等方面有很大的用途。但是该方法也存在一定的缺陷：制备时反应温度太高（40℃±1℃），这样会因反应激烈使棉花纤维断裂；反应时间太长；工作吸附量小；洗脱时难度较大。

10.2　原子荧光光谱法测定三七中重金属汞含量研究

采用原子荧光光谱法直接测定三七中汞的含量与巯基棉富集-原子荧光法测定三七中的汞含量进行对比研究，研究了载流的盐酸浓度、硼氢化钾浓度及仪器工作条件等对测定影响的因素。同时，用体积比为 1∶1 的 HNO_3-H_2O_2 体系高压消解三七试样，研究并确定了最佳工作条件，并在最佳工作条件下测定了三七汞的含量。实验结果表明，汞标准溶液浓度在 0～1.6μg/L 时，用 5%盐酸载流液和 2%硼氢化钾在 270V 负高压条件下测定所得荧光强度线性关系最好，回归方程为 $Y=2153X-0.0784$，$R=0.9998$，测得三七样品中汞的平均含量为 0.0128mg/kg，符合国家食品限量（以总汞计）≤0.02mg/kg，方法的检出限为 0.00037μg/L，RSD 为 0.02%，回收率实验所得结果为 85.9%～98.4%，平均回收率为 90.3%。巯基棉富集砷汞的研究，三七样品过巯基棉滤液中汞的平均含量为 0.00159mg/kg，巯基棉洗脱液中汞的平均含量为 0.0069mg/kg，有 87.6%的汞富集在巯基棉中，有 54%的汞被洗脱。

1964 年原子荧光光谱法开始应用于分析领域，1969 年，Holak 把经典的砷化氢发生反应与原子光谱相结合，创立了氢化物发生-原子光谱分析的联用技术。此后，Tsujii 和 Kuga 把氢化物发生进样技术与无色散原子荧光分析技术相结合，实现了 HG-AFS 分析。这种方法把蒸汽进样技术与无色散原子荧光光谱测定的特点结合起来，具有仪器结构简单、灵敏度高、气相干扰少、适合于多元素分析等特点[17]。由于在 HG-AFS 方法中，元素可形成气态氢化物，易于与基体分离，降低了基体干扰，同时由于改进了气体进样方式，极大地提高了进样效率，因而被广泛应用于地质、环境、冶金等研究领域中微量元素的测定，目前可以检测出汞、铅、砷、硒、锑、镉、锡、锌、铋、锗、碲 11 种元素[18]。

采用原子荧光光谱法对中药中痕量元素进行测定，分析过程一般如下：首先要对药品进行消化处理，使待测元素完全转变为无机离子状态，再与还原剂（硼氢化钾或硼氢化钠）反应生成氢化物和氢气，气态氢化物、氢气和载气混合进入原子化器，使待测元素原子化；在特种空心阴极灯照射下，待测元素发射出特征波长的荧光，强度与其含量成正比，最后通过与标准系列比较定量。

本研究建立了氢化物发生-原子荧光光谱法测定三七粉中微量重金属汞含量的测定方法，从理论上客观、到位地分析出生三七中微量重金属汞的含量，在研究优化选定的最佳实验条件下，汞的检出限很低，连续多次测定相对标准偏差也很低，对实际中药三七样品进行测定得到了满意的结果。

汞是毒性很强的元素，即使人体摄入少量也会危及生命。分析环境中汞元素对中药材污染的情况，可以减少人们在使用中药材时的盲目性，增强人们的环境保护意识。通过本实验分析得出三七中微量重金属汞含量，与国家食品重金属限量指标比较，看其是否达到国家标准，分析环境中汞元素对中药材污染的情况，对三七质量和生产工艺进行质量控制及评价。

10.2.1 实验材料

实验用的试剂及仪器见表 10-11。

表 10-11 试剂及仪器

试剂	仪器
浓硝酸（分析纯）	CP 系列电子天平
氢氧化钠粉末（分析纯）	DHG-9053A 型电热恒温鼓风干燥箱
浓硫酸（分析纯）	AFS-3100 双道原子荧光光度计
浓盐酸（分析纯）	10mL、50mL 量筒
20g/L 的 KBH$_4$ 溶液	1mL、2mL、5mL 移液管
5%盐酸	50mL、100mL、1000mL 容量瓶
过氧化氢溶液（30%）	50mL、250mL、1000mL 烧杯
冰乙酸（分析纯）	布氏漏斗
硫代乙醇酸（分析纯）	棕色广口瓶
乙酸酐（分析纯）	25mL 容量瓶
脱脂棉	滤纸、漏斗
Hg 标准溶液（100mg/L）	玻璃棒、洗耳球

10.2.2 实验原理

样品经微波消解后，在酸性介质中，汞经硼氢化钾还原为原子态的汞蒸气，由载气（氩气）载入原子化器中，受特制汞空心阴极灯照射，基态汞被激发跃迁到较高能态，然后去激发跃迁到某一较低能态（常常是基态）而产生原子荧光，其荧光强度在固定条件下与被测物中的汞浓度成正比，用标准曲线法定量[19]。

10.2.3 实验方法

1. 汞（Hg）标准序列的配制

首先，在 100mL 容量瓶中加入 50mL 左右去离子水，加入 5mL HNO$_3$，吸取 1mL 浓度为 100mg/L 的汞单元素标准溶液（国家标准物质研究中心）置于容量瓶中，用去离子水稀释至刻度，此溶液为汞的标准储备液，浓度为 1mg/L。

其次，在 100mL 容量瓶中加入 50mL 左右去离子水，加入 5mL HNO$_3$，吸取 10mL 浓度为 1mg/L 的汞单元素标准溶液（国家标准物质研究中心）置于容量瓶中，用去离子水稀释至刻度，此溶液为汞的标准储备液，浓度为 0.1mg/L。以上两种溶液置于冰箱中保存。

最后，在 6 个 100mL 容量瓶中分别加入 20mL 左右去离子水，分别加入 5mL 浓 HCl，再分别加入 0mL、0.2mL、0.4mL、0.8mL、1.2mL、1.6mL 浓度为 0.1mg/L 的汞标准使用溶液。

2. 样品的制备

用电子天平精确称取 0.5g 三七粉，置于聚四氟乙烯塑料内罐中，加 5mL 浓硝酸，混匀后放置过夜，再加 5mL 过氧化氢，盖上内盖放入不锈钢外套中，旋紧密封。然后将消解罐放入电热鼓风干燥箱中加热，升温至 120℃后保持恒温 3h，至消解完全，自然冷却至室温。将消解液经过滤移入 50mL 烧杯中，用少量水冲洗聚四氟乙烯内罐，洗液并入漏斗中，并用 5～6mL 的水洗滤纸，并与滤液合并，转移至 50mL 容量瓶中，用 5% HCl 稀释至刻度。依此做 5 份平行样品，同时做试剂空白，备测。

3. 巯基棉的制备及巯基棉采样管的制备

巯基棉的制备：于棕色广口瓶中依次加入硫代乙醇酸 40mL、乙酸酐 24mL、冰乙酸 16mL、浓硫酸 0.1mL，将溶液冷却后，加入 10g 脱脂棉，浸泡完全；恒温 30℃，36h 后取出；用布氏漏斗抽滤。蒸馏水充分洗涤巯基棉至近中性；摊开于 30℃下干燥，在密闭、避光、较低温度条件下保存。有效期为三个月[20]。

巯基棉采样管的制备：称取 0.10g 巯基棉，从石英采样管的大口径处塞入管内，压入内径为 6mm 的管段中，巯基棉长度约为 3cm。临用前用 0.40mL pH 为 3 的盐酸溶液酸化巯基棉。巯基棉采样管两端应加套封口，存放在无汞的容器中。

4. 测定条件的优化选择

据相关文献报道，载流溶液 HCl 的浓度为 2%～7%时，荧光强度较大，负高压为 260～320V 时，信号强度值重现性较好，KBH_4 溶液浓度在 20g/L 时，荧光强度最大且稳定。故选择载流溶液 HCl、负高压、KBH_4 溶液三个因素，设计三因素三水平的正交实验（表 10-12），选择最佳测定条件。

表 10-12 正交实验因素和水平 $L_9(3^3)$

序号	载流溶液 HCl/%	负高压/V	KBH_4/（g/L）
1	3	260	10
2	5	270	20
3	7	280	30

5. 仪器工作条件选择

实验过程中仪器的最佳工作条件见表 10-13。

表 10-13　仪器最佳工作条件

光源	汞空心阴极灯
负高压（200～500V）	270
总电流（0～150mA）	30
辅阴极电流（0～150mA）	0
载气流量（300～1000mL/min）	400
屏蔽气流量（500～1200mL/min）	900
原子化器高度/mm	10

6. 汞标准曲线的绘制

在最佳实验条件下，对汞标准序列进行测定，得到不同浓度所对应的荧光强度值，以浓度为横坐标，荧光强度为纵坐标，做汞标准曲线。

7. 检出限测定

选取仪器检出限测定功能，仪器自动连续测量空白试样 11 次和标准曲线，检出限=3×空白吸光度的标准差/标准曲线斜率。

8. 精密度实验

仪器自动连续测量 0.8μg/L 汞标准溶液 11 次，然后根据测得的实验数据计算 RSD。

9. 样品的测定

分别配制 1 份空白样品和 5 份平行样品，在最佳实验条件下，先测定标准序列，绘制标准曲线，然后再对样品进行测定，通过标准曲线可读出样品的含量。

10. 加样回收实验

测定样品加标前所含汞的含量和样品加标后所含汞的含量，然后根据测量数据计算回收率。

11. 样品过巯基棉的测定

制备 8 份样品及 1 份空白样品，将 8 份消解得到的样品以 4mL/min 的流速分别通过已经制备的巯基棉柱，收集过巯基棉滤液，转入 50mL 的容量瓶中，用 5%的盐酸稀释至刻度，在最佳实验条件下，先测定标准序列，绘制标准曲线，然后再对过巯基棉样品进行测定，通过标准曲线可读出样品的含量。

然后分别用浓硝酸、浓盐酸、50%硝酸、50%盐酸各 4mL 对巯基棉进行洗脱，每样酸分别洗脱两分巯基棉，将洗脱液转入 25mL 的容量瓶中用 5%的盐酸稀释至刻度。空白一样，在最佳实验条件下，先测定标准序列，绘制标准曲线，然后再对对巯基棉洗脱液进行测定，通过标准曲线可读出样品的含量。

10.2.4 结果与讨论

1. 测定条件的优化选择

实验利用正交设计法，选择载流溶液 HCl、负高压、KBH_4 溶液三个因素，设计三因素三水平的正交实验，对测定条件进行优化选择。测定结果见表 10-14。

表 10-14 正交实验的结果

项目	载流溶液 HCl/%	负高压/V	R
1	3	260	0.9982
2	3	270	0.9991
3	3	280	0.9976
4	5	260	0.9986
5	5	270	0.9998
6	5	280	0.9988
7	7	260	0.9982
8	7	270	0.9982
9	7	280	0.9994
K_1	2.9949	2.9950	—
K_2	2.9967	2.9966	—
K_3	2.9958	2.9958	—
k_1	0.9983	0.9983	—
k_2	0.9989	0.9989	—
k_3	0.9986	0.9986	—
极差 R	0.0006	0.0006	—

根据正交实验结果，$K_{1(1)} < K_{3(1)} < K_{2(1)}$，可知载流溶液浓度为 5%时实验结果好；而 $K_{1(2)} < K_{3(2)} < K_{2(2)}$，可得出负高压在 270V 时结果较好；同时由于 $K_{3(3)} < K_{1(3)} < K_{2(3)}$，则 KBH_4 浓度为 20g/L 时较好；分析极差 R，可看出实验主要受 KBH_4 浓度的影响较大，综合考虑，得出最优实验条件：负高压 270V；载流溶液 HCl 浓度为 5%；KBH_4 浓度为 20g/L。

过高的载流浓度使得生成氩氢焰增大，荧光强度稳定性下降，同时载流酸度不宜太低，以免影响氢化物反应效率，故选择载流酸度为 5%。随着负高压的增大，仪器灵敏度增大，荧光值升高，但当光电管负高压过高时，荧光值显著升高，噪声水平也显著增大，仪器稳定性下降。本实验中负高压取 270V 时，还原剂 KBH_4 主要影响汞的氢化物生成效率及氩氢焰，KBH_4 的浓度高有利于氢化反应，但过高的硼氢化钾浓度会产生过多的氢气，使氩氢焰增强，使荧光稳定性减弱，KBH_4 浓度为 20g/L 时稳定性较好。

2. 汞标准曲线的绘制

负高压为 270V，灯电流为 30mA，原子化器高度为 10mm，载气流量为 400mL/min，屏蔽气流量为 900mL/min，读数时间为 15s，测标准溶液，以浓度为横坐标，吸光度为纵坐标，绘制标准曲线，得出线性方程为 $Y=2153X-0.0784$，相关系数 $R=0.9998$，其中 X 为浓度（μg/L），Y 为扣除标准空白的荧光强度。

3. 方法最低检出限

选取仪器检出限测定功能，自动连续测量汞的标准空白溶液 11 次，结果见表 10-15。

表 10-15　检出限数据（$n=11$）

序号	1	2	3	4	5	6	7	8	9	10	11
汞（IF）	5.431	5.643	5.362	5.964	5.886	5.264	5.897	5.645	5.647	5.465	5.168

由表 10-15 的结果，计算得汞荧光强度的标准偏差 SD 为 0.2659，再结合标准曲线的回归方程斜率 K，根据检出限 DL=3×SD/K[21]。得出测定汞时，检出限为 0.00037μg/L。由此可知用此法测定汞时，仪器的灵敏度是很高的。

4. 精密度实验

选取仪器 RSD 测定功能，对汞的标准系列中 0.8μg/L 浓度的溶液连续 10 次测量，计算 RSD，结果见表 10-16。

表 10-16　精密度测定值（$n=10$）

平行号	0.8μg/L（汞）	平行号	0.8μg/L（汞）
1	1712.953	7	1712.854
2	1712.625	8	1712.728
3	1712.856	9	1712.483
4	1712.724	10	1713.173
5	1712.963	平均值 $\bar{x}$	1712.853
6	1713.167	RSD/%	0.02

由表 10-16 计算的汞测定时 RSD 为 0.02%，说明仪器测定汞的重现性、稳定性很好。

5. 三七样品测定结果分析

在上述选定最佳条件下测得三七样品中汞荧光强度，分别依据汞标准曲线方程线性回归得出对应汞浓度，计算三七样品中汞的含量，结果见表 10-17。

表 10-17　三七样品中汞的含量分析结果

序号	（Hg）样品质量/g	（Hg）测定值/（μg/L）	（Hg）样品含量/（mg/kg）	平均值/（mg/kg）	RSD/%
1	0.5012	0.125	0.0125		
2	0.5010	0.116	0.0116		
3	0.5007	0.132	0.0132	0.0128	7.78
4	0.5009	0.126	0.0126		
5	0.5015	0.143	0.0143		

由表 10-17 可知，用荧光光谱法测定出此三七样品中汞的平均含量 0.0128mg/kg。五组平行实验测定结果的 RSD 都很小，说明用荧光光谱法测定三七样品汞的稳定性、重现性很好。

6. 三七样品汞含量回收率实验

在不同的 1、2、3、4 号三七样品中分别加入一定量汞标准溶液，按消解步骤消解四份加标样，测得样品中汞的平均回收率，数据见表 10-18。

表 10-18　三七样品中汞含量回收率实验

序号	（Hg）测定值/（μg/L）	（Hg）标准加入量/（μg/L）	（Hg）测得总量/（μg/L）	（Hg）回收率/%
1	0.128	1.0	1.112	98.4
2	0.128	1.0	1.024	89.6
3	0.128	1.0	0.987	85.9
4	0.128	1.0	1.003	87.5
平均回收率/%			90.3	

由表 10-18 知，用荧光光谱法测定三七样品汞含量时，汞的平均回收率为 90.3%。它们的回收率都很高，说明用原子荧光光谱法测定出三七样品中汞含量的方法准确性很高。

7. 样品过巯基棉的测定

在上述选定最佳条件下测得三七样品过巯基棉滤液和巯基棉洗脱液中汞荧光强度，分别依据汞标准曲线方程线性回归得出对应样品过巯基棉滤液和巯基棉洗脱液的汞浓度，计算三七样品中汞含量，结果见表 10-19 和表 10-20。

表 10-19 三七样品过巯基棉滤液中汞含量分析结果

序号	（三七）样品 质量/g	（Hg）测定值 /（μg/L）	（Hg）含量 /（mg/kg）	平均值 /（mg/kg）	RSD/%
1	0.5012	0.023	0.0023		
2	0.5023	0.021	0.0021		
3	0.5044	0.018	0.0018		
4	0.5006	0.019	0.0019	0.0016	15
5	0.5013	0.017	0.0017		
6	0.5028	0.016	0.0016		
7	0.5036	0.021	0.0021		
8	0.5032	0.021	0.0021		

表 10-20 三七样品巯基棉洗脱液中汞含量分析结果

序号	洗脱试剂	（三七）样品 质量/g	（Hg）测定值 /（μg/L）	（Hg）含量 /（mg/kg）	平均值 /（mg/kg）	RSD/%
1	浓 HNO_3	0.5012	0.156	0.0078		
2	浓 HNO_3	0.5023	0.149	0.0075		
3	浓 HCl	0.5044	0.143	0.0072		
4	浓 HCl	0.5006	0.147	0.0074	0.0069	9.86
5	50% HNO_3	0.5013	0.126	0.0063		
6	50% HNO_3	0.5028	0.128	0.0064		
7	50% HCl	0.5036	0.124	0.0062		
8	50% HCl	0.5032	0.122	0.0061		

　　由表 10-19 知，用荧光光谱法测定出此三七样品过巯基棉滤液中汞的平均含量为 0.0016mg/kg；由表 10-17 知，用荧光光谱法测定出此三七样品中汞的平均含量为 0.0128mg/kg。这说明有 87.6% 的汞富集在巯基棉中，RSD 偏小，说明巯基棉汞的富集稳定性好。

　　由表 10-20 知，用荧光光谱法测定出此三七样品巯基棉洗脱液中汞的平均含量为 0.0069mg/kg；由表 10-18 知，用荧光光谱法测定出此三七样品中汞的平均含量为 0.0128mg/kg，有 54% 的汞被洗脱。由表 10-19 知，有 87.6% 的汞富集在巯基棉中，则说明洗脱试剂不能完全把富集在巯基棉中的汞洗脱下来。

　　用酸对巯基棉洗脱，酸性越强的酸洗脱效果越好。不过用强酸对巯基棉进行洗脱，稳定性不好，会存在一定的误差，强酸洗脱巯基棉中富集的重金属时，由于强酸的洗脱效果好，不仅能洗脱重金属，还会把巯基棉中存在的杂质洗脱下来，因此会影响实验结果。

　　在 1 号、2 号、3 号、4 号三七样品中分别加入一定量的汞标准溶液，根据样品消解步骤消解四份加标样，测得巯基棉富集汞的平均回收率，数据见表 10-21。

表 10-21　巯基棉富集汞含量的回收率

序号	（Hg）测定值 /（μg/L）	（Hg）标准加入量 /（μg/L）	（Hg）洗脱液/（μg/L）	（Hg）回收率/%
1	0.128	1.0	0.662	53.4
2	0.128	1.0	0.638	51
3	0.128	1.0	0.685	55.7
4	0.128	1.0	0.652	52.4
平均回收率/%			53.1	

　　由表 10-21 知，样品（加标）过巯基棉，用荧光光谱法测定巯基棉洗脱液中汞含量时，汞的平均回收率为 53.1%。

10.2.5　结论

　　采用强酸对巯基棉洗脱，酸性越强的酸洗脱效果越好。不过用强酸对巯基棉进行洗脱，稳定性不好，会存在一定的误差，强酸洗脱巯基棉中富集的重金属时，由于强酸的洗脱效果好，不仅能洗脱重金属，还会把巯基棉中存在的杂质洗脱下来，会影响实验结果。

　　本节还采用了原子荧光光谱法测定三七中汞的含量与巯基棉富集-原子荧光法测定三七中的汞含量进行对比研究。根据检测得出，有 87.6%的汞被巯基棉吸附富集在巯基棉中，表明巯基棉对汞的吸附性良好，经过洗脱液洗脱，只有 54%的汞被洗脱，说明洗脱试剂不能完全把富集在巯基棉中的汞洗脱下来。

　　分析环境中汞元素对中药材污染的情况，可以减少人们在使用中药材时的盲目性，增强人们的环境保护意识。随着中国加入 WTO 进程的深化，对中药材的质量提出了进一步的要求，其中重金属汞的控制正是其中之一。本实验的结果表明，该法操作简单，灵敏度高，结果重现性、稳定性好且准确性很高。实验测得三七中汞的含量为 0.0128mg/kg。参照我国商务部《药用植物及制剂外经贸绿色行业标准》的规定（汞≤0.2mg/kg），检测结果表明本地区所产三七汞含量均未超标，参照我国卫生部颁布的《食品安全国家标准　食品中污染物限量》（粮食中汞≤0.02mg/kg），表明该三七中汞未超标。综合考虑，该三七药材种植基地的土壤、空气、水等环境条件，以及栽培过程中的田间管理等基本上符合要求。

10.3　原子荧光光谱法测定三七中重金属砷和汞的含量研究

　　建立原子荧光光谱法测定三七中砷和汞的含量，研究了载流的盐酸浓度、硼氢化钾浓度及仪器工作条件等对测定影响的因素，建立了原子荧光光谱法测定三七中砷、汞的最佳工作条件。同时，用 HNO_3-H_2O_2 体系高压消解三七试样，在确定的最佳工作条件下测定了三七中砷、汞的含量。实验结果表明，砷标准溶液浓度在 $0 \sim 10\mu g/L$ 时，用 5% 盐酸载流液和 2%浓度的硼氢化钾在 290V 负高压条件下测定所得荧光强度线性关系最好，回归方程为 $Y=108.922X + 11.099$，$R=0.9999$，测得三七样品中砷的平均含量为 0.4288mg/kg，低于国家食品限量（以总砷计）$\leqslant 0.7$mg/kg，方法的检出限为 0.00571μg/L，RSD 为 0.39%，回收率实验所得结果为 90.2%～103.5%，平均回收率为 96.3%；汞标准溶液浓度在 $0 \sim 2\mu g/L$ 时，用 5%盐酸载流液和 2%浓度的硼氢化钾在 270V 负高压条件下测定所得荧光强度线性关系最好，回归方程为 $Y=1882.257X+108.357$，$R=0.9988$，测得三七样品中汞的平均含量为 0.0208mg/kg，稍高于国家食品限量（以总汞计）$\leqslant$ 0.02mg/kg，方法的检出限为 0.000522μg/L，RSD 为 0.08%，回收率实验所得结果为 82.8%～104.8%，平均回收率为 90.7%[21-26]。

10.3.1 实验材料

试剂：氢氧化钠、浓硝酸、浓盐酸、30%过氧化氢、硫脲、硼氢化钾、砷的标准储备液、汞的标准储备液等；三七粉（购于文山三七市场）。

主要仪器：高压消解罐、双道原子荧光光度计、双层铁皮电炉等。

10.3.2 实验原理

三七试样经 HNO_3-H_2O_2 体系高压消解后，在酸性介子中，试样被硼氢化钾（KBH_4）或硼氢化钠（$NaBH_4$）还原成原子态的砷和汞，由载气（氩气）带入原子化器中，分别在特制砷、汞空心阴极灯照射下，基态砷、汞原子被激发至高能态，在去活化回到基态时，发射出特征波长的荧光，其荧光强度分别与砷、汞含量成正比，与标准系列比较定量。

10.3.3 试剂配制

（1）载流溶液

（5% HCl）先向一个 1000mL 洁净的容量瓶中加入 500mL 左右的去离子水，再向容量瓶加入 50mL 浓 HCl，最后加入去离子水定容至刻度，此溶液含 5% HCl。

（2）砷、汞还原剂

2%（质量浓度）KBH_4 与 0.5%NaOH 混合液：称取 5g NaOH 溶于去离子水，溶解后加入 20g KBH_4，再加去离子水定容至 1000mL，现用现配。

（3）氢氧化钠溶液（100g/L）

准确称取 10g 氢氧化钠于烧杯中加入 100mL 去离子水溶解（供配制砷标准溶液用，少量即够）。

（4）砷标准储备液（100mg/L）

精确称取于 100℃干燥 2h 以上的三氧化二砷 0.1320g，加 100g/L 氢氧化钠 10mL 溶解，用适量水转入 1000mL 容量瓶中，加盐酸（1+9）25mL，用去离子水定容至刻度。此溶液置于冰箱中保存。

（5）砷标准使用液（1mg/L）

在 100mL 容量瓶中加 50mL 左右去离子水加入 5mL 浓盐酸吸取 1mL 浓度为 100mg/L 的汞标准储备液于容量瓶，用去离子水稀释至刻度，此溶液浓度为 1mg/L。此溶液应当日配制使用。

（6）汞标准使用液（0.1mg/L）

在 100mL 容量瓶中加 50mL 左右去离子水加入 5mL 浓盐酸吸取 10mL 浓度为 1mg/L 的汞标准储备液于容量瓶，用去离子水稀释至刻度，此溶液浓度为 0.1mg/L。此溶液于冰箱中保存。

注意：配制溶液使用的所有玻璃器具都要用硝酸溶液浸泡 24h 以上。

10.3.4　试样消解

用电子天平精确称取 0.5g 三七粉，置于聚四氟乙烯塑料内罐中，加 5mL 浓硝酸，混匀后放置过夜，再加 7mL 过氧化氢，盖上内盖放入不锈钢外套中，旋紧密封。然后将消解罐放入电热鼓风干燥箱中加热，升温至 120℃后保持恒温 3h，至消解完全，自然冷却至室温。将消解液倒入 50mL 烧杯中，并用少量水冲洗聚四氟乙烯内罐，洗液并入烧杯中于电炉上加热至溶液体积蒸发到 1~2mL，并有大量白烟冒出时，取下用洗瓶沿烧杯内壁冲水 4~5mL，冷却加入 0.25g 硫脲（测定砷用，测汞不加），转移至 25mL 容量瓶中，用 5% HCl 稀释至刻度。依此做五份平行样品，同时做试剂空白，备测。

10.3.5　仪器工作条件选择

实验过程中仪器的最佳工作条件见表 10-22。

表 10-22　仪器最佳工作条件

光源	砷空心阴极灯	汞空心阴极灯
负高压（200~500V）	280	270
总电流（0~150mA）	60	30
辅阴极电流（0~150mA）	30	0
载气流量（300~1000mL/min）	400	400
屏蔽气流量（500~1200mL/min）	900	900
原子化器高度/mm	8	8

10.3.6　标准曲线的绘制

1. 砷标准曲线绘制

在 7 个 100mL 容量瓶中分别称取 1g 硫脲，加入 20mL 左右去离子水，分别加入 5mL 浓盐酸，再分别加入 0mL、0.1mL、0.2mL、0.4mL、0.6mL、0.8mL、1mL 浓度为 1mg/L 的砷标准使用液，最后分别用去离子水定容至刻度，标准系列溶液中砷含量分别是 0μg/L、1μg/L、2μg/L、4μg/L、6μg/L、8μg/L、10μg/L，酸度为 5% HCl，硫脲为 1%。以 5% HCl 为载流、2% KBH₄ 为还原剂，在表 2-1 的最佳仪器条件下测定砷的标准曲线回归方程为 $Y = 108.922X + 11.099$，$R=0.9999$。结果见表 10-23，标准曲线见图 10-1。

表 10-23　砷的标准系列测定结果

浓度/（μg/L）	1	2	4	6	8	10
荧光强度	120.031	236.309	439.709	662.496	878.484	1106.156

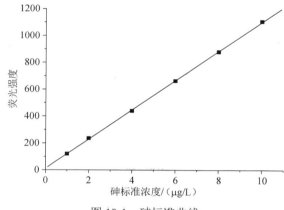

图 10-1　砷标准曲线

2. 汞标准曲线绘制

在 6 个 100mL 容量瓶中分别加入 20mL 左右去离子水，分别加入 5mL 浓盐酸，再分别加入 0mL、0.4mL、0.8mL、1.2mL、1.6mL、2mL 浓度为 0.1mg/L 的汞标准溶液，最后分别用去离子水定容至刻度，标准系列溶液中砷含量分别是 0μg/L、0.4μg/L、0.8μg/L、1.2μg/L、1.6μg/L、2μg/L，酸度为 5% HCl。以 5% HCl 为载流、2% KBH₄ 为还原剂，在表 10-22 的最佳仪器条件下测定砷标准曲线回归方程为 $Y=1882.257X+108.357$，$R=0.9988$。结果见表 10-24，标准曲线见图 10-2。

表 10-24　汞的标准系列测定结果

浓度/（μg/L）	0.4	0.8	1.2	1.6	2.0
荧光强度	845.246	1584.421	2403.899	3199.579	3802.181

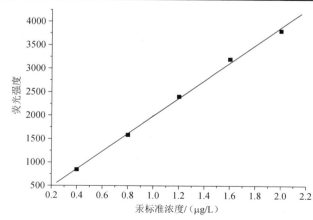

图 10-2　汞标准曲线

10.3.7 最佳实验条件选择

由于采用原子荧光法测定砷、汞，不同的实验条件，对荧光强度的影响也不同。在 HCl 载流介质中，As、Hg 的荧光强度随着酸度的增加而增大，浓度大于 5%后荧光强度比较稳定[27]，KBH$_4$ 浓度为 2.0%～3.0%[28]，As 和 Hg 的荧光强度基本稳定，负高压和灯电流是影响测定灵敏度的主要因素，荧光强度随负高压或灯电流的增大的增加，但负高压或灯电流过大，会缩短等的寿命，同时仪器噪声增大，对测定不利，灯电流的选择应该同时满足灵敏度与稳定性的要求。因此，测定砷时，仪器负高压一般选用 270～290V，砷灯电流选为 60mA；测定汞时，仪器负高压选用 260～280V，汞灯电流选为 30mA。测定时分别用 4%～6%的盐酸载流、1%～3%的硼氢化钾还原，测定砷时，仪器负高压一般选用 270～290V，测定汞时，仪器负高压选用 260～280V。

因此，分别设计以 4% HCl、5% HCl、6% HCl 盐酸载流，1% KBH$_4$、2% KBH$_4$、3% KBH$_4$ 还原剂和 270V、280V、290V 仪器负高压时，按 10.3.4 节的步骤在表 10-22 的最佳仪器条件下，通过多次测定砷的标准曲线的方法寻找出测定砷的最佳实验条件；又设计以 4% HCl、5% HCl、6% HCl 盐酸载流，1% KBH$_4$、2% KBH$_4$、3% KBH$_4$ 还原剂和 260V、270V、280V 的仪器负高压时，按仪器条件多次测定汞的标准曲线，寻找出测定汞的最佳实验条件。

10.3.8 样品测定

在优化选择得出的测定砷和汞的最佳实验条件，其他同表 10-22 的仪器条件下分别测定出最佳砷、汞标准曲线后，再分别测定消解处理后的三七样品，并计算出三七样品砷、汞的含量。最后分别做三七样品中回收率、精密度实验和检出限的测定。

10.3.9 结果分析

1. 砷、汞测定条件优化选择结果及分析

以 4% HCl、5% HCl、6% HCl 盐酸载流，1% KBH$_4$、2% KBH$_4$、3% KBH$_4$ 还原剂和 270V、280V、290V 仪器负高压时，按最佳仪器条件，通过多次测定砷的标准曲线，结果见表 10-25。

以 4% HCl、5% HCl、6% HCl 盐酸载流，1% KBH$_4$、2% KBH$_4$、3% KBH$_4$ 还原剂和 260V、270V、280V 的仪器负高压时，按最佳仪器条件多次测定汞的标准曲线，结果见表 10-26。

表 10-25 不同载流盐酸、还原剂 KBH$_4$ 及仪器高压对砷标准曲线的影响

序号	盐酸载流液的浓度/%	还原剂 KBH$_4$ 的浓度/%	仪器负高压/V	标准曲线相关系数（R）
			270	0.9987
1	4	1	280	0.9990
			290	0.9992

续表

序号	盐酸载流液的浓度/%	还原剂 KBH₄ 的浓度/%	仪器负高压/V	标准曲线相关系数（R）
2	4	2	270	0.9994
			280	0.9996
			290	0.9994
3	4	3	270	0.9987
			280	0.9990
			290	0.9986
4	5	1	270	0.9986
			280	0.9986
			290	0.9984
5	5	2	270	0.9996
			280	0.9999
			290	0.9993
6	5	3	270	0.9984
			280	0.9991
			290	0.9987
7	6	1	270	0.9984
			280	0.9988
			290	0.9986
8	6	2	270	0.9981
			280	0.9986
			290	0.9985
9	6	3	270	0.9982
			280	0.9984
			290	0.9983

表 10-26　不同载流盐酸、还原剂 KBH₄ 及仪器高压对汞标准曲线的影响

序号	盐酸载流液的浓度/%	还原剂 KBH₄ 的浓度/%	仪器负高压/V	标准曲线相关系数（R）
1	4	1	260	0.9964
			270	0.9975
			280	0.9972
2	4	2	260	0.9973
			270	0.9978
			280	0.9980
3	4	3	260	0.9978
			270	0.9983
			280	0.9981
4	5	1	260	0.9981
			270	0.9986
			280	0.9983

序号	盐酸载流液的浓度/%	还原剂 KBH₄ 的浓度/%	仪器负高压/V	标准曲线相关系数（R）
5	5	2	260	0.9984
			270	0.9988
			280	0.9981
6	5	3	260	0.9984
			270	0.9987
			280	0.9986
7	6	1	260	0.9979
			270	0.9982
			280	0.9985
8	6	2	260	0.9973
			270	0.9979
			280	0.9974
9	6	3	260	0.9971
			270	0.9977
			280	0.9973

由表 10-25 知，在选定 5%盐酸载流、2% KBH₄ 还原剂和仪器负高压 290V 时，测定砷的标准曲线线性最好，并在此条件下测定三七中砷的含量。

由表 10-26 知，在选定 5%盐酸载流、2% KBH₄ 还原剂和仪器负高压 270V 时，测定汞的标准曲线线性最好，并在此条件下测定三七中汞的含量。

2. 三七样品测定结果分析

在上述选定最佳条件下测得三七样品中砷、汞荧光强度，分别依据砷、汞标准曲线方程线性回归得出对应砷、汞浓度，计算三七样品中砷、汞的含量，结果见表 10-27。

表 10-27 三七样品中砷、汞的含量分析结果

序号	样品质量/g		测定值/（μg/L）		样品含量/（mg/kg）	
	As	Hg	As	Hg	As	Hg
1	0.5004	0.5012	8.483	0.418	0.4238	0.0208
2	0.5009	0.5010	8.640	0.393	0.4312	0.0196
3	0.5011	0.5007	8.859	0.404	0.4420	0.0202
4	0.5008	0.5009	8.542	0.425	0.4264	0.0212
5	0.5006	0.5015	8.427	0.446	0.4208	0.0222
平均值	—				0.4288	0.0208
RSD	—				1.93%	4.76%

由表 10-27 知，用荧光光谱法测定出此三七样品中砷的平均含量为 0.4288mg/kg，汞的平均含量为 0.0208mg/kg。五组平行实验测定结果的 RSD 都很小，说明用荧光光谱法测定三七样品中砷、汞的稳定性、重现性很好。

3. 三七样品中砷、汞含量回收率实验

在两组不同的 1 号、2 号、3 号、4 号三七样品中分别加入一定量的砷、汞标准溶液，按消解步骤消解四份加标样，测得样品中砷、汞的平均回收率，数据见表 10-28。

表 10-28　三七样品中砷、汞含量回收率实验

序号	测定值/（μg/L）		标准加入量/（μg/L）		测得总量/（μg/L）		回收率/%	
	As	Hg	As	Hg	As	Hg	As	Hg
1	8.532	0.435	5.0	1.0	12.212	1.188	90.2	82.8
2	8.611	0.456	5.0	1.0	13.180	1.312	96.8	90.1
3	8.458	0.428	5.0	1.0	13.931	1.216	103.5	85.2
4	8.557	0.483	5.0	1.0	12.864	1.554	94.8	104.8
平均回收率/%	—	—	—	—	—	—	96.3	90.7

由表 10-28 知，用荧光光谱法测定三七样品中砷、汞含量时，砷的平均回收率为 96.3%；汞的平均回收率为 90.7%。它们的回收率都很高，说明用原子荧光光谱法测定出三七样品中砷、汞含量的方法准确性好。

4. 方法最低检出限

根据测定结果，分别计算得砷、汞荧光强度的标准偏差 SD 为 0.2074 和 0.3274，再结合标准曲线的回归方程斜率 K，根据检出限 $DL=3×SD/K$。分别得出测定砷时，检出限为 0.00571μg/L；测定汞时，检出限为 0.000522μg/L。由此可知，用此法测定砷、汞时，仪器的灵敏度相对较高。

5. 精密度实验

选取仪器 RSD 测定功能，分别对砷的标准系列中 2μg/L、汞的标准系列中 0.8μg/L 两种浓度的溶液连续 10 次测量，计算 RSD，结果见表 10-29。

表 10-29　精密度测定值（$n=10$）

平行号	2μg/L（砷）	0.8μg/L（汞）	平行号	2μg/L（砷）	0.8μg/L（汞）
1	234.354	1583.425	7	236.256	1585.205
2	234.586	1583.894	8	236.589	1585.728
3	235.012	1583.256	9	236.784	1586.483
4	235.324	1583.654	10	236.953	1586.673
5	235.568	1584.963	平均值 $\bar{x}$	235.722	1584.745
6	235.791	1584.167	RSD	0.39%	0.08%

实验结果表明，连续测量 10 次砷、汞测的 RSD 分别为 0.39% 和 0.08%，说明仪器测定砷、汞的重现性、稳定性很好。

10.3.10　结论

　　汞、砷是毒性很强的元素，即使人体摄入少量也会危害生命。分析环境中汞、砷元素对中药材污染的情况，可以减少人们在使用中药材时的盲目性，增强人们的环境保护意识。随着中国加入 WTO 进程的深化，对中药材的质量提出了进一步的要求，其中砷、汞的控制正是其中之一。本实验的结果表明，该法具有操作简单，灵敏度高、结果重现性、稳定性好且准确性很高，此三七样品中砷的平均含量为 0.4288mg/kg，汞的平均含量为 0.0208mg/kg。参照国家食品重金属限量指标和我国商务部《药用植物及制剂外经贸绿色行业标准》的规定，As≤2.0mg/kg，Hg≤0.2mg/kg，比较发现，此三七被汞、砷污染程度不一样。二者含量均符合《药用植物及制剂外经贸绿色行业标准》的规定，砷的含量还符合国家标准限量；但对汞含量分析时，我们发现三七汞的含量已经超过了国家标准限量，则可知该三七产地汞污染比较严重，由于该地区经济条件比较落后，采矿业、工业等企业部门对其生产过程产生的废水中的汞元素处理设施比较简单，以及汞的使用和管理不够完善，导致一部分汞随废水和废渣排到外环境中，从而污染了该地区土壤，进而影响到植物。

10.4　原子荧光光谱法测定云木香中重金属砷含量研究

　　本实验采用了原子荧光法和巯基棉富集-原子荧光法测定云木香中重金属砷含量，并选择载流溶液 HCl、负高压、KBH_4 溶液浓度三个因素设计三因素三水平的正交实验，对其测定条件加以优化，对两种方法测量的结果进行比较，并用不同浓度的酸和洗脱方对巯基棉富集砷的洗脱效率进行了讨论。

　　实验测得砷的检出限为 0.06μg/L，精密度为 1.1%，同时测得木香中砷的含量：直接测量时为 1.6065mg/kg；巯基棉富集-测定时砷的含量为 0.8095mg/kg。

10.4.1　实验试剂

　　浓硝酸（分析纯）（65%～68%）、氢氧化钠粉末（分析纯）（96%）、硫脲粉末（分析纯）（99%）、浓盐酸（分析纯）（36%～38%）、KBH_4（分析纯）（98%）、硫酸（优级纯）（98%）、过氧化氢溶液（30%）、砷标准溶液（100mg/L）、脱脂棉、硫代乙醇酸、乙酸酐、乙酸等。

10.4.2　实验方法

　　（1）砷标准序列的配制

　　首先，在 100mL 容量瓶中加入 50mL 左右去离子水，加入 5mL HNO_3，吸取 1mL 浓度为 100mg/L 的砷单元素标准溶液置于容量瓶中用去离子水稀释至刻度，此溶液为砷的标准储备液，浓度为 1mg/L，放在冰箱中保存。其次，在 100mL 容量瓶中加入 50mL

左右去离子水，加入 5mL HNO₃，吸取 10mL 浓度为 1mg/L 的砷单元素标准溶液置于容量瓶中，用去离子水稀释至刻度，此溶液为砷的标准储备液，浓度为 100μg/L。将该溶液置于冰箱中保存。在 7 个 100mL 容量瓶中分别称取 1g 硫脲，加入 20mL 去离子水，分别加入 5mL 浓 HCl，再分别加入 0mL、1mL、4mL、6mL、8mL、10mL、12mL 浓度为 100μg/L 的砷标准使用溶液。最后，分别用去离子水定容至刻度，标准系列溶液中砷（As）的含量分别为 0μg/L、1μg/L、4μg/L、6μg/L、8μg/L、10μg/L、12μg/L，酸度为 5% HCl，硫脲为 1%。

（2）测定条件的优化选择

据相关文献报道，载流溶液 HCl 的浓度为 2%～7%时，荧光强度较大，负高压为 250～290V 时，信号强度值重现性较好，KBH₄ 溶液浓度在 10～30g/L 时，荧光强度最大且稳定。故选择载流溶液 HCl、负高压、KBH₄ 溶液三个因素，设计三因素三水平的正交实验，参见表 10-30，选择最佳测定条件。

表 10-30　正交实验因素和水平 $L_9(3^3)$

序号	载流溶液 HCl/%	负高压（V）	KBH₄/（g/L）
1	4	260	10
2	5	270	20
3	6	280	30

（3）原子荧光仪器条件

原子荧光仪器条件见表 10-31。

表 10-31　原子荧光仪器条件

测定元素	砷	载气流量/（mL/min）	400
光电倍增管负高压/V	280	读数时间/s	14
屏蔽气流量/（mL/min）	900	延迟时间/s	1
原子化器高度/mm	8	测量方式	标准曲线法
灯电流/mA	60	读数方式	峰面积

（4）样品的消解及制备

将云木香粉碎过筛，然后称取 0.5g 云木香样品置于聚四氟乙烯塑料内罐中，加入 5mL 浓硝酸，摇匀，放置过夜，再加入 5mL 过氧化氢溶液，摇匀，盖上内盖，放入不锈钢外套中，旋紧密封。将装有样品的消解罐放入普通烘箱中加热，升温至 120℃后保持恒温 2h，当消解完全后，停止加热，冷却至室温，冷却后取出聚四氟乙烯塑料内罐。将消解液用少量水转移至 50mL 烧杯中，用水浴加热赶酸，待加热至近干，补加水至 10mL 左右继续赶酸，如此反复两次后，加热至近干，冷却至室温，再转移至 50mL 容量瓶中，用 10mL 蒸馏水润洗烧杯，洗液并入容量瓶中，如此润洗两次；同时做空白实验。称取 1g 硫脲，吸取 5mL 浓盐酸，用去离子水稀释至刻度，混匀备测[29]。

（5）巯基棉富集、洗脱样品

制备巯基棉：在一棕色广口瓶中依次加入 40mL 硫代乙醇酸、25mL 乙酸酐、17 mL 乙酸、3.2mL H_2O 和 0.2mL H_2SO_4，冷却至室温，加入 10g 脱脂棉，浸泡完全，压紧，加盖，置于 37℃烘箱中 48h；然后，取出后放在耐酸漏斗上用蒸馏水清洗，直至中性，最后，置于 37℃的烘箱中烘干，取出，置于棕色干燥器中，避光保存。

巯基棉富集砷：称取 0.1g 巯基棉装柱，用 1mol/L HCl 流动浸泡 20min；向木香样品中加入 20mL 水和 1g 硫脲，加热至 80℃，保持 5min；冷却至室温，以 1～2mL/min 的流速通过富集柱。

砷的洗脱：用洗耳球吹尽巯基棉柱上的液体，取出巯基棉在小烧杯中，再用 5mL 体积比为 1∶1 的硝酸在 80℃下加热 5min，用蒸馏水洗脱巯基棉三次，并把洗脱液转移到 100mL 的容量瓶中，定容备测。

（6）砷标准曲线的绘制

分别在最佳实验条件下，对砷标准序列进行测定，得到不同浓度所对应的荧光强度值，以浓度为横坐标，荧光强度为纵坐标，绘制砷标准曲线。

（7）检出限测定

选取仪器检出限测定功能，仪器自动连续测量空白试样 11 次和标准曲线，得出仪器的检出限。

（8）精密度实验

仪器自动连续测量 8μg/L 砷标准溶液 11 次自动计算 RSD。

（9）样品的测定

直接测量：分别配制 1 份空白木香样品和 5 份平行木香样品，在最佳实验条件下，先测定标准序列，绘制标准曲线，然后再对样品进行测定，通过标准曲线可读出样品的含量。

巯基棉富集测量：配制 1 份空白木香样品和 5 份平行木香样品，利用巯基棉富集和洗脱，并在最佳实验条件下，先测定标准曲线，然后再对洗脱液进行测定，通过标准曲线可读出样品经过巯基棉富集后洗脱液中砷的含量。

（10）加标回收实验

分别测定样品加标前砷的含量以及样品加标后不用巯基棉和用巯基棉富集洗脱后砷的含量，计算回收率。

（11）巯基棉富集标准砷

富集前处理：取 10mL 100μg/L 的砷标准溶液 5 份于 50mL 的小烧杯中，加入 20mL 水和 1g 硫脲，在 80℃的水浴中加热 5min，冷却至室温。

富集：分别把上述溶液倒入装有 0.1g 巯基棉，并用 1moL 盐酸泡过的柱中，以 1～2mL/min 的流速通过富集柱，收集过滤液加入 5mL 盐酸定容到 100mL 的容量瓶中待测。

洗脱：①用不同浓度的盐酸洗脱，用洗耳球吹尽巯基柱上的液体，再分别用盐酸与水体积比为 1∶0、1∶1、1∶2、1∶3 的 5mL 热的盐酸洗脱在 100mL 的容量瓶中，定容备测。②用硝酸洗脱，当富集完毕后，用洗耳球吹尽溶液，取出巯基棉于 50mL 的烧杯中，加 5mL 体积比为 1∶1 的硝酸，在 80℃的水浴中加热 5min，将溶液转移至 100mL 的容量瓶中，并用蒸馏水冲洗巯基棉三次，把洗脱液转移到容量瓶中，定容后进行测定。

10.4.3 测定条件的优化选择

本实验利用正交设计法，选择载流溶液 HCl、负高压、KBH₄ 溶液三个因素，设计三因素三水平的正交实验，对测定条件进行优化选择。测定结果见表 10-32。

表 10-32 正交实验结果

项目	载流溶液 HCl	负高压/V	KBH₄/（g/L）	R
1	4%	260	10	0.9980
2	4%	270	20	0.9996
3	4%	280	30	0.9995
4	5%	260	20	0.9981
5	5%	270	30	0.9982
6	5%	280	10	0.9981
7	6%	260	30	0.9986
8	6%	270	10	0.9954
9	6%	280	20	0.9978
K_1	0.9990	0.9982	0.9980	—
K_2	0.9981	0.9977	0.9977	—
K_3	0.9973	0.9985	0.9988	—
极差 R	0.0017	0.0008	0.0011	

根据正交实验结果，$K_{1(1)}>K_{2(1)}>K_{3(1)}$，可知载流溶液浓度为 4%时实验结果好；而 $K_{2(2)}<K_{1(2)}<K_{3(2)}$，可得出负高压在 280V 时结果较好；同时由于 $K_{3(3)}>K_{1(3)}>K_{2(3)}$，则 KBH₄ 浓度为 30g/L 时较好；分析极差 R，可看出实验主要受载流溶液浓度的影响较大，综合考虑，得出最优实验条件：负高压 280V；载流溶液 HCl 浓度为 4%；KBH₄ 浓度为 30g/L。

10.4.4 砷标准曲线的绘制

在负高压为 270V，灯电流为 60mA，原子化器高度为 8mm，载气流量为 400mL/min，屏蔽气流量为 900mL/min，读数时间为 14s，得到标准曲线，同时得出线性方程 $Y=310.34065X+24.18431$，相关系数 $R=0.9994$，其中 X 为浓度（μg/L），Y 为扣除标准空白的荧光强度。

10.4.5 检出限测定

选取仪器检出限测定功能，自动连续测定空白溶液 11 次和做标准曲线的线性测定。通过计算，得到砷的检出限为 0.06μg/L。

10.4.6 精密度实验

取 8μg/L 砷标准溶液，连续测定 11 次，根据测定数据，仪器自动计算出砷的 RSD 为 1.10%。

328

10.4.7 样品测定

在同一样品中加入相同的标准品，根据最佳消解方法，分别采用直接于仪器上检测和巯基棉富集-原子荧光检测，检测结果：通过对样品的原子荧光法测定时砷的含量为1.6065mg/kg；巯基棉富集-原子荧光法测定时砷的含量为 0.8095mg/kg。通过测定值的比较，可以看出，巯基棉富集-原子荧光法测定的砷的含量比原子荧光法测定的要低。

10.4.8 加标回收实验

原子荧光加标回收实验结果见表 10-33。

表 10-33 原子荧光法测砷的加标回收实验结果

测定元素	样品测定值/μg	加标量/μg	加标样品测定值/μg	回收率/%
As	0.0803	0.0600	0.1341	89.7
	0.0803	0.0700	0.1403	85.7
	0.0803	0.0800	0.1479	84.5

巯基棉富集-原子荧光加标回收实验结果见表 10-34。

表 10-34 巯基棉富集-原子荧光法测砷的加标回收实验结果

测定元素	样品测定值/μg	加标量/μg	巯基棉富集加标样品测定值/μg	回收率/%
As	0.0803	0.0600	0.1195	65.3
	0.0803	0.0700	0.1245	65.3
	0.0803	0.0800	0.1297	61.8

所称样品的质量为 0.5g。回收率结果表明，原子荧光法测砷的加样回收率为84.5%～89.7%，巯基棉富集-原子荧光法测砷的加样回收率为 61.8%～65.3%。

10.4.9 洗脱试剂对洗脱效果的影响

用 5mL 热体积比为 1∶0、1∶1、1∶2、1∶3 的盐酸溶液洗脱和用 5mL 体积比为 1∶1 的硝酸溶液洗脱 10μg/L 标准砷溶液并对洗脱液进行测定，结果见表 10-35。

表 10-35 洗脱试剂对洗脱的影响

测定元素 As/（μg/L）	洗脱液	过滤液荧光强度值	过滤液浓度/（μg/L）	洗脱液荧光强度值	洗脱液浓度/（μg/L）	富集率/%	洗脱率/%
10	1∶0盐酸	139.760	0.372	1662.948	5.281	96.28	52.81
	1∶1盐酸	136.760	0.364	970.245	3.048	96.36	30.48
	1∶2盐酸	137.480	0.368	646.480	2.005	96.32	20.05
	1∶3盐酸	140.050	0.379	201.060	0.570	96.28	5.7
	1∶1硝酸	138.883	0.370	1970.982	6.437	96.30	64.37

由表 10-35 得：①在 1mol/L 的 HCl 的介质中，巯基棉可分离三价砷和五价砷，在此条件下，巯基棉对三价砷吸附率比较高，超过 96%；②由洗脱率可得，用硝酸洗脱比盐酸洗脱的效果要好，主要是因为用盐酸洗脱时的温度没有用硝酸时的高；③巯基棉富集砷具有富集速度快、效果好、选择性强的特点，但不论是用浓盐酸还是浓硝酸进行洗脱，其洗脱率都比较低，不到 65%。

10.4.10　结论

1）直接用原子荧光法测得云木香中砷的含量为 1.6065mg/kg，用巯基棉富集-原子荧光法测得云木香中砷的含量为 0.8095mg/kg。参照我国商务部《药用植物及制剂外经贸绿色行业标准》的规定（砷≤2.0mg/kg），检测结果表明云木香中砷的含量未超标，参照我国卫生部颁布的《食品安全国家标准　食品中污染物限量》（豆类中砷≤0.1mg/kg），表明该云木香中砷略有超标。

2）巯基棉具有富集速度快、效果好、选择性强、制备简单的特点，但是在富集与洗脱的过程中容易受到富集时的酸度、流速和洗脱时洗脱液的温度、洗脱液的浓度、洗脱液流速等的影响，导致部分砷流失，从而使用巯基棉富集-原子荧光法测木香中砷的含量比用原子荧光法测定的值低。

3）用巯基棉富集砷时可选择性的富集三价砷，富集的效果比较好，但是洗脱时难以洗脱。

4）不同的洗脱液，洗脱的效果不一样，同种洗脱液，浓度大的洗脱效果好。

5）由实验可知，原子荧光法测定砷的含量特别灵敏，相关系数 R 能达 3 个 9，巯基棉富集三价砷的效果比较好，约 96%，但洗脱比较困难，影响的因素较多，在现有的操作条件下很难精确地测出砷的含量。

10.5　原子荧光光谱法测定云木香中重金属镉含量研究[30-32]

用原子荧光光谱法测定云木香中镉的含量。研究了仪器工作条件、载流的盐酸浓度、硼氢化钾浓度及等对测定影响的因素，建立了原子荧光光谱法测定云木香中镉的最佳工作条件。

本实验采用 HNO_3-H_2O_2 体系高压消解木香试样，在确定的最佳工作条件下测定了木香中镉的含量。实验结果表明，镉标准溶液浓度在 0~12μg/L 时，以浓度为 0.45% 的硫脲溶液和浓度为 0.5mg/L 的钴溶液为测定云木香中镉的基本改进剂浓度，用 2% 的盐酸作载流液和 1% 的硼氢化钾作还原剂在 300V 负高压条件下测定所得荧光强度线性关系最好，回归方程为 $Y=29.50X+19.06, R=0.9996$，本实验测得镉的检出限为 0.00049μg/L；精密度为 0.37%；回收率实验所得结果为 85.0%~102.5%；同时测得云木香中镉的含量为 0.0626mg/kg。

10.5.1　试剂的配制

（1）镉载流溶液（2% HCl）

先向一个 1000mL 洁净的容量瓶中加入 500mL 的去离子水，再向容量瓶加入 20mL 浓 HCl，最后加入去离子水定容至刻度，此溶液为 2%HCl。

（2）镉还原剂 [1%（质量浓度）KBH₄ 与 0.2% NaOH 混合溶液中]

称取 2g NaOH 溶于去离子水，溶解后加入 10g KBH₄，再加去离子水定容至 1000mL，现用现配。

（3）镉标准使用液（1μg/mL）

镉的标准储备液，浓度为 1μg/mL（2% HCl 为缓冲溶液），置于冰箱中，备用。

（4）硫脲溶液（5%）

称取 5g 硫脲溶于去离子水，溶解后转移至 100mL 的容量瓶，用去离子水稀释至刻度。

（5）钴溶液（50mg/L）

称取 0.05g 无水氯化钴溶于去离子水，溶解后转移至 100mL 的容量瓶，用去离子水稀释至刻度。

注意：配制溶液使用的所有玻璃器具都要用硝酸溶液浸泡 24h 以上。

10.5.2　试样消解

用电子天平精确称取 0.5g 木香粉，置于聚四氟乙烯塑料内罐中，加 5mL 浓硝酸，混匀后放置过夜，再加 5mL 过氧化氢，盖上内盖放入不锈钢外套中，旋紧密封。将消解罐放入电热鼓风干燥箱中加热，升温至 120℃后保持恒温 2.5h，至消解完全，自然冷却至室温。将消解液倒入 50mL 烧杯中，并用少量水冲洗聚四氟乙烯内罐，洗液并入烧杯中于电炉上加热至溶液体积蒸发到 1～2mL，当有大量白烟冒出时，取下用洗瓶沿烧杯内壁冲水 4～5mL，冷却加入硫脲溶液（5%）9mL、钴溶液（50mg/L）1mL，然后转移至 100mL 容量瓶中，用 2% HCl 稀释至刻度。依此做 10 份平行样品，同时做试剂空白，备测。

10.5.3　镉标准工作溶液的配制

分别移取 1μg/mL 的镉标准溶液 0mL、0.1mL、0.2mL、0.4mL、0.6mL、0.8mL、1mL、1.2mL 于 100mL 容量瓶中，分别加入 5%的硫脲溶液 9mL、钴溶液 1mL，用 2% HCl 稀释至刻度，摇匀，即配成 0μg/L、1μg/L、2μg/L、4μg/L、6μg/L、8μg/L、10μg/L、12μg/L 的标准系列溶液，放置 20min 后，上机待测。

10.5.4　仪器测定条件的选择

（1）负高压的选择

用空白试剂测定在不同的负高压条件下的荧光强度，如表 10-36 和图 10-3 所示。

表 10-36　不同负高压下的荧光强度

负高压/V	200	250	270	290	300	310	330
R 值	0.8821	0.9124	0.9874	0.9937	0.9996	0.8817	0.7883

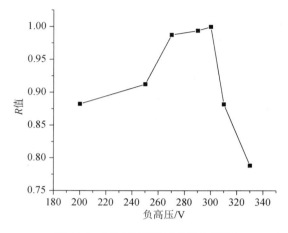

图 10-3　不同负高压下的荧光强度

　　由表 10-36 知，当负高压增大，荧光强度增大，同时背景噪声也被放大。负高压过低，可能使得仪器灵敏度不够，负高压过高，会使得噪声变大，都会使得 R 值不能接近 0.9999。所以，用数据衡量的话，当 R 值最大的时候，选择较低的负高压最合适，本实验选择负高压 300V。

　　（2）还原剂 KBH_4 浓度的选择

　　用样品空白，分别测定 KBH_4 溶液在不同浓度下的荧光强度，结果如表 10-37 和图 10-4 所示。

表 10-37　KBH_4 浓度对荧光强度的影响

KBH_4 溶液含量/%	0.3	0.5	0.8	1	1.5	2
荧光强度	537	560	810	856	852	840

　　由表 10-37 知，在化学蒸汽发生方法中，一般采用硼氢化钾作为还原剂，由于 KBH_4 水溶液不太稳定，需加入适量的 NaOH 试剂，但 NaOH 溶液的加入量不宜太多，否则反而降低反应的酸度和灵敏度，在本实验过程中 NaOH 的浓度应适中，可保持在 0.2%。表 10-37 数据表明，当 KBH_4 溶液浓度太低时，不利于反应的进行，当其浓度达到 1% 时，才有较高的荧光强度；过高的 KBH_4 浓度会产生大量的氢气反而稀释原子蒸汽的浓度，同时也会产生剧烈的反应，容易引起液相干扰，导致荧光强度下降。因此，选择 KBH_4 浓度为 1% 时，可以达到试样的最佳测定条件。

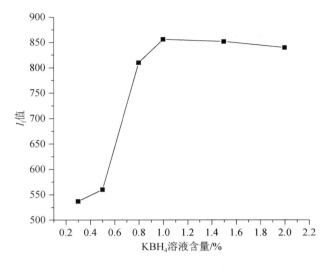

图 10-4   KBH₄浓度对荧光强度的影响

（3）酸度对反应的影响

用浓度为 1μg/L 的镉标准溶液，分别测定含不同浓度 HCl 溶液的荧光强度值。结果如表 10-38 和图 10-5 所示。

表 10-38   酸度对荧光强度的影响

HCl 含量/mL	0.5	1	1.5	2	2.5	3	3.5
荧光强度	890	1014	1035	1420	1413	1398	1389

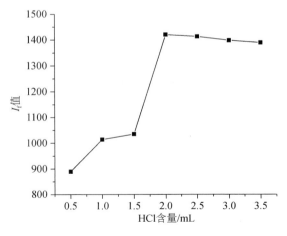

图 10-5   酸度对荧光强度的影响

由表 10-38 知，在进行氢化物反应时必须保持一定的酸度，因为被测元素以一定的价态存在，酸度决定了还原条件及还原程度。这些条件可随氧化物发生的方式不同而有所改变，表 10-38 的实验数据表明，酸度大小同样影响方法的准确度和灵敏度，荧光强度开始随酸度的增加而急剧增加，之后由于氢气的稀释作用而减小。在本实验中研究了盐酸的酸度对反应的影响，发现盐酸酸度过大或过小，都对镉挥发组分不利，会使荧光强度呈下降趋势。当盐酸浓度在 2.0% 时，荧光强度最高。本方法选用 2.0% 的盐酸，可满足方法和质控的要求。

（4）基本改进剂（硫脲溶液和钴溶液）对反应的影响

硫脲溶液浓度的选择：用 4μg/L 镉标准溶液，分别测定在其他条件不变的情况下样品中含不同浓度硫脲溶液的荧光强度值，结果如表 10-39 所示。

表 10-39 不同浓度的硫脲溶液对荧光强度的影响

加入硫脲溶液体积/mL	0	3.0	6.0	9.0	12.0	15.0
荧光强度	1769	1523	1920	2068	2017	2021

钴溶液浓度的选择：用 4μg/L 镉标准溶液，分别测定含不同浓度钴溶液的荧光强度值，结果如表 10-40 所示。

表 10-40 不同浓度的钴溶液对荧光强度的影响

加入钴溶液体积/mL	0	0.2	0.6	1.0	1.4	1.8
荧光强度	625	1234	1726	2087	2071	2032

将表 10-39 和表 10-40 分别可转化为图 10-6 和图 10-7。

加入硫脲可以消除大部分离子对于测定镉的干扰，有研究表明钴离子与硫脲共用可以极大地增加挥发组分的生成效率。载流溶液中加入钴离子溶液有益于提高镉的测定重复性。

在镉的还原反应过程中，硫脲钴离子（Co^{2+}）的存在会大大提高原子蒸汽的生成效率，从而提高测定的灵敏度。因此，硫脲和 Co^{2+} 被认为是反应的最佳的基本改进剂。通过实验，从表 10-39 和表 10-40 的数据可知，当加入 5% 硫脲溶液 9.0mL 时，样品中硫脲浓度即为 0.45%；加入含钴溶液（50mg/L）1.0mL 时，样品中含钴溶液为 0.5mg/L，其荧光强度最大，因此，本实验选定样品中硫脲浓度为 0.45%，钴溶液浓度为 0.5mg/L 时，作为测定云木香中镉的基本改进剂浓度。

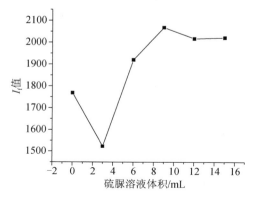

图 10-6 不同浓度的硫脲溶液对荧光强度的影响

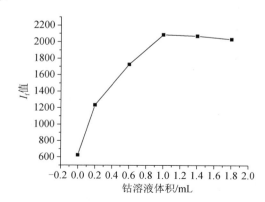

图 10-7 不同浓度的钴溶液对荧光强度的影响

10.5.5 镉标准曲线的绘制

在最佳优化条件下做标准曲线实验，得出线性方程为 $Y=29.50X+19.06$，相关系数 $R=0.9996$，其中 X 为浓度（单位为 μg/L），Y 为扣除标准空白的荧光强度。

10.5.6 检出限测定

选取仪器检出限测定功能，自动连续测定空白溶液 11 次和做校准曲线的线性测定，根据检出限= 3×空白吸光度的标准差/标准曲线斜率得出检出限。由实验结果，计算得镉的荧光强度的标准偏差 SD 为 0.3271，再结合标准曲线的回归方程斜率 K，根据 DL=3×SD/K，得出镉的检出限为 0.00049μg/L。由此可知用此法测定镉时，仪器的灵敏度好。

10.5.7 精密度实验

本实验采用 4μg/L 的标准溶液进行标准偏差及相对标准偏差实验。根据检测结果，仪器自动计算出镉的精密度 RSD 为 0.37%，说明仪器测定镉的重现性、稳定性很好。

10.5.8 样品测定

分别测定 1 份空白样和 5 份平行样中的含量，结果见表 10-41。

表 10-41 云木香中镉含量的测定

序号	样品质量/g	测定值/（μg/L）	样品含量/（mg/kg）
1	0.4985	0.312	0.0624
2	0.5013	0.317	0.0628
3	0.4997	0.314	0.0634
4	0.5004	0.308	0.0616
5	0.5006	0.313	0.0626
平均值（样品含量）	0.0626	—	—
RSD（样品含量）	0.028	—	—

10.5.9 加标回收率

结果见表 10-42，回收率结果表明，测定方法的回收率为 85.0%～102.5%。

表 10-42 加标回收率实验结果

样品值/（μg/L）	加标量/（μg/L）	体积/（mL）	加标样值/（μg/L）	回收率/%
0.312	0.20	100	0.482	85.0
0.312	0.40	100	0.677	91.3
0.312	0.60	100	0.927	102.5

10.5.10　结论

1）在样品消解过程中，进行了硝酸及硝酸-过氧化氢两种消解体系的比较，结果表明，如果只用硝酸作为消解液，其所需试剂量多，且样品不易消解完全；而用硝酸和过氧化氢以 1：1 比例混合的酸液，消解时间短、消解效果好，且可以减少试剂用量和引入的干扰。

2）由实验可知，原子荧光法测定镉的含量特别灵敏，且相关系数 R 均能达到 0.999 以上。本实验测得镉的检出限为 0.00049μg/L，精密度为 0.37%；回收率实验所得结果为 85.0%～102.5%。这说明原子荧光检测方法简便快捷，灵敏度高，准确性好。

3）本实验测定镉的最佳条件：负高压为 300V，灯电流为 60mA，原子化器高度为 8mm，载气流量为 400mL/min，屏蔽气流量为 900mL/min；还原剂 KBH_4 浓度为 1%；载流溶液 HCl 浓度为 2%；以硫脲浓度为 0.45%、钴溶液浓度为 0.5mg/L 时，作为测定云木香中镉的基本改进剂浓度。

4）实验测得云木香中镉的含量为 0.0626mg/kg，根据《药用植物及制剂外经贸绿色行业标准》限量指标为镉（Cd）≤0.3mg/kg，说明木香中镉的含量未超标。同时说明了该云木香药材种植基地的土壤、空气、水等环境条件，以及栽培过程中的田间管理等基本上符合要求。

10.6　原子荧光光谱法测定中药材中痕量砷及无机砷[33, 34]

本节采用高压消解及盐酸浸提法处理样品，应用 AFS-3100 型双道原子荧光分光光度计，建立了氢化物发生-原子荧光光谱法测定道地中药材中痕量砷及无机砷的方法，研究并优化了实验条件，在最佳条件下对样品进行测试，砷的工作曲线在 80μg/L 以内线性良好，相关系数为 0.9997，方法的检出限为 31ng/L，RSD 为 1.6%，样品中总砷测定值为 139～372ng/g，加标回收率为 89%～93%；无机砷测定值为 41～103ng/g，加标回收率为 86%～92%。

我国出口的中药材在国外受到重金属超标调查的事例呈增多趋势，这对道地中药材的出口带来了很多冲击。砷在自然界中以多种形态存在，有机砷毒性低，无机砷毒性高，在评价砷污染时，仅用总砷含量不能完全反映毒性砷化合物的污染状况，结合无机砷含量来评价毒性更合理。氢化物发生-原子荧光光谱法对痕量砷元素的分析测定具有其独特的优点。本工作应用 AFS-3100 型双道原子荧光光谱仪，采用硝酸-双氧水高压消解法处理样品，建立了氢化物发生-原子荧光光谱法对道地中药材中总砷与无机砷含量的检测方法并进行了条件优化，对云三七、云木香、云黄连、云茯苓四种云南道地药材中砷含量进行了测定。

10.6.1　实验部分

1. 主要仪器与试剂

AFS-3100 型双道原子荧光光谱仪。

砷标准储备液：100mg/L；砷标准工作液：含砷 1mg/L，吸取标准储备液逐级稀释成 1mg/L 的工作液，介质为盐酸（5+95）溶液。预还原掩蔽剂：硫脲、抗坏血酸；还原剂：20g/L KBH$_4$-5g/L NaOH 溶液：称取 5g NaOH 溶于去离子水，溶解后加入 20g KBH$_4$，用去离子水定容于 1L 容量瓶中，临用现配。载流溶液为 HCl（5+95）溶液：先向一个 1L 容量瓶中加入 500mL 的去离子水，再加入 50mL 的浓盐酸，最后加入去离子水定容。所用试剂皆为优级纯。

2. 仪器工作条件

元素灯：As；原子化器高度：8mm；光电倍增管负高压：280V；灯电流：60mA；加热温度：200℃；载气流量：400mL/min；屏蔽气流量：900mL/min；测量方法：标准曲线法；读数方式：峰面积；读数时间：14s；延迟时间：1s。

3. 实验方法

（1）样品处理

将中药材样品洗净后置于鼓风干燥箱中 80℃烘干 12h 以上，然后用万能粉碎机粉碎，用自封袋装好后放置于玻璃干燥器中，备用。总砷提取：称取 0.5g 样品置于高压消解罐的聚四氟乙烯内胆中，加入 9mL 浓硝酸，放置过夜；次日，加入 3mL 过氧化氢，旋紧消解罐置于烘箱中，控温于 140℃加热 3～4h，取出冷却至室温并赶酸后，用盐酸（5+95）溶液转入 25mL 容量瓶中，加入 0.25g 硫脲，用盐酸（5+95）溶液定容，放置 30 min 以上测定，同时做试样空白。无机砷提取：采用国家标准《食品安全国家标准　食品中总砷及无机砷的测定》（GB/T 5009.11—2014）提取无机砷，称取样品 1g 于 25mL 具塞比色管中，以 6mol/L 盐酸定容至刻度，于 60℃水浴振荡浸提 18h，冷却后，脱脂棉过滤，取 10mL 滤液至 25mL 容量瓶中，加入 0.25g 硫脲，用盐酸（5+95）溶液定容，放置 30 min 以上测定；同时做试样空白。

（2）标准曲线的绘制及样品测定

取砷标准工作液用盐酸（5+95）溶液稀释配制成含量分别为 0μg/L、1μg/L、2μg/L、4μg/L、8μg/L、10μg/L 的砷标准系列溶液，并加入含量为 10g/L 的硫脲。然后设定好仪器工作条件进行标准曲线的绘制和样品测定。

10.6.2　结果与讨论

1. 载气流量与屏蔽气流量的选择

载气流量增大，待测原子浓度降低，荧光强度变小，载气流量过小则影响氩氢火焰的稳定，实验中测试了 300～600mL/min 的流量对荧光强度的影响，结果表明当载气流量为 400mL/min 时最佳。屏蔽气作用是保护内部反应气体，屏蔽气流量小则难阻挡外围气体易产生荧光猝灭，过大则会冲淡原子蒸汽，降低灵敏度，本研究测试了屏蔽气流量为 800～1100mL/min 时对荧光强度的影响，结果表明当屏蔽气为 900mL/min 时最佳。

2. 介质酸的选择

酸中痕量的重金属对空白值影响很大，本研究选取了盐酸、硝酸、硫酸作为介质，发现在盐酸介质中，空白最低且稳定；实验中测试了不同用量的盐酸溶液对 2μg/L 砷荧光强度的影响，结果表明当使用盐酸（5+95）溶液时，砷的荧光强度较高而且稳定，本实验选择盐酸（5+95）溶液。

3. 载流的选择

载流对空白、氢化物发生反应效率都有影响，实验中测试了不同用量的盐酸作载流对 2μg/L 砷荧光强度的影响，发现使用盐酸（3+97）溶液～盐酸（10+90）溶液时荧光强度较大，满足实验需要，但是载流浓度增大使得空白荧光值增大，而且过高的载流浓度使得生成的氩氢焰增大，荧光强度稳定性下降，本实验选择盐酸（5+95）溶液。

4. 还原剂的选择

还原剂 KBH_4 主要影响砷的氢化物生成效率及氩氢焰，硼氢化钾的浓度高则氢化物生成效率高，但过高的硼氢化钾浓度会产生过多的氢气，使荧光稳定性减弱，实验测试了 5～30g/L 的硼氢化钾浓度对 2μg/L 砷荧光强度的影响，结果表明 KBH_4 浓度为 20g/L 时效果最佳。

5. 预还原剂及时间的选择

实验中需要将 As（Ⅴ）预还原为 As（Ⅲ），以利于氢化物反应发生，实验中测试了硫脲、硫脲-抗坏血酸（体积比为 1∶1）、抗坏血酸三种体系的预还原效果，结果表明单独使用硫脲且用量为 10g/L 时，效果最佳。同时测试了 5～120min 的预还原时间对荧光强度的影响，实验结果表明预还原时间为 40～60min 时最佳，试验选择 60min。

6. 干扰实验

按实验方法对 4μg/L 的砷溶液进行了干扰测定，当相对误差在 ±5% 以内时，下列离子不干扰测定（以倍数计）：2000 倍的 K^+、Na^+、Ca^{2+}、Mg^{2+}；1000 倍的 Fe^{3+}、Zn^{2+}、Cu^{2+}、Co^{3+}、Ni^{2+}；200 倍的 Pb^{2+}；100 倍的 Bi^{3+}，20 倍的 Sb^{3+}、Hg^{2+}。

7. 线性方程、检出限与精密度

按实验方法对砷系列标准溶液进行测定，砷在 80 μg/L 以内荧光强度 I_f 与标准溶液砷的质量浓度 C 线性良好，线性系数 $R=0.9997$，线性方程为 $Y= 108.92X + 1.09$，连续测定 11 份标准空白溶液，根据仪器检出限 DL=3σ/K（σ为空白溶液荧光强度的标准偏差，K 为标准曲线斜率），得到方法的检出限为 31ng/L，对 6 μg/L 的标准溶液连续测定 11 次，计算仪器的 RSD 为 1.6%。

8. 样品分析与回收实验

按实验方法对云南产地的三七、黄连、茯苓和木香四种中药材中总砷和无机砷含量进行了测定（每种中药材平行测定 10 份样品），同时进行了回收率实验，结果见表 10-43。

表 10-43　样品分析结果与回收率（n=10）

样品	测定值 $w/$（ng/g）		标准加入量 $w/$（ng/g）		测得总量 $w/$（ng/g）		回收率/%		RSD/%	
	总砷	无机砷	总砷	无机砷	总砷	无机砷	总砷	无机砷	总砷	无机砷
云三七	372	103	300	100	652	191	93	88	4.5	4.9
云黄连	185	65	200	100	366	157	91	92	3.6	4.7
云茯苓	139	41	100	50	228	84	89	86	3.8	3.8
云木香	253	53	200	50	436	98	92	90	4.3	4.2

10.6.3　结论

本方法测定的四种道地中药材总砷含量均符合我国外经贸行业《药用植物及制剂外经贸绿色标准》，无机砷含量参考我国国家标准《食品安全国家标准　食品中污染物限量》中粮食类无机砷限量标准，也均未超标。

10.7　冷原子荧光光谱法测定 3 种中药材中痕量汞

采用硝酸-双氧水体系及高压消解法处理样品，建立了氢化物发生-冷原子荧光光谱法测定中药材中痕量汞的测定方法，研究了仪器工作条件、介质酸及酸度、还原剂硼氢化钾浓度对测量结果的影响并进行了优化；在最佳实验条件下对三种云南产地中药材进行了测试，汞的工作曲线在 0～10μg/L 范围内线性良好，相关系数为 0.9999，方法的检测限为 3.7ng/L，RSD 为 2.1%，测试的三种中药材汞含量为 5.62～17.29ng/g，加标回收率为 90.5%～104.6%。

10.7.1　实验部分

（1）仪器及工作条件

仪器：AFS3100 型双道原子荧光光度计（北京科创海光仪器有限公司）；汞编码空心阴极灯（北京有色金属研究总院）；计算机系统；高压消解罐（100mL）；鼓风干燥箱（上海一恒科学仪器有限公司）；CP224C 电子天平［奥豪斯仪器（上海）有限公司］。

AFS-3100 型双道原子荧光光度计工作条件见表 10-44。

表 10-44　AFS-3100 原子荧光光度计仪器工作条件

名称	参数	名称	参数
元素灯	Hg	测量方法	标准曲线
波长/nm	253.7	读数方式	峰面积
原子化器高度/mm	10	载气流量/（mL/min）	400
光电倍增管负高压/V	250	屏蔽气流量/（mL/min）	900
灯电流/mA	30	读数时间/s	15
加热温度/℃	0	延迟时间/s	1

（2）主要试剂

Hg 标准储备液：含汞 100mg/L（国家标准物质研究中心）；汞保护液：HNO_3（φ=5%）-$K_2Cr_2O_7$（0.5g/L）；Hg 标准工作液：吸取标准储备液用汞保护液逐级稀释成 10μg/L 的工作液，汞标液和工作液置于冰箱中保存；还原剂：KBH_4(15g/L)-NaOH(5g/L)溶液，临用现配。载流溶液：φ=5%的 HCl 溶液；所用试剂皆为优级纯，水为去离子水。

配制溶液使用的所有玻璃器具都要用硝酸溶液（φ=50%）浸泡 24h 以上。

10.7.2　实验方法

（1）样品处理

将中药材样品洗净后置于鼓风干燥箱中 80℃烘干（12h 以上），然后用万能粉碎机粉碎后用自封袋装好放置于玻璃干燥器中，备用。总汞：准确称取 0.5g 样品置于高压消解罐的聚四氟乙烯内胆中，加入 9mL 浓硝酸，放置过夜；次日，加入 3mL 过氧化氢，旋紧消解罐置于烘箱中，控温于 130℃加热 3～4h，取出冷却至室温后，用 φ=5%的盐酸溶液转入 25mL 容量瓶中待测，同时做试样空白。

（2）标准曲线的绘制及样品测定

用酸度为 φ=5%的盐酸溶液稀释汞标准工作液配制成含量分别为 0μg/L、0.2μg/L、0.4μg/L、0.6μg/L、0.8μg/L、1.0μg/L 的汞标准系列溶液，现配现用，然后设定好仪器工作条件进行标准曲线的绘制和样品测定。

10.7.3　实验结果与讨论

（1）样品处理条件的影响

实验中测试了不同消解试剂及用量；消解时间、温度对于消解及测试的影响，结果发现高氯酸、浓硫酸的加入会使得荧光空白值非常高，不利于原子荧光的测定，而浓硝酸+双氧水体系最适合，当加入 0.5g 样品时，消解时间为 3～4h；温度 130℃；消解试剂浓硝酸 9mL、双氧水 3mL 时，样品消解最完全，为无色或略带黄色。

（2）载气流量与屏蔽气流量的选择

载气流量增大，待测原子浓度降低，荧光强度变小，载气流量过小则影响氩氢火焰的稳定，实验中测试了 300～600mL/min 的流量对荧光强度的影响，结果表明当载气流量为 400mL/min 时最佳。屏蔽气作用是保护内部反应气体，屏蔽气流量小则难阻挡外围气体易产生荧光猝灭，过大则会冲淡原子蒸汽，降低灵敏度，本研究测试了屏蔽气流量为 800～1100mL/min 时对荧光强度的影响，结果表明当屏蔽气流量为 900mL/min 时最佳。

（3）仪器光电倍增管负高压与灯电流的选择

在负高压为 200～300V 时对汞标准系列溶液进行测定，发现随着负高压的增大，仪器灵敏度升高，信号值放大，同时噪声也被放大，因此仪器信噪比越大越有利于增加灵敏度，降低噪声，故当灵敏度和相关线性满足要求时，应尽可能采用较低的负高压。本书测试了线性系数与负高压间的关系，见图 10-8，当负高压为 240～260V 时，线性最佳>0.9993，考虑灵敏度与噪声的影响，本研究取 250V。在一定范围内灯电流越大，激发强度越大，灵敏度越高，但要考虑噪声、灯的寿命和自吸现象，汞灯在灯电流选择 30mA 时最佳。

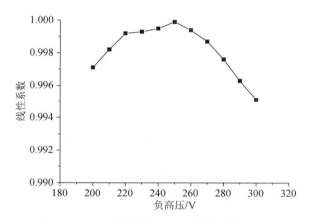

图 10-8　光电倍增管负高压对线性系数的影响

（4）介质酸的选择及酸度的影响

酸中痕量的重金属对空白值影响很大，本书选取了盐酸、硝酸、硫酸作为介质，发现在盐酸介质中，空白最低且稳定；实验中测试了 φ 为 3%～10% 的盐酸对 0.4μg/L 汞荧光强度的影响，见图 10-9，结果表明当盐酸酸度在 φ 为 3%～7% 的浓度平台区时，汞的荧光强度较高且稳定性最佳。但是酸度越大，空白荧光值越大，氩氢焰增大使稳定性下降，故当灵敏度满足测量需要时，空白值越低越好，但介质酸度不宜过低，以免影响氢化物反应效率，故选择载流酸度为 $\varphi=5\%$。

（5）载流酸度的影响

载流酸度对空白、氢化反应效率都有影响，实验中测试了 φ 为 1%～10% 的盐酸载流对 0.4μg/L 汞荧光强度的影响，见图 10-10，发现在 φ 为 3%～6% 时荧光强度较高而且稳定，为了满足低空白和较好的氢化物反应效率，选择载流酸度为 $\varphi=4\%$。

（6）还原剂的影响

还原剂 KBH_4 主要影响汞的氢化物生成效率及氩氢焰，KBH_4 的浓度高有利于氢化反应，但过高的硼氢化钾浓度会产生过多的氢气，使氩氢焰增强，荧光稳定性减弱，实验测试了 2～25g/L 的硼氢化钾浓度对 0.4μg/L 汞荧光强度的影响，见图 10-11，结果表明在 10～25g/L 时荧光强度较强且稳定，本研究选择 15g/L 的 KBH₄。

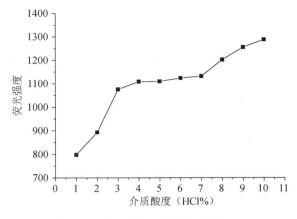

图 10-9　介质酸度对荧光强度的影响

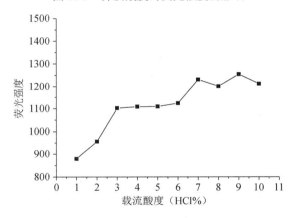

图 10-10　载流酸度对荧光强度的影响图

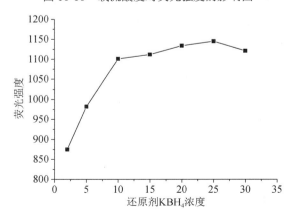

图 10-11　还原剂 KBH₄ 浓度对荧光强度的影响

（7）共存元素的干扰

本研究考察了 2000 倍的 K^+、Na^+、Ca^{2+}、Mg^{2+}，1000 倍的 Fe^{3+}、Zn^{2+}、Cu^{2+}、Co^{3+}、Ni^{2+}，200 倍的 Pb^{2+}，以及 100 倍的 Bi^{3+}、Sb^{3+}、As^{2+} 对 0.4μg/L 汞的影响，发现以上倍数金属元素的存在对汞的测定没有影响。

10.7.4　线性范围、标准曲线、检出限与精密度

在最佳实验条件下对样品进行测试，汞的工作曲线在 0～10μg/L 范围内线性良好，本研究得到线性回归方程为 $Y=2673.52X+8.39$；$R=0.9999$，连续测定标准空白溶液 11 次，根据仪器检出限 $DL=3\sigma/K$（σ 为空白溶液荧光强度的标准差，K 为标准曲线斜率），得到方法的检测限 3.7ng/L，对 0.6μg/L 的标准溶液连续测定 11 次，计算 RSD 为 2.1%。

10.7.5　样品测定及其 RSD 与回收率

样品中总汞测定值及回收率见表 10-45。

表 10-45　样品中总汞测定值及回收率

样品	总汞含量/（ng/g）	RSD/%	加标量/（ng/g）	回收率/%
三七	17.29	4.1	5/10/15/20/25	90.5～103.8
黄连	11.37	3.7	5/10/15/20/25	93.7～102.1
木香	5.62	4.6	2/3/4/5/6	92.8～104.6

注：总汞测定值为 10 份平行样均值。

10.7.6　结论

本研究应用于中药样品测定结果的 RSD≤4.6%，回收率为 90.5%～104.6%，检测限 3.7ng/L，说明准确度和灵敏度高，该方法快捷、简便、干扰少，可作为中药材中痕量汞的检测方法[35]。

10.8　本章小结

本章主要介绍了原子荧光光谱法测定三七、木香、重楼等中药材重金属砷、汞含量的分析方法，研究了检测前中药材样品中重金属元素的富集技术，与未使用富集技术的中药材样品进行了对比；也采用了不同的浸出方法提高重金属元素的浸出率；研究了原子荧光光谱检测的最佳工作条件等。结合目前的研究热点，本章也做了改性纤维素对重金属的吸附动力学研究。

纤维素是一种最丰富的天然有机高分子资源，具有可再生、可生物降解等诸多良好性能，是地球上最常见的有机化合物。植物物质约含 33%的纤维素（棉花的纤维素含量

为90%，而木材的纤维素含量是50%）[36]。纤维素是绿色植物、藻类和卵菌纲多种形式物质细胞壁的主要结构成分。除植物界外，动物界也有纤维素，如某些被囊纲类海洋生物的外膜中也含有纤维素。

目前人类获得的纤维素来源按合成途径分为两类：一类是人工合成，即生物体外由酶催化纤维素二糖氟化物聚合和新戊酰衍生物开环聚合合成高均一织态结构的葡萄糖[37]；另一类是天然合成纤维素，即微生物合成或植物的光合作用合成。细菌纤维素作为进一步资源的代表，它是小分子的碳水化合物经微生物发酵合成的纤维素，特别是由木乙酸菌制造的细菌纤维素[38] 拥有最高的生产纤维素能力，被当作研究纤维素合成、结晶过程和结构性质的模型菌株。细菌纤维素已经广泛应用在造纸、医药、生物医学工程和食品工业领域中。

纤维素材料独有的特性吸引了人们的研究兴趣，人们不仅关注于纤维素溶剂的开发利用，也设计制备了各种各样的纤维素材料[39, 40]。

（1）纳米纤维素材料

与普通纤维素材料相比，纳米纤维素具有高纯度、高结晶度、高聚合度、高亲水性、高杨氏模量等特性，在光化学材料、模板剂材料以及智能材料领域中有着潜在的应用价值。

（2）纤维素膜

目前，纤维素及其衍生物是应用最广泛、最重要的膜材料。膜科学的不断发展和进步，使纤维素及其衍生物被商业化生产微滤和超滤膜，被广泛应用气体分离、蛋白分离纯化、海水淡化、水污染处理、酶固定化、血液透析等领域。

（3）纤维素凝胶

纤维素凝胶具有可生物降解、生物相容性、良好吸水性等优点，故按照不同的实际需求制备成不同的形状（如粉末状、颗粒状、球状、薄膜等），且广泛应用于医用材料、药物控释、环境化工、传感器等领域。纤维素凝胶可分为纤维素凝胶、纤维素衍生物凝胶、纤维素复合凝胶。

（4）纤维素球

纤维素球具有表面积大、力学性能好、高度的亲水性等一系列优点，而被广泛应用于蛋白质的分离纯化、酶的固定化、金属离子分离、药物控释等多个领域。

目前常用的化学改性方法有羧甲基化、乙酰化、酯化、磷酸化、苯甲酸化以及多种接枝共聚反应和交联反应。改性后的纤维素能过对重金属离子吸附、富集等，对重金属离子的回收有着极强的作用。

长期以来，对纤维素材料的开发利用一直是各国科学研究工作者的研究重点，突出表现在接枝改性、共混膜、新溶剂体系。纤维素膜被广泛地应用于渗透技术、食品处理、医疗应用、育苗以及覆盖等各个领域。目前，已开发出来以及商业化的膜主要包括微滤膜、超滤膜、反渗透膜和气体分离膜等。

纤维素无法直接加工成膜，传统上，对纤维素的利用总是通过化学改性的办法将其转变为衍生物后再加以利用。纤维素的加工制膜有两种办法：一是将纤维素转变为纤维素醚、酯等衍生物，制备纤维素衍生物膜。在这个领域中，乙酸纤维素膜、硝酸纤维素膜以及乙基纤维素膜等已成为制膜工业中有着重要应用的产品。二是用化学方法，将天然纤维素变为可溶性的纤维素衍生物，再用溶剂再生得到的再生纤维素膜。

纤维素吸附剂吸附废水中的重金属离子，降低了重金属离子在自然界中污染，一方面，回收了重金属离子，使重金属离子得到重新利用，节约了资源；另一方面，降低了重金属对动植物和人类的危害。离子液体改性纤维素对重金属的吸附效果有很明显的提高，改变纤维素吸附剂吸附重金属离子的吸附条件，找出最佳吸附条件，研究其吸附动力学，可以为纤维素吸附剂吸附废水中的重金属离子提供理论依据。

因此，随着纤维素的出现，人们还重点研究对纤维素进行改性并应用于重金属元素的富集，提高检测检出限，研究内容主要包括以下三个方面。

1）以三乙酸纤维素（CTA）与2,5-乙酸纤维素共混物为膜材料，以聚酯筛网为支撑材料，采用相转化法制备正渗透膜，探讨最佳的制膜条件，并考察了所制备的膜进行动力学曲线、吸附等温线的实验，对其吸附 Pb^{2+} 动力学进行研究。通过改变 CTA 浓度、环境湿度、凝胶浴温度、热处理温度以及三乙酸纤维素（CTA）与2,5-乙酸纤维素的质量配比对膜性能的影响，以得出最佳制膜条件。结果表明：乙酸纤维素膜环境湿度为75%下使溶剂挥发30s，凝胶浴温度0～15℃，之后在40～50℃的水浴中进行热处理。CAT 与 CA 比例为3：1时所制的乙酸纤维素正渗透膜性能最好。

本书研究了所制的纤维素膜对 Pb^{2+} 动力学曲线、吸附等温线的实验，用紫外光分光光度计测吸附后的溶液吸光度，测定 Pb^{2+} 的残余浓度，据吸附前后 Pb^{2+} 的浓度计算改性纤维素膜的吸附量，绘制动力学曲线、吸附等温线。对 Pb^{2+} 的吸附动力学研究表明其吸附动力学曲线符合二级吸附动力学方程，吸附平衡所需要的时间大约为1h。乙酸纤维素正渗透膜对 Pb^{2+} 的吸附方程表明其对 Pb^{2+} 的吸附符合 Langmuir 吸附模型。三乙酸纤维素膜、2,5-乙酸纤维素膜和混合纤维素膜的最大吸附量分别为18.05mg/g、27.94mg/g 和18.67mg/g。

2）以棉花为原料，经过碱化、老化、炭化及溶解，制取出纤维素粘胶液，按照一定比例加入 $CaCO_3$，采用反相悬浮再生的方法，得到纤维素球，加 HCl-NaCl-$CaCl_2$ 的混合溶液除去 $CaCO_3$ 后，得到大孔球形纤维素。这种大孔纤维素球经环氧化后，制备出开链氮杂冠醚化大孔球形纤维素吸附剂。

用上述得到的大孔球形再生纤维素吸附剂来吸附含有 Cd^{2+} 的溶液，改变吸附时的条件（吸附量、吸附时间、吸附离子浓度、溶液 pH、吸附温度），并用紫外光分光光度计测吸附后的溶液吸光度，得出最佳的吸附条件。

实验结果表明：大孔球状再生纤维素制备的吸附剂对镉离子的吸附作用，具有一定的吸附效果。通过吸附实验表明，最佳吸附温度为30℃，时间为90min，溶液 pH 为3～5。温度、时间、pH、吸附剂用量相同的条件下，当浓度达到2000mg/L 时，吸附达到饱和。当吸附温度、时间，吸附的 pH 相同的条件下，吸附剂用量为0.3g 时达到饱和。纤维素吸附剂对 Cd^{2+} 的吸附动力学研究表明吸附动力学曲线符合二级吸附动力学方程，吸附平衡所需要的时间为90min。大孔球形再生纤维素吸附剂对 Cd^{2+} 的吸附方程表大孔球形再

生纤维素吸附剂对 Cd^{2+} 的吸附符合 Langmuir 吸附模型，最大吸附量达到 51.55mg/g。

3）以棉花（主要成分是纤维素）为原料，以离子液体为溶解剂，在一定的温度、pH 下，将纤维素溶解在离子液体后，再采用二硫化碳对纤维素进行黄化改性处理，制备得到改性后的纤维素膜，研究了改性后的纤维素膜对 Cu^{2+} 的吸附性能及吸附动力学。

在研究改性后的纤维素膜对 Cu^{2+} 的吸附过程中发现，在不同的吸附条件下，改性后的纤维素膜对 Cu^{2+} 的吸附性能是不同的。所以采用上述得到改性纤维素膜吸附含有 Cu^{2+} 的溶液，改变吸附时的条件（吸附量、吸附时间、吸附离子浓度、吸附 PH、吸附温度），用 721 分光光度计测吸附后的溶液吸光度，最终得到最佳的吸附条件。

实验表明：经过改性后的纤维素膜，具有一定吸附 Cu^{2+} 的能力。在温度为 30℃，吸附时间在 3h，吸附 pH=8，吸附的初始质量浓度在 0.2mg/L 时，吸附 Cu^{2+} 的效果最好，达到 0.00355mg/g。在吸附的初始质量浓度为 0.2mg/L，温度 T=30℃，pH=8，吸附时间 t=3h 时，改性后的纤维素膜吸附剂对 Cu^{2+} 的吸附动力学曲线符合准一级吸附动力学方程。

当然，除了这些研究，对于重金属元素含量检测，也采用砷钼杂多酸分光光度法测定人工种植三七中的总砷含量进行研究，优化其显色条件。实验结果表明其最佳显色条件：显色剂用量为 5mL，显色温度为 40℃，显色时间为 30 min；As(III)标准溶液在浓度为 0～0.04μg/mL 时，与吸光度呈良好的线性关系（R=0.9966）。使用该法对三七样品检测，样品中未检测到 As。该方法精密度高，稳定性好，可作为三七中砷含量的检测方法。

参 考 文 献

[1] 陈翠，汤王外，杨丽云，等. 云木香 GAP 基地产品及其生长土壤农药残留与重金属的检测[J]. 江西农业学报，2010，22（6）：108-110.

[2] 韩小丽，张小波，郭兰萍，等. 中药材重金属污染现状的统计分析[J]. 中国中药杂志，2008，33（18）：2041-2048.

[3] 吴晓波，薛健. 中药重金属污染的现状及治理对策概况[J]. 江苏中医药，2010，25（6）：77-79.

[4] 王小波，何志坚，丁凡，等. 红薯中重金属 Cd、Pb 等污染物的含量测定[J]. 微量元素与健康研究，2010，27（4）：28-29.

[5] 曾亮，刘慧，慎福策，等. 中药及中药制剂中微量元素铜、铬的含量测定[J]. 武汉生物工程学院学报，2006，2（3）：158-160.

[6] 宗良纲，李嫣玲，郭巧生. 中药材中重金属污染及其研究综述[J]. 安徽农业科学，2006，34（3）：495-497，499.

[7] 刘毅，丘贵昌. 中药中重金属研究综述[J]. 微量元素与健康研究，2008，25（4）：56-58.

[8] 楼小红，吴巧凤. 紫外分光光度法测定白芍中重金属的研究[J]. 广东微量元素科学，2004，11（1）：38-40.

[9] 茅向军，杨永东，熊慧林，等. 黔产天麻、杜仲、黄柏、厚朴重金属含量的研究[J]. 贵州科学，1998，16（2）：136-139.

[10] 陈涛. 中药中重金属的研究进展[J]. 江苏中医药，2008，40（5）：89-90.

[11] 罗晓健，孙婷婷，高丽丽，等. 中药重金属研究概况[J]. 江西中医学院学报，2007，19（6）：88-90.

[12] 中华人民共和国商务部. 药用植物及制剂外经贸绿色行业标准[S]. 北京：中国标准出版社，2004.

[13] 中华人民共和国卫生部. 食品安全国家标准 食品中污染物限量[S]. 北京：中国标准出版社，2013.

[14] 唐志，王冬梅，崔昆燕，等. 氢化物发生-原子荧光光谱法测定岩黄连药材中的砷和汞[J]. 中国卫生检验杂志，2007，17（6）：970-971，976.

[15] 王志嘉，尤海丹，吴志刚. 微波消解-原子荧光光谱法测定中药材中铅、镉、砷、汞、锑的含量[J]. 沈阳药科大学学报，2008，25（5）：388-392.

[16] 中华人民共和国国家卫生和计划生育委员会. 食品安全国家标准 食品中总汞及有机汞的测定[S]. 北京：中国标准出版社，2016.

[17] 石杰，朱永琴，龚雪云. 氢化物发生-原子荧光法测定中药中痕量汞[J]. 光谱学与光谱分析，2004，24（7）：893-895.

[18] 侯海鸽，刘春涛，杨景林，等. 原子荧光光谱法在中药痕量元素分析中的应用进展[J]. 陕西师范大学学报（自然科版），2006，34：86-87.

[19] 刘桂英，冯保智. 微波消解-氢化物发生-原子荧光光谱法测定中药材中的痕量汞[J]. 中国卫生检验杂志，2011（2）：346-347.

[20] 何建伟，吴健玲，龚琦，罗文贤. 巯基棉分离富集石墨炉原子吸收光谱法测定进口高纯硫黄中痕量砷[J]. 广西师范大学学报（自然科版），2003，21：37-38.

[21] 郭玉敏，叶玉英，张丽. 氢化物原子荧光法测定海水砷的方法[J]. 城市环境与城市生态，1998，11：53-55.

[22] 王岩，李莎莎，马冲先. 氢化物发生-原子荧光光谱法在金属材料痕量元素分析中的最新进展[J]. 上海材料研究所检测中心，2010，19（2）：88-91.

[23] 胡广林，王博慧，梁振益，等. 氢化物发生-原子荧光光谱法测定中药材中汞和砷[J]. 理化检验（化学分册），2008，44（2）：159-161.

[24] 杨玲春，郑慧芳，殷红，等. 云南出口三七中总砷及无机砷的测定[J]. 谱实验室，2009，26（1）：50-52.

[25] 黄琼. 氢化物发生-原子荧光光度法测定化妆品中砷含量的方法研究[J]. 化学工程与装备，2009（4）：116-119.

[26] 王竹天. 食品卫生检验方法（理化部分）注解（上）[M]. 北京：中国标准出版社，2009，109-110，187-188.

[27] 王畅，郭鹏然，陈杭亭，等. 氢化物发生-原子荧光光谱法在中药微量元素分析中的应用[J]. 分析测试学报，2009，28（4）：501.

[28] 许美玲，黄玲，徐树兰. 氢化物原子荧光法测定水中痕量砷的最佳实验条件研究[J]. 广东化工，2010，5（37）：212-214.

[29] 俞穆清，刘桂琴. 巯基棉纤维对多种微量元素吸附性能的研究[J]. 环境科学学报，1981，1（2）：180-189.

[30] 田建军，钟鸿雯，彭远辉. 原子荧光光谱法测定海水中的镉[J]. 光谱实验室，2005，22（3）：520-523.

[31] 杨东才，宁东青，李为理，等. 微波消解-原子荧光光谱法测定药材中的痕量镉[J]. 药物分析杂志，2006，26（1）：30-34.

[32] 秦海波，朱建明，李社红，等. 高压密闭罐溶样氢化物原子荧光法测定环境样品中的砷[J]. 矿物学报，2010，30（3）：399-402.

[33] 朱志良，秦琴. 痕量砷的形态分析方法研究进展[J]. 光谱学与光谱分析，2008，28（5）：1176-1180.

[34] 朱永琴，石杰. 氢化物发生-原子荧光法测定中药中痕量砷[J]. 光谱学与光谱分析，2007，27（12）：2585-2587.

[35] 潘青山，刘卫，杨金，等. 冷原子荧光光谱法测定3种中药材中的痕量汞[J]. 光谱实验室，2011，28（5）：2736-2738.

[36] Flavin J L, Brander P M. Marlette A. Neutral detergent fiber, hemicellulose and cellulose digestibility in human subjects[J]. Journal of Nutrition, 1981, 111: 287.

[37] 罗晓刚. 再生纤维素微球的制备、结构和功能[D]. 武汉大学博士学位论文，2010.

[38] Klemme D. Comprehensive Cellulose Chemistry [M]. Hoboken: Wiley-CH Verlaine Gamb, 1999.

[39] 张佳珺. 球形纤维素吸附剂的制备及其性能研究[D]. 华南理工大学硕士学位论文，2011.

[40] 黄建辉，刘明华，范娟，等. 纤维素吸附剂的研制和应用[J]. 造纸科学与技术，2004（01）：50-54.

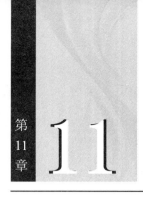

第 11 章

道地中药材农药残留图谱库 和重金属检测数据库

对于道地中药材农药残留和重金属的分析,一般有以下几种方法:提取方法、净化方法和检测方法。一般是通过文献数据库查找并阅读相关文献资料,最后提炼其分析方法,可见文献数据库是获取前沿分析方法的重要途径。

11.1 需求分析及产品声明

11.1.1 需求分析

由于中药材种类和成分复杂,使用的农药品种也复杂,加之中药材收获后必须经加工才能使用,在此过程中可能受到其他化学物污染,这就造成了中药材农药的分离和检测有一定难度[1]。检测人员所需参考资料的面也越来越广,要想按传统方式快速及时地得到所需信息也会有更多的困难,道地中药材农药残留和重金属提取检测数据库无疑成了提高信息查询效率的重要手段。在网络信息技术日趋发达的今天,数据库专业知识多、信息全、更新快,数据库的建立能够为网络环境中学术信息的发布、传播与服务提供借鉴与参考,使知识的传播更加人性化和全面化,人人都享有了获取科学知识的平等权利,促进了科学的交流和知识的增长,提高了科学研究的劳动生产率。另外,数据库的建立有利于科研成果在全球范围内及时共享,减少了传统媒介的传播局限而导致的过多重复和收藏不足,也促进了科研人员更好地利用学术成果与信息[2]。由此可见,道地药材农药残留提取检测数据库的建立至关重要。

道地中药材农药残留和重金属检测数据库的研究和开发,在数据翔实、准确、实用方面做出了特色,是一个有独特化合物数据资料的数据库。本数据库系统界面友好,特色之处是提供了化合物准确的二维化学结构以及化合物的子结构(部分结构)的查寻功能,且提供了大量的化合物相关数据项目的模糊查寻,还设计了良好、先进、易于识别和使用的查寻界面。

11.1.2 产品声明

该道地中药材农药残留和重金属检测数据库版权所有:红河学院,2011。未经红河学院理学院书面允许不得以任何形式复制本数据库或其中任一部分内容。本数据库内容如有改变,以公布内容为准,恕不另行通知,敬请谅解。

数据库使用方式：登录红河学院理学院网站，在线使用。

本数据库中可能存在疏漏和错误，一经发现我们会立即改正。

非正确使用本数据库而造成的损害，红河学院不承担任何责任。

11.2 数据库建立系统关键技术简介及项目组成

11.2.1 数据库建立系统关键技术简介[2, 3]

中药材农药和重金属残留提取检测数据库是利用 MDL 公司并在其先进的化学信息管理系统 ISIS/Base 和 ISIS/Draw 基础上建立的，可以直接将 MDL 公司的操作技术应用于该系统，不需专门培训，一般能够进行计算机操作的人员，都可利用 ISIS/Base 和 ISIS/Draw 对系统进行检索、浏览、比照、维护等操作。该系统提供无缝集成 MDL 公司提供的按分子结构图查询功能，对计算机系统配置要求也不高，十分容易推广。

ISIS 是 Symyx 公司（原 MDL 公司）开发的化学信息管理系统，由 ISIS/Draw、ISIS/Base 和 ISIS/Host 构成。ISIS/Host 可以对企业、部门及研究小组的化学信息进行有效的管理，这些管理包括对化学信息进行存储、检索、显示及分析。ISIS/Host 可将不同种类的数据库（如关系型数据库和 MDL 公司的商用化学数据库及企业自身的数据库）集成在一起，并提供全面的检索与管理功能，这些功能包括二维和三维分子结构、高分子、化学反应及关系型数据库的检索和管理功能等。ISIS/Base 是 MDL 公司提供的一个基于桌面的化学信息管理系统，利用 ISIS/Base 用户可以对化学结构及相关的科学数据进行存储、搜寻和检索等管理工作。

ISIS/Base 基于表格的搜寻功能，可以让用户根据不同的需要将化学结构、文本及数字等类型的检索要求组合在一起，对相关的数据库进行检索和管理。ISIS/Base 可以作为单独的桌面系统来使用，也可以作为 ISIS/Host 的客户端来使用。ISIS/Draw 是一个智能的化学绘图软件包，能够自动识别化合价、键角和各种环，可以插入绘制的 ISIS/Draw 结构图到文档、网页、电子表格和演讲稿，也能用 ISIS/Draw 创建 2D 和 3D 分子、聚合物和反应数据库。

11.2.2 数据库项目组成

1. 道地中药材农药残留检测数据库项目组成

该道地中药材农药残留检测数据库由以下 14 个项目（图 11-1）组成：标题、编号、药材名、农残中文名、农残英文名、农残结构式、农残分子式、检出限、限量标准、线性范围、药材提取净化方法、农残检测方法及结果、检测谱图、参考文献。

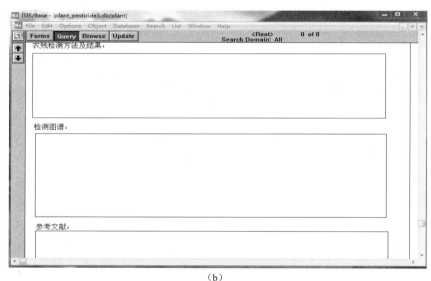

（a）

（b）

图 11-1　道地中药材农药残留检测数据库的项目组成

2. 道地中药材重金属检测数据库项目组成

该道地中药材农药残留检测数据库由以下 12 个项目（图 11-2）组成：标题、编号、药材名、重金属元素、元素含量、检出限、限量标准、限性范围、重金属消解方法、重金属检测方法及结果、检测谱图、参考文献。

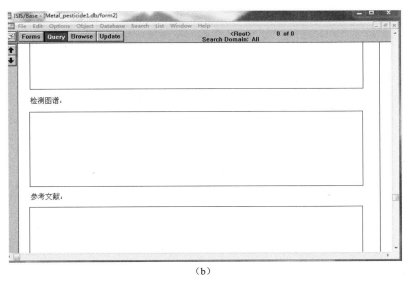

（a）

（b）

图 11-2　道地中药材重金属检测数据库的项目组成图

11.3　数据库设计特点

　　道地中药材农药残留和重金属检测数据库是在 MDL 公司的 ISIS/Base 基础上建立的，而 SIS/Base 是 MDL 公司提供的一个基于桌面的化学信息管理系统，用户可利用它对化学结构及相关的科学数据进行存储、搜寻和检索等管理工作。ISIS/Base 基于表格的搜索功能，可以让用户根据不同的需要将化学分子结构、文本及数字等类型的检索要求组合在一起，对相关的数据库进行全面检索和管理。

11.3.1　数据输入检索

　　用户在建立好的农药残留检测数据库的数据项目框中输入相应的内容，检索后即可获取所需信息。该数据库是智能而又人性化的，并且检索方便，用户在检索前可输入单项或多项内容，若输入项目增加，意味着限制条件的增多，检索出的信息也就随之减少了，检索更详细。这样更便于用户快速锁定目标，使其在最短的时间内找到自己所需信息。

11.3.2　分子结构和金属元素输入检索

　　道地中药材农药残留检测数据库不仅有数据输入检索一种方式，而且还提供了分子结构输入检索法的便捷方式。用户面对一个只知道其分子结构而不知其名称的农药残留时，便可在农药残留分子结构图的项目框中输入该分子结构图，检索便可得到数据库中所有与该分子图相关的信息。

　　道地中药材农药残留检测数据库给我们带来的惊喜还不仅如此，对于分子结构图较为复杂的农药残留，部分用户只知道它的子结构，还有部分用户也许知道全结构但没法把它完整地画出来，此时，用户只需在农药残留分子结构图的项目框中输入其所需农药残留的子结构，检索得到相关信息后再进行筛选即可。

11.4　数据库软件操作方法

11.4.1　软件安装说明

　　ISIS/Base 软件安装说明：

　　1）将软件光盘中的 isis25.rar 解压，双击 Setup.exe 进行安装。

　　2）解压包中的 install-key.txt 有安装的密码和用户名，分别是 87SP492G9 和 Lingxiao，在安装时输入，其他设置保持默认并安装。

　　3）安装完后重启系统。

　　4）数据库文件在包中数据库目录下，先在安装的机器中创建一目录（注意：目录中不能有中文名），然后将 Metal_pesticide1.db（重金属数据库）和 plant_pesticide3_1.db（农药残留数据库）复制到该目录中。

　　5）双击 ISIS/Base 图标，打开 ISIS/Base 软件。

　　6）打开 ISIS/Base 软件进入页面，选择页面左上角的 File 命令，在其下拉菜单中选择 Open Database 选项，选定文件名 Metal_pesticide1.db 或 plant_pesticide3_1.db 进入数据库，见图 11-3。

　　7）其他操作按说明文件进行。

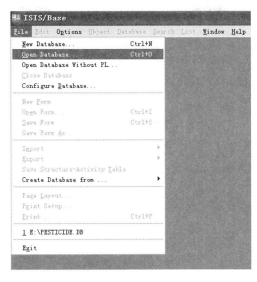

图 11-3 ISIS/Base 页面操作

11.4.2 数据库软件操作说明

1. 道地中药材农药残留检测数据库的使用

（1）打开数据库

打开 ISIS/Base 软件进入页面，选择页面左上角的 File 命令，在其下拉菜单中选择 Open Database 选项，选定文件名 plant_pesticide3.db 进入 pesticide.db/pesti.frm 数据库，见图 11-4。

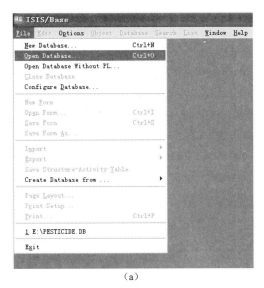

（a）

图 11-4 数据库打开步骤

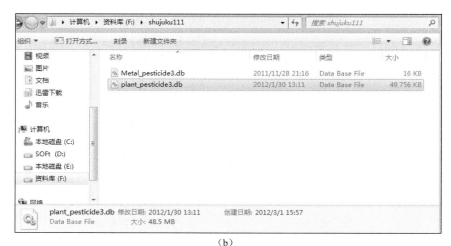

（b）

（c）

图 11-4　数据库打开步骤（续）

（2）数据库录入、更新

1）数据输入。在 pesticide.db/pesti.frm 数据库页面，单击左上方 Update 按钮，先在"标题"栏中输入一个初值"标题"，就会出现对应的编号，再根据域名输入相应的数据，见图 11-5。

2）化学结构输入。双击数据库的"农药残留分子结构图"项目框，便可切换到 ISIS/Draw 界面，单击左上方 Update 按钮，双击表中 structure 的域或单击左上角彩色图标，当出现图 11-6 所示页面时，即可在空白区域构建分子结构图。

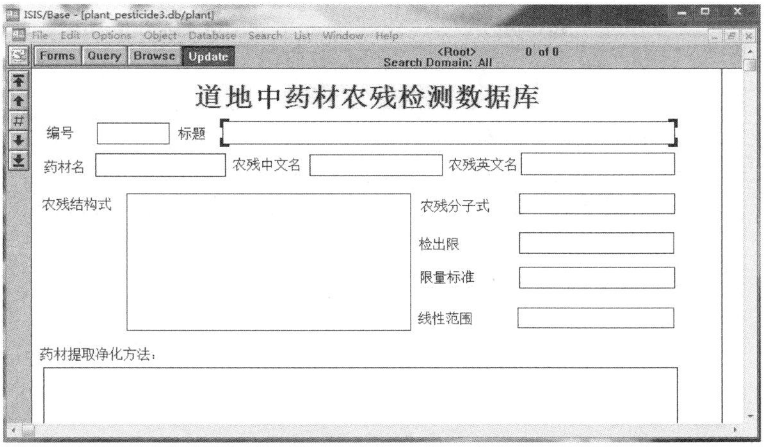

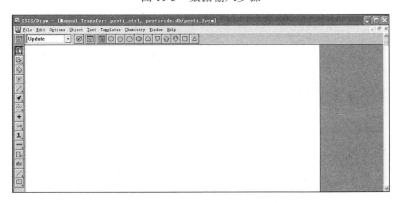

（a）

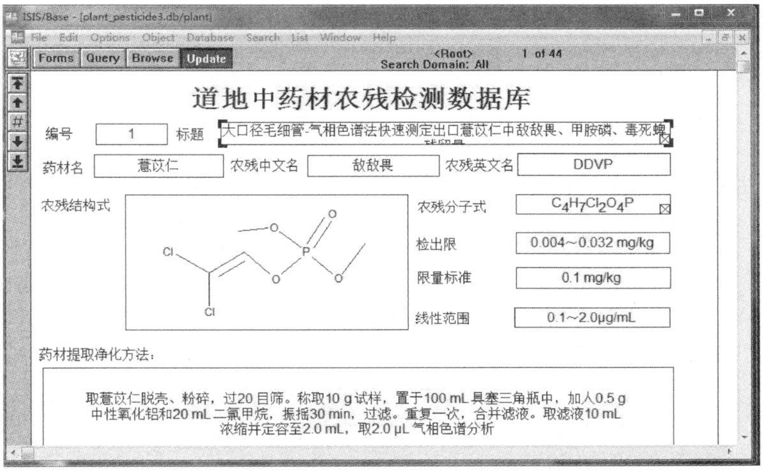

（b）

图 11-5　数据输入步骤

图 11-6　化学分子结构构建页面

单击屏幕左侧或上方的分子片段，再把鼠标指针指向分子相应部位，单击鼠标即可以连接，这便是构建分子法，见图11-7。

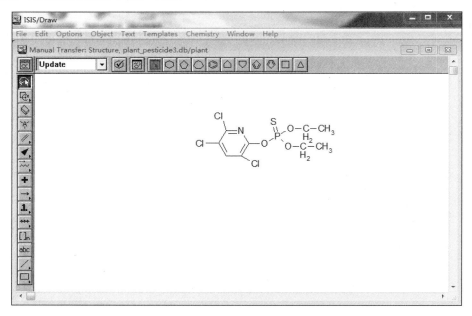

图11-7　分子构建

较复杂的分子片段可以从文件找到，具体操作如下：选择屏幕上方的 Templates 命令打开其下拉菜单，找到所需片段的文件名后选取所需片段，把该片段连接到分子的相应部位，见图11-8。

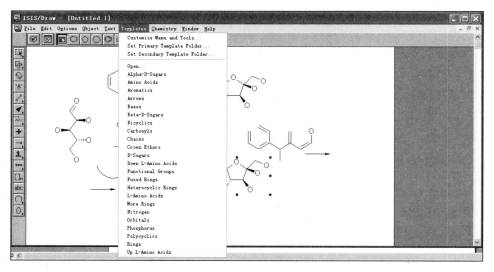

图11-8　复杂分子构建方法图

若需加上杂原子，先单击屏幕左侧的"—A—Ａ"按钮，再单击分子相应的部位，输入或选择杂原子，然后在任意位置单击鼠标即可。

若需选择字体，首先单击屏幕左侧的 abc 按钮，在编辑区所需位置单击鼠标左键，或者按住鼠标左键围绕整个分子拉开，松开鼠标左键后选择字体：选择屏幕上方的 Text 命令，在 Text 下拉菜单中选中 Font，再选定字体，如可以选择 Arial 字体等，见图 11-9。

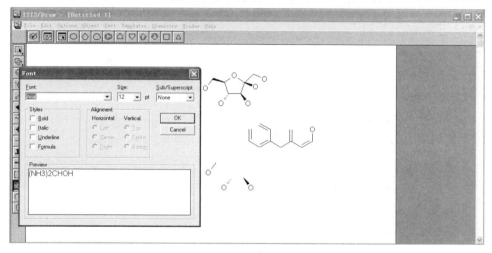

图 11-9　选择字体

画好分子结构式后，单击左上角的 图 按钮，把分子贴到数据库中相应的位置（Stucture 域中），即完成化学结构式的输入。待全部数据输入完成后，数据库会根据农药残留分子结构图自动生成其所对应分子式和分子量。

3）数据更新。填完一张表以后，选择"Edit"命令，在其下拉菜单中选中 New Record 选项（图 11-10），这时屏幕中出现第二张表格，再根据域名填入相应的数据，如此反复。

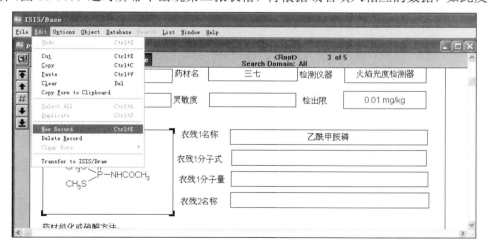

图 11-10　数据更新

4）数据随加。此后每次进入 pesticide.db/pesti.frm 数据库界面，输入新的数据时，操作如下：先把以前的记录调出（具体做法是，单击上方 Query 按钮，再选择 Search 命令，在其下拉菜单中选中 Retrieve All 选项，翻到最后一页或单击左侧的▼按钮），再根据域名填入相应的数据，见图 11-11。

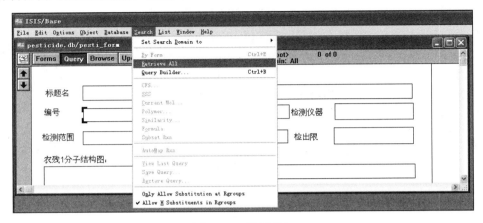

图 11-11　数据随加

（3）数据检索

1）数据输入检索法。进入 pesticide.db/pesti.frm 数据库画面，单击上方 Query 按钮，在项目框中根据域名填入相应数据，填入单个或多个均可，如在"农药残留中文名"对应的项目框中输入"甲胺磷"，再选择 Search 选项，在其下拉菜单中选择 By Form 命令，即可找到所需信息，见图 11-12。

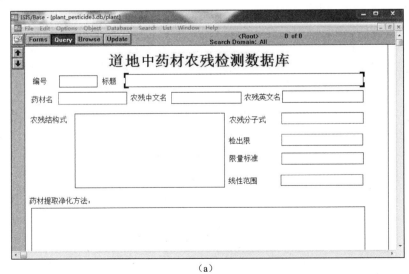

（a）

图 11-12　数据输入检索步骤

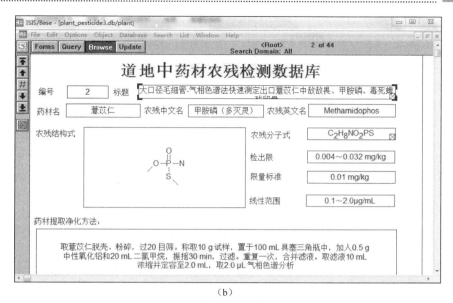

（b）

图 11-12　数据输入检索步骤（续）

2）分子结构输入检索法。同样先进入 pesticide.db/pesti.frm 数据库画面，单击上方 Query 按钮，双击"农药残留分子结构图"的项目框，便可切换到 ISIS/Draw 界面，根据前文所述的化学结构输入方法画出所需查询的农药残留分子结构或其子结构，单击左上角的 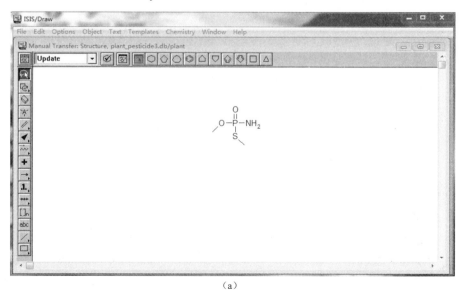 按钮，把分子结构粘贴到数据库中相应的位置（Stucture 域中），再选择 Search 命令，在其下拉菜单中选中 By Form 选项，即可找到所需信息，见图 11-13。

（a）

图 11-13　分子结构输入检索步骤

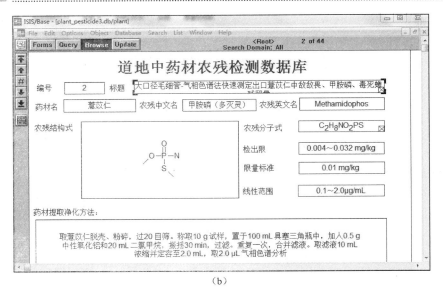

(b)

(c)

图 11-13　分子结构输入检索步骤（续）

2．道地中药材重金属检测数据库的使用

（1）打开数据库

打开 ISIS/Base 软件进入页面，选择 File 命令，在其下拉菜单中选择 Open Database
选项，选定文件名 Metal_pesticide1 进入 Metal_pesticide1.db/form2 数据库，见图 11-14。

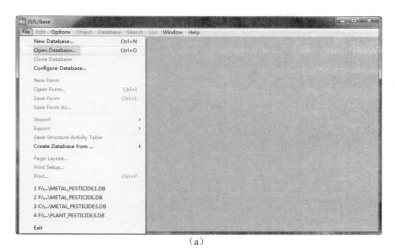

（a）

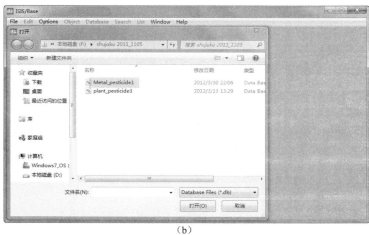

（b）

（c）

图 11-14　数据库打开步骤

（2）数据库录入、更新

1）数据输入。在 Metal_pesticide1.db/form2 数据库页面，单击左上方的 Update 按钮，先在"标题"栏中输入重金属的相关标题名，然后编号自动生成，再根据各个域名输入相应的数据，见图 11-15。

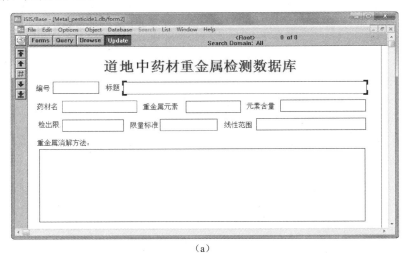

（a）

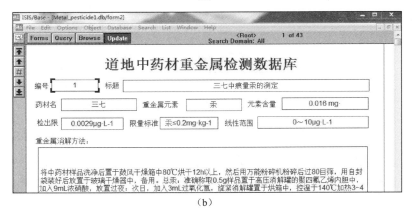

（b）

图 11-15　数据输入步骤

2）图谱的输入。双击数据库的"检测图谱"项目框，便可切换到 ISIS/Draw 界面，单击左上方的 Update 按钮，双击表中 Structure 域或单击左上角彩色图标按钮。当出现图 11-16（a）所示页面时，即可将图谱从重金属数据库的 Word 文档中复制粘贴到页面中，见图 11-16（b）。

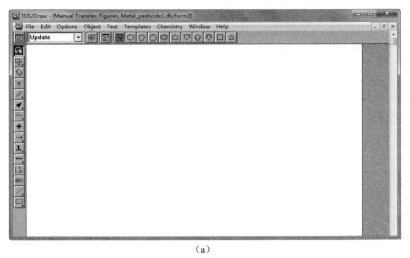

（a）

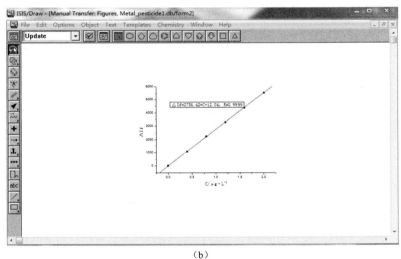

（b）

图 11-16　检测图谱构建页面

如图 11-16 所示将图谱粘贴好后，单击左上角的▣按钮，把图谱粘贴到数据库中相应的位置，即完成图谱的输入，如图 11-17 所示。

3）数据更新。填完一张表以后，选择左上方 Edit 命令，在其下拉菜单中选择 New Record 选项（图 11-18），这时屏幕中出现第二张表格，再根据域名填入相应的数据，如此反复。

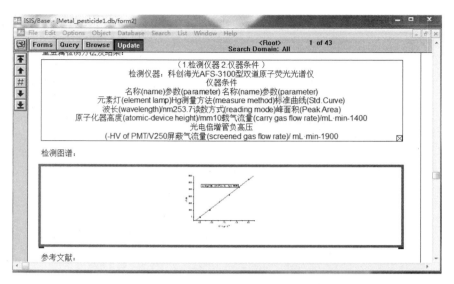

图 11-17　检测图谱的输入

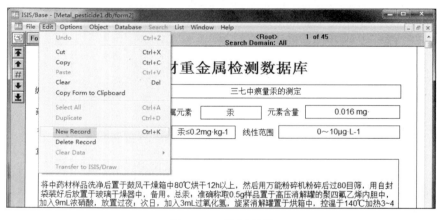

图 11-18　数据更新

　　4）数据随加。此后每次进入 Metal_pesticide1.db/form2 数据库画面，输入新的数据时，操作如下：先按以上方法打开数据库后，选择 Search 命令，在其下拉菜单选择 Retrieve all 选项，再单击左侧的 ⬇ 按钮，翻到最后一页，最后单击 Update 按钮，再根据域名填入相应的数据，见图 11-19。

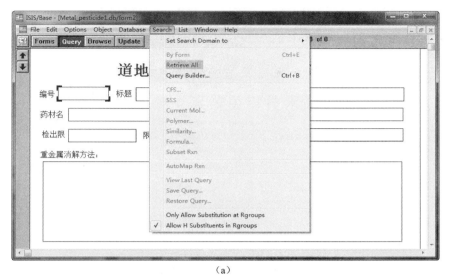

（a）

（b）

图 11-19　数据随加

（3）数据检索

数据输入检索法操作方法如下：进入 Metal_pesticide1.db/form2 数据库画面，单击上方 Query 按钮，在项目框中根据域名填入相应数据（填入单个或多个均可），如在"重金属元素"对应的项目框中输入"铅"，再选择 Search 命令，在其下拉菜单中选中 By Form 选项，即可找到所需信息，见图 11-20。

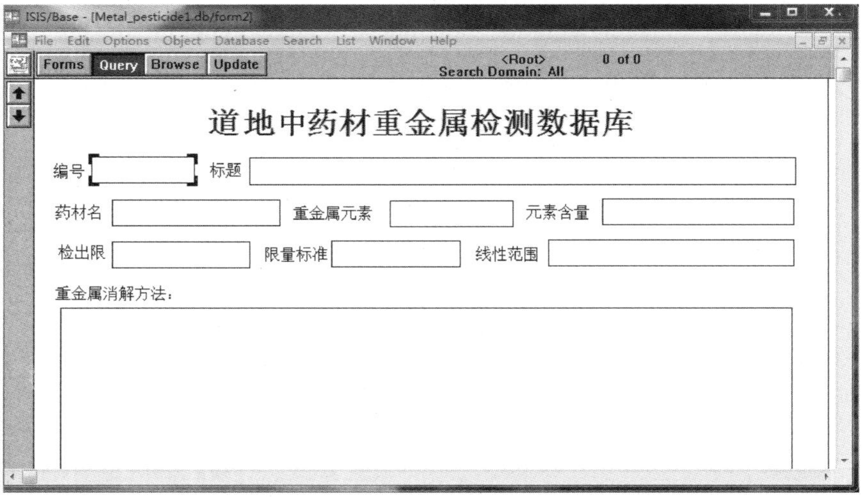

（a）

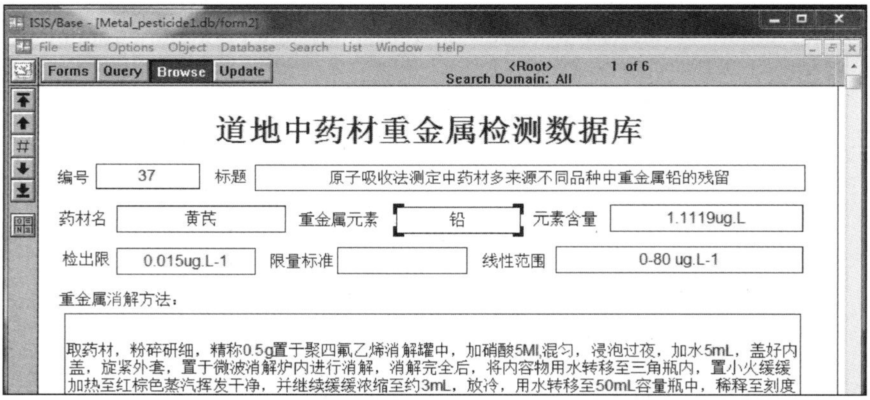

（b）

图 11-20　数据输入检索步骤示意图

11.5　本 章 小 结

　　该中药材农药和重金属残留提取检测数据库不但有着丰富的中药材农药残留方面的数据信息，而且此数据库的检索功能强、方法多，软件系统使用方便，检索结果反应迅速。充分利用这一资源，可为国家质检总局重大公益性项目"中药中农药残留成分的分析研究"方便快捷地提供大量的参考资料，以便尽快建立健全中药材农药残留相关的监测评价机制，从而保证我国中药材产品以高品质参与国际市场竞争。

　　将中药材农药残留提取检测数据库的研发与本科教学相结合，可培养学生的创新能力和应用知识能力，全面锻炼学生科研素质。中药材农药残留物种类越来越多，中药材农药残留提取检测数据库需要不断添新、修改和删除数据，不仅如此，用户对中药材农药残留信息查询的内容和速度要求也在不断提高，因此中药材农药残留提取检测数据库需不断更新和完善。该项目数据库系统要想得到更大的发展，不仅仅是简单地建一个数据库，把相关内容往里面放，它需要人力、物力、财力等多个方面的配合，因而建立一个健全的机制显得尤为重要。随着国家信息技术水平的不断发展，相信中药材农药残留提取检测数据库的质量、学术影响力和作用会不断地提升，它将进一步促进学术交流和信息资源共享，加快科学研究成果的传播和转化，对学术界产生积极的影响。

参 考 文 献

[1] 彭铭. 色谱法在中药农药残留量分析中的应用[J]. 国际医药卫生导报，2006，12（16）：127-130.

[2] 雷静. ISIS Base 化学数据库向关系数据库的迁移[J]. 计算机与应用化学，2005，22（11）：1044-1046.

[3] 王奎旗，赵文，闫作伟，等. 使用 ISIS 建立化学数据库[J]. 山东化工，2000，29（6）：3-15.

附　录

附录 1　欧盟、日本、中国在中药材和食品中 63 种农药残留限量标准对比表

序号	中文名称	英文名称	分子式	欧盟/（mg/kg）		日本/（mg/kg）			中国/（mg/kg）			
				食品	中药材	食品（姜）	中药材	食品（茶叶）	中药材	食品（最低标准）	食品（根茎类）	食品（茶叶）
1	甲胺磷	Methamidophos	$C_2H_8O_2NPS$	0.01	0.05	0.05		5		0.05	0.05	
2	敌敌畏	Dichlorvos	$C_4H_7Cl_2O_4P$	0.1	1	0.1		0.1		0.1	0.2	
3	丙维因	Carbaryl	$C_{12}H_{11}NO_2$	3		2				无		
4	氧化乐果	Omethoate	$C_5H_{12}NO_4PS$	0.2	0.1	1		1		0.02		
5	久效磷	Monocrotophos	$C_7H_{14}NO_5P$	0.1		0.05		0.02		0.02	0.03	
6	α-六六六	Alpha-HCH	$C_6H_6Cl_6$				0.2		0.2	0.05	0.05	0.2
7	β-六六六	Beta-HCH	$C_6H_6Cl_6$		0.3		0.2		0.2	0.05	0.05	0.2
8	δ-六六六	Delta-HCH	$C_6H_6Cl_6$				0.2			0.05	0.05	0.2
9	林丹	Lindane	$C_6H_6Cl_6$	0.01	0.6	0.01	0.6	0.05		0.01		0.6
10	磷胺	Phosphamidon	$C_{10}H_{19}ClNO_5P$	0.15		0.2		0.1		0.02	0.05	
11	甲基对硫磷	Parathion-methyl	$C_8H_{10}NO_5PS$	0.2	0.2	1		0.2		0.01	0.02	
12	杀螟硫磷	Fenitrothion	$C_9H_{12}NO_5PS$	0.5	0.5	0.5	0.5	0.2		0.1	0.5*	0.5*
13	毒死蜱	Chlorpyrifos	$C_9H_{11}Cl_3NO_3PS$	0.5	0.2	0.01	0.2	10		0.05		
14	对硫磷	Parathion	$C_{10}H_{14}NO_5PS$	0.05	0.5	0.05	0.5	0.3		0.01	0.01	
15	水胺硫磷	Isocarbophos	$C_{11}H_{16}NO_4PS$							0.01		
16	丙溴磷	Profenofos	$C_{11}H_{15}BrClO_3PS$	0.05	0.1	0.05		1		0.02	0.05	
17	三唑磷	Triazophos	$C_{12}H_{16}N_3O_3PS$	0.02		0.02		0.05		0.05	0.02	
18	炔螨特	Propargite	$C_{19}H_{26}O_4S$	5				5		0.1	0.1	
19	亚胺硫磷	Phosmet	$C_{11}H_{12}NO_4PS_2$	0.1	0.05	1		0.5		0.05		

续表

序号	中文名称	英文名称	分子式	欧盟/（mg/kg）			日本/（mg/kg）			中国/（mg/kg）			
				食品	中药材	食品（美）	中药材	食品（茶叶）	中药材	食品（最低标准）	食品（根茎类）	食品（茶叶）
20	甲氰菊酯	Fenpropathrin	$C_{22}H_{22}NO_3$	1	0.03			25		0.1		5
21	氯氟氰菊酯	Cyhalothrin	$C_{23}H_{19}ClF_3NO_3$	0.5	1	0.5				0.02		15
22	氯氰菊酯	Cypermethrin	$C_{22}H_{19}Cl_2NO_3$	0.05		0.03		20		0.05		20
23	氰戊菊酯	Fenvalerate	$C_{25}H_{22}ClNO_3$	0.02	1.5	0.5		1.0		0.02		
24	敌百虫	Dipterex	$C_4H_8Cl_3O_4P$		0.1	0.5		0.50		0.1	0.2	
25	乙酰甲胺磷	Acephate	$C_4H_{10}NO_3PS$	0.02	0.1	0.1				0.1	1	0.1
26	3-羟基克百威	3-Hydroxycarbofuran	$C_{12}H_{15}NO_4$									
27	甲拌磷	Phorate	$C_7H_{17}O_2PS_3$	0.05		0.05				0.01	0.01	
28	克百威	Carbofuran	$C_{12}H_{15}NO_3$	0.1		0.5		0.2		0.02	0.02	
29	五氯硝基苯	Quintozene	$C_6Cl_5NO_2$	0.02	1	0.02		0.05		0.01		
30	百菌清	Chlorothalonil	$C_8Cl_4N_2$	0.01		0.05		10		0.05		
31	乙烯菌核利	Vinclozolin	$C_{12}H_9Cl_2NO$	0.05	0.4					0.5		
32	甲霜灵	Metalaxyl	$C_{15}H_{21}NO_4$	0.05		2				0.05		
33	马拉硫磷	Malathion	$C_{10}H_{19}O_6PS_2$	0.5	1	0.5		0.5		0.5		
34	倍硫磷	Fenthion	$C_{10}H_{15}O_3PS_2$		0.05						0.05	
35	三唑酮	Triadimefon	$C_{14}H_{16}ClN_3O_2$	0.2	0.1	0.1		0.5		0.01		
36	腐霉利	Procymidone	$C_{13}H_{11}Cl_2NO_2$	0.05		0.02		0.1		0.05		
37	p,p'-滴滴伊	p,p'-DDE	$C_{14}H_8Cl_4$	0.02						0.2	0.05	
38	异菌脲	Iprodione	$C_{15}H_{19}N_3O_3$			5		20		2		
39	p,p'-滴滴滴	p,p'-DDD	$C_{14}H_{10}Cl_4$									
40	o,p'-滴滴涕	o,p'-DDT	$C_{14}H_{10}Cl_5$									

续表

序号	中文名称	英文名称	分子式	欧盟/(mg/kg)		日本/(mg/kg)			中国/(mg/kg)			
				食品	中药材	食品（姜）	中药材	食品（茶叶）	中药材	食品（最低标准）	食品（根茎类）	食品（茶叶）
41	p,p'-滴滴涕	p,p'-DDT	$C_{14}H_9Cl_5$									
42	联苯菊酯	Bifenthrin	$C_{23}H_{22}ClF_3O_2$	0.05				25		0.05		
43	伏杀硫磷	Phosalone	$C_{12}H_{15}ClNO_4PS_2$	1	0.1			2		0.1		
44	氟氯氰菊酯	Cyfluthrin	$C_{22}H_{18}Cl_2FNO_3$	0.02	0.1			20		0.05		
45	氟菁戊菊酯	Flucythrinate	$C_{26}H_{23}F_2NO_4$	0.05	0.05			20	—	0.05		
46	氟胺氰菊酯	Fluvalinate	$C_{26}H_{22}ClF_3N_2O_3$		0.05			10		0.2		
47	溴氰菊酯	Deltamethrin	$C_{22}H_{19}Br_2NO_3$	0.05				10		0.01		
48	涕灭威	Aldicarb	$C_7H_{14}N_2O_2S$	0.05	0.5			0.05		0.01	0.03	
49	涕灭威砜	Aldoxycarb	$C_7H_{14}N_2O_4S$									
50	涕灭威亚砜	Aldicarb-sulfoxide	$C_7H_{14}N_2O_3S$									
51	灭幼脲	Chlorbenzuron	$C_{14}H_{10}Cl_2N_2O_2$							3		
52	除虫脲	Diflubenzuron	$C_{14}H_9ClF_2N_2O_2$					20		0.2		20
53	多菌灵	Carbendazim	$C_9H_9N_3O_2$	0.1						0.05		5
54	吡虫啉	Imidacloprid	$C_9H_{10}ClN_5O_2$					10		0.05		0.5
55	甲基硫菌灵	Thiophanate-methyl	$C_{12}H_{14}N_4O_4S_2$					10		0.5		
56	抗蚜威	Pirimicarb	$C_{11}H_{18}N_4O_2$							0.05		
57	辛硫磷	Phoxim	$C_{12}H_{15}N_2O_3PS$	0.1					0.1	0.05	0.05	
58	灭多威	Methomyl	$C_5H_{10}N_2O_2S$	0.1					20	0.05		3
59	异丙威	Isoprocarb	$C_{11}H_{15}NO_2$							0.2		
60	速灭威	Metolcarb	$C_9H_{11}NO_2$									
61	七氯	Heptachlor	$C_{10}H_5Cl_7$	0.02						0.006		
62	久效威	Thiofanox	$C_9H_{18}N_2O_2S$								0.02	
63	纹枯利（菌核净）	Dimethachlon	$C_{10}H_7Cl_2NO_2$									

附录2　本书所研究的农药信息表

序号	中文名称	英文名称	分子式	相对分子质量	CAS 号
1	甲胺磷	Methamidophos	$C_2H_8O_2NPS$	141.1292	10265-92-6
2	敌敌畏	Dichlorvos	$C_4H_7Cl_2O_4P$	220.9757	62-73-7
3	西维因	Carbaryl	$C_{12}H_{11}NO_2$	200.2138	63-25-2
4	氧化乐果	Omethoate	$C_5H_{12}NO_4PS$	213.1918	1113-02-6
5	久效磷	Monocrotophos	$C_7H_{14}NO_5P$	223.1635	6923-22-4
6	α-六六六	Alpha-HCH	$C_6H_6Cl_6$	290.8298	319-84-6
7	β-六六六	Beta-HCH	$C_6H_6Cl_6$	290.8298	319-85-7
8	林丹	Lindane	$C_6H_6Cl_6$	290.8298	58-89-9
9	δ-六六六	Delta-HCH	$C_6H_6Cl_6$	290.8298	319-86-8
10	磷胺	Phosphamidon	$C_{10}H_{19}ClNO_5P$	299.6883	13171-21-6
11	甲基对硫磷	Parathion-methyl	$C_8H_{10}NO_5PS$	263.2075	298-00-0
12	杀螟硫磷	Fenitrothion	$C_9H_{12}NO_5PS$	277.234	122-14-5
13	毒死蜱	Chlorpyrifos	$C_9H_{11}Cl_3NO_3PS$	350.5863	2921-88-2
14	对硫磷	Parathion	$C_{10}H_{14}NO_5PS$	291.2606	56-38-2
15	水胺硫磷	Isocarbophos	$C_{11}H_{16}NO_4PS$	289.2878	24353-61-5
16	丙溴磷	Profenofos	$C_{11}H_{15}BrClO_3PS$	373.6308	41198-08-7
17	三唑磷	Triazophos	$C_{12}H_{16}N_3O_3PS$	313.3125	24017-47-8
18	炔螨特-1	Propargite-1	$C_{19}H_{26}O_4S$	350.4723	2312-35-8
19	炔螨特-2	Propargite-2	$C_{19}H_{26}O_4S$	350.4723	2312-35-8
20	亚胺硫磷	Phosmet	$C_{11}H_{12}NO_4PS_2$	317.321	732-11-6
21	甲氰菊酯	Fenpropathrin	$C_{22}H_{22}NO_3$	348.4155	64257-84-7
22	氯氟氰菊酯	Cyhalothrin	$C_{23}H_{19}ClF_3NO_3$	449.8501	91465-08-6
23	氯氰菊酯-1	Cypermethrin-1	$C_{22}H_{19}Cl_2NO_3$	416.2972	52315-07-8
24	氯氰菊酯-2	Cypermethrin-2	$C_{22}H_{19}Cl_2NO_3$	416.2972	52315-07-8
25	氯氰菊酯-3	Cypermethrin-3	$C_{22}H_{19}Cl_2NO_3$	416.2972	52315-07-8
26	氯氰菊酯-4	Cypermethrin-4	$C_{22}H_{19}Cl_2NO_3$	416.2972	52315-07-8
27	氰戊菊酯-1	Fenvalerate-1	$C_{25}H_{22}ClNO_3$	419.9001	51630-58-1
28	氰戊菊酯-2	Fenvalerate-2	$C_{25}H_{22}ClNO_3$	419.9001	51630-58-1
29	敌百虫	Dipterex	$C_4H_8Cl_3O_4P$	257.4367	52-68-6
30	乙酰甲胺磷	Acephate	$C_4H_{10}NO_3PS$	183.1659	30560-19-1
31	3-羟基克百威	3-Hydroxycarbofuran	$C_{12}H_{15}NO_4$	237.2518	16655-82-6
32	甲拌磷	Phorate	$C_7H_{17}O_2PS_3$	260.3774	298-02-2
33	克百威	Carbofuran	$C_{12}H_{15}NO_3$	221.2524	1563-66-2
34	五氯硝基苯	Quintozene	$C_6Cl_5NO_2$	295.34	82-68-8
35	百菌清	Chlorothalonil	$C_8Cl_4N_2$	265.911	1897-45-6
36	乙烯菌核利	Vinclozolin	$C_{12}H_9Cl_2NO$	286.1108	50471-44-8

续表

序号	中文名称	英文名称	分子式	相对分子质量	CAS 号
37	甲霜灵	Metalaxyl	$C_{15}H_{21}NO_4$	279.3315	57837-19-1
38	马拉硫磷	Malathion	$C_{10}H_{19}O_6PS_2$	330.358	121-75-5
39	倍硫磷	Fenthion	$C_{10}H_{15}O_3PS_2$	278.3281	55-38-9
40	三唑酮	Triadimefon	$C_{14}H_{16}ClN_3O_2$	293.7487	43121-43-3
41	腐霉利	Procymidone	$C_{13}H_{11}Cl_2NO_2$	284.1379	32809-16-8
42	p, p'-滴滴伊	p, p'-DDE	$C_{14}H_8Cl_4$	318.03	72-55-9
43	异菌脲	Iprodione	$C_{15}H_{19}N_3O_3$	289.3297	36734-19-7
44	p, p'-滴滴滴	p, p'-DDD	$C_{14}H_{10}Cl_4$	320.04	72-54-8
45	o, p'-滴滴涕	o, p'-DDT	$C_{14}H_9Cl_5$	354.4863	789-02-6
46	p, p'-滴滴涕	p, p'-DDT	$C_{14}H_9Cl_5$	354.4863	50-29-3
47	联苯菊酯	Bifenthrin	$C_{23}H_{22}ClF_3O_2$	422.8718	82657-04-3
48	伏杀硫磷	Phosalone	$C_{12}H_{15}ClNO_4PS_2$	367.8086	2310-17-0
49	氟氯氰菊酯-1	Cyfluthrin-1	$C_{22}H_{18}Cl_2FNO_3$	434.2876	68359-37-5
50	氟氯氰菊酯-2	Cyfluthrin-2	$C_{23}H_{19}ClF_3NO_3$	434.2876	68359-37-5
51	氟氯氰菊酯-3	Cyfluthrin-3	$C_{23}H_{19}ClF_3NO_3$	434.2876	68359-37-5
52	氟氯氰菊酯-4	Cyfluthrin-4	$C_{23}H_{19}ClF_3NO_3$	434.2876	68359-37-5
53	氟氰戊菊酯-1	Flucythrinate-1	$C_{26}H_{23}F_2NO_4$	451.4619	70124-77-5
54	氟氰戊菊酯-2	Flucythrinate-2	$C_{26}H_{23}F_2NO_4$	451.4619	70124-77-5
55	氟胺氰菊酯-1	Fluvalinate-1	$C_{26}H_{22}ClF_3N_2O_3$	502.9127	102851-06-9
56	氟胺氰菊酯-2	Fluvalinate-1	$C_{26}H_{22}ClF_3N_2O_3$	502.9127	102851-06-9
57	溴氰菊酯	Deltamethrin	$C_{22}H_{19}Br_2NO_3$	505.1992	52918-63-5
58	涕灭威	Aldicarb	$C_7H_{14}N_2O_2S$	190.26	116-06-3
59	涕灭威砜	Aldoxycarb	$C_7H_{14}N_2O_4S$	222.26	1646-88-4
60	涕灭威亚砜	Aldicarb-sulfoxide	$C_7H_{14}N_2O_3S$	202.26	1646-87-3
61	灭幼脲	Chlorbenzuron	$C_{14}H_{10}Cl_2N_2O_2$	309.151	57160-47-1
62	除虫脲	Diflubenzuron	$C_{14}H_9ClF_2N_2O_2$	310.7	35367-38-5
63	多菌灵	Carbendazim	$C_9H_9N_3O_2$	191.2	10605-21-7
64	吡虫啉	Imidacloprid	$C_9H_{10}ClN_5O_2$	255.7	138261-41-3
65	甲基硫菌灵	Thiophanate-methyl	$C_{12}H_{14}N_4O_4S_2$	342.4	23564-05-8
66	抗蚜威	Pirimicarb	$C_{11}H_{18}N_4O_2$	238.3	23103-98-2
67	辛硫磷	Phoxim	$C_{12}H_{15}N_2O_3PS$	298.3	14816-18-3
68	灭多威	Methomyl	$C_5H_{10}N_2O_2S$	162.2	16752-77-5
69	异丙威	Isoprocarb	$C_{11}H_{15}NO_2$	193.2	2631-40-5
70	速灭威	Metolcarb	$C_9H_{11}NO_2$	165.2	1129-41-5
71	七氯	Heptachlor	$C_{10}H_5Cl_7$	373.3	76-44-8
72	久效威	Thiofanox	$C_9H_{18}N_2O_2S$	218.3	39196-18-4
73	纹枯利（菌核净）	Dimethachlon	$C_{10}H_7Cl_2NO_2$	244.07	24096-53-5

附录 3　农药残留和重金属检测方法的最低检出限、线性关系、回收率等相关数据汇总表

附表 3-1　农药最低检出限、线性方程及相关系数、回收率、相对标准偏差表［气相色谱法测定（ECD）］

序号	农药名称	英文名称	线性范围 /（mg/L）	线性方程	相关系数	检出限 /（mg/kg）	平均加标回收率/%	RSD/%	欧盟限量值 /（mg/kg）*	中国限量值 /（mg/kg）*
				有机氯						
1	α-六六六	Alpha-HCH	0.005～1	Y=10700000X+7255.1032	0.9982	0.00002	110.13	4.48	—	0.05
2	β-六六六	Beta-HCH	0.005～1	Y=6760000X+2898.81711	0.9989	0.00002	97.463	7	—	0.05
3	林丹	Lindane	0.005～1	Y=9570000X+7524.78779	0.9983	0.00002	102.37	5.37	—	0.01
4	δ-六六六	Delta-HCH	0.005～1	Y=9080000X+4502.93518	0.9992	0.00002	95.843	3.15	—	0.05
5	o,p'-滴滴涕	o, p'-DDT	0.005～1	Y=47500000X+2376.18248	0.9992	0.00002	83.363	3.61	—	—
6	p,p'-滴滴涕	p, p'-DDT	0.005～1	Y=61500000X+5507.69076	0.9978	0.00002	98.437	3.38	—	—
7	七氯	Heptachlor	0.005～1	Y=67600000X+4310.96313	0.9982	0.00002	109.57	4	0.02	0.006

* 为列表中标准限量值为食品或中药中该农药的最低限量值。

注：" — " 表明无最低限量值。

附表 3-2　农药最低检出限、线性方程及相关系数、回收率、相对标准偏差表（全自动固相萃取-气相色谱质谱法测定）

序号	农药名称	英文名称	线性范围 /（mg/L）	线性方程	相关系数	检出限 /（mg/kg）	平均加标回收率/%	RSD/%	欧盟限量值 /（mg/kg）*	中国限量值 /（mg/kg）*
				有机磷						
1	乙酰甲胺磷	Acephate	0.005~2.0	Y=662784.3X+104183.2	0.9972	0.0002	86.76	5.73	0.02	0.1
2	磷胺	Phosphamidon	0.005~2.0	Y=296661.7X+36655.06	0.9818	0.00021	95.57	6.92	0.15	0.02
3	甲基对硫磷	Parathion-methyl	0.005~2.0	Y=1037505X+100506.8	0.9946	0.00046	67.94	0.88	—	0.01
4	杀螟硫磷	Fenitrothion	0.005~2.0	Y=906542.2X+315367.7	0.9908	0.00052	82.65	9.77	0.5	0.1
5	毒死蜱	Chlorpyrifos	0.005~2.0	Y=661122.3X+2895.83	0.9942	0.00013	80.47	8.31	0.5	0.05
6	对硫磷	Parathion	0.005~2.0	Y=661122.3X+2895.83	0.9942	0.00037	78.12	9.62	0.05	0.01
7	丙溴磷	Profenofos	0.005~2.0	Y=635449.9X-4061.267	0.9998	0.00042	86.38	8.89	0.05	0.02
8	三唑磷	Triazophos	0.005~2.0	Y=1102994X+73458.66	0.9948	0.00018	96.75	8.66	0.02	0.05
9	甲胺磷	Methamidophos	0.005~2.0	Y=1578831X+125793.7	0.9882	0.00012	82.65	0.52	0.01	0.05
10	敌敌畏	Dichlorvos	0.005~2.0	Y=2852786X+455151.9	0.989	0.00017	83.73	2.42	0.1	0.1
11	氧化乐果	Omethoate	0.005~2.0	Y=585230.1X+82190.18	0.9856	0.00031	83.17	2.53	0.2	0.02
12	久效磷	Monocrotophos	0.005~2.0	Y=1810437X+138459.1	0.9894	0.00026	85.96	6.94	0.1	0.02
13	亚胺硫磷	Phosmet	0.005~2.0	Y=6699876X-109404.20	0.9975	0.00041	90.36	7.47	0.1	0.05
14	甲拌磷	Phorate	0.005~2.0	Y=3379836X+149327.7	0.9961	0.00038	96.78	9.23	0.05	0.01
15	马拉硫磷	Malathion	0.005~2.0	Y=1514504X+128704.2	0.9935	0.00032	94.43	8.64	0.5	0.5
16	倍硫磷	Fenthion	0.005~2.0	Y=2456014X+139159.0	0.9946	0.00045	72.58	0.73	0.05	0.01
17	伏杀硫磷	Phosalone	0.005~2.0	Y=1403894X+81005.27	0.9938	0.00022	88.15	9.23	0.1	0.1

* 为列表中标准限量值为食品或中药中该农药的最低限量值。

注：“—”表明无最低限量值。

附表 3-3　农药最低检出限、线性方程及相关系数、回收率、相对标准偏差表（高效液相色谱法测定）

序号	农药名称	英文名称	线性范围 / (mg/L)	线性方程	相关系数	检出限 / (mg/kg)	平均加标回收率/%	RSD/%	欧盟限量值 * / (mg/kg)	中国限量值 * / (mg/kg)
				氨基甲酸酯农药						
1	克百威	Carbofuran	0.985~11.82	$Y=3.2778X-0.1628$	0.9967	0.0024	132.9	2.9	0.1	0.02
2	西维因	Carbaryl	0.990~11.88	$Y=15.377X-0.5242$	0.9985	0.0008	82.07	9.3	2	—
3	灭多威	Methomy	0.995~11.94	$Y=1.6527X-0.0456$	0.9971	0.0024	56.27	5.9	0.1	0.05
4	涕灭威	Aldicarb	0.995~11.94	$Y=1.8477X+0.0248$	0.9979	0.0012	95.5	5.3	0.05	0.01
5	速灭威	Metolcarb	0.980~11.76	$Y=4.6467X-0.2590$	0.9968	0.0012	193.39	4.7	—	—
6	异丙威	Isoprocarb	0.975~11.70	$Y=5.6731X-0.2968$	0.9927	0.0024	109.8	3.8	—	0.2

* 为列表中标准限量值为食品或中药中该农药的最低限量值。

注："—"表明无最低限量值。

附表 3-4　农药最低检出限、线性方程及相关系数、回收率、相对标准偏差表［全自动固相萃取－气相色谱法（ECD）测定］

序号	农药名称	英文名称	线性范围 / (mg/L)	线性方程	相关系数	检出限 / (mg/kg)	平均加标回收率/%	RSD/%	欧盟限量值 * / (mg/kg)	中国限量值 * / (mg/kg)
				菊酯农药						
1	甲氰菊酯	Fenpropathrin	0.005~2.0	$Y=1800729X-12925.7$	0.9986	0.006	59.14	2.13	0.03	0.1
2	氯氟氰菊酯	Cyhalothrin	0.005~2.0	$Y=1773573X+6809.51$	0.9995	0.006	61.59	1.7	1	0.02
3	氯氰菊酯	Cypermethrin	0.005~2.0	$Y=489328X-280596.8$	0.9978	0.004	79.53	2.23	0.5	0.05
4	氰戊菊酯	Fenvalerate	0.005~2.0	$Y=2550003X-84485.83$	0.9994	0.01	79.65	5.83	—	—
5	联苯菊酯	Bifenthrin	0.005~2.0	$Y=1696744X-196049.8$	0.9963	0.008	82.04	7.1	0.05	0.05
6	氟氯氰菊酯	Cyfluthrin	0.005~2.0	$Y=678808.7X-47456.49$	0.9795	0.006	80.31	0.71	0.02	0.05
7	氟氰戊菊酯	Flucythrinate	0.005~2.0	$Y=1565924X-104720.4$	0.9966	0.003	96.29	5.48	0.05	0.05
8	氟胺氰菊酯	Fluvalinate	0.005~2.0	$Y=3642096X-276713.9$	0.9977	0.006	61.25	3.87	0.05	0.2
9	溴氰菊酯	Deltamethrin	0.005~2.0	$Y=282405.X-237405.1$	0.9974	0.006	87.89	3.87	—	—

* 为列表中标准限量值为食品或中药中该农药的最低限量值。

注："—"表明无最低限量值。

附表 3-5 农药最低检出限、线性方程及相关系数、回收率、相对标准偏差表（液相色谱质谱法测定）

序号	农药名称	英文名称	线性范围/(mg/L)	线性方程	相关系数	检出限/(mg/kg)	平均加标回收率/%	RSD/%	欧盟限量值* /(mg/kg)*	中国限量值* /(mg/kg)*
有机磷										
1	辛硫磷	Phoxim		$Y=767X+1.02\times10^{-3}$	0.9998	0.005	46.3	9.8	0.1	0.05
氨基甲酸酯农药										
2	灭多威	Methomy		$Y=140X+919$	0.9996	0.001	96	4.9	0.1	0.05
3	涕灭威	Aldicarb		$Y=114X+900$	0.9996	0.002	99.6	4.3	0.05	0.01
4	涕灭威砜	Aldoxycarb		$Y=230X+3.45\times10^{-3}$	0.9991	0.002	87.9	1.9	—	—
5	涕灭威亚砜	Aldicarb-sulfoxide		$Y=105X+1.83\times10^{-3}$	0.999	0.005	96.3	2.7	—	—
6	抗蚜威	Pirimicarb		$Y=9.78\times10^{-3}X+1.42\times10^{-5}$	0.9996	0.002	92.9	3.6	—	0.05
杀虫、杀菌、杀螨类农药										
7	灭幼脲	Chlorbenzuron		$Y=137X-180$	0.9998	0.001	80.3	6	—	3
8	除虫脲	Diflubenzuron		$Y=336X\pm461$	0.9998	0.001	95.8	4	—	0.2
9	多菌灵	Carbendazim		$Y=3.64\times10^{-3}X+6.5\times10^{-4}$	0.9996	0.001	54.9	7.4	0.1	0.05
10	吡虫啉	Imidacloprid		$Y=769X+1.09\times10^{-4}$	0.9995	0.002	45.7	7.3	—	0.05
11	甲基硫菌灵	Thiophanate-methyl		$Y=2.32\times10^{-3}X+2.08\times10^{-4}$	0.9991	0.005	33.8	6.8	—	0.5

* 为列表中标准限量值为食品或中药中该农药的最低限量值。

注：①"—"表示无最低限量值；②欧盟限量值来源于 2007 年《欧洲药典》，中国限量值来源于《食品安全国家标准 食品中农药最大残留限量》（GB 2763—2012）。

附表 3-6　农药最低检出限、线性方程及相关系数、回收率、相对标准偏差表（在线凝胶-气相色谱质谱法）

序号	农药名称	英文名称	线性范围/(mg/L)	线性方程	相关系数	检出限/(mg/kg)	平均加标回收率/%	RSD/%	欧盟限量值/(mg/kg)*	中国限量值/(mg/kg)*
				有机氯						
1	α-六六六	Alpha-HCH	0.002~0.4	$Y=0.4126X+4.4311\times10^{-2}$	0.9912	0.0006	99.93	6.45	—	0.05
2	β-六六六	Beta-HCH	0.001~0.2	$Y=0.8162X+2.1342\times10^{-2}$	0.9911	0.0003	105.33	7.39	—	0.05
3	林丹	Lindane	0.002~0.4	$Y=1.1427X+1.8763\times10^{-2}$	0.9932	0.0006	98.28	4.52	—	0.01
4	δ-六六六	Delta-HCH	0.002~0.4	$Y=1.0358X+3.7652\times10^{-2}$	0.9942	0.0006	103.74	5.45	—	0.05
5	p,p'-滴滴滴	p,p'-DDD	0.001~0.2	$Y=0.7842X+0.2134\times10^{-2}$	0.9986	0.0003	103.3	6.04	—	—
6	o,p'-滴滴滴	o,p'-DDT	0.001~0.2	$Y=8.9362X+6.3827\times10^{-2}$	0.9932	0.0003	106.74	5.65	—	—
7	p,p'-滴滴涕	p,p'-DDT	0.001~0.2	$Y=1.1827X+2.3418\times10^{-2}$	0.9987	0.0006	102.67	3.39	—	—
8	p,p'-滴滴伊	p,p'-DDE	0.002~0.4	$Y=4.1329X-3.2718\times10^{-2}$	0.9965	0.0003	108.06	7.31	—	—
				有机磷						
9	敌百虫	Dipterex	0.005~1.0	$Y=0.2306X-1.0743\times10^{-2}$	0.9924	0.0015	80.8	4.61	—	0.1
10	乙酰甲胺磷	Acephate	0.004~0.8	$Y=0.5482X-0.1073$	0.9946	0.0012	99.7	4.32	0.02	0.1
11	磷胺	Phosphamidon	0.002~0.4	$Y=1.6758X-0.2136$	0.9916	0.0006	90.79	6.74	0.15	0.02
12	甲基对硫磷	Parathion-methyl	0.005~1.0	$Y=1.2147X-3.1254\times10^{-2}$	0.9927	0.0015	83.63	4.69	—	0.01
13	杀螟硫磷	Fenitrothion	0.002~0.4	$Y=0.3728X-1.2956\times10^{-2}$	0.9992	0.0006	104.31	5.26	0.5	0.1
14	毒死蜱	Chlorpyrifos	0.002~0.4	$Y=1.5216X+0.1268\times10^{-2}$	0.9966	0.0006	106.69	7.88	0.5	0.05
15	对硫磷	Parathion	0.002~0.4	$Y=0.2461X-3.2159\times10^{-2}$	0.9994	0.0006	92.28	6.66	0.05	0.01

续表

序号	农药名称	英文名称	线性范围 /(mg/L)	线性方程	相关系数	检出限 /(mg/kg)	平均加标回收率/%	RSD/%	欧盟限量值 /(mg/kg) *	中国限量值 /(mg/kg) *
			有机磷							
16	水胺硫磷	Isocarbophos	0.005~1.0	$Y=0.3614X+1.2863\times10^{-2}$	0.9926	0.0015	80.86	3.19	—	0.01
17	丙溴磷	Profenofos	0.005~1.0	$Y=0.1696X+1.6041\times10^{-2}$	0.9943	0.0015	104.94	3.27	0.05	0.02
18	三唑磷	Triazophos	0.002~0.4	$Y=2.0123X+0.5329\times10^{-2}$	0.9952	0.0006	107.59	5.76	0.02	0.05
19	甲胺磷	Methamidophos	0.002~0.4	$Y=0.1468X-6.1763\times10^{-2}$	0.9974	0.0006	99.92	8.4	0.01	0.05
20	敌敌畏	Dichlorvos	0.002~0.4	$Y=1.2436X-9.1472\times10^{-2}$	0.9928	0.0006	81.82	6.78	0.1	0.1
21	氧化乐果	Omethoate	0.005~1.0	$Y=1.3479X-0.1352$	0.9972	0.0015	90.47	3.42	0.2	0.02
22	久效磷	Monocrotophos	0.005~1.0	$Y=6.0367X-0.4764$	0.9998	0.0015	100.49	3.71	0.1	0.02
23	亚胺硫磷	Phosmet	0.005~1.0	$Y=1.3532X+0.1102$	0.9948	0.0015	104.58	3.61	0.1	0.05
24	甲拌磷	Phorate	0.005~1.0	$Y=0.4127X-4.2746\times10^{-2}$	0.9948	0.0015	107.79	3.29	0.05	0.01
25	马拉硫磷	Malathion	0.002~0.4	$Y=0.6372X+2.1347\times10^{-2}$	0.9952	0.0006	95.65	6.12	0.5	0.5
26	倍硫磷	Fenthion	0.005~1.0	$Y=3.4017X+7.9287\times10^{-2}$	0.9966	0.0015	102.13	3.76	0.05	0.01
27	伏杀硫磷	Phosalone	0.005~1.0	$Y=0.5317X+2.1273\times10^{-2}$	0.9973	0.0015	81.34	4.47	0.1	0.1
			氨基甲酸酯农药							
28	3-羟基克百威	3-Hydroxycarbofuran	0.005~1.0	$Y=1.0725X+0.7429\times10^{-2}$	0.9927	0.0015	80.42	5.11	—	—
29	克百威	Carbofuran	0.001~0.2	$Y=0.2847X+1.2376\times10^{-2}$	0.9964	0.0003	112.26	6.43	0.1	0.02
30	西维因	Carbaryl	0.002~0.4	$Y=1.6742X-0.1345$	0.9996	0.0006	84.04	6.94	2	—

续表

序号	农药名称	英文名称	线性范围/(mg/L)	线性方程	相关系数	检出限/(mg/kg)	平均加标回收率/%	RSD/%	欧盟限量值/(mg/kg)*	中国限量值/(mg/kg)*
				菊酯农药						
31	甲氰菊酯	Fenpropathrin	0.005~1.0	$Y=0.1672X+0.2148\times10^{-2}$	0.9917	0.0015	90.34	4.47	0.03	0.1
32	氯氟氰菊酯	Cyhalothrin	0.005~1.0	$Y=0.2874X-0.1673\times10^{-2}$	0.9976	0.0015	102.63	5.02	1	0.02
33	氯氰菊酯-1	Cypermethrin-1	0.005~1.0	$Y=0.3027X-0.2752\times10^{-2}$	0.9921	0.0015	101.66	4.77	0.5	0.05
34	氯氰菊酯-2	Cypermethrin-2	0.005~1.0	$Y=0.2341X-0.6368\times10^{-2}$	0.9977	0.0015	101.24	5.42	—	—
35	氯氰菊酯-3	Cypermethrin-3	0.005~1.0	$Y=0.3041X+0.1104\times10^{-2}$	0.9939	0.0015	97.97	4.67	—	—
36	氯氰菊酯-4	Cypermethrin-4	0.005~1.0	$Y=0.1703X-1.1085\times10^{-2}$	0.9983	0.0015	94.75	5.03	—	—
37	氰戊菊酯-1	Fenvalerate-1	0.0025~0.5	$Y=0.5102X-2.0187\times10^{-2}$	0.9978	0.00075	104.44	3.9	—	—
38	氰戊菊酯-2	Fenvalerate-2	0.0025~0.5	$Y=0.2274X-1.0341\times10^{-2}$	0.9974	0.00075	103.87	6.09	—	—
39	联苯菊酯	Bifenthrin	0.01~2.0	$Y=0.5212X-1.7835\times10^{-2}$	0.9926	0.003	104.6	4.5	0.05	0.05
40	氟氯氰菊酯-1	Cyfluthrin-1	0.0025~0.5	$Y=1.3257X-1.2374\times10^{-2}$	0.9928	0.00075	100.54	4.44	0.02	0.05
41	氟氯氰菊酯-2	Cyfluthrin-2	0.0025~0.5	$Y=1.2812X-3.2793\times10^{-2}$	0.9916	0.00075	98.17	3.34	—	—
42	氟氯氰菊酯-3	Cyfluthrin-3	0.0025~0.5	$Y=1.0237X-1.2836\times10^{-2}$	0.9972	0.00075	105.14	4.57	—	—
43	氟氯氰菊酯-4	Cyfluthrin-4	0.0025~0.5	$Y=0.1827X-1.2364\times10^{-2}$	0.9961	0.00075	107.81	4.09	—	—
44	氟氰戊菊酯-1	Flucythrinate-1	0.005~1.0	$Y=0.1234X-7.3349\times10^{-2}$	0.9918	0.0015	103.73	3.41	0.05	0.05
45	氟氰戊菊酯-2	Flucythrinate-2	0.005~1.0	$Y=0.0742X-4.2317\times10^{-2}$	0.9943	0.0015	107.97	4.51	—	—
46	氟胺氰菊酯-1	Fluvalinate-1	0.005~1.0	$Y=1.3255X+1.2195\times10^{-2}$	0.9926	0.0003	90.28	4.65	0.05	0.2
47	氟胺氰菊酯-2	Fluvalinate-2	0.005~1.0	$Y=1.0283X+0.9374\times10^{-2}$	0.9917	0.0003	90.25	3.21	—	—
48	溴氰菊酯	Deltamethrin	0.02~4.0	$Y=0.2342X-9.3571\times10^{-2}$	0.9919	0.006	96.56	2.84	—	—

续表

序号	农药名称	英文名称	线性范围/(mg/L)	线性方程	相关系数	检出限/(mg/kg)	平均加标回收率/%	RSD/%	欧盟限量值*/(mg/kg)	中国限量值*/(mg/kg)
				杀虫、杀菌、杀螨类农药						
49	炔螨特-1	Propargite-1	0.005~1.0	$Y=0.1325X-0.0463\times10^{-2}$	0.9964	0.0015	88.18	4.01	5	0.1
50	炔螨特-2	Propargite-2	0.005~1.0	$Y=0.1431X+0.0346\times10^{-2}$	0.9989	0.0015	97.05	5.08	—	—
51	五氯硝基苯	Quintozene	0.002~0.4	$Y=0.1832X+0.3729\times10^{-2}$	0.9916	0.0006	101.17	6.7	0.02	0.01
52	百菌清	Chlorothalonil	0.002~0.4	$Y=0.9217X-0.9261\times10^{-2}$	0.9982	0.0006	101.28	5.19	0.01	0.05
53	乙烯菌核利	Vinclozolin	0.005~1.0	$Y=0.8937X+1.2643\times10^{-2}$	0.9917	0.0015	91.11	4.24	0.05	0.5
54	三唑酮	Triadimefon	0.01~2.0	$Y=1.3729X+5.2014\times10^{-2}$	0.9952	0.003	93.24	3.38	0.2	0.05
55	腐霉利	Procymidone	0.002~0.4	$Y=0.5429X+9.2834\times10^{-2}$	0.9904	0.0006	85.21	8.57	0.05	0.2
56	异菌脲	Iprodione	0.01~2.0	$Y=0.2827X-0.8246\times10^{-2}$	0.9964	0.003	108.04	5.56	0.02	2
57	甲霜灵	Metalaxyl	0.002~0.4	$Y=0.2643X+3.1927\times10^{-2}$	0.9926	0.0006	83.5	6.79	0.05	0.05

* 为列表中标准限量值为食品或中药中该农药的最低限量值。

注："—"表明无最低限量值。

附表 3-7　农药最低检出限、线性方程及相关系数、回收率、相对标准偏差表（顶空离子液相微萃取与高效液相色谱法测定）

序号	农药名称	英文名称	线性范围/(mg/L)	线性方程	相关系数	检出限/(mg/kg)	平均加标回收率/%	RSD/%	欧盟限量值*/(mg/kg)	中国限量值*/(mg/kg)
				有机氯						
1	o,p'-滴滴涕	o,p'-DDT				0.00009	86.5		—	—
2	p,p'-滴滴涕	p,p'-DDT				0.00009	90.6		—	—
				有机磷						
3	对硫磷	Parathion				0.00008	96.6		0.05	0.01
4	甲拌磷	Phorate				0.00008	94.5		0.05	0.01
5	辛硫磷	Phoxim				0.00008	92.4		0.1	0.05

* 为列表中标准限量值为食品或中药中该农药的最低限量值。

注："—"表明无最低限量值。

附表 3-8 农药最低检出限、线性方程及相关系数、回收率、相对标准偏差表 [GPC 在线浓缩净化-气相色谱法（ECD）]

序号	农药名称	英文名称	线性范围/(mg/L)	线性方程	相关系数	检出限/(mg/kg)	平均加标回收率/%	RSD/%	欧盟限量值/(mg/kg)*	中国限量值/(mg/kg)*
				菊酯农药						
1	甲氰菊酯	Fenpropathrin	0.005~2.0	Y=1800729X-12925.7	0.9986	0.006	70.55	5.2	0.03	0.1
2	氯氟氰菊酯	Cyhalothrin	0.005~2.0	Y=1773573X-6809.51	0.9995	0.006	58.43	3.16	1	0.02
3	氯氰菊酯	Cypermethrin	0.005~2.0	Y=4889328X-280596.8	0.9978	0.004	74.66	9.83	0.5	0.05
4	氰戊菊酯	Fenvalerate	0.005~2.0	Y=2550003X-8448583	0.9994	0.01	73.16	9.43	—	—
5	联苯菊酯	Bifenthrin	0.005~2.0	Y=1696744X-196049.8	0.9963	0.008	84.09	10.1	0.05	0.05
6	氟氯氰菊酯	Cyfluthrin	0.005~2.0	Y=678808.7X-47456.49	0.9795	0.006	102.53	3.17	0.02	0.05
7	氟氯戊菊酯	Flucythrinate	0.005~2.0	Y=1565924X-104720.4	0.9966	0.003	79.63	6.24	0.05	0.05
8	氟胺氰菊酯	Fluvalinate	0.005~2.0	Y=3642096X-276713.9	0.9977	0.006	79.07	6.71	0.05	0.2
9	溴氰菊酯	Deltamethrin	0.005~2.0	Y=2822405X-237405.1	0.9974	0.006	71.38	4.15	—	—

* 为列表中标准限量值为食品或中药中该农药的最低限量值。

注："—" 表明无最低限量值。

附表 3-9 农药最低检出限、线性方程及相关系数、回收率、相对标准偏差表 [GPC-SPE 净化-气相色谱法（ECD）测定]

序号	农药名称	英文名称	线性范围/(mg/L)	线性方程	相关系数	检出限/(mg/kg)	平均加标回收率/%	RSD/%	欧盟限量值/(mg/kg)*	中国限量值/(mg/kg)*
				菊酯农药						
1	甲氰菊酯	Fenpropathrin	0.005~2.0	Y=1800729X-12925.7	0.9986	0.006	54.2	7.4	0.03	0.1
2	氯氟氰菊酯	Cyhalothrin	0.005~2.0	Y=1773573X-6809.51	0.9995	0.006	54.9	10	1	0.02
3	氯氰菊酯	Cypermethrin	0.005~2.0	Y=4889328X-280596.8	0.9978	0.004	61.76	8.2	0.5	0.05
4	氰戊菊酯	Fenvalerate	0.005~2.0	Y=2550003X-8448583	0.9994	0.01	76.11	3.2	—	—
5	联苯菊酯	Bifenthrin	0.005~2.0	Y=1696744X-196049.8	0.9963	0.008	59.15	7.2	0.05	0.05
6	氟氯氰菊酯	Cyfluthrin	0.005~2.0	Y=678808.7X-47456.49	0.9795	0.006	81.64	7.1	0.02	0.05
7	氟氯戊菊酯	Flucythrinate	0.005~2.0	Y=1565924X-104720.4	0.9966	0.003	68.55	11.2	0.05	0.05
8	氟胺氰菊酯	Fluvalinate	0.005~2.0	Y=3642096X-276713.9	0.9977	0.006	69.96	1	0.05	0.2
9	溴氰菊酯	Deltamethrin	0.005~2.0	Y=2822405X-237405.1	0.9974	0.006	78.56	4.5	—	—

* 为列表中标准限量值为食品或中药中该农药的最低限量值。

注："—" 表明无最低限量值。

附表 3-10 农药量最低检出限、线性方程及相关系数、回收率、相对标准偏差表（高效液相色谱法测定）

序号	农药名称	英文名称	线性范围/(mg/L)	线性方程	相关系数	检出限/(mg/kg)	平均加标回收率/%	RSD/%	欧盟限量值/(mg/kg)*	中国限量值/(mg/kg)*
				氨基甲酸酯农药						
1	克百威	Carbofuran	0.985~9.85	$Y=3.0746X-0.068$	0.9947	0.0024	132.27	4.2	0.1	0.02
2	抗蚜威	Pirimicarb	0.995~9.95	$Y=1.994X+0.0577$	0.9987	0.01	115.4	7.1	—	0.05

* 为列表中标准限量值为食品或中药中该农药的最低限量值。

注: "—" 表明无最低限量值。

附表 3-11 农药量最低检出限、线性方程及相关系数、回收率、相对标准偏差表（分子荧光光谱法测定）

序号	农药名称	英文名称	线性范围/(mg/L)	线性方程	相关系数	检出限/(mg/kg)	平均加标回收率/%	RSD/%	欧盟限量值/(mg/kg)*	中国限量值/(mg/kg)*
				氨基甲酸酯农药						
1	异丙威	Isoprocarb	0.0195~0.195	$Y=35611.35X+1.406$	0.9955	0.00195	69.33~84.17	7.44	—	0.2

* 为列表中标准限量值为食品或中药中该农药的最低限量值。

注: "—" 表明无最低限量值。

附表 3-12　中药材中重金属不同检测方法的检出限、线性方程及相关系数、回收率及相对标准偏差表

序号	重金属名称	英文名称	线性范围/（mg/L）	线性方程	相关系数	检出限/（mg/kg）	平均加标回收率/%	RSD/%	欧盟限量值/（mg/kg）*	中国限量值/（mg/kg）*
				火焰原子吸收法						
1	铅	Lead	0~5	Y=0.04840X+0.0065	0.9991		100.75	2.3	0.2	0.2
2	铜	Copper	0~5	Y=0.07278X+0.00243	0.9997		102.62	1.1		10
3	铬	Chromium	0~5	Y=0.02697X+0.0052	0.9993		94.03	1.9		0.5
				石墨炉原子吸收法						
1	铅	Lead	0~50μg/L	Y=0.0075X+0.0708	0.9998	0.87μg/L	97.09	3.89	0.2	0.2
2	镉	Cadmium	0~10μg/L	Y=0.0997X+0.0150	0.9997	0.13μg/L	99.4	4.33	0.1	0.1
				原子荧光法						
1	砷	Arsenic	0~80μg/L	Y=108.92X+1.09	0.9997	0.000031	91.07	4.3		0.1
2	汞	Mercury	0~10μg/L	Y=2673.52X+8.39	0.9999	0.0000029	92.61	4.5	0.1	0.01

* 为列表中标准限量值为食品或中药中该农药中药的最低限量值。

注："—"表明无最低限量值。

附录4 作者已发表的与本书内容相关的论文

[1] Wu N,Xu S J, Chen X L, et al. Determination of Organophosphate pesticides in Aucklandia Lappa Decne by Gel Permeation Chromatography and Gas Chromatography/ Mass Spectrometry[J]. Basic & Clinical Pharmacology & Toxicology, 2013. 117 (3): 17-18.

[2] Wang Z F, Shi L, Min Y. Optimization of Ultrasonic Assisted Extraction of Carbamate Pesticide Residues from Purple yam by Response Surface Method[J]. Asian Journal of Chemistry, 2014, 26(15): 4684-4690.

[3] Yi Z Z, Liu W, Zhang Z C. Influence of Matrix Modifier on the Content Determination of Arsenic and Mercury in Rhizoma Pardis[J]. Medicinal Plant,2010(3):63-67.

[4] Zhou B, Gou G Z, Xu S J, Wu N,Liu W. Extraction of parathion by hydroxyl-functionalized ionic liquid aqueous two-phase system[J]. Asian Journal of Chemistry, 2015, 27(8): 2759-2762.

[5] Shi L, Zhou B, Xu S J, Huang D, et al. Determination of parathion in water sample using ionic liquid head space microextraction followed by HPLC[J]. Advanced Materials Research, 2014, 881-883: 594-597.

[6] Xu S J, Zhou B, Yan H P, Wu N et al. Determination of phoxim in water sample by hollow fiber supported ionic liquid coupled with high performance liquid chromatography[J]. Advanced Materials Research, 2014, 881-883:219-222.

[7] Zhou B, Huang D S, Xu S J, et al. Hollow fiber supported ionic liquid liquid-phase microextraction for determination of parathion in environmental water sample[J].Advanced Materials Research, 2013, 830: 319-322.

[8] Wu N, Zhou B, Yan H P, et al. Determination of Hexachlorocyclohexane (HCH) in Panax Notoginseng of Chinese Traditional Medicine by Gas Chromatography /Mass spectrometry[J]. Advanced Materials Research, 2014, 830: 422-425.

[9] Liu W, Huang D S, Wu N, et al. Determination of organochlorine pesticides in water samples through hollow fiber membrane-liquid phase microextraction using ionic liquid material as extractant[J]. Advanced Materials Research, 2013, 675: 260-263.

[10] Huang D S, Yi P, Long Y H, et al. Determination of organochlorine pesticides by headspace liquid phase microextraction using ionic liquid material[J]. Advanced Materials Research, 2013, 675: 256-259.

[11] Huang D S, Chen Y S, Yan H P, et al. Determination of organochlorine pesticides in water samples through hollow fiber membrane-liquid phase microextraction using ionic liquid material as extractant[J]. Advanced Materials Research, 2013, 675: 260-263.

[12] Zhou B, Liu W, Xu S J. Determination of phoxim in water sample using ionic liquid

headspace microextraction followed by HPLC,Advanced Materials Research, 2013, 881-883: 219-222.

[13] Huang D S, Wu N, Yi P, et al. Determination of organochlorine pesticides in Saussurea costus by ultrasonic extraction and solid-phase microextraction method[J]. Advanced Materials Research, 2012, 554-556: 1947-1951.

[14] Liu W, Huang D S, Wu N, et al. Comparative Research of Two Pretreatment Methods on Determination of Trace Manganese in Panax Pseudo-ginseng var. notoginseng by Atomic Absorption Spectroscopy[J]. Advanced Materials Research,2012,554-556:2064-2067.

[15] Liu W, Huang D S, Wu N, et al. The determination of eight pesticides in Panax Notoginseng of Chinese traditional medicine using solid-phase extraction and gas chromatography-mass spectrometry[J]. Advanced Materials Research, 2012, 485: 68-71.

[16] Wu N, Liu W, Yi P, et al. The determination of eight pesticides in Panax Notoginseng of Chinese traditional medicine using solid-phase extraction and gas chromatography-mass spectrometry[J]. Advanced Materials Research, 2012, 485: 68-71.

[17] Liu W, Jin H Y, Zheng X X, et al. Effect of Split Ratio in Determination of OCPs in Traditional Chinese Medicines Using Gas Chromatography[J]. Advanced Materials Research, 2011, 236-238: 2798-2802.

［18］ 李文廷，向杨华，王静. 浊点萃取–气相色谱质谱法检测中药材中的有机磷农药残留[J]. 云南化工，2016，43（4）：64-67.

［19］ 王泽锋，石玲，苏一兰，等. 液质联用技术检测紫薯蓣中 5 种氨基甲酸酯农药的方法研究[J]. 食品工业科技，2014，35（11）：305-308.

［20］ 吴娜，刘卫，严和平，等. 中药材三七中农药多残留分析的样品前处理方法[J]. 药学学报，2013，48（10）：1585-1589.

［21］ 刘卫，吴娜，潘青山，等. 气相色谱质谱法测定三七、云木香、茯苓中有机磷农药残留量方法研究[J]. 食品工业科技，2013，17：303-306.

［22］ 张举成，刘卫，闵勇，等. 高效液相色谱测定三七、重楼中 6 种氨基甲酸酯类农药残留[J]. 农药，2012，51（3）：206-208.

［23］ 张举成，刘超，刘卫，等. 荧光光谱法检测茯苓中的异丙威[J]. 光谱实验室，2012，29（2）：1072-1075.

［24］ 张举成，刘卫，陈瑞，等. 中药茯苓、三七中克百威和抗蚜威的测定[J]. 农药，2011，50（11）：829-833.

［25］ 金宏燕，刘卫，郑旭煦，等. 气相色谱法测定三七中有机氯农药残留[J]. 食品科技，2011，36（3）：293-296.

［26］ 金宏燕，刘卫，郑旭煦，等. 中药材中有机氯农药残留分析研究进展[J]. 重庆工商大学学报（西部论坛），2010，16（3）：47-59.

［27］ Pan Q S, Liu W, Yang J, et al. Determination of Arsenic in Panax Notoginseng by Hydride Generation Atomic Fluorescence Spectrometry[J]. Asian Journal of Chemistry, 2013,

25(6): 2959-2961.

[28] Huang Z L, Liu W, Chen R, et al. Determination of Arsenic in Panax notoginseng (Burk.) F. H. Chen by Heteromolybdoarsenic Acid Spectrophotometry[J]. Medicine Plant, 2011(1): 22-23,27.

[29] Pan Q, Liu W, Yan H P, et al. Preconcentration of Arsenic in Radix aucklandiae by Sulfhydryl Cotton and Determination by Atomic Fluorescence Spectrometry[J]. Advanced Materials Research, 2013, 699: 3-6.

[30] Pan Q S, Liu W, Huang D S, et al. Effects of Cobalt Chloride on Determination of Cadmium in Radix aucklandiae by Hydride Generation-Atomic Fluorescence Spectrometry[J]. Advanced Materials Research, 2013, 699: 7-10.

[31] Feng S, Huang Z L, Yi P, et al. Lead Determination in Chinese Herbal Medicine by Graphite Furnace Atomic Absorption Spectrometry using Matrix Modifier[J]. Advanced Materials Research, 2012, 485: 119-122.

[32] Pan Q S, Liu W, Huang D S, et al. Determination of Total Arsenic in Chinese Traditional Herbs by High Pressure Digestion-Hydride Generation Atomic Fluorescence Spectrometry[J]. Advanced Materials Research, 2012, 554-556: 1967-1970.

[33] Pan Q S, Liu W, Huang D S, et al. Study on Determination of Trace Mercury in Chinese Herbal Medicines by Hydride-Cold Vapor Atomic Fluorescence Spectrometry[J]. Advanced Materials Research, 2012, 554-556: 1669-1672.

[34] Zhaolong Huang ,Wei Liu ,Yashun Chen,Dulin Kong,Shaoping Feng. Determination Cadmium in Panax Notoginseng of Chinese Herbal Medicine by Graphite Furnace Atomic Absorption Spectrometry[J]. Advanced Materials Research, 2012, 485: 60-63.

[35] Huang Z L, Liu W, Wu N, et al. Lead Determination in Chinese Herbal Medicine by Graphite Furnace Atomic Absorption Spectrometry using Matrix Modifier[J]. Advanced Materials Research, 2012, 485: 119-122.

[36] Wang B, Liu G Y, Liu W, et al.. Effects of Different Digestion Methods on the Determination of Copper Content in Radix Et Rhizoma Notoginseng by Flame Atomic Absorption Spectrometry[J]. Medicinal Plant, 2012(5): 56-61.

[37] Liu W, Pan Q S, Zhang P, et al. Determination of Total Arsenic in Chinese Traditional Herbs by High Pressure Digestion-Hydride Generation Atomic Fluorescence Spectrometry[J]. Advanced Materials Research, 2012, 554-556: 1967-1970.

［38］冯绍平，刘卫，黄兆龙，等．高压消解-石墨炉原子吸收光谱法连续测定八角和桂皮中镉、铅含量[J]．理化检验（化学分册），2015，51（6）：855-858.

［39］冯绍平，刘卫，黄兆龙，等．高压消解-石墨炉原子吸收光谱法测定八角、桂皮中的硒含量[J]．江苏农业科学，2014，42（8）：304-305.

［40］冯绍平，黄兆龙，李自静，等．巯基棉富集-原子吸收法测定不同中药材中镉和铅[J]．北方园艺，2014（13）：162-165.

［41］潘青山，刘卫，杨金，等．原子荧光光谱法测定中药材中砷[J]．期刊论文，2012，48（11）：1277-1279．

［42］王宝森，刘贵阳，刘卫，等．不同消解对原子吸收光谱法测定三七中重金属铅的影响[J]．江苏农业科学，2012，40（5）：273-275．

［43］王宝森，刘贵阳，刘卫，等．不同消解对原子吸收光谱法测定三七中重金属铬的影响[J]．光谱实验室，2012，29（3）：1399-1402．

［44］王宝森，刘贵阳，刘卫，等．不同消解方法对原子吸收光谱法测定三七中重金属铜的影响[J]．安徽农业科学，2012，40（2）：786-790．

［45］潘青山，刘卫，杨金，等.冷原子荧光光谱法测定3种中药材中的痕量汞[J]．光谱实验室，2011，28（5）：2736-2738．

［46］陈瑞，刘卫，黄兆龙，等．砷钼杂多酸分光光度法测定三七中总砷含量[J]．安徽农业科学，2011，39（8）：4534-4535．

［47］易中周，刘卫，陈瑞，等．基体改进剂对重楼中砷、汞含量测定的影响[J]．安徽农业科学，2010，38（9）：4532-4533．